第4版 実践 給食マネジメント論

テキストブックシリーズ

編著
髙城孝助
三好恵子
松月弘恵

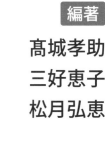

第一出版

執筆者紹介

編著者	髙城　孝助	女子栄養大学客員教授
	三好　恵子	女子栄養大学短期大学部給食管理研究室教授
	松月　弘恵	日本女子大学家政学部食物学科食経営管理学教授
著者（執筆順）	石川　秀憲	元 名古屋文理大学健康生活学部フードビジネス学科教授
	吉野　知子	東京家政学院大学人間栄養学部健康栄養学科准教授
	佐々木ルリ子	宮城学院女子大学生活科学部食品栄養学科教授
	山部　秀子	札幌保健医療大学保健医療学部栄養学科教授
	佐藤　敏子	東都大学管理栄養学部管理栄養学科准教授
	神戸　絹代	元 東海学園大学健康栄養学部管理栄養学科教授
	内田眞理子	元 龍谷大学短期大学部こども教育学科教授
	影山　光代	元 山梨学院大学健康栄養学部管理栄養学科教授
	佐藤　愛香	コンパスグループ・ジャパン株式会社営業開発企画プロポーザル部部長
	宮﨑　吉昭	株式会社はーと＆はあとライフサポート代表取締役社長
事例執筆者（執筆順）	河口麻衣子	帝京大学医学部附属病院栄養部係長（11 章 病院給食）
	塚田　芳枝	杏林大学医学部付属病院栄養部部長（11 章 病院給食）
	中島いづみ	社会福祉法人豊笑会特別養護老人ホームライフヒルズ舞岡苑施設長（14 章 高齢者福祉施設給食）

第4版の序

平成16年刊行の『給食マネジメント論』は，栄養士法の改正（平成14年4月施行），新カリキュラム導入を受け，「給食経営管理論」のモデルとなる本をめざしたものであった。すなわち，マーケティングやシステム構築などの経営手法を取り入れて栄養管理を行う実践的教科書として誕生し，その後，法改正や給食を取り巻く環境，経済状態の変化に応じて，改訂を繰り返してきた。給食の経営管理に関する理論だけではなく，具体的な経営事例も掲載していたため，これまでに類を見ない給食経営管理論の教科書として評価，採用いただいてきた。

しかし近年のグローバル化や少子高齢化，生産年齢人口の減少を背景として，給食の経営環境は大きく変化している。その一方で，給食利用者の嗜好やニーズは多様化し，管理栄養士・栄養士には限られた給食経営資源の中での効果的・効率的なマネジメント能力が求められている。医療や介護の場が施設から地域や在宅に伸張したことによる給食を介した栄養管理や，食中毒・災害・事故に対する危機管理のためには，最新の栄養学・食品学・調理科学やAI（人工知能），IT（情報技術）を活用し，社会環境に柔軟に対応した給食の生産管理が求められることになるであろう。

さらに今回は，厚生労働省の委託事業を受け，平成31年3月に特定非営利活動法人日本栄養改善学会が作成した，「管理栄養士・栄養士養成のための栄養学教育モデル・コア・カリキュラム」により，管理栄養士・栄養士教育における給食経営管理の方向性も整理された。

本書は上記のような視点から『給食マネジメント論』を見直して，新たなる教科書として刊行するに至った。また，各種特定給食施設の経営管理に関しては，先進的な事例を取り上げ，給食経営管理の展望を示すなど，より実践に即した内容としたことも本書の特徴である。管理栄養士・栄養士が行う給食経営管理の理念は，「食を通して人々と社会に貢献する」という揺るぎないものであるが，医療保険制度や社会情勢の変化により，給食経営の戦略・戦術は変わりうる。本書にはまだ課題も多いため，ご活用の皆様のご意見や新しい情報も取り入れて，社会から求められる良書にしていく所存である。本書が給食経営管理の発展に貢献できれば幸いである。

最後に，本書の出版にあたり甚大なご支援を賜りました第一出版編集部の皆様に御礼申し上げる。

令和5年10月

編　者

目次

コラム

第1部　給食マネジメントの基本

第1章
給食のマネジメント

松月弘恵

給食の概念と目的を理解した上で，各種給食の概要や，管理栄養士・栄養士の配置や役割を理解する。また，給食における経営管理（マネジメント）の意義と動向について学ぶ。

本章の Key Words

特定給食施設，栄養管理，経営管理（マネジメント），給食の経営資源

1 給食

1 給食の概念

給食の定義は「特定集団を対象にした栄養管理の実施プロセスにおいて食事を提供すること及び提供する食事」と，『給食経営管理用語辞典』に示されている[1)]。対象者が特定されていること，食事提供の目的を栄養管理であると明確に示していることが一般の外食とは異なる。給食の対象は健康な人から傷病者まで，また，乳幼児から高齢者まで，栄養素の管理とライフステージの広がりをもつ。しかし，共通の目的は栄養管理であり，給食を食べ続けることは健康増進や疾病改善につながる。この給食の定義では集団の規模を示していないが，少人数の集団であっても栄養管理のための食事提供は給食である。**健康増進法**では，特定かつ多数の対象者に対し食事を継続的に供給する特定給食施設に，管理栄養士・栄養士の配置と栄養管理の実施を求め，詳細を**健康増進法施行規則**で定め，都道府県が管理している。栄養管理とは，栄養状態の維持・向上と，QOL の向上を目的とした食生活全般の活用であるため，疾病の治癒・改善だけではなく，健康増進を含む幅広い概念であるといえる。

令和 6（2024）年度からは，「健康日本 21（第三次）」が開始される。目標は健康寿命の延伸と健康格差の縮小となっており，その推進に当たっては，新たな健康課題や社会背景，国際的な潮流等を踏まえながら取り組んでいくことが必要である。背景として急激に進む少子高齢化と国家経済に及ぼす社会保障の負担増がある。医療・介護・福祉に要する令和 4（2022）年度の社会保障給付費は 131.1 兆円，対 GDP 比 23.2％であり（予算ベース。厚生労働省），その財源の内訳は約 6 割を占める保険料が横ばいで推移している。今後，令和 7（2025）年にかけて医療・介護の給付費の急激な増加が予想されており，国民が健康であり続けることは国家財政にとっても重要課題である[2)]。社会保障審議会では，今後の社会保障改革について現役世代が急減する令和 22（2040）年頃を見据えて，政策課題を検討している[3)]。医療・介護・福祉施設における給食経営は社会保障制度のもとで運用されるため，社会保障制度改革に関心をもち，社会動向を察知して給食の経営管理（マネジメント）を実施しなければならない。健康日本 21（第三次）では，国民の健康増進の手段として，栄養・食生活に関する生活習慣および社会環境の改善を目標としている。表 1.1 に示すように，給食はその具体的手段であることから，栄養管理を行う特定給食施設の増加を目標に掲げている。

2 給食の目的

図 1.1 に，給食の目的の概念図を示した。給食の目的の 1 つは栄養管理であるが，適切な食事を体験する健康教育の教材でもある。すなわち，給食には給食の利用者への直接的効果だけではなく，給食だよりや Web 情報などを通しての家族・保護者や介護者への間接的効果もある。また，ともに食べる場の提供による精神的安らぎや，コミュニケーションの場としての役割も期待できる。給食の目的は，栄養管理のみならず，教育・文化・精神等に関連する役割も果たすことである。特に学校給食において，この役割は大きい。これは，「食事」が生命維持の手

健康増進法：平成 14 年 8 月 2 日法律第 103 号，最終改正：令和 4 年 6 月 22 日法律第 77 号。p.336，巻末資料 1。
健康増進法施行規則：平成 15 年 4 月 30 日厚生労働省令第 86 号，最終改正：令和 4 年 3 月 30 日厚生労働省令第 48 号。p.337，巻末資料 2。

表 1.1 健康日本 21（第三次）における，個人の行動と健康状態の改善および社会環境の質の改善に関する目標（抜粋）

〔個人の行動と健康状態の改善に関する目標〕 ・適正な体重を維持している者の増加（肥満，若年女性のやせ，低栄養傾向の高齢者の減少） ・児童・生徒における肥満傾向の児の減少 ・バランスの良い食事を摂っている者の増加 　主食・主菜・副菜を組み合わせた食事が 1 日 2 回以上の日がほぼ毎日の者の割合の増加 ・野菜摂取量の増加	・果物摂取量の増加 ・食塩摂取量の減少 **〔社会環境の質の向上に関する目標〕** ・地域等で共食している者の増加 ・利用者に応じた食事提供をしている特定給食施設の増加 　管理栄養士・栄養士を配置している施設（病院，介護老人福祉施設，介護医療院を除く）の割合の増加

資料）国民の健康の増進の総合的な推進を図るための基本的な方針の全部を改正する件，別表第二 -1（1），別表第Ⅲ -1，3（令和 5 年 5 月 31 日厚生労働省告示第 207 号）

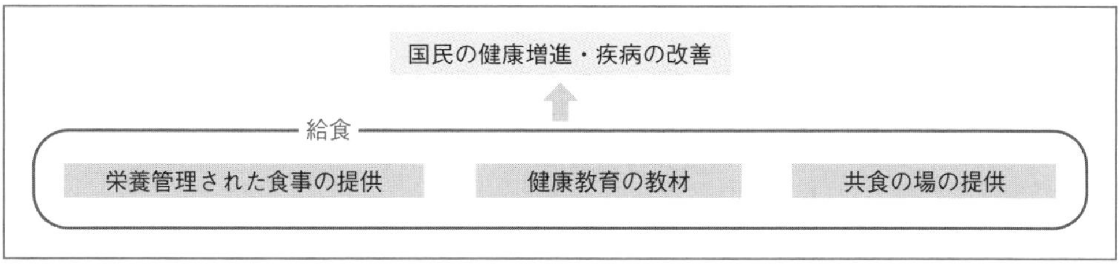

図 1.1 給食の目的の概念図

原図）松月弘恵

段として自然科学の領域に属するだけでなく，社会科学の領域にも関連しているためである。

2 給食施設

1 特定給食施設

特定給食施設とは，**特定かつ多数の者に対して継続的に食事を提供する施設**である（健康増進法第 20 条）。「多数」の定義は，**健康増進法施行規則**において **1 回 100 食以上または 1 日 250 食以上**と示されている（第 5 条）。特定給食施設の設置者には以下の義務があり，詳細は健康増進法（p.334, 巻末資料 1）および, 健康増進法施行規則（p.337, 巻末資料 2）に示されている。

①都道府県知事に対して厚生労働省令で定める事項を届け出る（健康増進法第 20 条）

②特別な栄養管理が必要であると都道府県知事に指定された場合は，施設に**管理栄養士を置く**（健康増進法第 21 条）

③②以外の施設では**栄養士または管理栄養士を置くように努める**（健康増進法第 21 条）

④厚生労働省で定める基準に従い，**適切な栄養管理を行う**（健康増進法第 21 条）

また，都道府県知事は特定給食開始届，定期的に提出される栄養管理報告書（p.75, 図 4.4）や施設巡視により，特定給食施設の状況を把握する。管理栄養士や栄養士の配置がなく，適切な栄養管理が行われていない場合には，都道府県知事は当該施設の設置者に対して指導および助言，勧告および命令，立入検査等を行うことができる（健康増進法第 22 ～ 24 条）。

2 その他の給食施設

特定給食施設は提供食数により規定されているが，小規模の医療・介護施設や保育施設では，

表 1.2 特定給食施設とその他の給食施設の特徴

	提供食数		開設等の届出		栄養管理報告書の提出
	1回	1日	提出先	規定	
特定給食施設	100食以上	250食以上	都道府県知事	義務	義務
その他の給食施設	50食以上100食未満	100食以上250食未満	都道府県知事または政令指定都市市長	条例に規定されている*	条例に規定されている*
	20食以上100食未満	50食以上250食未満			

注）*届出を義務付けている府県や政令指定都市が多いが，栄養管理報告書の提出は義務，任意などまちまちである
原表）松月弘恵

特定給食施設の食数に満たなくても栄養管理は必要である。特定給食施設以外の給食施設の定義，届出，栄養管理の報告に関しては，各都道府県や政令指定都市の条例に示されている。

表1.2に，特定給食施設とその他の給食施設の提供食数，開設等の届出と栄養管理の特徴を示した。その他の給食施設は，小規模給食施設や小規模特定給食施設等の名称が用いられることもある。施設規模の定義は，「1回50食以上100食未満，または1日100食以上250食未満」と定めている条例が多いが，「1回20食以上100食未満，または1日50食以上250食未満」と規定しているものもある。施設の届出の義務や栄養管理報告書の提出の義務は，都道府県や政令指定都市により異なる。

3 特定給食施設の概要と法規

1 各種特定給食施設と関係法規

特定給食施設全般に関する事項は，健康増進法および健康増進法施行規則に示されている。特定給食施設は利用者により特徴があり，表1.3に示すように，各施設にはその運営を規定する根拠法令がある。また，給食の衛生管理に関しては**食品衛生法**他，関連法令に従う。

2 管理栄養士・栄養士の配置規定

管理栄養士・栄養士の配置規定は以下の3つに大別でき，配置に関しては必置規定（置かなければならない）と，努力規定（置くように努めなければならない）がある。

◆1 健康増進法や健康増進法施行規則による規定

特定給食施設の目的の1つは栄養管理であり，その実施のための管理栄養士・栄養士の配置規定が示されている（表1.4）。特定給食施設のうち，**1回300食以上または1日750食以上提供する「医学的管理を行う特定給食施設」**と，**1回500食以上または1日1,500食以上提供する「特別な栄養管理を必要とする特定給食施設」**では，管理栄養士の配置は必置規定である。しかし，それ未満の食数の特定給食施設では努力規定である。

◆2 特定給食施設の配置規定法令に基づく規定

施設の特徴により配置規定は異なる。配置規定とその基準，根拠法令を表1.5に示す。

食品衛生法：昭和22年12月24日法律第233号，最終改正：令和5年6月14日法律第52号

表 1.3 特定給食施設と関連法規

特定給食施設全般			
関連法規			
健康増進法，健康増進法施行規則，特定給食施設における栄養管理に関する指導・支援等について			
各種給食施設			
給食施設の種類		主な施設	根拠法令
病院		病院	医療法，健康保険法
介護保険施設		介護老人福祉施設，介護老人保健施設，介護療養型医療施設，介護医療院	介護保険法，医療法（介護老人保健施設）
事業所	事業所	社員食堂	労働安全衛生法
	寄宿舎	職員寮	労働基準法
福祉施設	児童福祉施設	乳児院，保育所，児童養護施設，児童自立支援施設等	児童福祉法
	老人福祉施設	特別養護老人ホーム，養護老人ホーム等	老人福祉法
	障害者福祉施設	障害者支援施設等	障害者の日常生活及び社会生活を総合的に支援するための法律，身体障害者福祉法，知的障害者福祉法
学校		小学校・中学校	学校給食法
		特別支援学校の幼稚部，高等部	特別支援学校の幼稚部及び高等部における学校給食に関する法律
		高等学校の夜間課程	夜間課程を置く高等学校における学校給食に関する法律

原表）松月弘恵

表 1.4 健康増進法に基づく管理栄養士・栄養士の配置規定（特定給食施設全般に関するもの）

	継続的に提供する食数		配置規定		根拠法令
	1 回	1 日	管理栄養士	栄養士	
特定給食施設	100 食以上	250 食以上	栄養士または管理栄養士を置くように努めなければならない		健康増進法第 21 条第 2 項
	300 食以上	750 食以上	配置される栄養士のうち少なくとも 1 人は管理栄養士であるよう努めなければならない		健康増進法施行規則第 8 条
一号施設*1	300 食以上	750 食以上	医学的管理を必要とする者に特別な栄養管理を行うため，管理栄養士は必置	—	健康増進法施行規則第 7 条
二号施設*2	500 食以上	1,500 食以上	特別な栄養管理を行うため，管理栄養士は必置	—	健康増進法施行規則第 7 条

注）*1 医学的管理を行う特定給食施設。①許可病床数 300 床以上の病院，②入所定員 300 人以上の介護老人保健施設，③病院の許可病床数と介護老人保健施設の入所定員の合計が 300 以上の特定給食施設

*2 管理栄養士による特別な栄養管理を行う特定給食施設。①児童福祉施設，社会福祉施設，事業所等（事業所，寄宿舎，矯正施設，自衛隊等），②一号施設，二号施設または複数の二号施設を対象に給食を提供する施設（一号施設の②は除く），③一号施設，二号施設以外のものも対象として食事を提供する施設（一号施設の②は除く），④法令等により栄養士必置とされている複数の社会福祉施設および児童福祉施設に限り食事を提供する施設

原表）松月弘恵

表 1.5 各種給食施設独自の管理栄養士・栄養士の配置規定

施設			管理栄養士	栄養士	条件等	根拠法令
病院	病院			○ 1	病床数 100 以上	医療法施行規則
			◎ 1 以上		特定機能病院	医療法施行規則
			○	○	入院時食事療養，入院時生活療養の食事提供の療養は，管理栄養士または栄養士によって行われること	入院時食事療養及び入院時生活療養の食事の提供たる療養の基準等
事業所	事業所			△	1 回 100 食以上，または 1 日 250 食以上の給食を行う場合	労働安全衛生規則
				○	1 回 300 食以上の給食を行う場合	事業附属寄宿舎規定
福祉施設	児童福祉施設	乳児院		◎	—	児童福祉施設最低基準
		児童養護施設		○	児童 41 人以上の施設	
		児童自立支援施設		○	児童 41 人以上の施設	
		福祉型障害児入所施設		○	児童 41 人以上の施設	
		医療型障害児入所施設		○ 1	療養施設においては，病床数 100 以上	
		児童心理治療施設		◎	—	
	老人福祉施設	特別養護老人ホーム		○ 1 以上	入所定員 40 人以下の施設では，他の社会福祉施設等の栄養士と連携をとることにより，置かないことができる	特別養護老人ホームの設備及び運営に関する基準
		養護老人ホーム		○ 1 以上	入所定員 50 人未満の施設では，併設する特別養護老人ホームの栄養士と連携を図ることにより，置かないことができる	養護老人ホームの設備及び運営に関する基準
		軽費老人ホーム		○ 1 以上	入所定員 40 人以下，または他の社会福祉施設等の栄養士と連携を図ることにより入所者に支障がない場合は置かないことができる	軽費老人ホームの設備及び運営に関する基準
学校	学校給食単独調理場または学校給食共同調理場			◎	学校給食栄養管理者は栄養士または栄養教諭でなければならない	学校給食法
	単独調理場（ミルク給食除く）			◎	児童および生徒数に対する栄養教諭または学校栄養職員の数 550 人以上　1 人 549 人以下　4 校に 1 人 549 人以下　1 人（学校数が 3 校以下の市町村）	公立義務教育諸学校の学級編成及び教職員定数の標準に関する法律
	共同調理場			◎	児童および生徒数に対する栄養教諭または学校栄養職員の数 1,500 人以下　1 人 1,500 ～ 6,000 人　2 人 6,001 人以上　3 人	
	特別支援学校			◎	学校給食を実施する学校は栄養教諭等 1 人	

注）◎：必置，○：条件により必置，△：努力配置
原表）松月弘恵

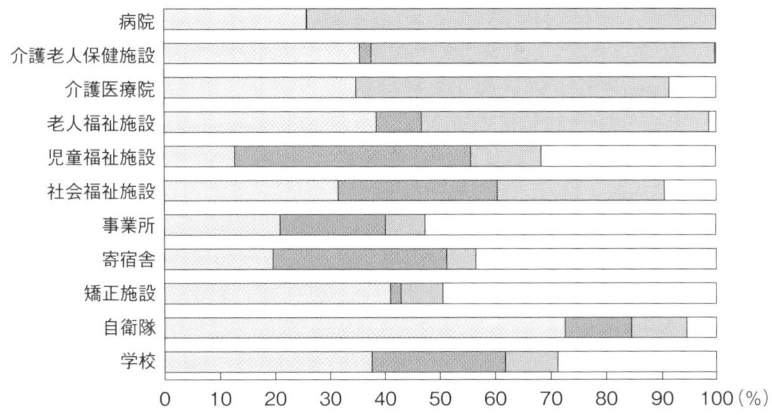

図1.2 各種特定給食施設の管理栄養士・栄養士の配置率（令和3年度）

注）□管理栄養士のみいる施設，■栄養士のみいる施設，■管理栄養士・栄養士いずれもいる施設，□未配置施設
資料）厚生労働省：衛生行政報告例（令和3年度）より作成

病院には許可病床数100以上で栄養士1の必置規定がある。これは，特定給食施設で1回100食以上の場合は栄養士配置が努力規定となっていることに，医療施設という特徴が配慮され，栄養士を必ず置かなければならないと示されている。さらに高度の医療サービスを提供する特定機能病院では管理栄養士1人以上の配置が必須となっている（**医療法施行規則**第22条の2）。栄養管理の必要度や難易度により配置規定は異なる。

◆3　診療報酬や介護報酬算定の条件となる規定

介護保険施設・老人福祉施設や障害者施設で栄養マネジメント加算を算定する場合，管理栄養士がチームケアに参画し，他職種と共同して栄養ケア計画を作成する。これは対象者が1人であっても管理栄養士配置が条件となる。福祉施設のうち，児童福祉施設と老人福祉施設には栄養士の配置規定があるが（**表1.5**参照），障害者福祉施設については規定がない。しかし，対象者に栄養ケア・マネジメントの必要があり，栄養マネジメント加算を算定する場合は管理栄養士配置が必要となる。

現状の管理栄養士・栄養士の配置率として，令和3（2021）年度の衛生行政報告例から作成した特定給食施設の管理栄養士・栄養士の配置率を**図1.2**に示した。病院，介護老人保健施設と老人福祉施設で配置率が高い。これは第3部（p.185～）の各種施設の概要で解説するが，管理栄養士の配置が診療報酬や介護報酬の算定要件になっており，人員配置が当該施設の経営的メリットとなっているためである。また，提供食数が多い自衛隊の特定給食施設も管理栄養士の配置率が高い。

健康日本21（第三次）の栄養・食生活の具体的目標の1つに，「利用者に応じた食事提供をしている特定給食施設の増加」がある。この評価は，管理栄養士・栄養士を配置している施設（病院，介護老人保健施設，介護医療院を除く）の割合で判断される。目標値は令和14（2032）年度で75%としているが，現在，管理栄養士・栄養士の配置率の低い事業所や児童福祉施設での配置率の増加が目標値達成の鍵となる。

医療法施行規則：昭和23年11月5日厚生省令第50号，最終改正：令和5年7月31日厚生労働省令第100号

3 特定給食施設が行う栄養管理

特定給食施設の設置者は厚生労働省令で定める基準に従って，適切な栄養管理を行わなければならない（健康増進法第 21 条）。特定給食の栄養管理に関する事項は，「特定給食施設における栄養管理に関する指導・支援等について」（令和 2 年 3 月 31 日健健発 0331 第 2 号別添 2）に示されている，①身体の状況，栄養状態等の把握，食事の提供，品質管理および評価，②提供する食事（給食）の献立の作成，③栄養に関する情報の提供，④書類の整備，⑤衛生管理，⑥災害等の備えの 6 項目である。

表 1.6 に示した具体的事項のうち，①，③の(1)，④，⑤は実施が義務となっている事項であり，②，③の(2)，⑥は実施するよう努めることと規定されている事項である。

表 1.6 特定給食施設が行う栄養管理事項

内容		義務規定*1	努力規定*2
①身体の状況，栄養状態等の把握，食事の提供，品質管理および評価	(1)利用者の性，年齢，身体の状況，食事の摂取状況および生活状況等の定期的な把握	○	
	(2)把握した情報に基づく給与栄養目標量の設定，食事の提供に関する計画の作成	○	
	(3)計画に基づく，食材料の調達，調理および提供	○	
	(4)提供した食事の摂取状況を定期的に把握するとともに，身体状況の変化を把握した上での総合的な評価。その結果に基づく食事計画の改善	○	
②提供する食事（給食）の献立の作成	(1)利用者の身体の状況，日常の食事の摂取量に占める給食の割合，嗜好等に配慮するとともに，料理や食品の組み合わせにも配慮した献立の作成		○
	(2)複数献立や選択食（カフェテリア方式）のように，利用者の自主性により料理の選択が行われる場合における，モデル的な料理の組み合わせの提示		○
③栄養に関する情報の提供	(1)利用者に対する，献立表の提示や熱量，たんぱく質，脂質および食塩等の主要栄養成分の表示等，健康や栄養に関する情報の提供	○	
	(2)給食は利用者が正しい食習慣を身に付け，より健康的な生活を送るために必要な知識を習得する良い機会であるため，各々の施設の実情に応じ利用者等に対して各種の媒体を活用することなどによる知識の普及		○
④書類の整備	(1)献立表など食事計画に関する書類とともに，利用者の身体状況など栄養管理の評価に必要な情報の適正な管理	○	
	(2)委託契約を交わしている場合は，委託契約の内容が確認できるよう委託契約書等を備える	○	
⑤衛生管理	給食の運営は衛生的かつ安全に行うため，食品衛生法，「大量調理施設衛生管理マニュアル」や，その他関係法令の遵守	○	
⑥災害等の備え	災害等発生時に備え，食料の備蓄や対応方法の整理など，体制の整備		○

注）*1 通知の文末の表現が「すること」となっている項目
　　*2 通知の文末の表現が「するよう努めること」となっている項目
資料）特定給食施設における栄養管理に関する指導・支援等について（令和2年3月31日健健発0331第2号別添2）より作成

4 給食における経営管理（マネジメント）の動向と課題

1 給食における経営管理（マネジメント）の動向

わが国の給食の歴史は，明治 6（1873）年の官立富岡製糸場から始まる。その後，各種法律の制定や社会情勢の影響を受けながら給食経営は変化してきた。表 1.7 に過去 50 年程度（1962 ～ 2022 年）の特定給食施設に関連する法令と給食経営管理（マネジメント）の変遷を示した。特定給食施設の経営環境は，平成 14（2002）年の健康増進法の施行を境に変化した。

平成 14 年以前の給食経営の特徴で特筆すべき事項は，業務委託の進展である。その目的は運営の改善，人事管理の簡素化，専門性への期待や新システムの導入などの経営の合理化であった。近年でも，病院や学校給食の業務委託率は右肩上がりに伸びている（図 1.3）。事業所・介護保険施設や保育所でも同様であり，特に事業所は委託率が最も高く約 89％である（旬刊福利厚生 No.2353（2022）労務研究所）。病院給食においては，昭和 61（1986）年より外部委託が認められ，業務委託が進んだ。さらに，外部からの食事搬入が可能となった。

平成 14 年以降は医療・介護・福祉施設において栄養管理体制や栄養ケア・マネジメントに対する加算が可能となり，栄養管理を行うことで収入増を目指した給食経営が可能となった。また，栄養・食事管理の指針は「日本人の栄養所要量」から「日本人の食事摂取基準」に改定され，給食の評価対象は献立による提供栄養量から摂取の実態把握となり，PDCA サイクルを循環させる給食運営を行うようになった。

しかし，医療施設において給食経営の実態は，2 年ごとに行われる診療報酬改定により厳しさが増している。特に平成 18（2006）年の診療報酬改定では，栄養管理実施加算（12 点）が認められたものの，特別管理加算（20 点）は廃止され，1 日当たりで算定していた入院時食事療養費と特別食加算が 1 食当たりの算定になったことにより，給食部門の収入は減額となった。平成 22（2010）年には栄養サポートチーム加算が新設されたが，管理栄養士がその業務に専従するためにも，給食業務の合理化が求められた。平成 24（2012）年には栄養管理実施加算が入院基本料に包括され，報酬は 12 点から 11 点（入院基本料等の引き上げ）に減額された。一方，在宅医療の拠点となる有床診療所においても，栄養管理実施加算の入院基本料への包括化を目指したが，管理栄養士配置（有床診療所では非常勤であっても可）が困難であるため，栄養管理実施加算の継続が認められ，非常勤であっても算定できる。

平成 26（2014）年には在宅医療の推進のため，医療法人の附帯業務の拡大として栄養・食事管理が必要な患者への配食が認められた（医療法人の附帯業務の拡大について，平成 26 年 3 月 19 日医政発 0319 第 4 号）。これは，利用者の栄養管理における食事提供の意義が認められたことを意味する。同時に，生産設備やノウハウを有する給食施設をもつ医療法人にとって，ビジネスのチャンスでもある。

これまでの制度を概観すると，給食経営は国の政策や社会状況に影響を受けるため，国や社会の方向性に関心をもつことが重要であるといえる。

2 給食の経営資源と課題

給食の経営管理における経営資源は，有形な人（ヒト）（man），物（モノ）（material），金（カネ）（money）に加

表 1.7 特定給食施設に関連する法令と給食経営管理（マネジメント）の変遷

年	法規制定等	給食関連事項
昭和 37（1962）	集団給食施設における管理栄養士配置の努力規定	
昭和 40（1965）		事業所給食における委託化の漸次増加
昭和 60（1985）	管理栄養士国家試験制度の発足 集団給食施設の一部における管理栄養士配置の義務規定	学校給食の調理業務の民間委託の認可
昭和 61（1986）	病院給食の外部委託の認可	
平成 4（1992）	特別管理給食に管理栄養士配置が位置づけられた（管理栄養士により管理された給食に対する特別管理給食加算の新設）	
平成 6（1994）	基準給食制度の入院時食事療養制度への改変	
平成 8（1996）	病院給食の院外調理の認可	
平成 9（1997）	「大量調理施設衛生管理マニュアル」の策定	
平成 10（1998）	保育所給食の調理業務委託の認可	
平成 12（2000）	「21 世紀における国民健康づくり運動（健康日本 21）」の開始 介護保険制度開始	
平成 14（2002）	健康増進法の策定，特別な栄養管理が必要な特定給食施設における管理栄養士必置規定	集団給食から特定給食に名称が変更され，栄養管理基準が示された
平成 16（2004）	「日本人の食事摂取基準（2005年版）」の策定	
平成 17（2005）	介護保険法改正	介護保険施設等における給食費の食費相当分の全額自己負担化
平成 18（2006）	障害者の日常生活及び社会生活を総合的に支援するための法律の施行	診療報酬改定：栄養管理実施加算の新設，特別管理加算の廃止，入院時食事療養費と特別食加算の算定単位の変更（1 日→ 1 食） 介護保険制度改正：栄養ケア・マネジメント体制の整備に対する加算の新設 障害者に対する栄養ケア・マネジメント体制の整備に対する加算の新設
平成 21（2009）	「日本人の食事摂取基準（2010年版）」の策定	
平成 22（2010）		診療報酬改定：栄養サポートチーム加算の新設
平成 24（2012）		診療報酬改定：栄養管理実施加算の入院基本料への包括化（12 点→ 11 点）
平成 25（2013）	「健康日本 21（第二次）」の開始	
平成 26（2014）	「日本人の食事摂取基準（2015年版）」の策定	診療報酬改定：有床診療所における栄養管理実施加算継続の認可 医療法人の附帯業務の拡大：栄養・食事管理が必要な患者への配食の認可
平成 28（2016）		診療報酬改定：入院時食事療養費の標準負担額の増額（260 円／食→ 360 円／食）
平成 29（2017）	「大量調理施設衛生管理マニュアル」の改正（最新版）	

年	法規制定等	給食関連事項
平成 30（2018）	食品衛生法改正	HACCP の原則義務化 診療報酬改定：入院時支援加算の新設 介護保険制度改正：栄養スクリーニング加算，低栄養リスク改善加算の新設
平成 31/ 令和元（2019）	「日本人の食事摂取基準（2020 年版）」の策定	
令和 3（2021）		介護保険制度改正：栄養マネジメント加算の廃止と栄養ケア・マネジメントの基本サービス化
令和 4（2022）		診療報酬改定：入院栄養管理体制加算の新設

（表 1.7）
原表）松月弘恵

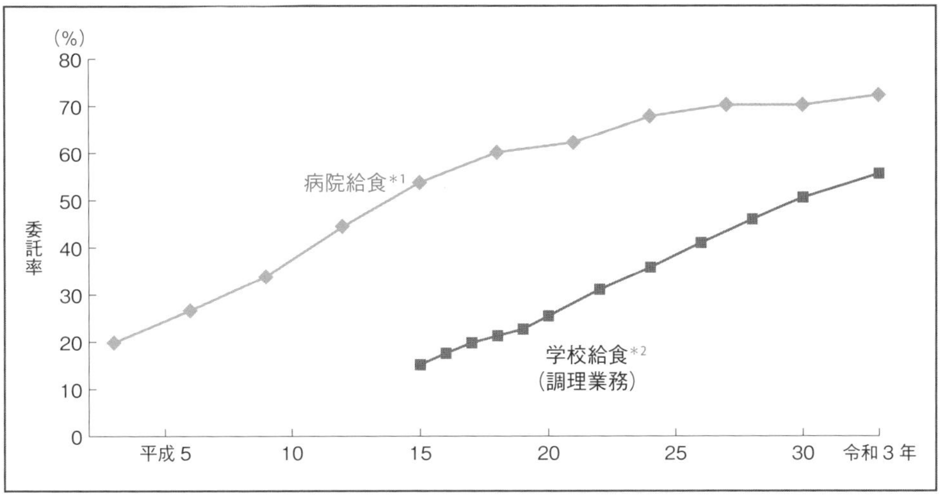

図 1.3 病院と学校給食の業務委託率の推移

資料）*1 医療関連サービス振興会：医療関連サービス実態調査，*2 文部科学省：学校給食実施状況調査より作成

えて，無形な資源として情報，技術，時間，信用などがある。これらの資源を活用して，効果的に目標を達成することが経営である。

給食における資源である「人」，「物」，「金」の内容と課題を以下に示した。

◆1　人

給食の資源としての人は，管理栄養士，栄養士，調理師，調理員，事務員等の業務従事者である。人の管理では当該施設の常勤・非常勤の人員管理のほか，業務委託を行っている場合には，給食会社とのビジネスパートナーとしての良好な関係構築やスタッフの資質向上も，給食の質の向上には重要である。今後の課題では，労働人口の減少と高齢化は必至である。その解決策として生産方法を含む給食のシステム化や，従業員教育，動機付けが求められる。

◆2　物

物には，有形の食材料・料理や設備と無形のエネルギーが含まれる。食料自給率の低いわが国では，食材料費に制限のある給食には輸入食材料を使わざるを得ない。導入に当たっては価格と安全性のバランスを考慮するとともに，食材料のトレーサビリティーが不可欠となる。設備には，施設・設備と什器等が含まれる。設備投資は，初期投資であるイニシャルコストと，運用経費であるランニングコストの両面から検討する。例えば電化厨房を導入する場合，機器の初期投資額はガス厨房に比べて大きいが，ガス機器は周囲の温度を上げやすいために，適切な労働環境を維持するための空調使用によるエネルギー使用量がより大きくなる。一方，電化厨房では排熱が少ないため快適な労働環境を維持しやすい。長期間使用する空調に要する電気使用量を考慮すると，初期投資金額だけでは経営評価はできない。また，災害対策では厨房の熱源は1種類に固定せず，ガス・電気への分散化が望ましい。

◆3 金

金には，給食費，栄養管理や栄養・食事指導による栄養管理部門の収益と，給食生産に要するコストがあり，そのバランスをとり損失を出さないことが求められる。表1.8に特定給食施設の収入源と利用者の自己負担を示した。病院では許可病床数，介護保険施設と福祉施設では利用者定員が定められているため，給食による収益増加には限度がある。医療・介護・年金の社会保障制度の改革が進行しているが，逼迫する経済状況においては，給食提供による栄養改善や治療の成果を出さずして報酬増額等は期待できない。給食費等の利用者の自己負担が増加した場合には，利用者の食事への評価は厳しく，要求は高くなる。一方，消費税増額や円安の影響は食材料費の上昇だけではなく，配送費やエネルギー，水光熱費，機器・備品に関する費用の高騰にもつながる。さらに，最低賃金の上昇など労務費も増すため，マネジメントは難しさを増し，経営の合理化が一段と求められる。

表1.8 特定給食施設の食事提供に係る収入源と利用者の自己負担

施設の種類	収入源	施設の収入源となる制度	利用者の自己負担
病院	医療保険	入院時食事療養（Ⅰ） 特別食加算，食堂加算 入院時食事療養（Ⅱ）	標準負担額 特別メニューの食事
	医療保険，介護保険	入院時生活療養（Ⅰ） 特別食加算，食堂加算 入院時生活療養（Ⅱ）	標準負担額 特別メニューの食事
介護保険施設	介護保険	栄養マネジメント強化加算 経口移行加算，経口維持加算（Ⅰ）（Ⅱ） 療養食加算	所得により1～2割負担
学校	公費	国，地方自治体が食材料費以外の費用を負担（額は自治体により異なる）	食材料費相当額（低・中・高学年により負担額は異なる）
保育所	公費	国，地方自治体が食材料費以外の費用を負担（額は自治体により異なる）	保育者から食材料費あるいは保育料として徴収（金額は施設により異なる）
障害者福祉施設	公費	国，地方自治体が食材料費以外の費用を負担（額は自治体により異なる）	サービス量に応じ1割負担。所得に応じた負担上限が設定されている
	介護保険	食事提供体制加算 経口移行加算，経口維持加算（Ⅰ）（Ⅱ） 療養食加算	所得により1～2割負担

原表）松月弘恵

5 管理栄養士・栄養士の役割

1 給食施設における管理栄養士・栄養士の役割

給食施設における管理栄養士・栄養士の業務は，直接業務である施設での給食運営や栄養管理活動と，間接業務である複数の施設の指導・監督を行う管理業務に大別できる。

管理栄養士・栄養士の役割は以下の５つである。

◆1　直接業務

❶ 給食経営の責任者として組織の統括・給食運営管理を行う

栄養管理の理念・目的を明確にし，限られた資源を有効に生かして，食事提供を通して成果を上げるために給食運営を行う。部門内の経営計画と栄養管理計画を立て，組織をまとめて職員に対して指導と教育を行う。個人や集団のアセスメントから給与栄養目標量を算定して，食事を提供し，定期的に評価を行う。医療施設での入院時食事療養（Ⅰ）の届出においては，食事療養を担当する部門が組織化されていることと，常勤の管理栄養士または栄養士が組織の指導者または責任者であることが条件とされている。

❷ 給食を活用して栄養教育・食育を行う

特定給食が栄養教育の教材であることから，栄養教育の計画を立案し，料理の栄養成分・アレルギー・産地の表示や，利用者が健康的な生活を送るための知識を獲得するための媒体を作成・管理する。健康測定イベント，誕生日会や季節イベントの企画・運営も食育活動の１つである。

❸ 多職種協働で取り組む栄養管理活動へ参画する

病院での栄養サポートチーム加算，介護保険施設・老人福祉施設・障害者福祉施設での栄養改善加算では，管理栄養士の参加が必須であり，栄養ケア計画の作成に関わることとされている。医師の指示のもとでの栄養ケア計画の実施は，管理栄養士・栄養士のいずれも担当できるが，計画作成は管理栄養士のみに限定される。

◆2　間接業務

❶ 特定給食施設への助言・指導・監督を行う

管理栄養士は都道府県の栄養指導員として，管理栄養士・栄養士が配置されていない特定給食施設や，その他の給食施設の栄養管理状況を確認し，監督する。必要に応じて給食施設に助言・指導を行う。栄養士の配置規定のない保育所が調理業務を委託する場合は，保育所や保健所・市町村等の栄養士から献立等の栄養面での指導を受けられる体制を整備することが前提である（保育所における調理業務の委託について，平成 10 年２月 18 日児発第 86 号）。

❷ 給食会社において複数の給食施設のマネジメント，指導・教育を行う

給食会社の本社において基本献立，テーブル POP，ポスターやリーフレット等の栄養情報媒体等を作成して，各事業所の支援を行う。また，管理栄養士・栄養士の資質向上のために指導・教育を行う。

2 食関連の産業における管理栄養士・栄養士の役割

給食施設以外の食関連産業においても管理栄養士・栄養士の活躍が期待されている。管理栄養士・栄養士の配置規定はなくても，その専門職としての知識は，食品産業，小売業，治療食・

介護食の配食企業，厨房機器メーカー，薬局・ドラッグストア，出版業界等と，多岐にわたる職域での活用が求められている。業務内容としては，商品開発，製品の品質管理，販売促進や健康創造企業での相談業務も可能である。

食事をすることはあらゆる人に共通の行為であり，健康増進や介護予防への関心は高まっている。厚生労働省からは**日本人の長寿を支える「健康な食事」のあり方に関する検討会報告書**（平成26年10月）が示された。今後，管理栄養士・栄養士への社会的期待がさらに高まると考えられる。

6 給食マネジメントシステム

1 栄養管理の基盤となる給食マネジメント

特定給食のうち1日3食提供される病院給食と，給食喫食の自由度が高い事業所給食では，栄養管理の意義・目的が異なる。自由選択度の高い給食ほど，栄養管理の目的が健康増進となることが多い。その場合，十分に栄養管理した食事を提供しても，給食利用率と喫食率が低ければ栄養管理は不可能である。よって，利用者の考えや嗜好に配慮した，魅力的でおいしい「食べてもらえる」給食マネジメントなくして栄養管理は成立しない。

◆1 利用される給食の魅力 ―利用率をいかに上げるか―

食事選択で給食以外の選択肢がある場合，利用者にとっての給食の魅力は栄養管理だけではない。おいしさ，価格，食事環境の雰囲気，くつろげる食空間，待たせないスピーディーな提供，動線や，フロアでの誘導や接客など，施設・設備や生産管理に関する事項も重要となる。

◆2 食べてもらえる給食の魅力 ―喫食率をいかに上げるか―

給食以外の食事を選択できない特定給食では，メニューや料理の質が栄養管理に直結する。メニューが多様で，選択ができること，イベントや行事食の導入など，メニューや提供方法を工夫するとともに，各種媒体を用いて料理の説明を行っている施設は多い。しかし，今後はさらに一歩進めて，提供した給食がいかに喫食されているかを知るために，喫食時の観察，インタビューやマーケティングを実施したり，個人の喫食率の確認や料理販売数から課題を抽出して，給食マネジメント計画にフィードバックすることが栄養管理の成果につながる。給食におけるフロアサービスやミールラウンドは，臨床栄養領域におけるベッドサイド訪問に該当する。

2 給食マネジメントシステム

◆1 給食のトータルシステムとサブシステム

『給食経営管理用語辞典』[1)]によると，給食システムは「給食施設における食事提供のための施設・設備を含む，生産（調理）・提供するための組織，方式，方法などの体系」であり，給食マネジメントシステム（給食経営システム）は「給食施設の安定経営を目的に，施設サービスの目標に合わせた利用者便益（健康維持や満足など）の高い食事とサービスの提供を実現するための仕組み」と定義されている。給食マネジメントの目的は，栄養管理と顧客満足である。

日本人の長寿を支える「健康な食事」のあり方に関する検討会報告書：平成26年10月，厚生労働省。
https://www.mhlw.go.jp/file/05-Shingikai-10901000-Kenkoukyoku-Soumuka/0000070498.pdf

表 1.9 給食のトータルシステムとサブシステムの概念表

トータルシステム	サブシステム*		
	支援システム	人事・労務管理	採用，配置，教育，評価
		施設・設備管理	設計，購入，保守点検
		会計・財務管理	原価管理，予算管理，収支計算
		情報管理	栄養情報提供，帳票作成
	実働システム	栄養・食事管理	アセスメント，メニュー管理
		品質管理	品質目標，品質保証
		食材料管理	食材料の選定・購入・管理
		生産管理	生産，洗浄，廃棄物処理
		提供管理	配膳，食数管理，サービス，食事環境整備，栄養教育
		リスク管理	衛生管理，事故・災害対策

注）*各サブシステムは，相互に関連する
原表）松月弘恵

この目的達成のために組織を構築し，業務に対する理念を明らかにし，目標や経営計画に従い利用者に給食を提供することが給食のトータルシステムである。トータルシステムはサブシステムにより構成され，サブシステムには給食生産に直接関与する実働システムと，給食生産を円滑に機能させる支援システムがある。それらの関連を，給食のトータルシステムとサブシステムの概念表に示した（表 1.9）。それぞれのサブシステムが独立して存在することはなく，互いに関連している。本書では，第 2 部「給食マネジメントの展開」（p.65 ～）でこれらのサブシステムをそれぞれ解説する。

◆ 2　給食マネジメントシステム

図 1.4 の給食マネジメントシステムの概念図に示すように，給食マネジメントシステムは経営管理と栄養管理の両立により成立する。給食マネジメントの目的は栄養管理と顧客満足であるが，経営管理なくして効果的な給食マネジメントはできない。経営管理，栄養管理のいずれにおいても，計画立案（plan）して，実施（do）後には，評価（check）して，それを次の計画にフィードバックして事業継続（act）する PDCA サイクルを循環させて，経営目標の達成を目指す。

経営管理では給食の経営資源を有効に活用して，給食の利用率を上げ，経営効率を高めることが重要である。また，栄養管理では利用者に適した栄養・食事計画を立案し，食事提供，食事環境整備や給食を教材とした栄養教育を実践して喫食率を上げることが求められる。これらを給食マネジメントの最終目標である利用者の健康増進，疾病改善や顧客満足につなげるためには，定期的なアセスメントやモニタリングとともに，管理栄養士・栄養士が喫食の場を訪れて給食のニーズを抽出し，社会状況を敏感に察知して給食マネジメントの改善を継続しなければならない。

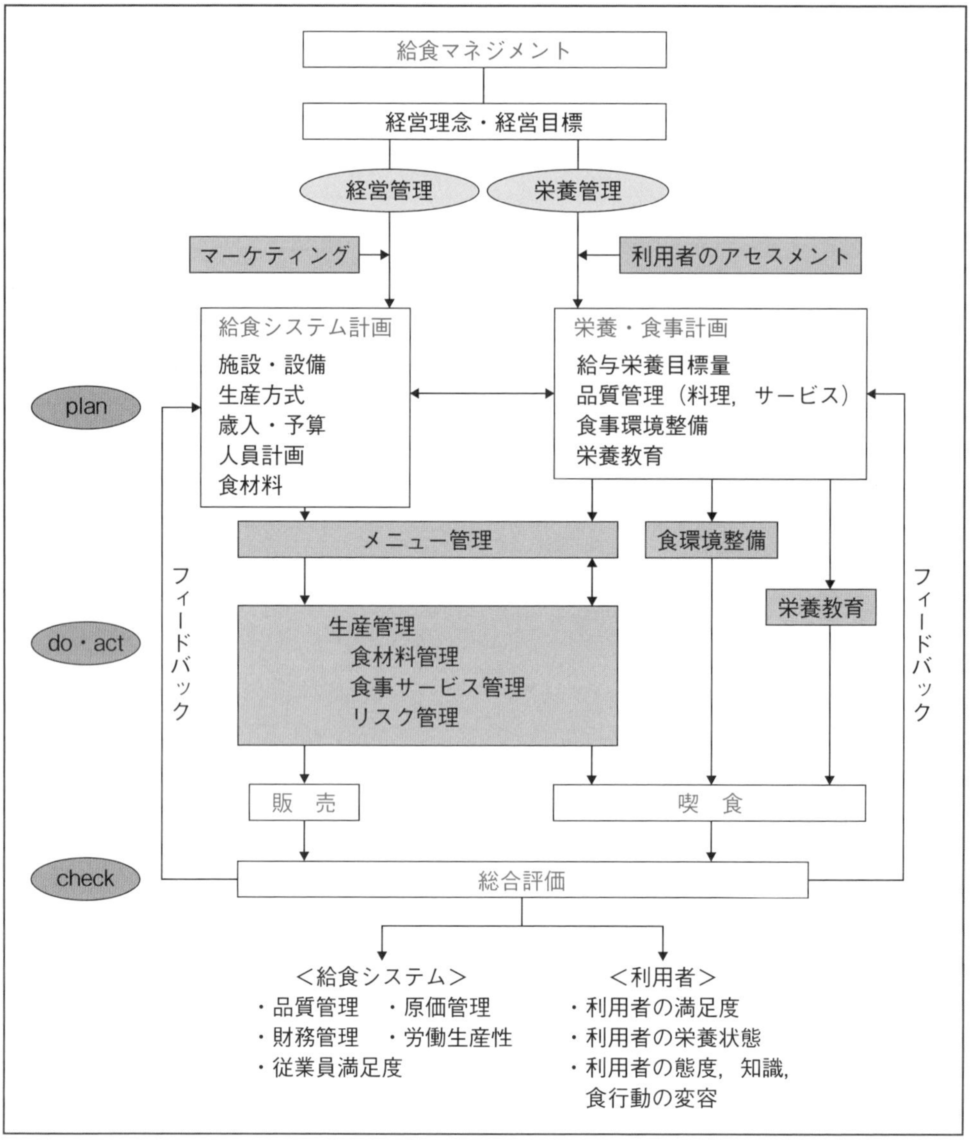

図 1.4 給食マネジメントシステムの概念図

原図）松月弘恵

参考文献

1）日本給食経営管理学会監修：給食経営管理用語辞典（2020）第一出版

2）厚生労働省：社会保障制度改革の全体像，https://www.mhlw.go.jp/seisakunitsuite/bunya/hokabunya/shakaihoshou/dl/260328_01.pdf

3）厚生労働省：今後の社会保障改革について—2040 年を見据えて—（平成 31 年 2 月 1 日第 28 回社会保障審議会資料）

第2章 給食における経営管理の基本

高城孝助，石川秀憲

給食の経営管理（マネジメント）を理解する上で必要となる，経営管理の概念，経営管理の要素，経営組織，経営管理のプロセス，人事管理，計数管理などの基本を学ぶ。また，給食市場では，給食会社への委託化が拡大している。コントラクトフードサービス（委託給食）の動向，委託化の手順，委託契約などについても学ぶ。

本章の Key Words

経営管理の5要素，経営管理の対象，組織運営の原則，組織階層，ライン・アンド・スタッフ組織，三大経営資源，有形資産，無形資産，PDCA サイクル，差異分析，在庫管理，企業会計，財務諸表，売上総利益，営業利益，経常利益，直接費，間接費，FL コスト，変動費，固定費，損益分岐点，人事管理，OJT，OFF-JT，自己啓発，2つの共感，コーチング，自律的な人材，公式的コミュニケーション，非公式的コミュニケーション，積極的傾聴，委託給食，アウトソーシング，委託化の手順

1 給食経営とは

「給食施設」には，営利を目的とした「営業給食施設（不特定多数の人に非継続的な食事を提供する一般の飲食店舗）」と，基本的には非営利で，福利厚生，教育，治療，介護，健康増進などの一環としての食事提供を行う「特定給食施設」，「その他の給食施設」とがある。本稿でいう「給食経営」とは，「特定給食施設」，「その他の給食施設」における経営を指す。

「特定給食施設」，「その他の給食施設」における経営といっても，組織の目的・理念・方針に基づき，決めた計画の達成に向けて経営資源（人・物・金・技術・情報等）を有効活用し，継続的・計画的に事業を遂行するということでは，ほかの組織（会社のような営利を目的とした組織，一般・公益財団法人，一般・公益社団法人，学校法人，医療法人，社会福祉法人，宗教法人，社会的支援活動団体，特定非営利活動（NPO）法人などの非営利団体・公共組織など）と同様であり，運営と運営管理が，経営方針・経営計画に沿って円滑に行われているかどうかを指導・点検・調整する経営管理面でも，ほかの組織と同じである。

■給食経営・経営管理の特性

営利を目的にした営業給食では，経営資源を投入して産出するものは売上と利益である。経営・経営管理の評価は，基本的には，売上と利益・利益率や対前年比の伸び率などの経営目標の達成度で評価されるが，わが国では，1990 年代から CS（customer satisfaction；顧客満足）経営という考え方を経営に導入する企業が増えており，現在では，多くの企業が売上・利益などの業績に加え，CS，ES（employee satisfaction；従業員満足）などを含む，さまざまなレベルの満足度を経営管理の評価軸に入れている。

一方，基本的に非営利の「特定給食施設」，「その他の給食施設」における経営においては，投入する経営資源は，営業施設と同じく人・物・金・技術・情報等であるが，産出するものは，営利の組織のように売上と利益とはいわず，収入と収支（収入と支出の差引残額）である。営利を目的にしないといっても，収入と収支のマイナスが継続すれば，組織の継続が難しくなる。また，収入と収支の増加・改善を図るためには，営業施設と同じく，CS や ES などの満足度を経営管理の評価軸に入れていくことが求められる。

「特定給食施設」，「その他の給食施設」と「営業給食施設」では，事業特性が異なるため，経営・経営管理面でも違いがある。「営業給食施設」と比較しての「特定給食施設」，「その他の給食施設」の経営・経営管理の特性をまとめると，表 2.1 のとおりとなる。

2 経営管理と経営組織

1 経営と経営管理

経営とは，事業の目的を達成するために方針を定め，組織を整えて，継続的・持続的に事を行うことである（『大辞林』より）。古い言い回しでは，建物を建てるために土地を測量し土台を据えて建築することや，行事の準備，人を接待するために準備・計画することなどを指して使われたようである。今日では主として，企業をはじめ，行政，教育，宗教，組合など，各種組織の運営に関わる言葉として使われている。

表 2.1 給食経営・経営管理の特性

	営業給食施設	特定給食施設，その他の給食施設
事業特性	①商品（メニュー）は，ターゲットとする顧客のニーズに対応しながらも，自社・自店の意向でつくられている。また，提供されているのは，基本的には固定商品（メニュー）である ②顧客は不特定多数であり，同じ顧客が1日何回も長期にわたり利用するケースはほとんどないため，食事を通した顧客の栄養・健康管理は原則的には不要である	①利用者は特定多数であり，しかも，同じ利用者が長期にわたり，毎日のように利用する（病院給食や高齢者が入所する施設では1日3食喫食する）施設であることから，メニューは栄養・健康管理を目的として，管理栄養士や栄養士により作成される。また，飽きがこないよう，日替わりメニューが中心となる ②営業給食と異なり，1回に大量の調理を行うため，下処理，調理，配食・配膳，下膳の食事提供に関わる一連の作業のシステム化が必要とされる
経営・経営管理	①経営努力によって客数の増加が可能であり，その結果，売上の増加が可能である。また，メニューの改変や値上げによって客単価・売上の増加が可能である ②売上・利益などの業績に加えCS（顧客満足），ES（従業員満足）などを含むさまざまなレベルの満足度を経営管理の評価軸に入れている	①毎日のように継続的に利用する食事であるため，食事の価格については，営業給食施設よりも低く設定される。また，利用者数が限定されているため，収入を増加させることが難しい。そのため，喫食率向上と喫食の頻度を高めることが求められる ②営業給食施設同様，CS，ESなどを含む，さまざまなレベルの満足度を経営管理の評価軸に入れていくことが求められる

原表）髙城孝助

表 2.2 ファヨールの「経営管理の5要素」

①計画	資料を収集･分析し，仮説を立てて目標･方針を定め，これを達成するための「計画」を立てる
②組織づくり	責任分担を明確にして，合理的な編成による「組織づくり」をする
③指揮・指導	教育による動機付けを行い，自主的に行動できるような「指揮・指導」を行う
④調整	業務の相互関係が円滑になるように「調整」をする
⑤統制	指導計画や標準をつくり，それを守らせるように「統制」をする

原表）石川秀憲

経営管理とは，経営を行うに際して，目的を最も効率的に実現できるように，人，物の配分と利用の計画を立て，各部門の活動を統括することである。その意味では，きわめて実践的な技法で，実際の企業運営のあり方や企業を取り巻くさまざまな環境の動きや変化（例えば，政治状況や全体経済，個別産業動向，市場動向）などに対応して，変化･進展するものといえる。

経営管理に関する研究は，20世紀初頭に，米国の技術者フレデリック･テイラー（Frederick Winslow Taylor）が科学的管理法を提唱したことに始まる。学問としては，同じ時期にフランスの経営者アンリ・ファヨール（Jule Henri Fayol）の「管理過程論」の研究により，基礎がつくられたとされる。

ファヨールは，経営管理は5つの要素（機能）によって構成されるとした（表 2.2）。

給食事業においても，当然ながら，「経営」の視点をもち，事業の目的達成のための「経営管理」を実践することが求められる。年間の事業計画を立て，その計画に沿った事業活動を実施するのであるが，事業活動の結果（実績）の検証は必ず行わなければならない。ただし，1年分をまとめて検証するのではない。1年間に一度になると，計画との差異が大きくなる可能性が高いだけでなく，修正の機会がもてないことになってしまう。

現実的には，年間の事業計画は半期（6か月）計画に，さらに月間計画，週間計画へと，より短い期間の計画へと落とし込まれる。当然，実績の検証も，週間，月間，半期，という形で行われ，計画との差異を分析し，事業計画を修正しながら，当初の目標を達成するように事業活動を展開することになる。その際の重要な技法が経営管理ということになる。

経営管理の対象として基本的なものは，①人（man），②物（material），③金（money），④設備（machine），⑤手段（method）の5つである。これに，時間，情報，機器などの管理が必要とされる。

2 経営組織

◆1　組織運営の原則

企業体は経営組織として運営されるが，組織を効果的に運営するための原則として，以下のようなものがある。

①**指揮命令系統の統一の原則**：「指揮命令は1人の上司から受ける」という原則である。命令系統が統一されていないと構成員の行動に混乱をきたし，業務遂行が非効率的になる。

②**統制範囲の原則**：1人の管理者が管理できる部下の数を指す。1人の管理職が監督できる適正な人数があるという原則である。通常，7～15人ほどとされる。

③**責任と権限の一致の原則**：管理者の果たす責任と，それに見合う権限を明確にすること。この原則には「権限委譲」が必ず伴う。

④**分業化・専門化の原則**：職務を同質のものに区分し，分業化することで単純化する。これにより個人の専門性を高め，職務遂行の効率化を図る。

⑤**階層短縮化の原則**：組織階層をできるだけ少なくし，誤りのない指揮命令の伝達と速やかな業務遂行を図る。

◆2　経営組織の構造

❶ 組織階層

経営体の組織階層は，人数比率からピラミッド型になる（図2.1）。

①**経営者層（トップ・マネジメント）**：ピラミッドの最上部に当たる。頂点は「経営最高責任者」で，その下に役職上でいえば取締役以上が属することになる。なお，頂点の経営最高責任者を「トップ・マネジメント」といい，それ以下の取締役層を「上級管理者層（シニア・マネジメント）」という場合もある。

②**中間管理者層（ミドル・マネジメント）**：役職でいえば，部長，支店長，支配人，マネージャーといった層がこれに当たる。日本語の「中間管理者層」は「上級管理者層」に対応しているとみてもよいであろう。「ミドル・マネジメント」は「トップ・マネジメント」に対応したものであるが，「シニア・マネジメント」に対応すると考えると，階層区分がよりわかりやすくなる。

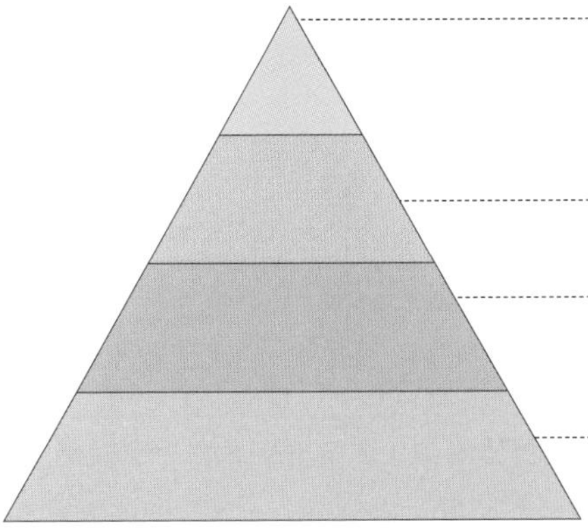

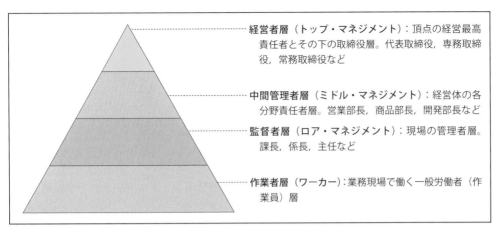

図 2.1 経営体の組織階層概念図

原図）石川秀憲

③**監督者層（ロア・マネジメント）**：現場レベルの管理者層。管理者の最も下のレベルという意味で「ロア・マネジメント」と呼ばれる。

④**作業者層（ワーカー）**：「ワーカー」は働く人を意味する。業務現場で働く一般労働者（作業員）である。原則的には，組織として保障された部下はいない。監督者層からの指示・命令で業務を遂行する。

❷ 階層ごとの機能

階層ごとに，経営体の運営で果たすべき機能が明確にされる。機能は階層ごとに異なっている。

①**経営者層**：経営最高責任者である「トップ・マネジメント」の機能として最も重要なものが，経営理念の明確化と経営戦略の方向づけである。その下の「シニア・マネジメント」は，トップ・マネジメントの補佐を行うと同時に，経営戦略の決定にも関与する。そして，具体的な経営計画の策定・管理を行う。経営体の事業の大きな枠組みを決定することが主要な機能である。

②**中間管理者層**：経営体の各分野の責任者である中間管理者層に求められる機能は，経営者層が決定した経営計画の実践を，各部門の構成員を通じて展開することである。経営者層が策定する経営計画には，長期，中期，短期の目標が掲げられ，各部門の目標に落とし込まれている。この目標達成を，部下である部門の構成員を通じて実現することが求められる。重要なことは，トップ・マネジメントが目指すものを，正確に，早く下位の階層に伝え続けることである。

③**監督者層**：目標達成のための日常業務を管理し，作業者層の業務遂行を管理するとともに，自らも日常業務を遂行する。上位の階層から伝えられる経営理念に基づいた経営計画を，部門の業務に落とし込んで作業者層に正しく伝えることが求められる。

④**作業者層**：監督者層の指示・命令に基づいて，日常の業務を遂行する。求められることは，業務を正確に，早く実行することである。

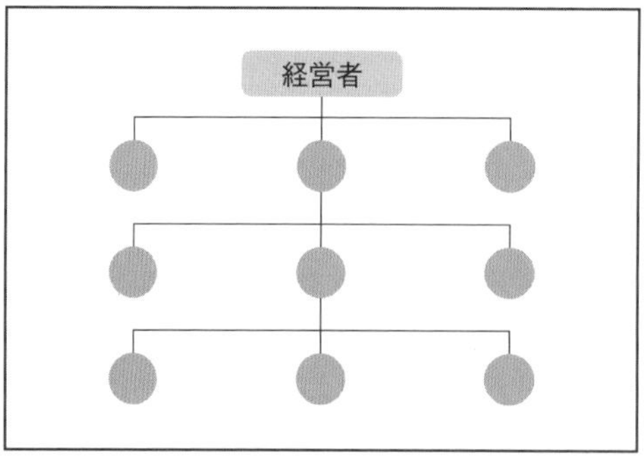

図2.2 ライン組織（例）
原図）石川秀憲

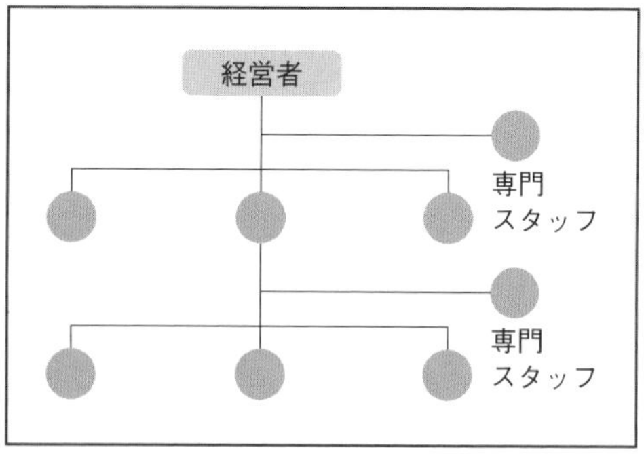

図2.3 ライン・アンド・スタッフ組織（例）
原図）石川秀憲

◆3　経営組織の形態

❶ 指揮命令系統のあり方による分類

経営組織にはまず，指揮命令系統のあり方を軸にした，以下の２つの基本形態がある。

①**ライン組織**（図2.2）：職位や命令系統により段階的になっている組織。最も一般的な組織といえる。トップから下位への指揮命令系統の一貫性を重視し，組織の秩序を最優先にした組織形態である。命令統一性の原則が徹底されており，権限責任関係が明確であり，「軍隊組織」ともいわれる。１つの目標に向かって組織全体の力を集結する状況に適合する。一方で，規模がある程度大きくなると，上位者に権限が集中したり負担が大きくなったりするなど，組織の硬直化を招きやすいという欠点もある。

②ライン・アンド・スタッフ組織（図2.3）：ラインを中心に，ラインを側面から分担する専門スタッフからなる組織。トップから最下層まで１本の指揮命令系統で結ばれているライン組織を軸とし，さまざまな情報や専門知識を提供して職務の遂行を助けるスタッフ部門を加えた組織のことである。軍隊の参謀方式に似たこの形態は，指揮命令系統を乱すことなく専門的能力を活用できるメリットがあるため，分業化・専門化の原則と指揮命令系統の統一の原則を同時に満たすことができる。しかし，事業規模の拡大や内部業務の複雑化が起こると，各専門部署間の調整が困難になり，トップの負担が過重になりやすいという欠点がある。

❷ 業務のあり方による分類

組織形態には，業務のあり方から分類したものもあり，一般的に，以下の３つがあげられる。

①**職能別組織**（図2.4）：経営組織としては最も一般的で，経営体の業務内容ごとに組織を分化させた形態である。例えば，営業部，総務部，人事部といった組織分けである。特定の業務の遂行がそれぞれの部署の仕事になるため，それだけ担当領域が明確になると同時に，専門化される。そのため，業務を効率的に進められるという特徴がある。ただ，それぞれの部署が特定領域に専門化することで，部署間に壁ができる恐れがある。

②**事業部制組織**（図2.5）：複数の事業活動を展開する経営体で採用されることが多い。組織の編成単位を製品や地域，顧客といった観点から分割し，事業ごとに「事業部」という形で組織編成をする。各事業部に対して，事業を統括・運営する権限と責任を委譲

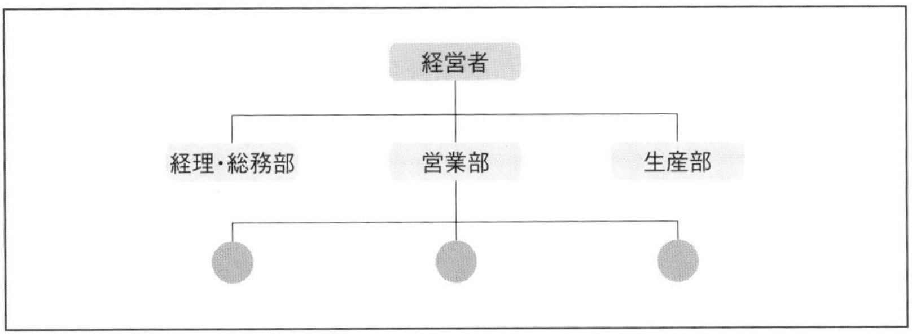

図 2.4 職能別組織（例）

原図）石川秀憲

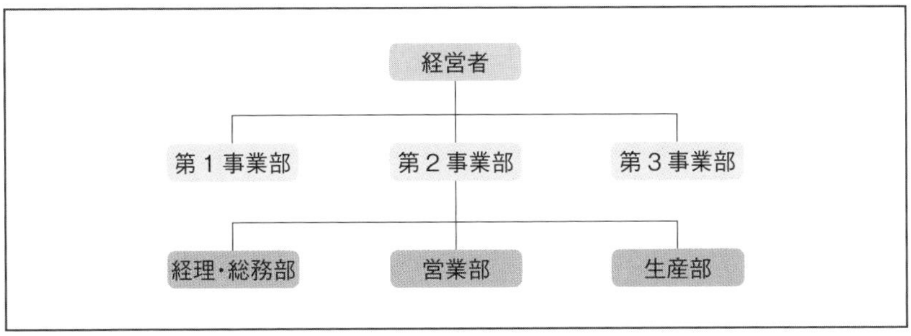

図 2.5 事業部制組織（例）

原図）石川秀憲

するところに大きな特色がある。各事業部には，営業，製造，開発，業務など，その事業を遂行するために必要な機能をすべて配置する。そして，各事業展開がそれぞれの事業部の中だけで完結できるようにしている。したがって，事業活動結果の責任は各事業部に帰結することになるため，責任の所在が明確である。

事業部制組織では，各事業部に配置される機能の中に，その事業に関する意思決定権も含まれる。そのため，事業単位での機動力のある迅速な意思決定・展開を進めることができ，競争市場での優位性を確保しやすくなる。結果として，各事業部の総和である経営体の業績を拡大できる可能性が高い。ただ，事業部の数だけ同じ機能を果たす人員・経費が必要になるため，利益率が低下しやすい傾向がある。また，事業部間の横の連携が希薄になりやすいという面もある。

③**マトリックス組織**（**図 2.6**）：職能別組織や事業部制組織は，職能別であったり，事業別であったり，地域別であったりなど，1 つの基準で組織が編成されている。これに対し，1 人が，縦の関係にあるライン組織やライン・アンド・スタッフ組織と職能別などの横の関係にも同時に属するという組織編成が，マトリックス組織である。職能別や事業部制の組織編成に起こりがちなセクショナリズムの弊害をなくしていこうという狙いがある。具体的には，1 人の社員に対して 2 人以上の管理者がいるという，指示・命令系統が 2 つになる組織である。数学用語の「マトリックス（行列）＝縦・横」になぞらえて，マトリックス組織と呼ばれる。ただ，指揮系統の統一という組織の原則にも反し，管理者の力関係の影響を受けたり，1 人の社員に複数の上司がいることで調整が複雑になったり，責任が希薄になるなど，実際には機能しにくい面もある。

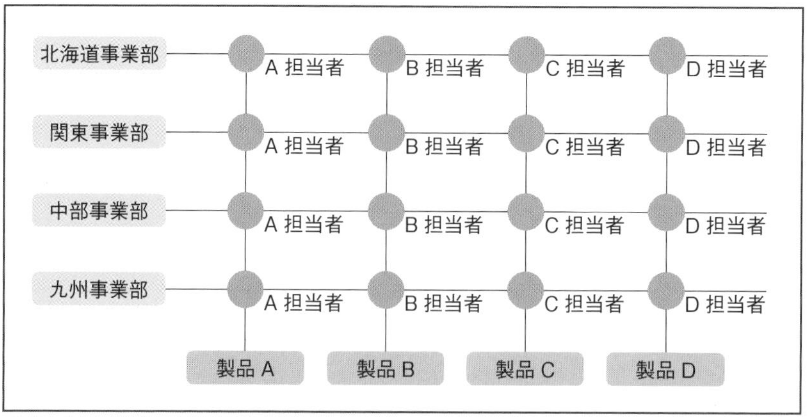

図2.6 マトリックス組織（地域別・製品別の例）

原図）石川秀憲

❸ そのほかの組織

①**プロジェクトチーム**：プロジェクトは，「計画」，「事業」という意味である。通常の業務ではなく，特定の（新たな）事業開発や計画，問題解決の遂行のために，通常の組織とは独立して作られる組織をプロジェクトチームという。基本的にその事業や計画が日常業務に組み込める段階，あるいは問題解決まで，というように，期間が限定された組織である。通常の組織からスタッフを横断的に集めて，一時的に編成される。「委員会制度」といった呼び方でプロジェクトチームが作られる場合もある。

②**カンパニー制**：社内分社化とも呼ばれるもので，企業内の独立性の高い事業組織を編成するもの。事業部制の独立性をより強めたものといえる。ある意味で，独立会社的運営の組織が社内にできることになる。ただし，法律で規定されたものではないため，各企業によって運営実態は異なる。メリットとしては，迅速な意思決定，効果的な市場対応，責任の明確化，経営者候補の効果的な教育，などが考えられる。

経営体の業務分野は，直接部門（事業の目的を達成することに直接関係のある分野）と，間接部門（事業目的の達成に直接的には関与しないが経営体の組織を維持するために不可欠な分野）の２つに大きく分けることができる。直接部門には，例えば，製造部門，営業部門，商品開発部門，広告宣伝部門，販売部門などがある。間接部門は，例えば，総務部門，人事部門，経理部門などがこれに当たる。

経営組織では，この２つの分野の業務をどのようにバランス良く編成するかということも，良質な組織内コミュニケーションを確保する上でのポイントになる。

◆4 経営資源

❶ 三大経営資源とそのほかの経営資源

企業が具体的に事業を展開するには，そのためのさまざまな資源が必要である。これを「経営資源」という。企業の経営力を基礎づけるものである。経営資源には，「どうしても必要なもの」と「円滑に活動するのに必要なもの」の２つがある。前者は，生産に必要な労働者，工場施設，運転資金で，後者は，技術者，最新設備，余裕資金，ノウハウなどがあげられる。

経営資源といった場合は，その総体を指すが，具体的には人（man），物（material），金

（money）といった有形のものと，そのほかの，例えば固有の技術や蓄積された知識，情報といった無形資産である。これらを有効利用することにより，収益確保，会社存続，事業拡大につながり，さらには社員への還元や社会への貢献活動が可能となる。

・**人**：役員，社員，アルバイトを含む，会社組織に属する人材のことである。当然のことながら，それらの人材がその企業組織の経営理念に共感をもち，携わる仕事の中身を理解し，仕事の遂行に必要な知識と技術をもっていることなどが求められる。

・**物**：企業がもつ製品，設備，備品全般など，企業が管理する「物」の形として存在するすべてのものである。

・**金**：労務費を含む組織運営費や事業投資するための資金を指す。

以上の３つは「三大経営資源」ともいわれる。有形のもの（有形資産）であることを考えれば，直接的な経営資源ともいえる。

近年，重要視されている経営資源が「無形資産」である。無形資産には「情報」をはじめ，「商標」，「著作権」，「技術力」，「ノウハウ」，「信用」，「のれん」，さらには「経営能力」など，企業活動に必要な，多岐にわたる資産が含まれる。

特に「情報」は，市場情報，業界情報など，企業を取り巻く多岐にわたる情報はもちろん，顧客や社員の「個人情報」も含まれる。個人情報は企業の資産であるとともに，責任をもって保護することが社会的に求められるものである。そのため，個人情報の取り扱いには，利用目的を明確にする，十全の管理体制をとるなど，細心の配慮が必要である。

経営資源の特徴としては，①無限にあるものではなく有限であること，②環境変化への対応力の源泉であること，③企業が成長するために不可欠であること，などがあげられる。

❷ 経営資源の効率的運用

経営活動を十分に展開するには，上記の経営資源を効率的に組み合わせて活用することが必要である。つまり経営活動では，経営資源が個別に運用されることは，ほとんどない。

経営資源の効率的運用のポイントは，それぞれの経営資源が経営活動の展開に必要十分な質・量を満たしているとともに，バランス良く確保できていることである。つまり，ある経営資源の質・量に見合うだけの質・量が，ほかの経営資源にもある状態が重要である。

例えば，「設備」の量は十分にあるが生産能力が低かったとすると，配置した「人」の力を生かせず，不満足な結果にしかならない。結局，「人」という大切な経営資源が無駄に使われたということになる。もちろん，すべての経営資源が常に同じレベルにある状態を保つのは，なかなか難しいことである。「バランス良く確保」ということは，実際の運用の際に経営資源どうしをバランス良く組み合わせるということである。

そのためには，「目的を達成するために（経営資源の）何がいつまでに必要か」，そして「必要な量と質の程度はどこまでか」を十分に見極めることが重要になる。「うまくいくかもしれない」と思いつきで経営資源を投入しても，ほかの経営資源との組み合わせが効率的でなければ，それぞれの経営資源の力を発揮させることができず，成果を上げることができなくなる。経営資源の効率的運用は，経営資源の効率的組み合わせによってもたらされるということである。

三大経営資源と，無形のそのほかの資源について見てきたが，注意すべきことは，これらの重要性は同じレベルではないということである。優先すべき経営資源がある。それは「人」

である。「金」や「物」がいくらあっても，これを活用して成果を上げるのは「人」である。「情報」や「技術力」，「信用」などの無形資産も，「人」が重要性を判断したり，開発したり培ったりして，初めて企業の経営資源となる。したがって，まずは経営資源としての「人」の充実を図ることが，ほかの経営資源の有効かつ効率的な活用につながるのである。

3 経営管理のプロセス

◆1 マネジメント（経営管理）サイクルとは

継続的な活動である経営活動を円滑に進めるには，一つひとつの経営活動の成果や失敗から学んだことなどが，次の活動に生かされていく（継承される）ことが必要である。それによって経営体は進化し，発展を続けられることになる。

企業の事業活動は，下記のように行われる。

①成果（目標）を達成するためにこのような事業活動をしようと,「計画立案」(plan）する。

②その計画を「実行」(do）する。

③計画どおりに実行されているかどうかを「点検」し，実績が計画に対してどうだったかを「評価・分析」(check）する。

④③の評価・分析に基づいて「処置・改善」(act）を行う。

上記の4つの過程を実施して1周したら，④の act を次の事業活動の一連の活動につなげていく。こうして，らせんを描くように繰り返すことで，継続的な企業経営活動が1周ごとにサイクルを向上させながら進められていく。この事業活動の4つの過程を「マネジメント（経営管理）サイクル」と呼んでいる。その意味で，経営管理はこのマネジメントサイクルの管理ともいえるであろう。

マネジメントサイクルは，第二次世界大戦後に米国の物理学者ウォルター・シュハート（Walter Andrew Shewhart)，エドワーズ・デミング（William Edwards Deming）によって提唱された理論で，管理業務を円滑に進める手法である。仕事をどのような過程で回すと効率良く業務を行えるかが重視されている。それぞれの過程の頭文字をとって「PDCA サイクル」とも，提唱者の名前をとって「シュハート・サイクル」,「デミング・ホイール」とも呼ばれる。

◆2 PDCA サイクルの内容

PDCA サイクルは，次の4つの過程からなる。

① **plan（計画立案）**：従来の実績や将来の予測などをもとに，業務計画をつくる。計画とは，目標を立ててそれを実現するための方法を決めることである。計画が不適切であると，結果も不適切なものになる。適切な計画立案には，データの収集・分析が重要である。もちろん，データは正確かつ適切なものでなければならない。

② **do（実行）**：計画に沿って業務を行うこと。実行に際して留意することは，安易に「計画」を変更しないということである。基本的に事業遂行不可能といった状況が起こらない限り，計画どおりに進めていく。計画変更が頻繁になされると，「計画」の意味をなさず，PDCA サイクルそのものが成立しないためである。

③ **check（点検・評価・分析）**：業務の実施が計画どおり行われているかどうかを確認する。状況把握の結果，計画が達成できないようであれば，何らかの対策をとる必要がある。そのためには，計画値と実績値との違いを評価して，なぜ差異が生じたかの原因を見つける

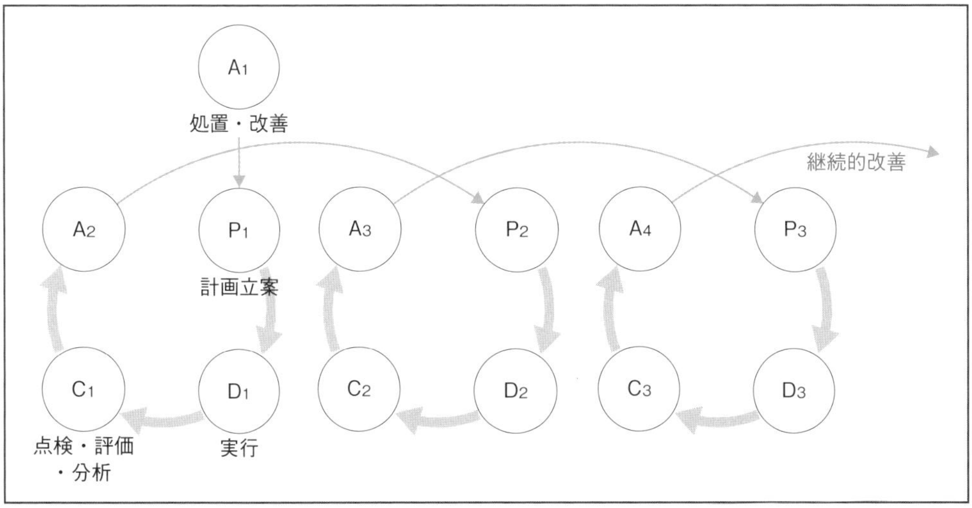

図 2.7 マネジメント（PDCA）サイクルの概念図
原図）石川秀憲

必要がある（差異分析）。この場合，問題とされる「差異」は，許容限界を超えたものに限られる。

④ **act（処置・改善）**：実施が計画に沿っていない部分を調べて処置する。check での差異分析によって問題点が明らかにされ，必要な対策が考えられる（処置）。差異分析の目的は，持続性のある具体的な改善策を見つけ出すことである。つまり，③と④は一連の流れとして実施される。

「act」は，次の PDCA サイクルの「P」につながる「行動」（action）となり，再び，一連のサイクルを回していくこととなる（図 2.7）。具体的には，見つけ出された改善策を反映させた次の事業の「計画」を作成する。「計画」作成に当たって重要なことは，「仮説」を立てるということである。

いかに理想的な経営戦略を策定しても，それが自社の現実とかけ離れたものであっては実現できない。将来に向けた壮大な目標は必要であるが，現下の経営計画の策定は，努力すれば実現できる程度の目標を想定したものでなければならない。それが実現したら，より高い目標へと挑戦することになるのである。

4 計数管理

◆1　経営管理の評価

経営管理が，企業経営において目的を最も効率的に実現できるように，人，物の配分を統括することであることは，p.25，「❷経営資源の効率的運用」で確認した。この経営管理のベースとして重要なのが，客観的な経営数字による管理，つまり計数管理の考え方である。したがって，経営管理の評価も同様に計数管理の考え方がベースになる。

評価とは，計画に従い経営活動をして，どれだけ目的が効率的に実現できたかを見ることといえる。

❶ 企業経営の視点からの評価

給食事業における目的はいくつかあげられるが，企業経営という視点での目的としては，継続的に事業を展開するための収益の確保がある。この点での経営管理の評価としては，一定期間の事業活動の収支の結果が計画どおりであったかを見ることである。そのための仕組みが「会計システム」となる（右頁「◆2 会計システムと財務諸表」参照）。

❷ 社会的活動としての給食事業の視点からの評価

また，給食事業は企業活動であると同時に，社会的活動でもある。この視点からは，より普遍的な目的を見出すことができる。第一義的には，その給食（施設）利用者の健康を維持・増進するということであろう。この目的に従って食事計画が立てられ，個別の献立がつくられ，レシピに従って料理がつくられる。

この視点からの経営管理の評価としては，計画どおりに食事がつくられ，提供されたかどうかである。この確認には，現場段階でのチェックが不可欠である。そのためには，現場責任者による毎日の提供食事数と食材料使用量との関係のチェックが必要である。

具体的には，次のようなチェック作業が考えられる。1日に使用する各食材料の量は，最も基礎的な計算方法として，レシピによって定められた個別メニューに使われる，1品当たりの各食材料の量に，その日の提供食数を掛けて求められる。1日の営業が終わったら，前日の各食材料の在庫量から今日使った分を差し引いて，実際の在庫量と同じ（予定のロス率を勘案した上で）であれば，レシピどおりの調理作業ができていることになる。つまり，第一義的な目的に沿った料理提供になっているということである。

もし，実際在庫の方が多ければ，提供料理は計画した料理よりも質が劣っていたと考えられ，少なければ，過剰な内容であったか，ロスが大きかったことになる。いずれにせよ，利用者の健康維持・増進を目論んだ料理の提供ができなかったということになる。できるだけ速やかに改善の手を打たなければならない。

現実には，毎日の在庫チェックは施設が大きくなるほど大変な作業になる。しかし，1週間ごとのチェックでは，修正がその月では間に合わない場合も出てくる。在庫チェックが簡単にできる仕組みを考えることが必要であろう。例えば，10人分ごとに区分けをして保管し，短時間での数量確認を可能にする，といった仕組みである。

予定献立表やレシピどおりの食事が提供できているかの確認が，給食運営における在庫管理（p.99）の重要な目的の1つであることを認識しておくことが重要である。大切なことは，計画どおりに実施できなかった原因を探し（計画と実績の差異分析），改善することである。利用者の健康維持・増進という給食事業の第一義的目的に沿って計画された食事が，正しくつくられて提供されることこそが最優先事項なためである。

計画どおりに実施できなかった原因は，さまざま考えられる。作業計画に無理があったのか，調理機器に問題が起きたのか，作業従事者のスキルに問題があったのか，などである。いずれにせよ，この視点による経営管理の評価がきわめて重要である。

❸ 利用者満足の視点からの評価

また，その給食事業が利用者に受け入れられたかという視点からの評価もある。より具体的には，利用者に満足してもらえたかどうかである。提供料理の質，提供サービスの質，提供価格の適・不適といった，いわゆる「品質管理」に関わる検証である。事業所給食では多くの場合，実際に提供した食数（売上高）に反映される。満足した利用者が多ければ予測どおりの食数かそれに近い食数が出，不満の利用者が多ければ予定数を下回ることになる。

したがって，現場担当者は常に，提供食数の推移，食べ残しの状況に敏感でなくてはならない。大きな変動は誰にでもわかるが，その時は問題もそれだけ大きく，場合によっては修復不能の事態となることもある。毎日のわずかな変化を，注意深く観察し続ける必要がある。

なお，料理の製造過程である調理は，工業製品に比べ，人の関与の度合いが高くバラツキが大きい。したがって，例えば，同じ野菜炒めでも1皿ごとに微妙な違いが出る。そして，その違いは工業製品に比して大きい。そこで，調理作業の標準化が必要になる。真空調理等の新調理システムでは，このバラツキをできるだけ小さくする取り組みがなされている。もちろん，調理従事者のスキルアップを図ることも重要である。

◆2　会計システムと財務諸表

企業に適用される会計を企業会計という。企業会計は，その目的から「財務会計」と「管理会計」に区分される。

- **財務会計**：企業の財政状態や経営業績に関連し，外部の利害関係者に報告するためのもので，定められた会計基準に基づいて行われなければならない。
- **管理会計**：企業が経営管理に役立てるためのもので，社内への情報提供を主たる目的とするため，企業独自の判断と基準で行える。

通常，企業は経営活動の結果を一定期間（一般的に1年）で区切って集約し，記録する。経営活動の結果とは，企業の経営成績と財務状態である。この一定期間（会計年度）の経営成績と期末の財政状態を明らかにすることを決算という。法によって，最低年1回決算を行い，「決算書」を作成して利害関係者に公表することが義務付けられている。

決算書は会社法で，「貸借対照表」，「損益計算書」，「株主資本変動計算書」，「キャッシュフロー計算書」の4種の計算書と，これら計算書の付属情報である「計算書類付属明細書」，会社の事業の状況（非財務情報）を取り扱う「事業報告書」および，事業報告書の付属情報である「事業報告の付属明細書」の7種類と規定されている。これらを財務諸表という。

ここでは，①貸借対照表，②損益計算書，③キャッシュフロー計算書の3つの計算書について見ておきたい。

①貸借対照表（balance sheet，B/S）：期末における企業の財政状態を示したもの。1つの表で，左側の「借方（資産の部）」には投下された資金の運用形態である資産の明細を表示し，右側の「貸方（負債の部，純資産の部）」には資本（資金）の出所を示す自己資金（純資産）と他人資本（負債）の明細が記載される。したがって，左側＝借方の合計と，右側＝貸方の合計は等しくなる。このことから，「バランスシート」ともいう。資本と資産のバランスがどうなっているかを見て，企業の安定度を判断する財務諸表である（表2.3）。

②損益計算書（profit and loss statement，P/L）：企業の一定期間（1年間）の経営成績を表したもの。その期に得られたすべての収益と，その実現のために費やされた費用を対応表示して，当期の損益（profit and loss）までを計算し，記載する。その期の企業の営業活動の収支を表すものである（表2.4）。

③キャッシュフロー計算書（cash flow statement，C/F）：会計期間における資金（現金および現金同等物）の収入と支出を，営業活動，投資活動，財務活動の3つに分けて計算し

表 2.3 貸借対照表

資産の部	負債の部
流動資産	流動負債
現金預金	支払手形
受取手形	買掛金
売掛金	短期借入金
有価証券	未払い法人税等
商品	前受金
前払費用	流動負債合計
貸倒引当金	
流動資産合計	
固定資産	固定負債
有形固定資産	社債
建物	長期借入金
車両運搬具	退職給付引当金
備品	固定負債合計
土地	**負債合計**
有形固定資産合計	**純資産の部**
無形固定資産	株主資本
借地権	資本金
無形固定資産合計	資本余剰金
投資その他資産	利益余剰金
投資有価証券	株主資本合計
長期貸付金	評価・換算差額等
投資その他資産合計	その他有価証券評価差額金
固定資産合計	評価・換算差額等合計
	純資産合計
資産合計	**負債および純資産合計**

注）左側を「借方」，右側を「貸方」という
原表）石川秀憲

表 2.4 損益計算書

売上高　a 　売上原価　b
売上総利益（または総損失）　c＝(a－b) 　販売管理費（販売費および一般管理費）　d
営業利益（または損失）　e＝(c－d) 　営業外収益　f 　営業外損失　g
経常利益（または損失）　h＝(e＋f－g) 　特別利益　i 　特別損失　j
税引前当期純利益（または当期純損失）　k＝(h＋i－j) 　法人税等　l 　法人税等調節額　m
当期純利益（または純損失）　n＝(k－l ±m)

原表）石川秀憲

表 2.5 キャッシュフロー計算書（例）

Ⅰ　営業活動のキャッシュフロー		
税引前当期純利益	a	間接法の場合*
減価償却費	b	間接法の場合*
売上債権の増減額	c	間接法の場合*
棚卸資産の増減額	d	間接法の場合*
仕入れ債務の増減額	e	間接法の場合*
小計（a～eの合計）	f	間接法の場合*
法人税等の支払額	g	
営業活動によるキャッシュフロー	h＝（f＋g）	
Ⅱ　投資活動のキャッシュフロー		
有価証券の取得による支出	i	
有価証券の売却による収入	j	
固定資産の取得による支出	k	
固定資産の売却による収入	l	
投資活動によるキャッシュフロー	m＝（i～lの合計）	
Ⅲ　財務活動によるキャッシュフロー		
短期借入金の増加による収入	n	
短期借入金の返済による支出	o	
長期借入金の増加による収入	p	
長期借入金の返済による支出	q	
配当金の支払いによる支出	r	
投資活動によるキャッシュフロー	s＝（n～rの合計）	
Ⅳ　現金，現金同等物の増加額	t＝（h＋m＋s）	
Ⅴ　現金，現金同等物の期首残高	u	
Ⅵ　現金，現金同等物の期末残高	v＝（t＋u）	

注）*直接法の場合は，営業収入（a），商品仕入支出（b），労務費支出（c），その他の営業支出（d），小計（a～dの合計）となる。小計の金額は間接法の場合と同じである

原表）石川秀憲

表示したもの。平成12（2000）年３月より，上場企業に作成が義務付けられている。営業活動の状態を示す損益計算書では黒字であっても，実際には販売代金の回収ができていなかった場合などでは，黒字分の現金が全くなく，「黒字倒産」といった事態すら起こり得る。そこで，単純な現金収入と現金支出の動きを計算し，現金保有高の現状を明らかにしようとするものがこの計算書である。企業の財務体質の健全性を示すものといえる（表 2.5）。

なお，キャッシュフロー計算書には「直接法」と「間接法」の２つの作成方法がある。具体的には，作成方法によって営業活動のキャッシュフローの表記に違いが生じるが，他の２つのキャッシュフローの表記は変わらない。どちらの方法を選んでもよいが，選択した作成方法は毎期継続しなければならない。

直接法では，お金の動き（営業収入の総額と営業支出の総額）を主要取引ごとに集計し表示する。間接法は，損益計算書と貸借対照表を活用してお金の流れをつかみ表示する方法である。具体的には，税引前当期純利益に，減価償却費などのお金の増減を伴わない項

目や，損益計算書に発生時に計上されている売上債権の増減額や棚卸資産の増減額，仕入債権の増減額，さらに投資活動や財務活動に表示される項目などの調整を行い表記する。

◆3 売上高と利益の関係

企業は事業活動によって利益を得る。しかし，必ずしも営利追求（利益を得ることを目的化すること）が事業活動の中心となっているわけではない。企業が利益を得ようとするのは，継続して事業活動を行う上で，利益が不可欠なためである。

給食事業においても同様である。ただ，給食事業にはさまざまな形態があり（p.12, 表1.8），それぞれ損益構造に違いがある。そうした中で，利益の概念のない給食施設もある。しかし，給食事業それ自体が自立したものであれば，事業継続のもととなる利益は必要である。

損益計算書（p.30, 表2.4）に記載される５つの利益のうち，主要な利益としては，下記の３つがあげられる。

①売上総利益（粗利益）：売上高から売上原価を引いて求める。

売上総利益＝売上高－売上原価

売上原価は，卸・小売（物品販売業），製造業，サービス業など，業種によって算入される科目が変わってくる。

・物品販売業…販売した商品の仕入高を売上原価とする。

・製造業…製品製造に要した原材料費や製造に関わった人員の労務費，製造機器，工場運営経費などを売上原価とする。

・サービス業…サービスを行う人員の労務費を主な売上原価とする。

売上原価は売上に対するものであるため，例えば物品販売業で考えると，40円の商品を100個仕入れて50円で売り，80個売れたとすると売上高は4,000円（50円×80個）となる。この時の売上原価は40円×80個（売上数量）の3,200円となり，売上総利益は800円である。売れ残った40円×20個＝800円は，期末在庫として資産となる。

売上総利益は売上に対する利益であり，商品力の強さを表すものと見ることもできる。

②営業利益：売上総利益から，販売管理費＝販売費（販売活動に要した費用）および一般管理費（会社全体の管理に要する費用）の合計を差し引いたもの。

営業利益＝売上総利益－販売管理費

営業活動全体における利益を表している。営業活動の強さを表すものと見ることもできる。なお，売上原価と販売管理費の合計を，製品が製造されてから販売されるまでにかかったすべての費用ということで，総原価という。

③経常利益：営業利益に営業外収益（受取利息，配当金など）を加え，営業外損失（支払利息など）を差し引いたもの。

経常利益＝営業利益＋営業外収益－営業外損失

企業活動全体に対する利益を表している。つまり，企業活動の強さを表すものと見ることができる。

◆4 原価管理

原材料費と販売管理費の合計，つまり企業が事業を遂行するために消費した経営資源の総額が原価である。実は，前述の３つの財務諸表で，「原価」という項目が出てくるのは損益計算書のみである。原価に，あらかじめ，例えば食材料費は総売上高の何%，労務費は総売上高の

表 2.6 給食における固定費と変動費の分類（例）

固定費	提供食数の変化にかかわらず，常にほぼ一定額が発生する費用	・施設・設備費 ・減価償却費 ・管理費 ・正規職員の労務費 ・水光熱費（基本部分）　など
変動費	提供食数の変化に応じて，比例的に増減する費用	・食材料費 ・包装材料費 ・外注加工費 ・パート，アルバイトの労務費 ・水光熱費（使用料部分）　など

原表）吉野知子

何%，といった標準を設けるとともに，原価発生の責任を明確にして原価意識を高め，作業効率の向上によって原価の引き下げを図ることを原価管理という。

給食事業の場合，「料理」という製品を製造し，それを直接販売している。つまり，製造業の性格と物品販売業の性格をもっていることになる。「給食」が外食産業の一翼に分類されるのは，こうしたことからである。したがって，損益計算書の売上原価には，原材料費（食材料費）と，製造に関わる人員の労務費および調理場運営費（水光熱費等）を計上することになる。給食経営では，この部分を直接費といい，そのほかの販売費および一般管理費を間接費という。給食事業の原価管理といった場合は，この直接費の管理ということになる。

なお，営業給食では，「プライムコスト（prime cost）」として，原材料（食材料）費（food cost）と労務費（labor cost）を掲げている。それぞれの頭文字をとって FL コストともいう。この 2 つで，経費に占める割合が 8 割ほどになる主要な原価ということから，プライムコスト（主原価）と呼ばれている。この二大コストの管理が利益確保に直接つながることから，営業給食における原価管理の中心は FL コストの管理といえる。目安として，FL コストを売上高の 60%以内に収めることが目標とされている。

給食事業の直接費の中には，食材料費や直接調理に関わる労務費（パート・アルバイト賃金），水光熱費の一部など，提供食数の変化に比例して変わるものがある。これを変動費という。一方で，提供食数の変化に関係なくかかる家賃や一部水光熱費，本部費，正社員給与，物件費（初期投資），調理機器，減価償却費などがある。これを固定費という（表 2.6）。

- **変動費**：提供食数の変化によって変わり，現場での管理ができる「管理可能費」である。言い換えれば，この管理こそが現場での原価管理の中身である。
- **固定費**：現場では管理できない「管理不可能費」で，その意味で現場における原価管理の対象にはならないものと考えられる。

ただし，提供食数の上限は，施設ごとにおのずと定まってしまう。事業所給食であればその事業所の従業員数が原則として上限になり，学校給食であれば総児童数が上限になる。つまり，提供食数の変化といっても，一般の飲食店（営業給食）のように大きいものではない。そのため，管理の幅はそれほど大きくはないと考えられる。しかし，その小さな変動の中で適正なものを追求する姿勢が，3 ヵ月，半年，1 年と経つうちに大きな成果に結びつくはずである。

◆ 5　損益分岐点（break-even point）

売上高と経費が同じで利益がゼロになる採算点である（図 2.8）。これを超えると利益が上がり，及ばなければ損失が出る。

損益分岐点＝固定費÷{1 －（変動費÷売上高）}

なお，売上高から変動費を引いたものを「限界利益」と呼ぶ。この限界利益は，固定費と経常利益の合計である。損益分岐点は経常利益がゼロ，すなわち固定費と限界利益が同額となる点である。

損益分岐点が実際の売上高に対してどのくらいに当たるかを比率で表したものを「損益分岐点比率」という。

損益分岐点比率＝損益分岐点売上高÷売上高× 100

損益分岐点比率が低ければ低いほど，売上低下による赤字抵抗力が強いということになる。例えば，損益分岐点売上高が 80 万円で実際の売上高が 100 万円とすると，損益分岐点比率は 80%となる。つまり，売上が 20%下がっても収支がほぼ同じ状態となる。この 20%を「安全余裕度」という。

したがって，損益分岐点比率は経営の安全度を見る指針といえる。損益分岐点を下げるには，売上を上げる，固定費・変動費を削減する，といった方法がある。

固定費の管理は現場ではなく，経営上部の役割である。ただ，変動費の管理は多くが現場での仕事となる。現在の営業状況を判断する上で有効な指針となるため，現場責任者にあっても計算式を確認しておくとよい。

また，損益分岐点は，「来期これだけの利益を上げるには，固定費をいくらに抑え，最低いくらの売上高が必要か」を計画するのに有効な指針といえる。

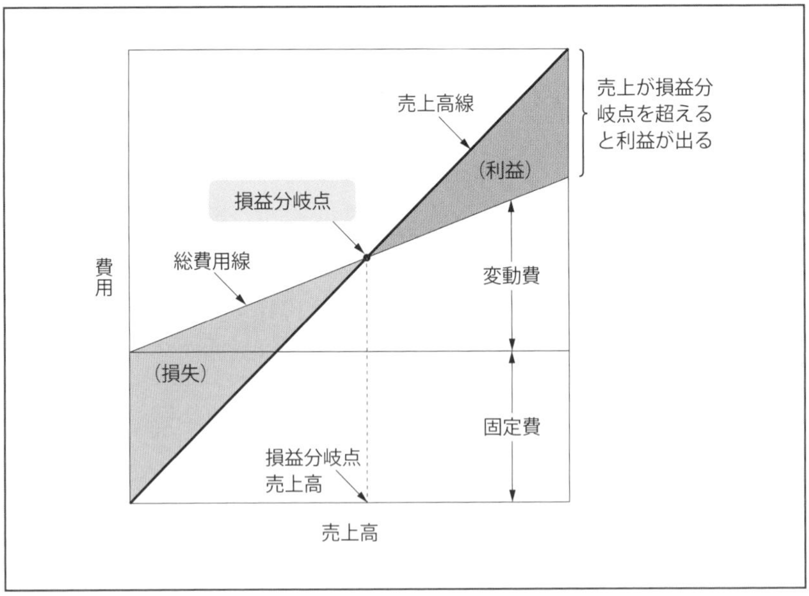

図 2.8 損益分岐点

原図）石川秀憲

5 人事管理

◆1　人事・労務管理の内容

2の「◆4 経営資源」(p.24)で，三大経営資源のうち，人が最初に考慮されなければならないと指摘した。その理由として，人の充実がなければ，ほかの経営資源は有効に機能しない（活用されない）ためと説明している。つまり，現代の経営管理においては，人の管理こそが重要課題として考えられている。

人の管理には２つの側面がある。１つは，従業員の採用，教育訓練，人事配置・異動・昇格等の処遇などに関わる「人事管理」である。もう１つは，労働条件，福利厚生，労使関係などに関わる「労務管理」である。通常「人事管理」といった場合，上記２つの管理を含めることが多い。

本書では，組織における管理栄養士の位置づけを管理者層（以上）主体と考え，主に関与する人事管理の領域として，教育訓練（一部採用）も含めた「人材育成」に絞って概述する。

人が雇用され仕事をすることについては，日本国憲法によって働く権利（労働権）や労働条件の整備が保障されており，これに従って関連法規が定められている。

勤労に関する憲法の条文は２つある。いずれも「第三章 国民の権利及び義務」の中にあり，第27条で勤労の権利と義務，第28条で勤労者の団結権をそれぞれ定めている。憲法ならびに関連法規の法的趣旨は，働く者（労働者）の擁護にあるといえる。使用者と労働者は，自立した者どうしの契約関係で成り立っている。労働者は労務を提供し，使用者はその労務に対して対価（賃金）を支払うという契約関係で，「労使」は対等ということである。しかし，現実的な力関係としては，労働者のほうが相対的に弱い立場にある。

この認識を前提として，契約関係がより対等なものになるように，憲法および関連法規は労働者を保護していこうとしている。つまり，使用者側の強い立場を背景とした，さまざまな強権的行動や施策による労働者の人間的権利の侵害を防ぐ，ということである。

これらの法規を遵守することは基本的には経営者層の役割であるが，日常業務で多くの従業者とじかに接する管理者層は，法の精神を正しく理解し業務を進める必要がある。

◆2　人材育成と教育研修

❶ 人材育成

給食施設における管理栄養士の立場は，自分の下に栄養士，調理従事者，配膳等のサービス従事者などを擁する管理者ということが多い。管理者は経営者と従業員のパイプ役である。経営者の経営方針を正確に従業員に伝え，それぞれの業務がその経営方針にのっとって進められるようにする必要がある。そのためには，従業員がそれぞれの職場に落とし込まれた経営方針の具体的な中身である現場業務を，正確に進行できる能力を身につけていなければならない。管理者は自分の下で業務を遂行する従業員に，そうした能力（業務に対する知識や

勤労に関する憲法の条文：

●日本国憲法（昭和21年11月3日憲法）第27条…①すべて国民は，勤労の権利を有し，義務を負ふ。②賃金，就業時間，休息その他の勤労条件に関する基準は，法律でこれを定める。③児童は，これを酷使してはならない。
関連法規：労働基準法，労働者災害補償保険法，男女雇用機会均等法，育児・介護休業法，労働者派遣事業の適正な運営の確保及び派遣労働者の保護等に関する法律，雇用保険法

●日本国憲法第28条…勤労者の団結する権利及び団体交渉その他の団体行動をする権利は，これを保障する。
関連法規：労働組合法，労働関係調整法，特定独立行政法人等の労働関係に関する法律，国家公務員法

スキル）を身につけさせるべく教育しなければならない。それが「人材育成」である。

人材育成の方法

人材育成の方法は具体的には３つある。

① OJT（on-the-job training）:「職場内教育」と訳され，職場（現場）において，実際の仕事を通じて訓練することを指す。従業員を職場に配置し，職務の正しいやり方を習得する間，上司（管理者層）が指導・教育する訓練法である。現在行っている業務についての教育が中心であって，職場に経験的に蓄積された業務の中身や進め方などが訓練の対象になる。その際，易しい業務から徐々に難しい業務へと，段階的に進めていくことが重要である。基本的なステップは，①職場の業務内容を教える，②行って見せる，③行わせる，④正しく行っているかフォローアップする，からなる。

なお，OJT には個別指導，日常のマネジメント，模範を示す，の３つの形態がある。それぞれが独立して進められるものではなく，日常的にはこの３つを組み合わせて進めることになる。

② OFF-JT（off-the-job training）:「職場外教育」と訳され，実際の仕事を離れて集合教育の形で行うものを指す。研修などがこれに当たる。職場で通常行われていない業務に関することなどを学ばせる場となる。内容によっては，社内ではなく外部から講師を招聘して実施する。特定部署に関わることよりも，新入社員研修，管理職研修など，全社的なテーマを扱う場合に活用される教育法といえる。

③自己啓発：自分の意志で自分の能力を高めること。本人の質的向上に最も寄与するもので，この自己啓発の機会を，組織としても管理者としても保障することが求められる。例えば，外部のさまざまな研修会や勉強会への参加に対して，金銭的，時間的援助を検討することなどがこれに当たる。

ここで留意することは，OJT にせよ OFF-JT にせよ，自己啓発につながるものであることが求められる，ということである。OJT や OFF-JT でいろいろ働きかけても，本人にその気がなければ全く効果は上がらない。つまり，OJT や OFF-JT の（重要な）目的の１つとして，それを受けることで本人が自らを成長させたいという向上意欲（自己啓発をしようという気持ち）をもつことにつながることが必要である。その意味で，OJT や OFF-JT は，自己啓発を側面から支援するものといえる。

❷ 教育研修

新規採用した従業員には，オリエンテーション，初期教育（短期トレーニング）によって，できるだけ早く職場の戦力としての基礎を身につけてもらう。職場の戦力となって次のステージへ進む在職者のためには，段階ごと（職位ごと）の教育研修が用意される必要がある。

● 新人を対象としたオリエンテーション

新人のオリエンテーションでは，職場の規則や労働条件（勤務時間，休憩時間，遅刻・欠勤の連絡，就業中の服装規定等）を周知することと，職場内の組織や業務内容の説明，施設等の説明を行う。場合によって「職場内ツアー」を実施し，仕事の流れと職場内施設の関わりを理解させる。オリエンテーションは新人全体を集めた集合教育が一般的である。

新人に対する初期教育（短期トレーニング）では，職場での各作業内容を具体的に教える。配膳担当，サービス担当など，それぞれ配属された部署での作業を，細かく具体的にあげて教えていく。教え方としては，対象の新人と教育担当者が1対1で行うマンツーマンスタイルになる。教育担当者が変わることで教える内容が変わらないようにするために，各職場内での作業を標準化する必要がある。標準化した作業内容をもとに「トレーニングリスト」を作成しておく。各作業方法はOJTで実際にやって見せ，やらせてみて習得させる。新人には，終えた作業をトレーニングリストでチェックさせる。

● 在職者を対象とした教育研修

在職者への教育研修には，大きく分けて下記の2つがある。

・会社内の昇格につながる研修・試験：管理者層への昇格に関わるものは，会社による基準（業務遂行能力，仕事上の知識，業務成果等）に対応した内容の研修や昇格試験等がある。

・仕事上に必要な資格・免許等に関する研修：基本的には自己啓発の領域になる。ただし，その資格・免許がなければ社内的な地位も上がらないため，社内での組織的な研修制度を設けるところも多い。

◆ 3　人事管理における管理者の役割

❶ 管理者に求められる基本的要件

管理者には必ず部下がいる。当たり前のことであるが，管理者の基本的な特徴である。部下がいるということは，管理者が1人で仕事をするのではなく，部下と一緒になって仕事を進めなければならないことを意味している。もっといえば，経営者が期待する部門の目標の達成のために，部下に進んで仕事をしてもらう必要がある。

管理者の姿勢としては，会社の方針，部門の方針（つまり部門責任者としての管理者の方針）に対して，「命令に従わせる」ということではなく，部下が積極的な肯定の姿勢で働いてくれるように働きかける，ということが求められる。そのためには，部下との信頼関係をしっかりとつくっていくことが必要である。部下の協力なしには，毎日の仕事が進んでいかないためである。

管理者に求められるのは，部下のやる気を引き出せること，成長のための手助けができること，信頼関係が築けることである。そうした視点からは，以下のようなことが管理者の基本的要件としてあげられる。

①部下とじっくり話せる。

②部門（組織），施設の方向性・戦略・目標や仕事の意味などを部下に伝え，納得してもらえるように話せる。

③部下のやれること，やりたいことを把握し，やりたいことにチャレンジさせる。

④すべての部下を公平に扱い，評価するとともに，部下を褒め，認め，叱るときはきちんと叱る。

⑤会社や部門のルールを守り，部下の手本となる。

前述のとおり，管理者は経営者と従業員のパイプ役である。その意味では，上述した部下との関係だけでなく，他部門の責任者や上司である経営者層との良好な関係を保てることも必要である。

❷ 管理者に求められる基本的能力

上記の管理者の基本的要件は，部下との信頼関係を築く上で求められるものである。管理

表 2.7 管理者に求められる基本的能力

能　力	内　容
①組織を効率良く動かす能力	管理者は複数の部下をもつ，組織の長という立場にある。その組織をまとめ，経営者層が求めるその組織の目標を達成するように組織を運営しなければならない
②部門間の調整能力	上司および関係者と意見交換し，部門の活動を組織全体の目標に沿ったものにする能力である。任された部門は，企業の目標を達成するために，職能や特定のプロジェクトに特化した組織である。当然，企業内のほかの組織や，より上位の組織と協力・協調することが求められる
③環境の変化を見極め，対応する能力	任された部門を取り巻く環境には，企業内環境と企業外環境がある。企業を取り巻く環境の変化が，短期的な目標や重点課題に大きな影響を与えることがある。その結果，部門に求められることも変わる可能性がある。そうした変化を見極め，敏感に対応できることが求められる
④情報収集能力と分析能力	膨大な企業内情報や外部環境情報の中から，必要な情報を見極め，収集することが求められる。何が必要な情報かを見極めるには，その情報が自らの仕事にどう影響するかの分析能力が求められる
⑤求められる成果を上げ続ける能力	部門責任者である管理者は，成果を上げ続けなければならない。企業は持続的，継続的に事業活動することが大きな目標なためである。単発的に大きな成果を上げることより，それほど大きくはなくても成果を上げ続けることが重要である

原表）石川秀憲

者に求められるものはそれだけではない。部門の責任者として，部門の課題を達成する能力が求められる。求められる能力は，大きくは5つである（表 2.7）。

こうした幅広い能力を求められるのが，部門責任者としての管理者である。管理者はこうした能力を身につけるために，自己啓発に積極的に取り組む必要がある。

❸ 部下の育成

● 基本的な姿勢

仕事は管理者一人で進めるのではなく，部下と一緒に進めていかなければならない。経営者から求められる部門の成果を出し続けるためには，管理者は部下の能力を開発して，その力を最大限に活用することを求められる。管理者は部下を育成しなければならない。いうなれば，部下を育成することが管理者の重要な仕事ということである。

管理者（上司）と部下の関係というのは，何かの縁があって一緒に仕事をすることになり，お互いに大切な人生の少なからぬ期間を共にする「仲間」といえる。「一緒に仕事をする人たちを幸せにすることが上司の責任」と考え，部下全員の成長を願い，真剣に部下育成をしようとすることで，上司としての自分も成長していくはずである。

「◆2 人材育成と教育研修」(p.35) で指摘したが，「本人がその気にならなければ成長しない」という視点を基底にもって，部下の教育・訓練を行う必要がある。したがって，管理者の課題としては，いかに部下のやる気を上げていくかが問われることになる。

●「モラール」と「モチベーション」

「勤労意欲」，「士気」のことをモラール（morale）というが，簡単にいえば「やる気」のことである。モラル（moral；道徳，倫理）と区別しなければならない。従業員に求めるモラール（やる気）は，企業の目的や目標に貢献する積極的な行動をしようというものである。

こうした気持ちは，会社の目標が自分の人生の重要な時間を費やすに値するものだと納得する，つまり会社の目標に「共感」することで生まれるものである。「共感」は，自分が納得することで生まれるもので，人から強制されるものではない。すなわち，モラールは自分が納得したところに生まれる。自分の考え方をもったり，自分の考えで行動したりすること，いわゆる「自律」がモラールの原点，ということである。

それでは，モラールはどのようにつくられていくのか。管理者の立場としては，モラールをもってもらうように働きかけることになる。これを「モチベーション（動機付け）」という。

動機づけにおいて重要なことは，モラールは部門の課題や目標を達成するために発揮されるものでなければならないということである。すなわち，会社の目的や目標に貢献しようという積極的な行動を引き出すような働きかけが求められる。部門の課題や目標は，会社の課題や目標を達成するためにより具体的に設定されたものであるため，管理者も含め部下や周辺のやる気は，会社の目標実現に結集される必要があるということである。そして，会社の目標に全社員のエネルギーが集められて，初めてその目標達成が可能なものになる。会社の目標に結集されるエネルギーは，会社の構成メンバー一人ひとりのモラールによって生まれるのである。

部門責任者である管理者には，最初に部門の課題や目標を見極め，部下に対して常にその課題・目標を明確に提示し，なぜそれを達成しなければならないかをわかりやすく語りかけることが求められる。これがモチベーション（動機づけ）のスタートとなる。

部下が，課題・目標について語りかけてくる管理者の姿に，その課題や目標達成のための行動を共にしたいと思うようになれば，本当の意味での「共感」が生まれてくるはずである。部門の課題・目標への共感と管理者に対する共感という，２つの「共感」が生じ，部下に強いモラールが生まれてくる。

●部下とのコミュニケーション

企業におけるコミュニケーションは，以下の２つである。

①公式的コミュニケーション：業務遂行のために必要とされるもので，一般的に業務内容

コーチング（coaching） Column

相手の自己実現や，目標を達成し成長することを手助けする技術である。相手の話をよく聴き（傾聴），感じたことを伝えて承認し，質問することで，自発的な行動を促すコミュニケーションスキルである。

ポイントは「自律的」な人材の育成であるため，部下が自分で答えを見つけるためのサポートをすることが，上司としての役割，と考えることが必要である。

最初は時間がかかり，質問を主体にした会話が多くなるため忙しくなると感じる場合もあるが，部下が自律することに慣れ始めると，管理者の物理的な仕事量，時間は少なくなるはずである。

仕事は，管理者がどれほど優秀でも，一人で遂行することはできない。部下に（仕事に対する）能力を最大限発揮できるような人材に育ってもらい，一緒に仕事に取り組んで初めて，経営者が掲げる経営理念に基づいた経営体の壮大な目標を達成する道を歩むことができる。

部下にこうした自律的な人材に成長してもらうために，「コーチング」という技法が有効と考えられている。

表2.8 コミュニケーションをうまくとるための4つの手法

手法	内容
①聴くこと（傾聴）	相手のいうことに耳を傾け，積極的に聞き入ることである（積極的傾聴）。それは，相手の話している文脈をよく理解することになり，相手の気持ちを理解したり，相手の立場に立って物事を考えることにつながる。傾聴を習慣として身につけることで，管理者は部下一人ひとりの立場で考えることができるようになり，それが部下の心に強い信頼感という形で根付いていく。これにより，部門全体でお互いに支えあい，助けあう空気が生まれ，自分も含めた部門全員の絆を強め，働きやすい環境がつくられていく
②話すこと（会話）	しっかり聴いた上で話を進め，お互いに認識のズレをなくしていくことである。共通認識は，会話することでしか培われない。会話をして話を発展させていくことが必要で，そのためには，相手への関心度が高くなければならない
③自己開示	会話の際には，相手のことのみで終始するのではなく，自分の意見，考え方はこうだ，という自己開示が必要である。ただし，意見の押しつけや自慢話をするのではなく，「自分はこう思う。なぜなら，……」とその理由もきちんと伝えることが重要である。そうすることで相手は，「自分のいうことを真剣に聴いてくれている」と思うようになる
④言葉以外のもの	態度やしぐさといったものである。言葉がどんなに整っていても，上の空での受け答えや，目を見て話していないといったことでは，良いコミュニケーションにはならない。「いつもちゃんと向きあっている」という姿勢が必要である。相手ときちんと向きあっていれば，自ずと態度やしぐさとなって，その真剣さが現れてくる

原表）石川秀憲

に組み込まれていることが多い。各種会議，業務連絡・伝達，指示・命令などがこれに当たる。この公式的なコミュニケーションで管理者が留意することは，伝えるべきことが部下に分かりやすいものであるようにすること，部下が正しく理解しているかをその都度判断すること，などである。一方的な「上位下達」にならないことが重要である。課題的コミュニケーションともいわれる。

②非公式的コミュニケーション：公式的なコミュニケーションは業務としての成果（結果）が点検されるものであるのに対し，非公式的なコミュニケーションは，仕事の進め方などへの意見，職場の人間関係の問題，職場の物理的環境への意見など，仕事を進めていく上で生じるさまざまな問題について交わされるコミュニケーションである。

公式的なコミュニケーションと違い，成果や結果が点検されるものではないが，このコミュニケーションは職場環境改善につながったり，良好な人間関係構築へのきっかけになったり，部下の不満解消の糸口になったりといった，部下のモチベーション向上につながる状況をもたらすものである。情緒的コミュニケーションともいわれる。

いつも非公式的なコミュニケーションばかりでは，仕事は進まない。また，公式的コミュニケーションだけでも円滑な業務遂行は望めない。そのため，この2つを組み合わせて進めることが必要である。

表2.8に，コミュニケーションをうまくとる上で重要な4つの点を示す。最初が「傾聴」，次が「会話」，そして「自己開示」へ発展する。4番目の「言葉以外のもの」は，部下と向きあっている間じゅう，常に心がける。もちろん，部下との意思疎通は，面と向かって話をすることが基本である。お互いの顔色や態度，目の動き，言葉の調子などが心の動きを表すため，顔を合わせて会話することは，お互いの心が通いあうコミュニケーションツールとい

える。

「顔を合わせよう」という姿勢は「会話をしよう」という意識につながっていくため，そうした管理者の積極的な姿勢が相手に伝わり，前向きな関係へと発展していくと考えられる。

●部下の評価

部下を育てることは，管理者の仕事としてきわめて重要なことである。そして，部下を「評価」するということは，部下が育っているかどうかを判断することである。その意味で，部下の評価も，管理者にとって重要な仕事ということになる。

部下の評価に際しては，「公平さを貫くこと」が最も重要である。

仕事の成果に対する評価は，誰しも一番気に掛かることである。これに部下が「公平さを欠いている」と感じたら，管理者に対する不信感が芽生えてくる。「公平さ」を貫くためには，部門の誰が見ても納得のいく「評価」が必要になってくる。

①**評価の基準**：誰もが納得する評価を行うためには，「評価の基準」を設ける必要がある。基準は業務内容や立場によって変わるが，「期間」と「レベル」の２つを軸にすると，誰の目にも分かりやすい。つまり，「この仕事は，いつまでに，どこまでできていればいい」，という基準を決めるのである。

このとき，留意すべきことは，結果だけで評価しないことである。その目標を達成するために，どのような方策をとったか，どのような努力をしてきたのか，ということも併せて評価する必要がある。それが，本人の力をつけるプロセスであるためである。

基準は，部門全員でつくっていくことが大切である。部門の目標は部門全員が納得するものでない場合，取り組む姿勢にバラツキが出て，結果として達成できないことが多く，また，評価の基準には目標としての性質もあるためである。管理者本人も含めて，部門の全員が納得した基準であれば，基準にのっとった評価には全員が納得できるはずである。つまり，「正当な評価」であるという納得が得られるのである。

②**評価の手順**：「評価」の手順として，まず，部下に自己評価をさせる。次に，管理者の評価を伝え，双方の結果をもとに話し合いを行う。自己評価をさせる目的は，部門全員で設けた基準とすりあわせることで，部下は自らの業務成果を客観的に見ることができるためである。多くの場合，自らの問題点に気付き，また，良かったポイントを把握することができる。

管理者の評価は，部下の気付きがより客観的なものになるような手助けといった意味合いもある。そして，話し合いによって問題点の解決の道を探り，次に向けた取り組み姿勢と自己目標設定につなげていく。これらの流れを経て，部下は管理者の評価に納得することになるはずである。

●人事考課

企業全体での従業員の評価手法が「人事考課（評価）」である。それぞれの企業の人事政策により内容は変わってくるが，一般的にはルールを決めて１年に何回か実施される。

決めるべきルールには，下記のものがある。

①評価者と被評価者の体系：誰が誰を評価し，どういうプロセスで最終評価に至るか。

②評価要素（評価の中身）：職務達成度合いや能力獲得度合い。

③評価基準の尺度：達成度合いにより，S，A，B，C，D，または5，4，3，2，1といっ

表2.9 人事考課の原則

原　則	内　容
公平性	公平な評価は絶対条件である。人事考課は，パワハラやセクハラといった評価者の恣意的な悪意から守られなければならない
公開性	明確な評価基準がつくられ，それが従業員全員に知らされ，その基準を理解・納得してもらわなければならない
評価者の自覚	評価者は評価基準を守って評価する責任と，被評価者の成長に対する責任があると自覚しなければならない

原表）石川秀憲

表2.10 人事考課における評価要素（例）

評価要素	内　容
成果達成度合い	所属する組織（部門）に求められる成果の達成への貢献度合い，個人に求められる成果の達成度合いに関する評価項目
職務遂行能力	職務上必要とされる，知識の習得度合い，企画力，実行力，問題把握力などの能力の度合いに関する評価項目
就業姿勢	協調性，責任感，規律性，積極性といった，仕事に向き合う姿勢に関する評価項目

原表）石川秀憲

たランク。

④処遇への反映：人事考課の結果が，昇給や賞与，昇格などにどのようにつながるか。

人事考課の目的は，企業のより良い事業運営や業績の向上である。その目的を果たすために，人事考課には守るべきいくつかの原則がある（表2.9）。

決めるべきルール②の評価要素は，企業によってさまざまなものが考えられるが，一般的には表2.10に示す3つの領域にまとめられる。もちろん，具体的な評価項目は，企業によって異なってくる。

人事考課は，企業の求める基準に対して被評価者の貢献度および達成度を示すものであり，人材育成の側面につながるものである。

3　コントラクトフードサービス

1　コントラクトフードサービスとは

コントラクトフードサービス（CFS；contract food service）とは，文字どおり，施設所有者（委託者）と給食会社（受託者）との契約（コントラクト）をベースにした，委託化市場におけるフードサービス（委託給食）を指す。給食会社はコントラクトフードサービス（CFS）企業といわれることもある。米国では，CFS企業をcontractorといっている。わが国のCFS企業の中には，創業100年を越える長い歴史を有する企業もあるが，多くのCFS企業は，昭和30年代以降の高度経済成長期において，日本の大企業を中心とした社員食堂の開設に対応して創業している。

2 コントラクトフードサービスの広がり

直営給食施設の経営合理化のニーズの拡大とCFS企業の直営市場への積極的な働きかけによりアウトソーシングが進み，給食市場における委託化は拡大しており，特に，事業所給食では90％程度の委託化率となっている。

アウトソーシングとは，out（外部）の資源を活用（sourcing）することで，「外部委託」などと訳される。広義には，業務上必要な物・人・サービスなどを外部から調達することであり，狭義には，ある特定の業務のすべて，あるいは一部を外部に任せることである。

アウトソーシングの狙いは，①本業以外の業務を外部に委託し，本業に特化・集中する，②専門的な業務を，それをより得意とする外部に委託し，該当業務を効率化する，③コストの低減化を図るなどである。

海外のCFS企業の中には，売上高1兆円を超える企業もあり，わが国のCFS企業でも売上高1,000億円を超える企業が複数ある。委託化率が事業所と比べて低い病院，高齢者施設，学校分野においては，CFS企業間の激しい受託競争が展開されており，既に委託化が90％程度の事業所分野においては，受託切り替えのための価格競争が展開されている。

競争が激化する中で，大手CFS企業においては，中小の給食会社や関連サービス企業のM&A（mergers & acquisitions；エムアンドエー，エムエー。企業の合併・買収）を推進している。また，レストラン，ホテル，食材料流通，弁当・惣菜業，コンサルティング，人材派遣，オフィスコーヒーサービス，ビルメンテナンス，宅配，通販などの本業の周辺事業分野への参入や，同業者間での仕入れの共同化などの動きも見られる。

3 委託契約

◆1 委託化の手順

給食施設の運営を給食会社へ委託化する場合の手順は，表2.11のとおりである。事業所給食の場合，委託先を選定するに当たり，表2.12のような点を選定基準として給食会社を検討する。給食会社は受託競争に勝つために，低い金額（赤字というケースもある）で見積もりを提出す

表2.11 給食会社への委託化の手順（例）

項　目	内　容
①委託化の説明	利用者の数・特性，食事回数，食堂施設の条件，給食の基本理念，食事やサービスに関する要望などを委託候補の各給食会社に提示する
②給食会社からの業務受託提案	委託候補の各給食会社の会社概要，経歴書，受託先一覧，運営計画書，見積書，メニュー，施設計画などの提出を依頼する
③比較・検討	委託候補の各給食会社の提出資料を比較・検討し，質問事項を整理する
④プレゼンテーション（提案説明）	委託候補の各給食会社からプレゼンテーションを受ける。質問事項の回答を受け取る
⑤施設見学会・試食会	委託候補の各給食会社が受託している施設の視察や試食会を行い，業務実態を把握する
⑥委託先の決定	上記のステップを経て，委託給食会社を決定する

資料）高城孝助監修：これからの社員食堂のガイドライン（1995年6月），食空間と生活文化ラウンドテーブル・職域食堂ガイドライン作成プロジェクトより作表

表 2.12 委託給食会社の選定基準（事業所給食の例）

項 目	内 容
①献立作成力・調理技術力	施設の特性に対応した献立作成力があるか。食事の質は調理技術によって左右される。調理師の調理経験はどの程度か，調理技術の教育・研修システムがあるか
②栄養管理技術力	利用者の特性に対応した栄養管理のノウハウをもっているか。生活習慣病を予防する栄養管理の専門技術やソフトをもっているか
③衛生管理技術力	食中毒を防ぐための衛生管理体制は十分に整っているか。過去に大きな食中毒を起こしていないか。起こしたことがある場合は，その後，衛生管理面でどのような対策を講じたか
④食材料の調達力	安価で品質の良い食材料の調達力があるか。食材料の配送システムは整っているか
⑤運営力	受託施設を円滑に運営する能力があるか。従業員の運営能力を支えるためのマニュアルや研修システムを備えているか。利用者のニーズの変化をとらえ，メニュー開発やサービス技術の向上に取り組んでいるか
⑥その他	利用者が飽きないための企画を提案する能力があるか。喫茶，会議食，弁当，イベント・パーティー用の食事などにも対応できるか

資料）高城孝助監修：これからの社員食堂のガイドライン（1995 年 6 月），食空間と生活文化ラウンドテーブル・職域食堂ガイドライン作成プロジェクトより作表

る傾向が見られる。しかし，契約締結後，運営が始まると，利益を確保するために食材料費や労務費を削る場合も見受けられる。その結果，食事やサービスの質の低下を招き，利用者のクレームにもつながりかねない。こうしたことが起こらないように，単に見積金額が低いかどうかという判断ではなく，求める食事やサービスの質と見積金額が見合っているかどうかという判断が求められる。

◆2 契約の締結

委託者と受託者の間で交わされる契約の期間は原則として 1 年であるが，双方の合意のもとで，それ以上の期間を定めることもある。契約は口頭ではなく，「契約書」，「覚書」，「確認書」，「運営計画書」などの文書によって行われる（図 2.9）。こうした文書には，下記のような項目が盛り込まれる。

①委託業務の範囲・内容
②契約期間
③食事提供の場所・施設
④食事の種別・内容・金額
⑤食事提供時間帯
⑥貸与設備の内容・管理
⑦経費の負担区分
⑧栄養・衛生管理と事故責任・損害賠償
⑨従業員の構成
⑩検査・報告業務
⑪非常時の対応
⑫契約の継続・解除

食事業務委託契約書

○○○○○（以下「甲」という）と，△△△△△（以下「乙」という）との間で甲における食事業務に関し，次のとおり契約を締結する。

（総則）
第1条　甲は，甲の□□□□□（×××××）の食事業務のうち，この契約に定めるところによりその一部（以下「業務委託」という）を乙に委託するものとする。
（業務協力）
第2条　この業務委託は，甲の責任において行うものであり，乙は甲の指導監督のもとに病院の食事に対して趣旨を十分認識し，これを適正に行うものとする。
（業務委託内容）
第3条　甲及び乙は，食事業務につき別表1（p.47）のとおり業務区分を分担して行うものとする。なお，食事時間は原則として，別表2（p.48）のとおりとする。
（遵守事項）
第4条　乙は，委託業務の実施に当たり，甲の管理者の指導のもとに関係法令に基づき次の事項を遵守しなければならない。
（1）委託業務に関し，甲が行う指示に誠意をもって従うこと。
（2）献立による調理及び盛りつけ等について研究努力し，喫食状況の把握のもと，喫食者の食欲，嗜好，栄養価を満足させるように努めること。
（3）厨房，関係施設，備品等の清潔・整頓に努めること。
（4）施設または使用物品等を滅失または破損したときは，直ちに甲に届け出なければならない。
（5）災害防止責任者を定め，甲の指示に従い，甲が行う災害防止に協力すること。
（6）乙は，業務上知りえた甲及び甲の入所者の秘密を漏らしてはならない。
（衛生管理）
第5条　乙は，衛生管理者を定め，甲の指示に従い，食中毒の防止および施設内感染の予防に努めること。
健康診断については，定期的に年1回行い，検便については，毎月1回，ただし夏期は毎月2回行うものとする。
（責任者の選任）
第6条　乙の責任者は，専門的立場から相当の経験を有し，かつ管理能力が優れた適格者であって，甲および乙が指示した事項に誠意をもって責任を果たし得る者でなければならない。乙は，責任者を変更しようとする場合には，甲の承認を受けなければならない。
（配属従業員）
第7条　乙は，委託業務の実施にあたり，本契約を忠実に履行する必要な人員を配属しなければならない。
2　甲は，乙の従業員のうち著しく不適当と認められる者について交代を要求することができる。この場合，乙は甲の要求に従わなければならない。
第8条　乙は，配属従業員の選任に当たり，健康者を選び，常に健康診断その他により健康状態を把握し，随時甲に報告しなければならない。
2　乙は，配属従業員の健康・衛生確保に関し，自ら努めるとともに甲の指示に従わなければならない。
（従業員教育）
第9条　乙は，配属従業員に対し，甲の施設の食事に対する趣旨を十分認識させるために，定期的に衛生面および技術の再教育または訓練を実施しなければならない。
（契約の分担）
第10条　この食事業務に関わる経費の分担は，別表3（p.48）のとおりとする。
2　甲より乙に貸与する物件は別表4（p.48）のとおりとする。
3　業務委託の月間管理費および食材料費は別表5（p.49）のとおりとする。
4　食材料費については，予約数・追加食数および検食数に基づくものとする。
（食事代の支払）
第11条　甲は，食事代を毎月末日締切とし，予約数・追加食数および検食数に基づき乙が甲に外税にて請求するものとする。計算式は，別表5のとおりとする。
甲は，請求書締切後，30日以内に乙の指定する銀行口座に振り込み支払うものとする。

図2.9 委託契約書の様式例（病院）

原表）定司哲夫を一部改変

(明示・確認等)
第12条　甲は，甲の食事業務（この契約に定める委託業務を含む。）運営に必要な次の事項をそれぞれ実施する。
（1）乙は，予定献立を事前に甲の責任者に示して承認を受け，調理および盛りつけ後に甲の確認を受けるものとする。
（2）毎回，検食を行う。
（3）甲は，乙が実施した配属従業員の健康診断および検便の実施状況とその結果を確認する。
（4）甲は，乙の実施する委託業務について契約の履行状況を確認し，必要があれば資料の提出を求める。
（5）甲は，乙が法に定めるところにより確保した保存食について確認する。
(検便等)
第13条　甲は，必要の都度，乙の関係書類・材料・作業状況・保健衛生状態・その他の管理状態を検査することができる。乙は，前項の検査を拒んではならない。
(報告の義務)
第14条　乙は，委託業務の遂行に伴い，日々の報告を行い甲の承認を受けなければならない。
(契約の期間)
第15条　この契約の有効期限は，令和　年　月　日より令和　年　月　日までとする。ただし，期間終了2か月前までに，甲・乙において解除の申出がなかったときは，さらに1年間継続するものとし，以後も同様とする。
(権利の譲渡等の禁止)
第16条　乙は，この契約によって生ずる権利等を第三者に譲渡し，もしくは請け負わせてはならない。
(再委託の禁止)
第17条　乙は，委託業務の処理を他人に委託しまたは請け負わせてはならない。
(損害賠償)
第18条　この食事業務を行うに必要な施設・物品等は，甲の管理のもとに貸与するものとし，乙はこの維持管理に細心の注意を払わなければならない。ただし，乙が故意，または乙の責に帰するべき事由により滅失，棄損したときは，その損害を弁償しなければならない。また，万一給食に起因する事故（食中毒）が乙の責に期するべき事由により発生した場合，甲及び甲の喫食者に対し，その損害補償の責に任ずること。その細部については，甲乙協議をするものとする。
(業務の代行)
第19条　乙は，火災，労働争議，業務停止等の事情によりその業務の全部または一部の遂行が困難となった場合の保証のため，あらかじめ業務の代行者として▲▲▲▲▲（以下「丙」という。）を指定しておくものとする。
2　乙の申し出により甲が委託業務の代行の必要性を認めた場合は，丙は乙に代わってこの契約書の規程に従い業務を代行しなければならない。ただし，この場合であっても，乙の義務は免責されない。
(解除等)
第20条　甲は，次の各号の一つに該当するときは，契約期間中であってもこの契約を解除することができる。
（1）乙がその責に帰する理由によりこの契約に違反したとき。
（2）乙の委託業務の実施が明らかに著しく不適当であると認められたとき。
（3）本契約の履行に関し，従事者等に不正行為があったと認められたとき。
（4）乙が関係法令により行政上の処分を受けたとき。
(契約の変更)
第21条　甲および乙のいずれかがこの契約の一部，または全部を変更しようとする場合は，2か月前に相手方に申し出て協議の上，決定する。
(その他)
第22条　この契約に疑義を生じた場合，またはこの契約に定めのない事項については，甲乙協議の上，定めるものとする。
第23条　この契約を証するために本書を3通作成し，甲・乙および丙が記名捺印し，各自1通を保有するものとする。

令和　　年　　月　　日

甲

乙

丙

(図 2.9)

別表１　業務区分

区分	業務管理	甲	乙	備　考
栄養管理	1．病院給食運営の統括	○		
	2．栄養管理委員会の開催，運営	○	○	乙従業員参加
	3．院内関係部門との連絡・調整	○		
	4．献立表作成基準（治療食等を含む）の作成	○		
	5．献立表の作成		○	甲と協議の上作成
	6．献立表の確認	○		
	7．食数の指示・管理	○		
	8．食事箋の管理	○		
	9．嗜好調査・喫食調査等の企画・実施	○	○	乙従業員参加
	10．検食の実施・評価	○		
	11．関係官庁等に提出する給食関係の書類等の確認・提出・保管管理	○		
	12．上記書類等の作成		○	
	13．上記以外の給食関係の伝票の整理，報告書の作成・保管	○	○	
調理作業管理	1．作業仕様書の作成（治療食の調理に対する指示を含む）		○	
	2．作業仕様書の確認（治療食の調理に対する指示を含む）	○		
	3．作業計画書の作成		○	
	4．作業実施状況の確認	○		
	5．調理		○	
	6．盛りつけ		○	
	7．配膳		○	
	8．下膳		○	
	9．食器洗浄消毒		○	
	10．管理点検記録の作成		○	
	11．管理点検記録の確認	○		業務日誌等
食材料管理	1．給食食材料の調達（契約から検収まで）		○	
	2．給食食材料の点検	○		
	3．給食食材料の保管・在庫管理		○	
	4．給食食材料の出納事務		○	
	5．給食食材料の使用状況の確認	○		
施設等管理	1．給食施設，主要な設備の設置・改修	○		
	2．給食施設，主要な設備の管理		○	
	3．その他の設備（調理器具・食器等）の確保・保守・管理		○	災害防止のための帰宅時間確認表のチェック含む
	4．使用食器の確認	○		
業務管理	1．勤務表の作成・管理		○	勤務シフト表の作成等
	2．業務分担・従業員配置の提示		○	業務分担の内容等
	3．業務分担・従業員配置表の確認	○		適正人員の配置状況
衛生管理	1．衛生面の順守事項の作成	○		
	2．給食食材料の衛生管理		○	
	3．施設・設備（調理器具・食器等）の衛生管理		○	
	4．衣服・作業者等の清潔保持状況等の確認		○	
	5．保存食の確保		○	原材料含む
	6．直接納入業者に対する衛生管理の指示		○	
	7．衛生管理簿の作成		○	
	8．衛生管理簿の点検・確認	○		
	9．緊急対応を要する場合の指示	○		

（図 2.9）

区分	業務管理	甲	乙	備考
研修等	1．調理従事者等に対する研修・訓練		○	講習会・研修会等（社外含む）
労働安全管理	1．健康管理計画の作成		○	
	2．定期健康診断の実施		○	
	3．健康診断結果の保管		○	
	4．健康診断実施状況等の確認	○		
	5．検便の定期実施		○	
	6．検便結果の確認	○		
	7．事故防止対策の策定		○	

なお，表内区分で付随する業務は当該区分に含め，その区分の定めのない業務は協議の上決定し，業務に支障をきたさないようにする。

別表2　食事時間

区分	食事時間
朝食	～
昼食	～
夕食	～

別表3　経費負担区分

区分	経費負担	甲	乙	備考
設備および備品費・消耗品費	食事業務に必要な基本的設備	○		調理室・更衣室含む
	什器・食器・器具備品およびその補充補修費	○		
	水光熱費	○		
	調理用消耗品費（洗剤・薬剤・雑巾・たわし・ブラシ・ポリ袋等）	○		
	事務用消耗品費		○	
	業務用電話使用料	○		
	残菜処理費	○		
	防虫・防鼠費	○		
	専門業者による定期清掃（グリストラップ・フードダクト・グリスフィルター）	○		日常清掃は乙
食材料費	食材料費		○	
労務費	給与・保険料・引当金等の受託配置職員の一切の費用		○	
保健衛生費	健康診断費・検便費・被服費・クリーニング費・保健衛生費		○	
運営維持費	宿舎入居費・求人募集費・教育研修費・本社経費・その他		○	
官庁届出費	官庁届出費		○	
その他	上記以外で発生した経費	○	○	協議事項

別表4　給食設備貸与物件

物件名称	数	備考	物件名称	数	備考
水切り付き一槽シンク	1		盛りつけ台	1	
包丁まな板消毒保管庫	1		パススルー冷蔵庫	1	
器具消毒保管庫	1		配膳車	1	
〜〜〜					
フードプロセッサー	2				
スチームコンベクションオーブン	1				

（図 2.9）

別表5　月間管理費および食材料費計算方法

1．食事代の構成は次のとおりとする。

（1）食事代の構成

区　分	食事代（食事単価）	内　訳		備　考
		食材料費	加工費	
朝食	円	円	円	
昼食	円	円	円	
夕食	円	円	円	

※喫食数1カ月分をとりまとめ，各食数に上記食事単価を乗じ，食事代の計算をする。

※上記以外の行事食・特別食等の食事代は，別途甲乙協議して単価を算出する。

（2）消費税

甲が乙に支払う食事代には，税法に定められた消費税を付して支払うものとする。

なお，1円未満は切り捨てとする。

2．食事代の改定

毎年1回，食事代等の経費の見直し会議を開催し，改定の場合は，契約の更新とともに適用するものとする。

（図2.9）

第3章
情報管理

髙城孝助

給食の利用者は，給食施設での食事以外に，日々，内食，レストランなどでの外食，中食など，さまざまな形態の食事をとっている。こうした食事の経験や食に関する情報を累積することで，利用者の給食施設での食事に対するニーズも高度化，多様化している。こうした傾向に対応するためには，利用者の期待度と満足度を向上させるマーケティングの理論と技術，フードビジネスの動向，顧客情報の管理についての理解を深めていくことが求められる。

本章の Key Words

マーケティング，マーケティング理論，4P，顧客サービス，外食，コンプライアンス，顧客情報，顧客満足度

1 マーケティングの基本

1 マーケティングの定義

マーケティング（marketing）とは，20世紀初頭に米国で生まれた市場（market）創造に関する考え方であり技術である。マーケティングは1929年の大恐慌を経て，米国で発達していった。日本には，昭和30（1955）年に日本生産性本部主催の業界視察団が訪米し持ち帰った。マーケティングは，マーケティング学者，実務家によってさまざまに定義されているが，簡単にいえば，「顧客（利用者）の期待度と満足度を高めることで，売上（収入）を増加させる組織活動」である。買う前，食べる前の期待度が低ければ，顧客は増えない。買った後，食べた後の満足度が低ければ顧客は減少していく。期待度と満足度を高め，顧客の数，利用頻度，継続利用を増加させていけば，売上増につながっていく。

そのための理論と技術がマーケティングである。基本的には，売上が増えれば利益も増えるが，利益を増やす役割は，主にマネジメント（経営管理）が負っている。したがって，マーケティングに期待するのは売上の増加と考えるのが妥当であろう。

2 マーケティングの機能

建築という仕事に建築理論と建築技術があるように，マーケティングにはマーケティング理論とマーケティング技術がある。マーケティングの機能とは，マーケティングを進めるに当たって必要となる技術（道具）のことである。これらの技術（道具）を必要に応じて組み合わせて（marketing mix；マーケティング・ミックス），マーケティングという仕事・実務を行う。

以下に代表的な機能論をあげる。

◆1 4P論

ミシガン州立大学教授のジェローム・マッカーシー（E. Jerome McCarthy）が1961年に提唱した。4Pとはproduct（商品，サービス），place（立地，流通），promotion（促進），price（価格）である。60年以上前の経済成長期の考え方と技術であり，製造業・小売業主体の考え方（product out），大量生産・大量消費を前提とした考え方といえる。今日のような顧客主体（market in）を優先しなければならない経営環境においてマーケティングを実行するには，4Pだけでは不十分である。

◆2 4C論

ノースカロライナ大学教授のロバート・ラウターボーン（Robert F. Lauterborn）が1980年代，4Pが製造業・小売業主体の視点でとらえているとして，買い手側（顧客）の視点でマーケティングの機能をとらえ直そうと提唱したものである（表3.1）。4Cとは，customer value（顧客価値：商品・サービスによって顧客が得られる価値），customer cost（顧客コスト：顧客が商品・サービスを入手するために必要なコスト），convenience（利便性：商品・サービスが欲しいときに手に入る），communication（コミュニケーション：企業と顧客が自由に対話できること）の4つである。顧客視点に立っていることは評価できるが，今日の経営環境でマーケティングを進める機能としては，4P論同様，不十分である。

◆3 9F（function；機能）論

マーケティング実務家の水口健次が提唱した8Fに「価格」を加えた9つの機能である（表3.2）。

表3.1 4Pと4Cの対比

4 P	4 C
product（商品，サービス） 売れる商品やサービスをどのように開発するか	customer value（顧客価値） 商品・サービスによってどのような価値を顧客に提供するのか。例：健康，安さ，くつろぎなど
place（立地，流通） どのような場所，経路，手段で顧客に商品やサービスを届けるのか	convenience（利便性） 顧客にどのような利便性を提供するのか。例：コンビニエンスストアは長時間営業という利便性が支持されている
promotion（促進） 商品やサービスの特徴をどのように知らせ，購買を促進するか	communication（コミュニケーション） 企業と顧客との双方向のコミュニケーションの実現。例：インターネットによるコミュニケーションなど
price（価格） 商品やサービスの価格をどのように設定するか	customer cost（顧客コスト） 顧客が負担する価格（販売価格）だけでなく，商品・サービスを入手するために必要な時間・手間なども顧客が負担するコストととらえる

資料）髙城孝助：マーケティング，給食経営管理論 / 三好恵子，山部秀子，平澤マキ編，p.194（2021）第一出版より作成

表3.2 9F論の9つの機能

① **research（調査）**：市場の動向，顧客のニーズ，競争相手の強み・弱みの把握
② **product（商品・サービス）**：顧客ニーズに対応した商品・サービスの開発
③ **distribution（流通）**：製造した商品を卸・小売に取り扱ってもらうための施策
④ **advertisement（広告）**：商品を卸・小売・消費者に広く知らせる手段
⑤ **sales promotion（販売促進）**：値引き・おまけなど購買を促進する手段
⑥ **sales（営業）**：新規客の開拓，既存客のフォロー
⑦ **information（情報）**：マーケット情報の入手と発信
⑧ **physical distribution（物流）**：製造した商品を卸・小売に配送する手段
⑨ **price（価格）**：工場出荷価格，卸から小売への出荷価格，小売での販売価格

原表）髙城孝助

食品メーカー，卸や小売業でマーケティングを進める上で最も有効な機能（道具）といえる。特徴は，4P論，4C論に含まれていない「調査」が入っていることである。ただし，給食を含むフードサービスのマーケティング機能が欠けている点では，4P論，4C論と同様である。

◆4 フードサービス業におけるマーケティングの機能

米国で誕生・発展し日本に伝えられたマーケティングは，製造業・小売業中心のマーケティングであった。前述の4P論，4C論，9F論も製造業・小売業を主体にしたものである。しかし，消費がモノからサービスへとシフトしていく中で，サービス業のマーケティングが求められるようになっている。特に，フードサービス業は，食材料を調理・加工するという製造業の性格と，メニュー・商品を販売するという小売業の性格を併せもつ独特な仕事である。そして，単にフード（メニュー・商品）を販売するだけではなく，サービスも販売するという特性をもっている。このような特性をもったフードサービス業におけるマーケティングの機能としては，表3.3に示したものが必要である。

3 給食におけるマーケティング

給食施設におけるマーケティングは，表3.4の機能を組み合わせて実施する。

表 3.3 フードサービス業のマーケティングの機能

①調査（research）：顧客のニーズ・満足度・不満足点の把握
②顧客管理（knowledge of repeater）：喫食率・喫食傾向の把握
③商品・サービス（product & service）：顧客のニーズに対応した商品（メニュー）・サービスの開発
④従業員教育（staff training）：顧客満足度向上を目指した従業員教育
⑤営業（sales）：会議食・宴会催事需要の新規獲得のため営業，得意先フォローのための営業
⑥宣伝（public relations）：新メニュー・催事メニューなどの告知活動
⑦販売促進（sales promotion）：客数・客単価増を図るための手段
⑧店舗空間（physical evidence）：混雑の緩和，整理・整頓・清掃など快適な喫食空間づくり
⑨演出（food presentation）：盛りつけ，色合いなど，料理をおいしく見せる演出
⑩価格設定（pricing）：顧客が利用しやすい価格の設定
⑪情報（information）：メニューの流行に関する情報，食材料の需給動向などに関する情報の入手と，顧客への栄養，健康などの情報の発信

原表）高城孝助

表 3.4 給食施設におけるマーケティングの機能

マーケティングの機能	内　容
①調査	喫食者（顧客）ニーズの把握調査，競合施設調査，給食施設商圏調査，消費動向の把握
②顧客管理	在籍利用者・喫食率・利用頻度の把握，給食非利用者の把握
③商品・サービス	上記の調査結果に基づく提供商品（料理・弁当など）のマーチャンダイジング（新規開発と見直し）と，喫食者へのサービスの見直し
④従業員教育	従業員の身だしなみ・接客マナーに関する教育，安全・衛生に関する教育の徹底。適切なクレーム対応の徹底
⑤営業	喫食率の低い部署への利用促進のアプローチ
⑥宣伝・広告	新メニュー・サービスなどの幅広い告知
⑦販売促進	リピーターづくりのためのイベント・催事メニューの導入
⑧店舗空間	快適な喫食空間づくり。照明，音楽，テーブル・椅子，ユニフォーム等，食空間を構成するハードの配慮
⑨演出	料理の盛りつけ・色合い，卓上，食器，サンプル，メニューブック（料理写真・イラスト，説明），シズル（五感に訴える）効果など，料理を選んでもらうための演出，おいしく見せるための技術
⑩価格設定	給食市場においても高品質と低価格の両立が求められている。このニーズに対し，現在の価格のまま品質を上げる，現在の品質のまま価格を下げる，特別メニュー・イベントメニューなど高価格商品を導入するなど，価格戦略の決定
⑪情報	顧客管理，原価管理，売上管理など，さまざまな情報の管理と，喫食者への分かりやすい情報（栄養・健康・食材料情報等）の提供

原表）高城孝助

給食施設における顧客サービスは，レストランなどの営業給食が不特定多数の顧客に対して行われる給食サービスであるのに対し，特定多数人を顧客とする特定給食施設では，継続的に，長期にわたって給食サービスが行われる。こうした施設においては，**表 3.5** に示したような，多様な顧客サービスが求められる。

表 3.5 給食施設における顧客サービス

サービスの種類	内　容
①栄養管理サービス	喫食者の健康維持・増進，疾病の改善に配慮したメニューの提供
②食材料管理サービス	安全な食材料の安定的な確保
③調理・メニューサービス	プロとしての味と適温，喫食者のニーズに合ったメニューの提供
④安全・衛生管理サービス	給食従事者，食材料，給食施設の安全・衛生管理
⑤コスト管理サービス	食材料費，労務費，経費の適正な管理
⑥情報提供サービス	喫食者への料理情報，契約先担当者への喫食状況情報の提供（委託の場合）

資料）髙城孝助：顧客管理，給食経営管理論 / 三好恵子，山部秀子，平澤マキ編，p.203（2021）第一出版を一部改変

表 3.6 調査で知る項目

①顧客はどのような人々か（性別，年齢層，職種分布）
②顧客は商品（メニュー），サービスにどの程度，期待しているのか，満足しているのか（期待度と満足度）
③顧客は商品（メニュー），サービスにどの程度，不満を抱いているのか（不満足度と不満足内容）
④顧客はどのくらいの頻度で来店してくれているか（来店頻度）
⑤流行している店（同業および異業種）の商品，サービス
⑥近隣の競合店の状況

原表）髙城孝助

4 顧客を知ることがマーケティングの出発・原点

マーケティングの出発点は調査であり，調査とは，顧客，市場，競争相手を知るための技術である（表 3.6）。新聞・雑誌などで紹介される「消費者調査」の結果は，自社・自店の顧客を調査して得たものではない。したがって，参考にはできても，マーケティングを実施するに当たっての具体的な手掛かりとはならない。

例えば，ある消費者調査で「最近は健康志向の消費者が増えている」と示されていたとしても，自店の顧客の多くが健康を求めて来店していると即断してはならない。もし，顧客の多くが健康を求めていることが分かった場合は，健康をコンセプトにして新メニューを導入したり，現在のメニューを改定したりすることが必要となる。しかし，「おいしさ」，「料理の提供スピード」，「料理のボリューム」，「安さ」などを求める顧客が多く，「健康」を求める顧客が少ない場合には，自店においては「健康」という価値は期待されていないととらえなくてはならない。

世界的に知られたマーケティング学者であるセオドア・レビット（Theodore Levitt）は「ドリルを買いに来た人が欲しいのはドリルではなく穴である。顧客は商品を買うのではない。その商品が提供するベネフィット（価値）を購入しているのだ。顧客は商品そのものを必要としているのではなく，その商品によってもたらされる期待価値を得るために購入しているのだ」として「顧客志向」という概念の重要性を説いた。自店の顧客がどのような「価値」を求めて来店しているのかを知ることが大切である。

◆1 知覚化されないニーズをもつ人々が増えている

貧しい時代，ものが乏しい時代には，多くの人が自分の欲しいもの，買いたいものが分かっていた。しかし，生活が豊かになり，欲しいものが充足されていくにつれ，願望はあるが，「今，欲しいもの」，「次に買いたいもの」と聞かれても即答できない，「知覚化されないニーズ」をもつ人々が増えている。こうしたことから，アンケート調査を通して願望をとらえることが難しくなっているのである。現に，アンケート調査は商品開発には役立たないとして，POS（point of sales；販売時点管理）情報，つまり，店でどのようなときに，どのような人に，どのような商品が，どのくらい売れたか，という情報を把握して，顧客の願望を探っていく方法や，データベースマーケティング（特定の顧客の要望をデータベース化して，最適なアプローチ法を探っていく），後述するカスタマー・インサイト（customer insight，p.59）などの方法を導入する企業も見られるようになっている。

◆2 アンケート調査の留意点

❶ ほこりをかぶっているアンケート用紙

飲食チェーンの店や給食施設では，アンケート用紙がテーブルに設置されていることが多い。個人店においてもアンケート調査を実施する場合がある。しかし，アンケート用紙は顧客の声を聞くツール（道具）であるにもかかわらず，実施者も関心が薄く，使われずに卓上でほこりをかぶっていることが多い。そこに顧客がいるのであるから，「お手数ですが，アンケート用紙にご記入いただけないでしょうか」と声をかけることが必要である。

❷ アンケート調査項目の検討

調査の大きな目的は，現在の運営の改善・改良である。したがって，すぐには改善・改良できない項目や店の努力では改善・改良できない項目は入れるべきではない。調査に回答した顧客が再来店し，自分が指摘したことが改善・改良されていなければ，この店は改善・改良する気もないのになぜ調査などやるのかと疑問を感じ，大事な顧客を失うことにもなりかねない。アンケート調査を実施する場合には調査項目が適正であるかを事前に検討することが求められる。

表3.7に，飲食店でよく見られる調査項目を示した。これらの調査項目の問題点と改善点を以下に示す。

- **料理の味**：この顧客がどの料理を食べたのか分からない。味について質問するならば，「本日召しあがった料理名をご記入下さい」という項目を入れておかなければ，具体的な改善・改良にはつなげられない。
- **料理の品質**：品質とは何を指すのか不明であり，回答が得られても何をどう改善したら

ニーズ（needs）とウォンツ（wants）との違い　Column

ニーズ（needs）とは，「生活の中で不足しているものを求める潜在的欲求」であり，ウォンツ（wants）とは，「そのニーズを満たす具体的な物事への顕在的欲求」である。例えば，「空腹なので何かを食べたい」はニーズであり，そのニーズを満たすための，「肉料理を食べたい」，「カレーライスを食べたい」などの欲求がウォンツである。

表 3.7 飲食店でよく見られるアンケート調査項目（例）

お客様の声をお聞かせ下さい

当店ではお客様の声を参考にし，より良い料理とサービスの提供に努めていきたいと考えております。お手数ですが，是非，以下のアンケートにお答えいただきたく何卒宜しくお願い申し上げます。（該当する項目の□に✓印を入れて下さい）

1. 料理					
料理の味	□大変良い	□良い	□普通	□悪い	□大変悪い
料理提供のスピード	□大変良い	□良い	□普通	□悪い	□大変悪い
料理の品質	□大変良い	□良い	□普通	□悪い	□大変悪い
料理のボリューム	□大変良い	□良い	□普通	□悪い	□大変悪い
2. スタッフのサービス					
接客態度	□大変良い	□良い	□普通	□悪い	□大変悪い
言葉遣い	□大変良い	□良い	□普通	□悪い	□大変悪い
身だしなみ	□大変良い	□良い	□普通	□悪い	□大変悪い
3. 店舗					
店舗の広さ	□大変良い	□良い	□普通	□悪い	□大変悪い
店内の明るさ	□大変良い	□良い	□普通	□悪い	□大変悪い
店内のデザイン	□大変良い	□良い	□普通	□悪い	□大変悪い
店内の清掃	□大変良い	□良い	□普通	□悪い	□大変悪い
店内の雰囲気	□大変良い	□良い	□普通	□悪い	□大変悪い

以上のほか，お気づきの点がございましたら，どうぞお聞かせ下さい。

ご協力誠にありがとうございました。

令和　　年　　月

原表）髙城孝助

よいのか分からないため，不要な項目である。

- **店舗の広さ**：悪い，または大変悪いとの回答が得られたとしても，店舗のスペースを広げるには増築，改装しない限り無理である。不要な項目である。
- **店内のデザイン**：もし，壁の色が良くないという回答があっても，壁を塗り替えることは困難である。変更が難しい項目は外さなければならない。
- **店内の雰囲気**：店内の雰囲気は客層によっても形成される。店側だけの努力で変えることは難しい。店の雰囲気が悪くなるからといって，特定の客やグループ客に出ていってもらったり，来店を拒むことはできない。したがって，この項目は外すべきである。

❸ 回答の選択肢と回答結果の分析 ―5 択式は適当か―

アンケート調査では，質問項目に対し，「大変良い」，「良い」，「普通」，「悪い」，「大変悪い」の5択式で顧客に評価してもらうのが一般的である（**表 3.7**）。この5択式で回答を求めると，「普通」と回答する人が比較的多くなる。この「普通」はどのような意味であろうか。「良くも悪くもない，中間的な評価である」という人がいるが，本当にそうであろうか。「普通」とは，「この店でなくても出せる味」，「どこでも食べられる味」ということであり，お金を

表3.8 料理の味の評価（例）

評　価	大変良い	良い	普通	悪い	大変悪い
人数（人）	5	30	32	28	5
比率（%）	5.0	30.0	32.0	28.0	5.0

注）$n = 100$ 人
原表）高城孝助

いただいて料理を提供しているプロの飲食店としては，「普通」は中間的な評価でなく，マイナスの評価だということを知らなければならない。

❹「普通」は「悪い」ととらえる

表3.8 は，料理の味について5択式で回答してもらった結果を表したものである。一般的には，「大変良い」と「良い」を「良い」の評価ととらえ，これが35人，「普通」が32人，「悪い」と「大変悪い」を「悪い」ととらえ33人とし，「味については，悪いと回答した顧客より，良いと回答した顧客の方が若干多かった」などと分析する場合が多いと考えられる。しかし，前述のとおり，「普通」を「悪い」という評価に加えると，「良い」が35人に対し「悪い」が65人となり，「味」については，すぐに改善が必要ということになる。

なお，米国の飲食店などのアンケート調査の回答欄は，「Yes（はい）」，「No（いいえ）」，または，「Very Good（大変良い）」，「Good（良い）」，「Needs Improvement（要改善）」などとなっており，日本のように「普通」といったあいまいな項目は見当たらない。

◆3　BSA分析（benefit structure analysis；価値構造分析）調査

人によって，期待することや期待の程度は異なり，中には何も期待しないという人もいるであろうが，レストランや給食施設などの飲食店を利用する場合，味，提供のスピード，料理の種類，料理のボリューム，食材料の質，価格，栄養，店の雰囲気，従業員のマナー・サービス，店の整理・整頓・清潔，トイレの清潔などの項目に対して期待するのが一般的である。

BSA分析調査は，米国で考案され実施されている調査である。日本でも米国系のホテルで導入されている。この調査の目的は，①顧客がどのようなことに価値を感じており，何に対してどの程度期待しているか，②顧客の期待に対して，提供した商品（料理）・サービスはどの程度満足を与えたか，③期待と満足の差はどの程度か，を知り，現状の商品・サービスの改善を図ることである。

一般の調査では，商品（料理）・サービスの満足度が分かるのみで，その顧客が何に対し，どの程度期待しているのかは分からないが，このBSA分析調査では，それぞれの項目に対し回答者に期待度と満足度を記入してもらうことで，期待度（wants），満足度（gots）の両方を把握し，さらに期待度と満足度の差（needs gap；ニーズギャップ）をとらえる。

BSA分析調査結果の分析

表3.9 はレストランAとレストランBのBSA分析調査結果（調査項目は10項目，調査の回答サンプル数はともに100サンプル）を表したものである。表に記入されている数値は，回答者100人が10点満点で回答した数値の平均点である。

表の一番下の平均点は，調査項目10項目の平均得点である。レストランAは，期待度（W）が7.6，満足度（G）が4.6，ニーズギャップ（期待度－満足度）が3.0であり，レストラン

表 3.9 BSA 分析調査結果（例）

項　目	レストラン A			レストラン B		
	W	G	NG	W	G	NG
味	8	5	3	5	8	－3
料理提供の速さ	6	5	1	5	9	－4
料理のボリューム	6	5	1	6	8	－2
栄養	9	5	4	8	3	5
料理の種類	8	5	3	5	8	－3
食材料の質	9	5	4	7	5	2
価格	6	5	1	5	6	－1
店の整理・整頓・清潔	8	4	4	7	3	4
従業員のマナー・サービス	8	4	4	5	4	1
トイレの清潔	8	3	5	7	2	5
合計点	76	46	30	60	56	4
平均点	7.6	4.6	3.0	6.0	5.6	0.4

注）W：期待度，G: 満足度，NG：ニーズギャップ
　　数字は 10 点満点の得点。各項目の得点数値はレストラン A，B とも 100 サンプルの平均点
原表）髙城孝助

B は，期待度（W）が 6.0，満足度（G）が 5.6，ニーズギャップ（期待度－満足度）が 0.4 となっている。一般の調査では，満足度のみを測定するため，レストラン B の方がレストラン A よりも満足度が高い良い店と結論づけられるが，BSA 分析調査では，期待度の高さも問題にする。レストラン B は期待度がレストラン A に比べると，1.6 ポイント低い結果となっている。期待度の低い店の問題点は，新規の顧客の獲得が難しいということである。入口周りやサンプルケースが汚れている店は期待度が低いために新規客の獲得が難しくなる。ニーズギャップの大きい項目（BSA 分析では，NG の数値のプラス，マイナスは無視する）をあげると，レストラン A では，トイレの清潔，栄養，食材料の質，店の整理・整頓・清潔，従業員のマナー・サービス，レストラン B では，栄養，トイレの清潔，料理提供の速さ，店の整理・整頓・清潔となっている。これらの項目を優先して見直し，改善を図っていく必要がある。その次に，期待度，満足度の低い項目の改善を進めていく。

◆4　カスタマー・インサイト，ショッパーズ・マーケティング

カスタマー・インサイト（customer insight）とは，顧客視点ということである。このカスタマー・インサイト調査の方法は，①調査する現場（店）に足を運び，買い，食べる，②その現場（店）の顧客の買い方，食べ方を観察する，③そこ（店）にいる顧客の声を聞く，というものである。

例えば，ある中華料理店で調理長を務める T さんは，四川料理の名調理師として知られている。T さんは手が空くと厨房から出て来て，客席を回る。料理について客の評価の声を聞く

ためである。満席時には，「今日はお客様がいっぱいで，料理をお出しするのに時間がかかり申し訳ございません」と，客にお詫びの声をかける。このTさんの行動がカスタマー・インサイト調査である。

また，老舗の有名ホテルのレストランを担当するYさんは，常にテーブルの顧客の手元を観察しているという。「あのテーブルのお客様のコップの水が少なくなっていると気付いたら，いわれる前にこちらから伺い，お水いかがでしょうか，と声をかけます」と話す。これもカスタマー・インサイト調査である。

この2人に共通していることは，顧客の行動を観察し，自ら動いて顧客にアプローチしていることである。そこに顧客がいるのに観察しておらず，顧客から指摘されるまで気が付かない，アンケート用紙が利用されず，テーブルの上に放置されている，などといった店は，調査の原点・目的を見失っているといえる。

食品メーカーや小売業では，ショッパーズ・マーケティング（shoppers marketing）という言葉が使われるようになっている。「買い物客の視点でのマーケティング」ということである。言葉は違うが，カスタマー・インサイトと同じく，顧客視点という意味をもつ。現場（小売店）で買い物客の行動を観察し，小売業であれば，より買い物がしやすいように陳列場所を変えたり，陳列法を変える。

シニア客が増えているスーパーマーケット業界では，商品のパッケージ表示を読みやすくすることで買い物の負担を減らそうと，拡大鏡付きのショッピングカートの本格的な導入を始めたり，陳列棚を低くしたり，店内や駐車場の表示の文字や色を見えやすいものに変更したり，店内表示の英語表記をすべて日本語に変更するなどの対策を実行している。食品メーカーであれば，小売店で自社の商品の購入客の買い物の仕方を観察したり，購入客に自社の商品を購入した理由を聞く。その結果，自社商品の陳列場所の変更，パッケージの改善・改良，新たな販売促進策の発見などにつなげる。これらの対応はショッパーズ・マーケティングの視点での調査を行った結果に基づいたものである。

2 フードビジネス（外食・内食・中食）

現代の食事の形態は，「内食（ないしょく）」，「外食（がいしょく）」，「中食（なかしょく）」の3つに区分される。**内食**とは「家庭内食」の略であり，「家庭内で調理したものを家庭内または家庭外で食する食事形態で，原則的に金銭の授受がない食事」である。**外食**とは，「家庭外の飲食店舗（レストランなどの営業給食を含む給食施設など）で調理されたものを飲食店舗内で食する食事形態で，金銭の授受がある食事」である。**中食**とは，内食と外食の中間的な食事形態であり，「惣菜・弁当，外食・食品企業などによって加工・調理されたものを家庭または家庭外で食する食事形態で，金銭の授受がある食事」である。外食で喫食の場所が特定されるのに対し，中食では喫食の場所は購入者の任意であり，家庭，職場，学校，車内，屋外などとさまざまである。持ち帰り商品，テイクアウト商品，デリカ，料理品・調理食品などともいわれる。宅配（デリバリー）の形態も増えている。

家庭で行っている食材料の調達（購入），保管，調理，提供，後片付けなどの家事を外部（外食・中食）に置き換えることを**食の外部化**という。**食の外部化率**とは，家計の食料支出に占める，外食と中食の合計支出の割合であり，（外食支出＋中食支出）÷（食料支出額）× 100 で計算する。わが国では，昭和 50 年（1975）年の食の外部化率 28.4%（外食率 27.8%，中食率 0.6%）から年々高まり，令和元年（2019）年には，43.3%（外食率 34.0%，中食率 7.3%）に達したが，令和 2（2020）年から続いたコロナ禍で外食率が下がったことにより，令和 3（2021）年には 35.7%（外食率 25.1%, 中食率 10.6%）へと低下した（一般社団法人日本フードサービス協会：令和 3 年度外食産業市場規模推計値）。外食率は，コロナ禍の影響を除くと，この 10 年間ほぼ横ばいで推移しているのに対し，中食率は 20%以上高まっている。なお，食の外部化率を年齢層別にみると，20 歳代 57.1%（外食率 39.3 %，中食率 17.8 %），30 歳代 40.3 %（24.6 %，15.7 %），40 歳代 36.2 %（20.5 %，15.7 %），50 歳代 34.3 %（17.7 %，16.6 %），60 歳代 28.6 %（12.2 %，16.4 %），70 歳以上 29.0 %（13.3 %，15.7 %）となっており，年齢が高まるに従って低くなる傾向が見られる。その中で，外食率は年齢が高まるにつれて低下するのに比べ，中食率は年齢が高くなってもさほど下がらない傾向がみられる（令和 3 年総務省家計調査年報）。

1 外食市場

厚生労働省「令和 3 年度衛生行政報告例の概況」によれば，営業給食施設（一般食堂・レストラン等および仕出し屋・弁当屋）の数は約 69 万件（一般食堂・レストラン等約 62 万件，仕出し屋・弁当屋約 7 万件），特定給食施設およびその他の給食施設（事業所，学校，病院，老人福祉施設，給食センター給食など特定多数者を対象とした施設）の数は約 9 万 5 千件であり，合計すると，わが国の飲食施設の数は約 78 万 5 千件である。

外食市場は,「外食元年」といわれる昭和 45（1970）年以降, 大幅な伸びを続け, 平成 9（1997）年には，29 兆 702 億円と 30 兆円に手が届くまでに成長した。しかし，この年をピークにそれ以降は毎年，縮小している。平成 18（2006）年，19（2007）年と 2 年連続で回復が見られたが，平成 20（2008）年以降，再び縮小に転じ，平成 23（2011）年から令和元（2019）年には回復を見せ，令和元年には，26 兆 2684 億円となったが，令和 2 年からのコロナ禍の影響で，令和 3 年には 24 兆 655 億円と大幅に縮小した。外食市場のうち，特定給食施設およびその他の給食施設は，平成 9（1997）年の 3 兆 9470 億円をピークに縮小が続き，令和元（2019）年には 3 兆 534 億円となっている。外食市場は生産年齢（15 ～ 64 歳）人口の拡大に支えられ伸びてきたが，生産年齢人口が平成 7（1995）年にピークに達して以降，減少を続けているのに伴い，縮小を続けている。生産年齢人口は今後も減少を続けることが予想されていることから，外食市場は今後も縮小傾向が続くことが見込まれる。また，外食率が低い 60 歳以上のシニア層の人口増も外食市場の伸びに影響を与えると思われる。

低価格・値引きで売上を伸ばしてきたハンバーガー・牛丼チェーンなどは，平成 24（2012）年後半ごろから消費者の低価格慣れで客数が伸びず，売上が低下したが，平成 27（2015）年あたりから売上増の傾向に転じている。こうした中で，居酒屋チェーンは，平成 20（2018）年あたりから（10 年以上）売上減少の傾向が続いている。

2 内食市場

内食市場とは，家庭で調理される生鮮食料品などの食料品の市場であるが，平成 5（1993）

年の 43 兆 8200 億円をピークに縮小を続け，平成 19（2007）年，36 兆 498 億円と大幅に減少した後，令和 3（2021）年には 40 兆 9764 億円となっている。（日本フードサービス協会：外食率と食の外部化率の推移）。

3 中食市場

中食はファストフード（FF）のテイクアウトによって一般化し，その後のコンビニエンスストア（CVS）の弁当・惣菜の品ぞろえの拡大，百貨店，スーパーマーケット，飲食店での弁当・惣菜の取り扱いの拡大，ピザ，弁当などの宅配ビジネスの拡大などによって市場は伸び続け，平成 9（1997）年，3 兆 6122 億円から平成 19（2007）年には 5 兆 6581 億円へと大きな伸びを示した。平成 20（2008）年には前年比 2.2％減の 5 兆 5313 億円となったが，平成 21（2009）年から再び伸びに転じ，令和 3（2021）年には 7 兆 1161 億円となっている（日本フードサービス協会：外食産業市場規模推計値（令和 3 年），ただし弁当給食除く）。

4 食市場全体

食市場全体（内食，中食，外食市場の合計）の規模は，平成 7（1995）年の 74 兆 3426 億円をピークに縮小を続け，平成 23（2011）年には 65 兆 7581 億円まで減少し，令和 3（2021）年には 65 兆 419 億円となっている（日本フードサービス協会：外食率と食の外部化率の推移）。わが国では，少子化・人口減少，高齢者の増加が続いている。人口減少とは喫食者の数が減ることであり，高齢者が増えるということは食べる量が減るということである。さらに，メタボ対策の進展や健康志向の高まりによっても食べる量は減っていく。摂取エネルギー量は昭和 46（1971）年の 2,287kcal をピークに減少し続け，平成 10（1998）年には 1,979 kcal，令和元（2019）年には 1,903kcal となっている（国民栄養の現状，国民健康・栄養調査）。

食市場の伸びの鈍化はデフレや景気後退によってもたらされたものではなく，下記のような人口構造の変化，消費構造の変化，ライフスタイルの変化などが原因であるととらえることができる。こうしたことから，耐久消費財市場同様，食の市場についても，既に飽和・成熟市場になっているといえる。

- 人口構造の変化：人口減少，少子・高齢化
- 消費構造の変化：家計消費支出に占める食料支出の割合であるエンゲル係数は，昭和 23（1948）年の 60.4％から年々下がり，令和 3（2021）年には 27.2％となっている。つまり，食物・食べること以外にお金を使う人が増加している。
- ライフスタイルの変化：健康志向やダイエット志向の高まり

大手企業の中には新たな市場を求めてアジアに進出し，M&A（p.43）などを進める企業も多数見られる。飽和・成熟市場では，市場規模が縮小する中で，競争が激化し，業績を伸ばす業種・業態・企業・店舗と，落ちこむ業種・業態・企業・店舗との格差が拡大し，業種・業態（外食・内食・中食）の垣根がなくなっていく。また，消費経験と情報を累積した消費者が増えることから，食関連企業（食品メーカー・卸・小売・外食・中食・通販・宅配など）には，プロとして，家庭では得られない商品（外観・味・品質）・サービスの提供と，わかりやすい商品知識・情報の提供が求められる。飽和・成熟化とデフレ不況が重なり，食関連企業を取り巻く環境は厳しいが，今後，デフレが解消されたとしても，消費税の増加が見込まれることか

ら，先行きは予断を許さない。

なお，平成 12（2000）年から，食品・小売・外食・ホテルなどで産地の偽装表示など不祥事が相次いでいるが，食関連企業ではより一層の**コンプライアンス**が求められている。

3 顧客情報管理

1 顧客とは

世の中には，数えきれないほどの「消費者（consumer）」が存在している。しかし，すべての消費者が，自社・自店の商品やサービスを購入し，利用することはない。「消費者」の中で，自社・自店の商品やサービスを購入し，利用してくれる人が「顧客（customer）」である。

顧客とは，

①商品やサービスを購入，利用してくれる人

②商品やサービスを購入，利用してくれる可能性のある人（潜在顧客）

③コストを負担してくれる人（食材料費も労務費も経費も顧客が負担している）

④商品やサービスの価値を他の人に伝えてくれる人

⑤クレーム（苦情），要望，提案を寄せてくれる人

業種・業態によって顧客は異なる。食品メーカーにとっては，2 種類の顧客がいる。商品を仕入れ，販売してくれる「流通の顧客」と，店で自社商品を「購入してくれる顧客」である。直営の給食施設では，顧客とは「喫食者」であるが，給食会社にとっては，委託元の「食堂管理者や契約担当者」と「喫食者」の 2 種類の顧客がいる。

2 顧客情報の範囲

表 3.6 (p.55) でマーケティング調査で知る項目を整理したが，給食施設での顧客情報の範囲をまとめると，表 3.10 のとおりとなる。

表 3.10 給食施設での顧客情報の範囲

①顧客の構成（性別，年齢層，職種，身体状況等）
②喫食状況（喫食率，弁当持参者を含む非喫食者，顧客がよく利用している飲食店）
③顧客の期待度・満足度（メニュー・サービスに何をどの程度，期待しているのか。その期待にどの程度応えられているのか（期待度，満足度）。また，顧客のニーズ（必要性）とウォンツ（要望・欲望）
④顧客は何にどの程度，不満を抱いているのか（不満足点，不満足度）
⑤顧客はどのくらいの頻度で来店しているか，またリピーターはどのくらいいるか（来店頻度，リピーター率）
⑥顧客の嗜好

原表）髙城孝助

コンプライアンス：法令遵守，法令に沿った適正な経営を行うこと。

3 顧客情報の活用

顧客情報を活用する目的は，顧客情報を分析し，顧客との良好な関係を長期的に維持することである。この顧客との良好な関係を維持するためには，顧客満足度を上げていかなければならない。

4 個人情報の保護

今や日常生活や職場において，パソコンによる情報管理は欠かせないものとなっており，企業や団体では，顧客情報や人事情報など，ほとんどすべての情報をパソコンで管理する時代となっている。こうした情報は，企業の管理体制が不十分であれば，第三者によって簡単に持ち出され，個人情報が悪用され，悪質な広告・宣伝や詐欺などの被害につながるケースが増えている。このような状況を防止するため，わが国では，平成 15（2003）年，**個人情報の保護に関する法律**（個人情報保護法）が制定された。

個人情報保護法における「個人情報」とは，特定の個人の識別が可能な情報をいう。その情報単独では個人を識別できなくても，ほかの情報と照合することで個人を特定することができれば，個人情報に該当する。また，平成 27（2015）年 9 月の改正では，特定の個人の身体の一部の特徴を電子計算機のために変換した符号（顔認識データなど），対象者ごとに異なるものとなるように役務の利用，商品の購入または書類に付される符号（旅券番号など）の個人識別符号も含まれることになっている。具体的には，下記のような情報を指す。

①氏名，生年月日，住所，電話番号，会社における職位や所属

②本人が判別できる映像などの情報

③特定の個人を識別できるメールアドレスなどの情報

個人情報保護法の対象は，5,000 人を超える個人情報を管理する事業者となっていた（同一人物が重複して登録されている場合は，それらを 1 人としてカウント）が，改正により，5,000 人分以下の個人情報を取り扱う事業者についても個人情報保護法の義務の対象となっている。

個人情報保護法の対象者となれば，「個人情報取扱事業者」として義務が課せられることになる。不適切な管理によって個人情報を漏えいした場合には公表され，企業や団体は重大なダメージを受けることになる。法的には 6 ヵ月以下の懲役（または 30 万円以下の罰金）に処せられる場合もある。加えて，個人情報漏えいによる被害や損害賠償を本人から請求される場合もある。こうしたリスクを回避するため，企業や団体は個人情報を慎重に管理していく必要がある。

個人情報の保護に関する法律：平成 15 年 5 月 30 日法律第 57 号，最終改正：令和 5 年 6 月 7 日法律第 47 号

第2部　給食マネジメントの展開

第4章
栄養・食事管理

松月弘恵

特定給食の目的である栄養管理を実施するための基本事項を学ぶ。具体的には，栄養・食事アセスメントを通しての給与栄養目標量の設定から食事計画の展開，栄養教育計画，品質管理とそれらの評価について理解する。

本章の Key Words

栄養管理，栄養管理計画，栄養・食事アセスメント，食事計画，献立作成，品質管理，品質保証，品質基準，総合品質，設計品質，適合品質

1 栄養管理の展開

1 給食施設における栄養管理の意義と目的

栄養管理とは，対象集団のQOL（quality of life）や栄養状態の向上・改善を支援する活動で，対象者の栄養アセスメントに基づく目標を設定し，栄養ケア計画を立案して実施し，評価を行うプロセスである。栄養管理の進め方を系統化したものを栄養管理システムという。図4.1に臨床と給食における栄養管理システムを示したが，栄養管理の方法は，臨床栄養，給食マネジメントともにPDCAサイクルに従うことは同じであり，給食では，栄養管理の手段として食事生産とサービスを用いる。

あらゆる給食施設にとって栄養管理は給食マネジメントの共通目的であるが，学校・病院・介護保険施設等，施設の設置目的や対象者により目的や意義は異なる。提供される食事を通して栄養管理を行うため，適切な食事提供には，栄養教育の生きた教材としての意義がある。

2 栄養管理計画 —栄養・食事アセスメントと給与栄養目標量の設定—

栄養管理計画では，対象者の栄養・食事アセスメントから栄養改善の課題を明確にして，その課題解決のための給与栄養目標量を設定する。

◆1 栄養・食事アセスメント

栄養・食事アセスメントでは，以下の項目に関して対象集団の情報を収集する。

①**対象集団特性**：性・年齢・身体活動レベル別人員構成

②**身体状況と栄養状態**：身長，体重，BMI，血圧，血液生化学検査値等

③**食生活**：食事・食習慣，給食以外の食事のとり方，嗜好

④**特別な配慮**：摂食機能，アレルギーや宗教による食品の禁忌

病院・介護保険施設等，栄養管理や栄養ケア・マネジメントが診療報酬・介護報酬の加算対象になる施設は情報入手が可能である。しかし，事業所など個人情報の把握が難しい場合も多いが，対象集団の特性としてBMIや血圧が基準範囲を逸脱する者の割合を把握する。こうした栄養・食事アセスメントは給食提供の評価指標として活用できるため，定期的に実施して推移を把握する。

◆2 給与栄養目標量の設定

給食の給与エネルギー目標量や給与栄養目標量の設定には，最新版の「日本人の食事摂取基準」を用いる。これは各種特定給食施設の給与栄養目標量の策定根拠であるため，「学校給食摂取基準」（文部科学省）や，「児童福祉施設における食事の提供ガイド」（厚生労働省）等も，「日本人の食事摂取基準」の改定を受けて5年ごとに改定される。

給与栄養目標量は，施設ごとにアセスメントを行い設定する。表4.1に「日本人の食事摂取基準（2020年版）」を用いた，給食施設における摂取状況のアセスメントと給与目標量設定の基本的考え方を示した。給与エネルギー目標量と給与栄養目標量は，摂取量の分布と食事摂取基準を比較して，不足・過剰・適正範囲からの逸脱が少なくなるよう設定する。エネルギーの過不足の評価には体重変化量もしくはBMIを用いる。

集団を対象としたエネルギーおよび各栄養素の給与栄養目標量の基本的考え方は次のとおりである。

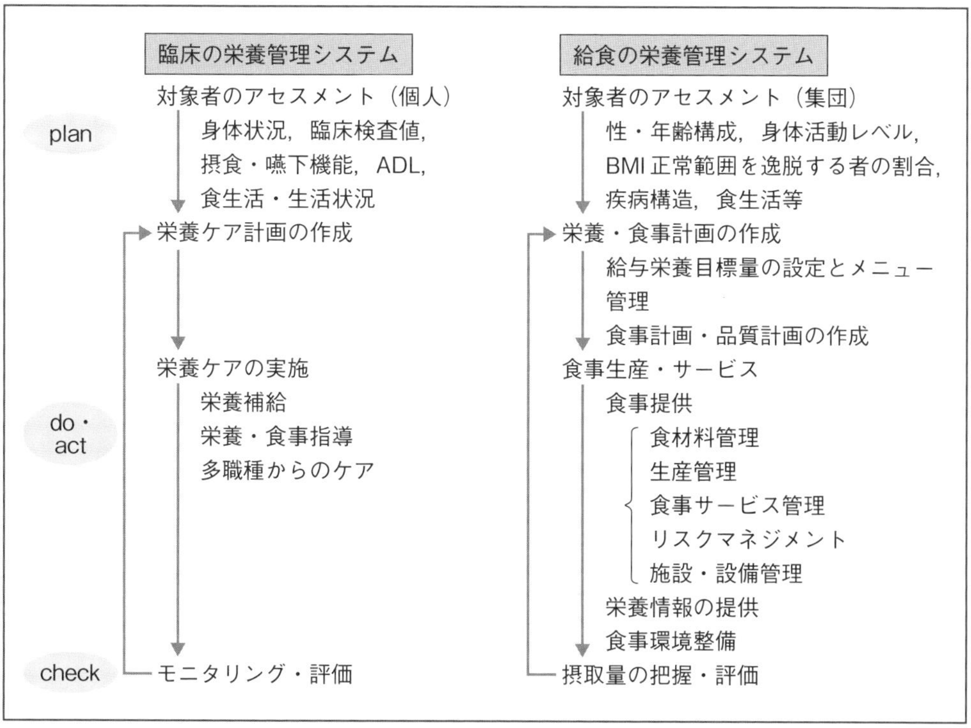

図 4.1 臨床と給食における栄養管理システム

原図）松月弘恵

表 4.1 給食施設における「日本人の食事摂取基準（2020 年版）」を用いたアセスメントと給与目標量設定の基本的考え方

給与目標	アセスメント			給与目標量設定の考え方
	評価の目的	用いる指標	内　容	
給与エネルギー目標量	エネルギー摂取の過不足	体重変化量 BMI	BMI の分布から，目標とする BMI の範囲外にある人の割合を算出	BMI が目標とする範囲に留まる人の割合を増やす
給与栄養目標量	栄養素の摂取不足の評価	EAR	EAR を下回る人の割合を算出	EAR を下回って摂取している人の割合をできるだけ少なくすること。AI 付近かそれ以上であれば，その摂取量を維持
		AI	摂取量の中央値と AI を比較して不足していないことを確認	
	栄養素の過剰摂取の評価	UL	摂取量の分布から UL を上回る人の割合を算出	集団内の全ての人の摂取量が UL を超えないことを目的に立案
	生活習慣病の予防を目的とした評価	DG	DG の範囲を逸脱する人の割合を算出	DG 量（または範囲）を逸脱して摂取している人の割合を少なくすることを目的に立案

注）EAR：推定平均必要量，AI：目安量，UL：耐容上限量，DG：目標量

原表）松月弘恵

給与エネルギー目標量

利用者のアセスメントから得られた性・年齢・身体活動レベル別の人員構成表を作成し，BMIの基準範囲を逸脱する者が減るように，BMIの分布を確認して複数の給与エネルギー目標量を設定する。エネルギー量の幅は，1日当たり±200kcal（例：2,000±200kcal）とする。

給与栄養目標量 －エネルギー産生栄養素－

たんぱく質，脂質，炭水化物の給与栄養目標量は，給与エネルギー目標量から%エネルギーを用いて設定する。

給与栄養目標量 －ビタミン，ミネラル－

集団の摂取量の分布と推定平均必要量（EAR），目安量（AI），耐容上限量（UL），目標量（DG）の比較から不足・過剰の程度を把握し，その差を給食で調整できるように計画する。給食では，性・年齢別の給与栄養目標量の設定ができない。そのため，推定平均必要量，目安量，耐容上限量，目標量の値は，不足が予測される栄養素では給与エネルギー目標量の等しい集団内で最も高い値とし，過剰が予測される栄養素では集団内で最も低い値とする。

例えば，事業所給食において2,000±200kcalの食事区分には50～74歳・男性・身体活動レベルⅠと，18～74歳・女性・身体活動レベルⅡ，65～74歳・女性・身体活動レベルⅢが該当する。この集団のカルシウムの推定平均必要量は，男性18～29歳は650mg/日，30～74歳は600mg/日，女性550mg/日であるため，この食事区分では，より高値である男性の推定平均必要量（650mg/日）を用いる。

給与栄養目標量の設定は，病院や入所型の介護保険施設のように1日3食提供する施設と，学校や事業所のように1日1食提供する施設では考え方が異なる。入所型施設では1人1日量が示されている食事摂取基準の数値をそのまま活用することができる。1日1食のみ提供する施設では，給食以外の食事からの栄養素摂取状況を確認し，摂取不足が予測される栄養素の給与目標量は，食事摂取基準の1/3量よりも多く設定する。一方，過剰摂取が予測される栄養素では，食事摂取基準の1/3量より少なく設定する。実現可能であるかどうかを加えなくてよい。

3 栄養教育計画

健康増進法施行規則（p.2）では，特定給食施設の栄養管理事項として，献立表の掲示，主な栄養成分の表示等，栄養に関する情報の提供やカフェテリア給食でモデルとなる料理の組み合わせの提示を求めている。給食を用いた栄養教育には，料理・食事に関する情報提供と，喫食を通しての体験学習がある。

◆1　栄養情報の提供

提供する栄養情報の内容には栄養成分，食材料の産地，アレルギー物質を含む食品，宗教上の禁忌食品の表示等が含まれる。また，食事や食材料の説明のためのテーブルPOPやリーフレット等は，事業所給食では販売促進ツールでもある。

栄養情報の提供には2つの課題がある。第一は，科学的根拠に基づき，正しい情報を提供すること。第二は，情報を分かりやすく表現することである。食品表示には，**食品表示法**等のさまざまな法的規制があるため，使用している表現が適切であるか否かを確認する。

◆2 喫食を通しての体験学習

体験学習には，学校でのバイキング給食や病院の教育入院等がある。これにより，各料理の栄養学的特徴や，個人にとっての適量を学習することができる。喫食だけではなく，講義や説明資料などの媒体を活用することで効果を高めることができる。体験学習では多職種協働が求められる。学校給食を活用したチームティーチングは，学校教諭と学校給食栄養管理者の協働で行われる（p.220）。

2 食事計画の展開

1 食事計画

給食の食事計画とは，給与栄養目標量を満たす献立作成基準の作成，それに基づく食品構成（p.85）の立案，献立作成の総称である。食事計画では栄養管理計画のほか，表4.2に示した，給食運営に直接関与する給食の運営条件，生産条件や提供サービス条件を考慮する。

献立作成基準は，給与栄養目標量，各食種の栄養量，料理の組み合わせパターンや食品構成，サイクルメニューの期間など，献立作成の基準となるものである。給食や調理業務を第三者に委託する場合でも，当該給食施設が自ら作成して給食受託会社に示さなければならない。

食事計画では食事ごとの主食，主菜，副菜，汁物，その他の料理等，料理の組み合わせパターンを設定する。給与栄養目標量の目安として，どの料理群にどの食品群を多く使用するか定めておく。副菜では緑黄色野菜や淡色野菜の使用が多い。また，料理パターンは品目数やトレイ・皿のサイズにも影響される。主菜の皿が大きい場合には，副菜を一緒に盛りつけることもある。

● 料理の組み合わせパターンの例

病院・朝食：主食（パン），主菜＋副菜（大皿；目玉焼き＋サラダ），牛乳

2 献立計画

利用者に合わせた栄養管理計画と食事計画を，料理という具体的な形で提供するために立案

表4.2 食事計画作成において考慮する条件（栄養管理計画以外の事項）

運営条件	組織体の方針	給食の理念・目的，給食への期待など
	供食条件	食事回数，給食日数，食事時間，メニュー数
生産条件	人員	調理従事者数・技術
	予算	食材料費，労務費，その他の諸費用
	食材料	食材料入手の可能性，保管スペース，発注のサイクル
	施設・設備	厨房スペース，機器と性能，処理能力
	生産方法	生産方式，外部加工品・院外調理活用の可否，調理時間
提供サービス条件	提供方式	バイキング方式，カフェテリア方式，弁当方式，食缶配膳方式

原表）松月弘恵

食品表示法：平成25年6月28日法律第70号，最終改正：令和4年6月17日法律第68号

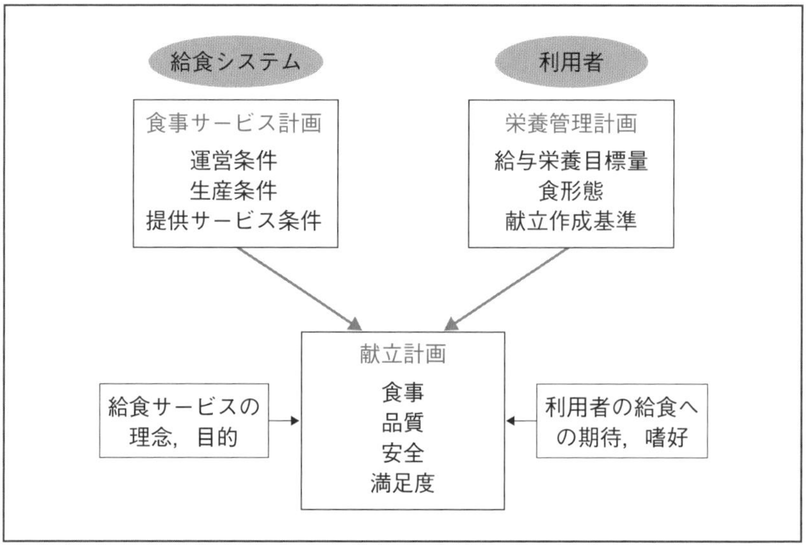

図4.2 献立計画の概念図
原図）松月弘恵

するのが献立である。献立作成では給食の目的に従い，利用者の嗜好や味のバランス等にも配慮して，栄養管理計画と食事計画に合う献立を計画する（図4.2）。

献立は，食事計画に基づいて通常2～4週間を献立の1期間として，同一期間内に変化をつけ，1～2週間の食品群別平均使用量が食品構成基準に達することを目標とする。

3 品質管理

1 給食の品質

◆1　利用者と生産者から見た給食の品質

商品（製品やサービス）がもつ特有の性質を品質特性といい，商品の良否や利用者にとっての適否の基準となる。給食の品質には，生産者から見た品質と利用者から見た品質がある。栄養管理を行うためには給食の利用率や喫食率を高めることが必要であり，そのためには，ほかより料理やサービスの品質が高く，安定していなければならない。健康増進法施行規則では特定給食施設の栄養管理において，提供する食事の品質管理を行うことを求めている。この場合の品質とは，提供される食事量，エネルギーおよび栄養素の量，おいしさ，温度，形状および衛生的安全性等をいう。

給食の品質は，食事に関するものとサービスに関するものに大別される。表4.3に品質項目，利用者から見た品質評価基準と生産者が行う品質保証対策を示した。利用者が評価する給食の品質は主観的評価によるものである。料理の味・温度と満足度は，喫食しなければ分からない。しかし，量や使用食材料は，献立や料理サンプルから推測可能である。栄養情報提供の意義はここにある。提供する情報や食事に対して，生産者はその内容と安全を担保するために品質保証を行う。具体的には，品質管理項目に品質目標や品質基準を設定し，これを遵守するための

表 4.3 利用者から見た品質と生産者が行う品質保証対策

品質項目			利用者から見た品質評価基準	生産者が行う品質保証対策
食事	料理	量	個人の主観との相対評価	献立との一致，盛りつけ精度
		形状・形態		作業工程や調理方法の標準化と精度，機器の精度
		色・外観		作業工程や調理方法の標準化と精度，機器の精度
		温度		作業工程や調理方法の標準化と精度，機器の精度，加熱・冷却と提供中の温度基準の遵守
		味		作業工程や調理方法の標準化と精度，機器の精度，献立との一致度
		価格		会計管理，コスト削減
		満足度		検食，利用者アンケート調査，インタビュー
	栄養管理	給与量	個人の適正量	栄養管理計画の立案と実施，献立管理，生産管理（生産過程での損失の予測と回避の工夫）
	衛生管理	料理	においや異物混入の有無	大量調理施設衛生管理マニュアル（p.146 参照）等の遵守，衛生検査
サービス	サービス	盛りつけ	美しさ，精度	作業マニュアル，作業者の技量と工夫
		提供スピード	待たされない	作業マニュアル，作業者の技量と工夫
		品ぞろえ，選択の幅	欠品がない	食数設定の標準化と追加生産
		衛生	料理が清潔に取り扱われている	作業マニュアル，衛生検査
		接客，気配り	元気で明るい接客	作業マニュアル，職場の士気
	食事環境整備		食堂に不潔感がない	作業マニュアル

原表）松月弘恵

マニュアルを整備して従業員教育を行う。給食施設では，調理された料理が製造物に当たり，製品中の異物混入や，熱すぎる料理等，料理が原因で事故が起こったことが証明されれば，製造者が損害賠償の責任を負う**製造物責任（product liability：PL）法**の対象となる。生産者が行う品質保証対策は利用者が直接確認する事項ではないが，その努力と取り組みが食の安全・安心・おいしさにつながり，料理として評価され，利用者の満足度を左右する。

◆2 給食の計画・生産・サービスにおける品質

給食の一連の計画・生産・サービスにおいて，給食の品質は，最終的な総合品質として評価される。図 4.3 に示したように，総合品質は設計品質と適合品質の関係で定まる。

設計品質

設計品質は，提供する食事の目標となる品質である。設計品質の根拠は栄養管理計画，食

製造物責任法，PL 法：平成 29 年 6 月 2 日法律第 45 号

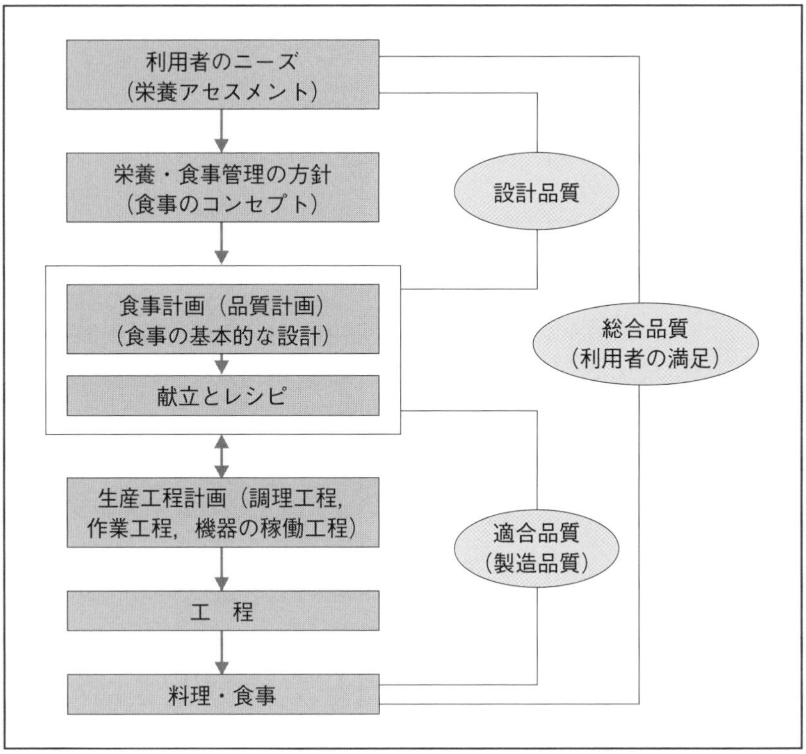

図4.3 食事サービスにおける品質

資料）石田裕美：品質管理と評価，給食マネジメント論 / 鈴木久乃，太田和枝，定司哲夫編，p.229（2014）第一出版より一部改変

事計画と原価・会計管理等であり，品質目標は献立表やレシピ（作業指示書）に明記する。献立には使用食品重量や栄養価，レシピには，具体的な調理方法，使用食器・盛りつけ例，予定原価を示す。

不適切な給与栄養量の設定や献立では設計品質が担保されず，総合品質が低下する。利用者に適し，喫食率を高められる目標を設定する。

適合品質

適合品質は，生産された料理の実際の品質で，製造品質とほぼ同義である。設計品質どおりに製造できたか，適合性を評価する。給食では，献立やレシピの基準を満たす生産ができたかが問われ，生産管理が重要となる。適合品質を高めるために，作業の標準化・平準化や従業員の技術向上を行う。

総合品質

総合品質は，利用者の視点から見た総合的な品質（満足度）である。設計品質と適合品質からなるが，総合品質＝設計品質×適合品質の関係にある。設計品質が低ければ，いかに生産段階でその基準に適合しても高い品質には至らない。また，設計品質が適切であっても，従業員が献立や作業指示を遵守せず，盛りつけ精度にバラツキがあるなど生産技術力が低ければ，栄養管理は困難となる。総合品質を高めるためにも，生産条件に配慮した食事計画が必要となる。

表 4.4 給食における品質管理と品質基準

品質管理項目	管理方法	具体例	品質基準（例）
設計品質	献立作成の標準化	献立作成基準の遵守	料理の栄養・食品量の範囲（小鉢は野菜 50 ～ 70g 使用）
		サイクルメニューの活用	4 週間サイクル，1 シーズン 3 サイクル
		料理の組み合わせの基準化	1 トレイにのせる「主食＋主菜＋副菜＋汁物」の皿数
適合品質	生産工程の標準化	下処理調理の標準化	切さいのサイズ，方法，調味％
		加熱・冷却操作の標準化	調理手順，加熱・冷却時の 1 トレイ重量，個数，温度・時間
		保管方法の標準化	保管方法，保温庫・保冷庫の設定温度
	提供・サービスの標準化	盛りつけ量の遵守，盛りつけ方法の標準化，担当者の固定，均一に盛りつけるための器具の使用	盛りつけ量の周知と，均一に盛りつけるための器具の指示，美しく盛りつけるための手順・方法
総合品質	生産側の品質管理	調理終了時，提供終了時の料理温度測定	温かく提供する料理では 65℃以上
	摂取率の確認	提供量と残菜量から摂取率を把握する	喫食率 80％以上
	利用者からの評価	アンケート調査	「満足」と評価する者が回答者の 70％以上

原表）松月弘恵

2 給食の品質管理と品質保証

◆1　給食の品質管理

給食の品質管理（quality control）とは，設計品質・適合品質・総合品質において，目標とする品質基準を数値で示し，実践度を評価して改善する PDCA サイクルによる改善活動である。**表 4.4** に，給食における品質管理と品質基準を示した。

給食の品質管理の概念は，工業製品の生産管理を参考にして構築されたが，給食と工業製品が異なる点は，季節・気候・品種によって性質（栄養価，水分量，糖度など）が異なる食材料を用いて，日替わりの少量多種類の食事を，機械化が限られた労働集約型の作業で生産することである。そのような制約の中で品質管理を行うためには，作業の標準化を目的としたマニュアル作成と，作業者間の技術力の差を小さくするための教育訓練を行う。

◆2　給食の品質保証

給食の品質保証（quality assurance）とは，利用者の立場に立ち，提供する食事の品質を保証することをいう。食事提供者として食事とサービスの質と提供方法を宣言するものである。提供する料理やサービスの基準を規定し，それを遵守して食事を提供していることの明示により，利用者から信頼を得ると同時に責任も発生する。例えば，ヘルシーランチについて掲示された栄養成分表示（650kcal，食塩相当量 2.8g）を信頼して購入した利用者に対して，提供者は表示に限りなく近い食事を提供しなければならない。現場での品質管理が利用者から見えにくい生産活動であるのに対し，品質保証は，類似の活動ではあるが，利用者側に一歩歩み寄った取り組みであり，利用者にとっては満足と安心を得る手段でもある。

4 栄養・食事管理の評価

経営管理（マネジメント）の評価は，限られた資源を活用して，経営目標の達成度によって行う。給食のトータルシステムは給食経営の理念に従って実施する。栄養・食事管理の評価は，「給食マネジメントシステムの概念図」（p.16，図 1.4）に示すように，利用者の栄養状態，満足度，食行動等と給食システムの運用成果を総合的に判断して行う。給食システムの運用成果は，人・物・金等の資源を効果的・効率的に活用できたかを評価する。

1 利用者の栄養状態の評価

利用者の栄養状態には，身体計測や血液生化学検査から得られた栄養状態のほか，知識や食行動の変容も含まれる。栄養状態の改善には，食行動の変容や知識の増加が必要であり，それらは栄養改善のプロセスと考えられる。

また，特定給食施設は栄養管理報告書を都道府県等に届け出る義務がある。栄養管理報告書の内容の一例としては，食事区分別の 1 日平均食数や食材料費，給食従事者数のほか，利用者の体格，身体活動状況，食物アレルギー，疾病状況の把握（健診結果），生活習慣等の把握状況，衛生管理や危機管理対策，栄養計画等がある（図 4.4）。

◆1 入所施設における栄養・食事管理の評価

病院や介護保険施設などの入所施設では，給食の喫食率と血液生化学検査値や体重変動の関係から給食の効果を判定する。評価は他職種も含めて行う。介護保険施設や老人福祉施設では，改善よりも現状維持を目標とすることにも意義があり，これが栄養ケアが必要とされる理由でもある。

◆2 単一給食の通所施設における栄養・食事管理の評価

デイサービス，学校，保育所などの通所施設では定期的に身体計測を行うため，栄養状態の推移を確認できる。多くは単一献立であるため，給食を教材とした栄養教育や食育の実践が可能であり，食行動変容や知識の増加も評価対象の 1 つとなる。

◆3 食事を自由選択する施設における栄養・食事管理の評価

事業所給食では食堂の利用，料理選択は利用者の自由意思による。栄養管理の目的は健康増進であるため，その評価は，定期健康診断の結果から BMI の正常値を逸脱する者や有所見者の割合の推移を確認し，判断する。給食は，利用者にとって適切な食事提供であるほか，健康教育の場でもあるため，食堂の利用率の向上，栄養バランスの良い料理を選択する者の増加が成果を上げる鍵となる。

2 給食システムの評価

給食システムの運用の評価は，給食のサブシステムの項目に従って行う。栄養・食事管理では，表 4.4（p.73）に示した品質管理項目の品質基準と提供した食事内容を比較する。提供する食事の評価は，施設長や給食責任者が提供前に検食を行い，量や外観の良否や，異常の有無を検食簿に記録する。栄養管理の良否は摂取栄養量で評価するため，喫食状況の把握や残菜調

栄養管理報告書（給食施設）

＿＿＿＿保健所長　殿

施 設 名
所 在 地
管理者名
電話番号

＿＿＿＿年　＿＿＿＿月分

Ⅰ 施設種類	Ⅱ 食事区分別１日平均食数及び食材料費				Ⅲ 給食従事者数				
		食数及び食材料費				施設側（人）		委託先（人）	
		定食（□単一・□選択）	カフェテリア食	その他		常勤	非常勤	常勤	非常勤
1 学校 2 児童福祉施設（保育所以外） 3 社会福祉施設 4 事業所 5 寄宿舎 6 矯正施設 7 自衛隊 8 一般給食センター 9 その他（　　）	朝　食	食（材・売）　円	食	食	管理栄養士				
	昼　食	食（材・売）　円	食	食	栄 養 士				
	夕　食	食（材・売）　円	食	食	調 理 師				
	夜　食	食（材・売）　円	食	食	調理作業員				
	合　計	食（材・売）　円	食	食	そ の 他				
	再　掲	職員食　＿＿＿食	喫食率　＿＿＿%		合　計				

Ⅳ 対象者（利用者）の把握

【年１回以上、施設が把握しているもの】
1 対象者（利用者）数の把握　：□有　□無
2 身長の把握　：□有　□無
3 体重の把握　：□有　□無
4 BMI などによる体格の把握
　：□有（肥満　%　やせ　%）□無
5 身体活動状況の把握　：□有　□無
6 食物アレルギーの把握　：□有　□無
　（健康診断・既往歴含む）
7 食物アレルギーへの対応
　：□有（□除去　□代替　□その他（　　））□無
8 疾病状況の把握（健康診断）：□有　□無
9 生活習慣の把握　：□有　□無
　（給食以外の食事状況、運動・飲酒・喫煙習慣等）

【利用者に関する把握・調査】該当に印をつけ頻度を記入する
1 食事の摂取量把握
　□実施している　（□全員　□一部）
　（□毎日　□　回/月　□　回/年）
　□実施していない
2 嗜好・満足度調査　□実施している　□実施していない
3 その他（　　）

Ⅴ 給食の概要

1 給食の位置づけ	□ 利用者の健康づくり　□ 望ましい食習慣の確立　□ 十分な栄養素の摂取 □ 安価での提供　□ 楽しい食事　□ その他（　　）
1－2 健康づくりの一環として給食が機能しているか	□ 十分機能している　□ まだ十分ではない　□ 機能していない　□ わからない
2 給食会議	□ 有（頻度：　回/年）　□ 無
2－2 有の場合	構成委員　□管理者　□管理栄養士・栄養士　□調理師・調理担当者　□給食利用者 □介護・看護担当者　□その他（　　）
3 衛生管理	衛生管理マニュアルの活用　□有　□無 衛生点検表の活用　□有　□無
4 非常時危機管理対策	①食中毒発生時マニュアル　□有　□無 ②災害時マニュアル　□有　□無 ③食品の備蓄　□有　□無 ④他施設との連携　□有　□無
5 健康管理部門と給食部門との連携（事業所のみ記入）	□ 有　□ 無

施設名＿＿＿＿＿＿＿＿

Ⅵ 栄養計画

1 対象別に設定した給与栄養目標量の種類　□ ＿＿種類　□ 作成していない
2 給与栄養目標量の設定対象の食事　□ 朝食　□ 昼食　□ 夕食　□ 夜食　□ おやつ
3 給与栄養目標量の設定日　年　月
4 給与栄養目標量と給与栄養量（最も提供数の多い給食に関して記入）　対象：年齢＿＿歳～＿＿歳　性別：□男　□女　□男女共

	エネルギー (kcal)	たんぱく質 (g)	脂質 (g)	カルシウム (mg)	鉄 (mg)	ビタミン A(μg)(RAE当量)	B1 (mg)	B2 (mg)	C (mg)	食塩相当量 (g)	食物繊維総量 (g)	炭水化物エネルギー比率(%)	脂肪エネルギー比率(%)	たんぱく質エネルギー比率(%)
給与栄養目標量														
給与栄養量（実際）														

5 給与栄養目標量に対する給与栄養量（実際）の内容確認及び評価　□ 実施している（□毎月　□報告月のみ）　□ 実施していない

Ⅶ 栄養・健康情報提供　□有　□無（有の場合は下記にチェック）

□栄養成分表示　□献立表の提供　□卓上メモ
□ポスターの掲示　□給食だより等の配布　□実物展示
□給食時の訪問　□健康に配慮したメニュー提示
□推奨組合せ例の提示　□その他（　　）

Ⅷ 栄養指導　□有　□無（有の場合は下記に記入）

	実施内容	実施数
個別		延　人
		延　人
		延　人
		延　人
集団		回　人
		回　人
		回　人

Ⅸ 課題と評価　□有　□無（有の場合は下記に記入）

（栄養課題）

（栄養課題に対する取組）

（施設の自己評価）

Ⅹ 東京都の栄養関連施策項目（最も提供数の多い給食に対して記入）

（Ⅵ－4の食事について記入）	目標量	提供量
野菜の一人当たりの提供量（□1食□1日）	g	g
果物の一人当たりの提供量（□1食□1日）	g	g

Ⅺ 委託　□有　□無（有の場合は下記に記入）

名称
電話　FAX
委託内容：□献立作成　□発注　□調理　□盛付　□配膳
　□食器洗浄　□その他（　　）
委託契約内容の書類整備：□有　□無

責任者と作成者	
施設側責任者 役職	氏名
作成者 所属	氏名
電話	FAX
職種：□管理栄養士　□栄養士　□調理師　□その他（　　）	

保健所記入欄	
	特定給食施設　・　その他の施設（施設番号　）
	健康増進法第21条による管理栄養士必置指定　□有

図4.4 栄養管理報告書（例）

資料）東京都

査も行う。

給食経営は限られた予算内で行うため，原価管理や損益分岐点分析，財務諸表等を用いて財務評価を行う（p.27「4計数管理」）。給食提供で栄養管理の成果が得られても，赤字経営であれば給食経営の継続が危ぶまれる。また，給食運営の品質は従業員の技量やモチベーションに左右されるため，労働生産性や従業員満足度の評価も不可欠である。

3 総合評価

給食マネジメントの総合評価や提供した製品の総合評価には，利用者の満足度を用いる。「おいしかった」，「食べて良かった」，「また給食を利用したい」という主観的な評価が重要となる。つまり，事前期待と，実際に提供された食事やサービスとの差が，満足もしくは不満となる。給食は外食と異なり，栄養量やコストの制限のある中で運営するため，食事について利用者に十分説明することや，栄養教育の実施が給食の満足度に影響する。利用者の満足度を高めるには，料理とサービスの両面からの戦略が求められる。例えば，社員食堂では，ヘルシーランチを提供するだけでなく，管理栄養士がフロアに立ち，利用者への声かけや，料理の特徴の説明，利用者の質問への対応を行うことも重要である。また，商品やサービスの満足度は価格との相対比較によるものであり，価格が上がれば給食への評価が厳しくなる。改善のヒントを求めて，ミールラウンド，喫食者調査や嗜好調査を定期的に行うことは不可欠であり，ニーズ調査はメニュー管理につながる。

給食は栄養管理を目的とするため，栄養量の制限がある。低価格化が進む外食との差別化のためにも，栄養情報の提供，品質保証や健康増進を目的とした料理の提案などを行い，利用者に近づく努力が必要である。また，栄養成分が制限されていても，一般食に近づける調理技術や提供方法の工夫も求められる。より良い栄養・食事管理を行うために，PDCAサイクルを循環させ，継続した改善活動を行う。

参考文献

・日本給食経営管理学会監修：給食経営管理用語辞典，第3版（2020）第一出版
・厚生労働省：社会保障制度改革の全体像，https://www.mhlw.go.jp/seisakunitsuite/bunya/hokabunya/shakaihoshou/dl/260328_01.pdf

第5章
メニュー管理

三好恵子

給食マネジメントの柱であるメニュー管理を理解する。そのために，栄養管理，生産管理，品質管理および経営管理からメニューの機能を理解し，それらを踏まえたメニュープランニングのプロセスを学ぶ。

本章の Key Words

給食マネジメント，給食メニューの条件，メニューのマーチャンダイジング，栄養管理，メニューの種類，栄養・食事計画，運営計画，献立作成基準，献立表の種類と機能，作業指示書，品質基準，メニューの標準化，献立作成の合理化，顧客満足度，売り上げ分析，栄養・食事管理，品質管理

1 給食におけるメニュー

1 給食におけるメニューとは

「献立」と「メニュー」

献立は料理の組み合わせや順序のことをいい，献立を書き表したものを献立表という。一方，献立をメニューということも多い。メニューは，献立をいうことも献立表をいうことも単品の料理をいうこともある。レストランのような一般的な外食施設において，提供する料理のリストから顧客が食べたいものを注文する。これを「献立表から選んで」注文するとしても,「メニューから選んで」としても,意味としては同義と考えてよい。組み合わせの決まったものも，複数の料理のリストも献立であり，メニューでもある。献立とメニューの用語の使い分けは定まってはいない。

メニュープランニングと献立計画・献立作成，メニューマネジメントと献立管理などの用語も，使い分けがされてはいない。複数の料理から自由な組み合わせで選択できるカフェテリア形式で食事を提供している事業所給食では，メニューと呼ぶ傾向が高い。ヘルシーメニュー，イベントメニューなどは，呼称として多くの給食施設で定着しているといえる。

本章では，基本的に「メニュー」として進めるが，従来から「献立」を使用している場合については,「献立」の用語を併用する。

給食では，施設の種類，利用者の特性，供食形態により，メニューを構成する料理の区分や種類数，形態が異なる。特定給食施設とは，特定の利用者に継続的に食事を提供する施設であり，栄養管理を目的としているところに大きな特徴がある。したがって，特定給食施設のメニューは，利用者の諸条件として，栄養状態，身体状況，生活習慣を勘案し，健康状態・栄養状態を良好にする内容であること，食べることを通して自主的に正しい食習慣を定着させるための情報伝達ツールとしての機能をもっていることが求められる。

さらに,「継続的に」とあるように，長期間繰り返される食事として変化に富んだものであること，利用者の嗜好に合った品質であることが求められる。こうした給食メニューの条件とともに，給食施設の経営資源を最大限に活用して調理・提供できるものでなくてはならない(表5.1)。

表5.1 給食メニューの条件

〈利用者側からの視点〉
- おいしい，嗜好に合っている，食べたい
- 価格が安い（内容に照らして妥当な価格）
- 栄養のバランスがとれている，健康に良い，安心・安全
- 楽しさ，ちょっとした意外性・目新しさ，変化に富んでいる

〈提供者側からの視点〉
- 適切な栄養量
- 適切なコスト（食材料費等）
- 施設の条件（施設・設備，調理従事者の技術・人数）で提供できる
- 作業に無理がなく，安定した品質で提供でき，標準化されている
- 利用者に喜んでもらえる
- 栄養・健康教育の媒体としてのメッセージ性がある

原表）三好恵子

2 給食メニューの機能

給食におけるメニューは，給食運営の柱または設計図ともいわれ，特定給食施設の栄養管理の目標を達成するための食事内容を表現したものである。紙に書き表したメニューを調理して具体的な食事として提供することで，栄養管理を具体的に推し進めることができる。そのためには，生産のプロセスを経なければならない。メニューが給食運営の柱といえる理由である。

給食のメニューを決定的に特徴づけるものは，利用者が「誰か」である。乳幼児，学童期の児童，成長期の青少年，成年，といったライフステージ別だけでなく，健康人なのか，傷病者なのか，さらに利用者が属する施設での食事の位置づけが，福祉，生活の一部，教育の一環，福利厚生，治療の一環なのか等である。それぞれの給食施設において，こうした条件に適応したメニューが考案され，食事として提供されている（p.51，第３章 情報管理）。条件により，メニューを構成する料理の質・量が異なる。例えば，保育所での幼児食と事業所の給食では，料理の種類や調理法，使用食材料の種類，味付け，硬さや大きさ，ボリューム等が異なる。たとえ同じ名称の料理であっても，メニューの内容が異なることは容易に想像できるであろう。

さらに，メニューの内容は，調理設備や生産としての調理作業などの給食運営全体に影響する。視点を変えると，給食の運営条件がメニューの内容や構成を制限しているともいえる。給食運営のシステムとメニューは互いに条件でもあり，制約ともなる。

給食運営の条件と，それに伴うメニューの特徴を 表 5.2 に整理した。

2 メニューのマーチャンダイジング

マーチャンダイジングとは，マーケティング用語である。マーケティングの目的は，顧客のニーズ・ウォンツを満たす製品づくりと，その製品が売れる仕組みを構築することである。経済活動は，製品やサービスなど有形・無形によらず，企業がつくり出したものを，顧客が購買することで循環していく。マーチャンダイジングは商品化計画ともいわれ，顧客に製品を購買してもらうために製品の企画・開発や調達，商品構成の決定，価格設定，販売方法やサービス方法の立案などを戦略的に行う活動を指す。給食に当てはめると，栄養管理の目標達成を前提条件として，利用者のニーズ・ウォンツを探り，それに基づいてメニューを開発・作成し，メニューの構成を考え，調理数，価格，調理方法，サービス方法を決定し，販売促進等により売上向上を図るということになる。

食べる・食べないの選択の自由がない保育所給食や学校給食ではなじまない概念であるが，事業所給食では，利用者は自由な選択行動をとることができる。複数の種類のメニューを提供している施設では，食べるか食べないかのみならず，利用者の自由な意思により料理が選択されるため，メニューの内容や構成により食数の変動は避けられない。また，利用者が納得できる金額で期待する品質およびサービスの食事が提供されなければ，不満足が生じ，利用率の低下につながる。中でも，利用者のニーズに合ったメニューの提供は重要な課題となる。

1 利用者の条件

栄養管理を目的とする特定給食施設のメニュープランニングにおいて，栄養管理計画のための栄養アセスメントとして，利用者の性，年齢，身体状況，生活習慣の把握が必要である。一

表 5.2 給食運営の条件とメニューの特徴

給食運営の条件		メニューの特徴
提供方法	定食方式	単一定食・複数定食など。多くの利用者が満足できる内容
	カフェテリア方式	規模・食数等などにより料理数は異なる。主菜，副菜，麺，丼，セット食など，複数の料理を自由に組み合わせることができる。メニューの構成は，利用者の多様なニーズに応えるようにする。サービスレーンは利用者の動線と提供料理の種類を考慮してサービスする場所を決める
	弁当方式	弁当箱に収まる形状，色彩，調和のとれた味・香り，分量。盛りつけ・提供時の温度を考慮し，冷めても味の落ちない料理，衛生的に安全な料理。イベントとして提供することもある（松花堂弁当等）
サービス方法	セルフサービス	定食方式・カフェテリア方式いずれのメニューの提供も可能。個人対応には利用者と提供者の情報交換が重要
	フルサービス	病院，高齢者施設などでは，治療食や介護食など，個人対応の食事内容が多種多様となる。誤配膳防止のため，配食・配膳は食札をもとに行われる
利用者の特徴	年齢，性，身体活動レベル，摂食・嚥下機能，疾病・アレルギーの有無	栄養管理の課題を，栄養・食事計画に組み込み，メニューとして表現する
給食費	制度や，設置者・利用者の負担割合により，利用者が支払う給食費が異なる。利用者にとっての妥当な支払い金額	食材料費の範囲，さらに，原価管理による食材料費の低減が食事内容に反映される
施設・設備	調理機器	調理機器の種類と能力が，一定時間で調理・提供できる料理の種類や調理法と量（食数）に影響する
	配食・配膳用設備	中央配膳の場合は，配膳車の構造やトレイと食器の形態に合わせた料理の組み合わせ。学校給食の食缶配食では料理数，食缶の形状・数量，児童生徒が盛りつけやすい料理など
	食堂の有無	調理と提供場所の関係，調理と配食・配膳をどこでどの程度行うか，サービス方法等がメニューの構成に関係する

原表）三好恵子

方，売れるメニュープランニングの際に把握すべき利用者の条件は，利用者を取りまく食環境，ニーズなどであり，ニーズはメニューの条件（p.78，**表 5.1**）として提供者の視点とは重なる。

2 メニュー開発

給食の特徴として，毎日繰り返し提供されることから，変化に乏しいと利用者に飽きられ，利用率や喫食量の低下につながりかねない。利用者の満足度向上のためには，料理の品質向上とともに，魅力ある，変化に富んだメニューの提供が重要である。

そのため，給食におけるメニュー開発は，メニュー作成の責任者や担当者にとって，定期的に行わなければならない重要な業務である。メニュー開発というと，新規メニューやイベントメニューの作成に重点が置かれる傾向があるが，通常のメニューであっても，食材料の種類や重量，調味料や香辛料，調味濃度，下処理方法，調理の仕上がりなどに改善の必要がある料理

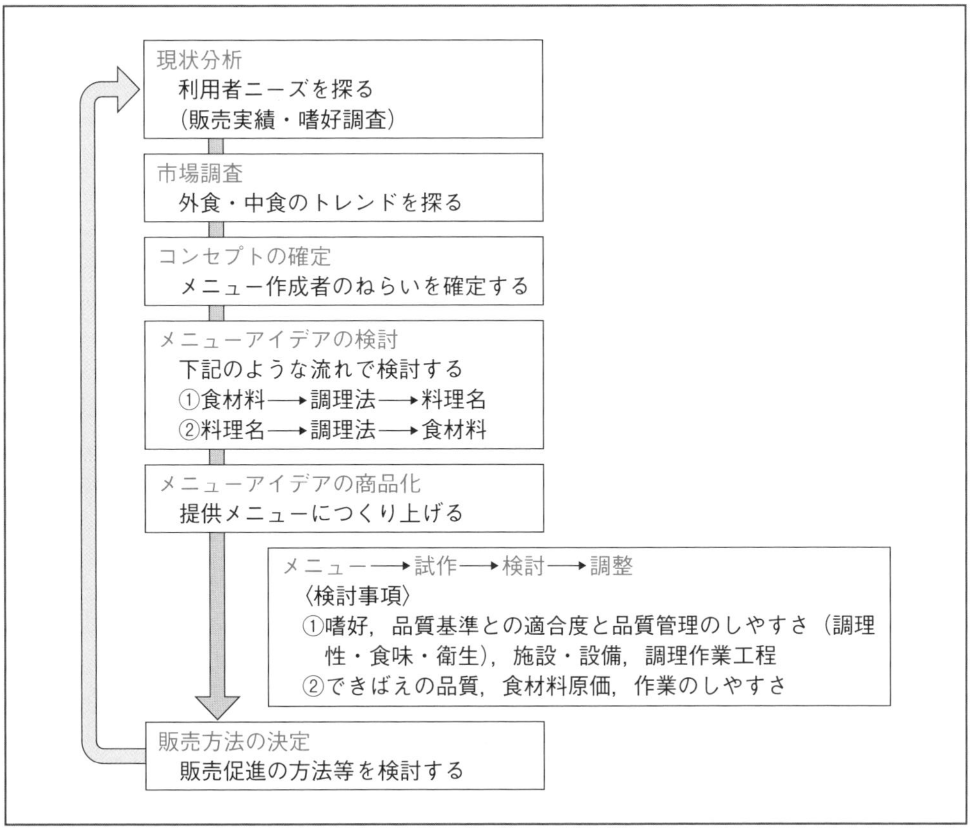

図 5.1 メニュー開発の手順
原図）三好恵子

は修正を行う。

❶ メニュー開発の種類

メニュー開発の種類には，従来から提供しているメニューの要素（食材料，調味等）の組み替え・レシピの調整，新規メニュー作成がある。料理単品，献立としての料理の組み合わせや提供の方法の検討も含まれる。レシピの調整の中には，真空調理，クックチルのように調理方法変更によるものもある。

❷ メニューの種類

メニューの種類には，レギュラーメニュー，イベント・フェアメニュー，季節限定メニュー，おすすめメニュー，新しい食材料を使用したメニュー，人気レストランとのコラボメニューなどがある。

❸ メニュー開発の手順

図 5.1 に示したように，メニュー開発は現状分析から始め，販売実績や嗜好調査などから利用者のニーズを探る。新規メニューなどは，話題のレストランなど，外食業界のトレンドなどを探ることも効果的である。給食提供者（メニュー作成者）のメニューに込めた思いをコンセプトとして確定する。メニューアイデアとしては，食材料からつくりこむ場合と，料理名からつくりこむ場合がある。新規メニューの料理名は，メニュー作成者がつける。どのような料理かがわかるように食材料と調理法を組み合わせたものが一般的であるが，食べ

表5.3 イベントメニューの種類

イベント	内容例	メニューの特徴
季節	春夏秋冬	旬の食材料を使って季節感を演出，キャンペーンと関連させて提供
祭・年間行事	節分，花見，七夕，土用，中秋の名月，紅葉狩り，ハロウィン，クリスマス	行事にまつわる伝統的料理，創作料理
組織内の行事	入社（学）式，創立記念日	慶事をイメージした料理，バイキング等
キャンペーン	郷土食，世界の料理，有名店とのコラボレーション，期間の重点キャンペーン	例：地産地消，日本全国郷土食フェアメニュー，世界各国フェアメニュー，メタボ対策メニュー

原表）三好恵子

る意欲につながるアピール点を付した料理名をつけることも多い。さらに，施設の条件として，調理施設，食材料原価，調理従事者の技術，調理時間を検討し，提供可能なメニューとする。提供可能なものとするためには，使用食材料の調整，調理方法の工夫を行うなど，メニュー作成者の力量が問われる。試作・試食を行い，実際に提供可能なメニューにつくり上げていく。新規メニューやイベントメニューの場合は，同時に販売促進の方法についても検討する（表5.3）。

3 メニューの販売促進；イベントメニューの提供

販売促進は，利用者の給食の利用率を高めるための活動であり，イベントメニューの提供は，利用者にとっての給食の利用動機につながる要因となる。その場合，メニューの提供だけでなく，食堂内（エントランス等を含む）で行うポスターの掲示やパンフレットの配布，イントラネットを使った情報提供などと併せて行う。

イベントメニューの実施は，利用者にとって通常のメニューにはない魅力的品質をもったものとして受け入れられる。また，行事食の提供は給食が食文化伝承のために果たす役割としても意義がある。提供者にとっては，通常のメニューでは提供できないサービスの付加により，利用者の満足度を高め，イベント実施時以外の給食利用率を高めるねらいもある。

イベントメニューは多くの場合，通常のメニューと比べて食材料費や手間をかける場合が多いが，原価管理の面からも，イベントメニューの実施は綿密な年間計画を立て，効果的に実施することが必要である。

4 販売価格の設定

給食の原価管理は，どのような給食施設にも必要である。しかし，利用者が支払う給食費については，給食施設の種類により給食の位置づけが異なるため，何を負担するのかが異なる（p.12，表1.8）。

販売価格を設定しなければならないのは，主に事業所給食である。事業所給食の多くは，企業と給食会社の委託契約により給食が運営されている。給食内容は契約内容に盛り込まれ，双方の費用負担の仕方により販売価格も異なってくる。販売価格は大枠として契約内容により決められており，販売価格の大きな変更については両者の協議が必要である。

販売価格の設定には原価が関係し，原価率や食材料費の上限を決める方法や，あらかじめ設定した利益率や利益高を確保する方法などがある。原価率はメニューの魅力につながるため，食材料の品質の検討が不十分な原価率の引き下げは利用率の低下を招きかねない。対策として，品質の良い食材料をできるだけ安く購入する食材料管理が重要になる。メニュー作成は日々繰り返し行うことであるため，食材料の種類ごとの単価や変動，料理ごとの単価や原価率などを日々把握し，許容範囲を超えた場合の代替食品の対応なども，メニュー管理のひとつとして取り組む。

販売価格の設定時に考慮すべきことには，食材料原価だけでなく，売れ残りによる食品ロスがある。利用者数の変動は，どのような給食施設でも起こり得る。見込み食数で調理したものが喫食されなければ食品ロスになり，原価率引き上げの原因になる。病院や施設では食種変更など，避けられないものもある。原価率のコントロールは，それらも勘案して行う必要がある。

3 給食におけるメニュー管理の展開

1 メニュープランニングの実際

◆1 栄養・食事計画

栄養計画では，利用者の身体状況，栄養状態等に適した食事を提供するために，利用者の栄養アセスメントを行い，その上で到達目標を定め，食事で提供するエネルギーおよび栄養素量を設定する。エネルギーおよび栄養素量設定に当たっては，「日本人の食事摂取基準」を適宜活用する。利用者は集団であるが，抱えている栄養管理上の課題によっては，個人対応になる。また，健康な集団であっても個人差のある集団であることを考慮し，給食の中でその幅にどのように対応するかを検討する（p.65，第 4 章 栄養・食事管理）。

さらに，食事計画では，栄養計画により設定された給与栄養目標量を，どのような食事として提供するかの計画を，栄養補給方法や食種別に立案する。

◆2 運営計画

給食で提供する食事は，給食施設の運営計画に基づいて献立が作成され，調理・提供される（表 5.4）。運営計画では施設の特性や環境，利用者の特性を把握し，それに基づいた計画の立案が必要である。

◆3 献立作成基準

献立の作成に当たり，栄養補給計画で設定された給与栄養目標量を食事として提供するため，献立作成の具体的な目標となる献立作成基準が必要である。

表 5.5 に，定食方式（セットメニュー方式）を例に，献立作成基準の作成手順を示した（表 5.6，表 5.7 も参照のこと）。特定給食施設では，特定の利用者が継続して給食を喫食する。したがって献立作成基準も，ある期間の中でどのような料理を提供するかを設定することになる。また，同時に食品の使用計画を立てる。これは食品構成の基礎資料となる（表 5.7）。

カフェテリア形式の給食施設では，メニューの区分ごとに様式や主材料，調理法などを考慮するが，セットメニューを提供している場合，その献立作成基準は定食に準じればよい。そうでない場合は，適切なメニューの組み合わせを情報として提供できる内容とする必要がある。

表 5.4 給食施設の運営計画

運営計画のための基礎情報	運営計画
・関連法規 ・設置者の給食に対する理念・給食の位置づけ ・施設の業務内容・労働条件（事業所給食の場合） ・利用者の給食に対する期待 ・利用者の特性（身体状況，栄養状態，生活習慣，嗜好等） ・給食施設の条件（調理室・食堂の施設・設備） ・施設の立地条件（周辺の飲食店の状況） ・食材料の入手経路 ・IT 環境	・経営形態（直営・委託） ・給与栄養目標量の設定 ・供食形態（定食方式・カフェテリア方式） ・食事回数（1 回，2 回，3 回，間食，残業食） ・食事単価，原価の設定 ・喫食数（利用者数，食数の変動） ・販売品目，メニュー構成 ・喫食時間 ・食堂の条件（サービスエリアのレイアウト，利用者の動線，座席数，座席回転率，食事以外の利用） ・給食システム

資料）太田和枝，平澤マキ：経営管理，給食管理 / 鈴木久乃，太田和枝，殿塚婦美子編（2012）第一出版より作成

表 5.5 献立作成基準の立案（定食方式の場合）

項　目	概　要
①献立の構成の決定（表 5.6）	一汁二菜，一汁三菜等，献立を構成する料理の柱を設定する。料理の特性や，調和，変化を考慮すると，主食が主菜を兼ねた料理を組み込む場合もある。こうした変則的な献立であっても，基本的な構成に当てはめて扱う。3 食給食の場合は，朝・昼・夕の 1 食ごとに設定する必要がある
②主食の種類・調理法，提供量の設定（表 5.7）	日本食は米飯を中心とした献立に特徴がある。米飯を中心とし，利用者の嗜好を考慮に入れ，期間中の麺，パンなどの出現回数を設定する。主食は，料理の種類により主菜を兼ねることがあるため，変化に富んだ献立となるよう，主菜との調整の中で検討する。提供量については，栄養補給計画の中で設定された給与エネルギー目標量に対して，穀物で給与するエネルギーの割合が目安になるが，利用者によって習慣的な摂取量があるため，両者を照らし合わせて決定する
③主菜の主材料の種類と使用量，調理法の決定（表 5.7）	主菜となる，たんぱく質を多く含む食品の種類（魚介類，肉類，卵，豆・豆製品）の使用量の目安，使用頻度を決める。頻度は，栄養的特性や嗜好を考慮する。食品の規格（薄切り・角切り・切り身・挽き肉・加工品）や，様式，調理法などを設定することもある。ただし，主材料・調理法・様式の組み合わせを決めてしまうと，料理が限定され変化をつけにくくなることもあるので，期間の中で様式と調理法の重なりを確認して調整するほうが現実的である
④副菜の主材料の種類と使用量の決定（表 5.7）	副菜に使用される食材料は，野菜類，いも類のほか，海藻，豆・豆製品，卵などである。これらの食品を期間内に一定量摂取できるような献立計画が必要である
⑤献立の様式の検討	和・洋・中・その他など，期間献立としての変化をつける。給与栄養量にも特徴があるため，期間の中で調整する（洋風献立の場合，主食をパンとすると，食塩相当量が多くなり炭水化物エネルギー比が低くなる傾向がある。油脂を使った料理が重なった場合，脂質エネルギー比が高く，献立全体のエネルギーも高くなりやすい）。献立を特徴づける主菜料理の様式を考慮し，主菜に合うように副菜や汁物を組み合わせていく
⑥給与栄養量，食材料の使用量の範囲の検討	期間の中で，献立を構成する料理の種類や，様式，調理法，使用する食材料の種類や使用量を設定するが，1 日・期間での許容範囲のおおよその幅を決めておくことが，栄養管理上望ましい

原表）三好恵子

表 5.6 単一定食の献立計画表（例）

	主食の種類	主菜				副菜			
		主材料	様式	調理法	料理名	主材料	様式	調理法	料理名
1									
2									
3									
4									
5									

料理名を記入したら，主材料・様式・調理法を記入し，期間での重なりを確認する。
原表）三好恵子

表 5.7 食品の使用計画：15 日間（短期大学給食管理実習の例）

食品群		15 日間の出現頻度（回）	1 回の使用量（g）
穀類	飯	12	米 85
	パン	3	80
肉	主菜	5	50 ～ 70
魚	主菜	4	70
卵	主菜	3	80
	副菜	1	15
	汁物	1	20
乳・乳製品	主菜	1	40
	副菜	1	30
	デザート	3	40

食品群		15 日間の出現頻度（回）	1 回の使用量（g）
野菜	副菜・付け合わせ，主菜の副材料	毎回	150 ～ 200（緑黄色野菜 1/3）
豆・豆製品	主菜	3	40 ～ 150
	汁物	2	20
いも	副菜（一品料理）	1	100
	汁物，付け合わせ	1	40
果物	生	6	50 ～ 100
	缶・その他	5	20 ～ 60
海藻	副菜（一品料理）	15 日間使用量：15g*	

注）*わかめ，ひじき，デザートの凝固剤等
資料）女子栄養大学短期大学部

1 日に提供されるメニュー構成やメニュー数を献立作成基準として設定する（p.88, 表 5.10）。

◆ 4　食品構成の作成

食品構成は，1 食あるいは 1 日当たりの食事を構成する使用食材料の目標量を，食品群別の平均使用量として示したものである。食品構成は，献立作成基準（表 5.5）を食品群別の使用量（数値）で表したものと考えることができる。

栄養補給計画から実際の献立を作成する際，給与栄養目標量から直接，献立に変換することは，献立作成熟練者においても容易ではない。献立作成ソフトを使用するとしても，献立の構成や献立作成の条件が十分に検討されたものでなければならない。食品構成を用いた献立作成は，栄養管理と経営管理の両面から合理的なことである。以下に，その理由を述べる。食品構

表5.8 食品構成表（女子大学生の昼食の例）

食品群	純使用量(g)	エネルギー(kcal)	たんぱく質(g)	脂質(g)	カルシウム(mg)	鉄(mg)	ビタミン A(μgRAE)	ビタミン B1(mg)	ビタミン B2(mg)	ビタミン C(mg)	食物繊維(g)	食塩相当量(g)
穀類	90	304	7.3	1.6	11	0.8	0	0.09	0.03	0	1.4	0.5
魚介類	20	34	4.0	1.8	5	0.1	3	0.02	0.04	0	0.0	0.1
肉類	20	50	3.5	3.7	1	0.2	5	0.06	0.05	0	0.0	0.0
卵類	20	29	2.4	2.0	10	0.3	29	0.01	0.09	0	0.0	0.1
乳類	35	26	1.4	1.5	47	0.0	16	0.01	0.06	0	0.0	0.0
小　計*		139	11.3	9.0	63	0.6	52	0.10	0.24	0	0.0	0.2
いも類およびでん粉類	40	49	0.5	0.0	7	0.3	0	0.03	0.01	10	0.6	0.0
豆類	35	45	2.7	3.3	40	0.6	0	0.03	0.01	0	0.2	0.0
野菜類 緑黄色野菜類	70	33	1.3	0.2	18	0.3	159	0.05	0.06	31	2.1	0.0
野菜類 その他の野菜類	100	26	1.1	0.2	25	0.3	9	0.04	0.03	17	1.9	0.1
果実類	60	27	0.4	0.1	7	0.1	7	0.02	0.01	9	0.5	0.0
きのこ類	5	1	0.1	0.0	0	0.0	0	0.01	0.01	0	0.2	0.0
藻類	5	6	0.5	0.1	49	1.3	10	0.02	0.03	0	1.9	0.4
小　計		187	6.6	3.9	146	2.9	185	0.20	0.16	67	7.4	0.5
合　計		630	25.2	14.5	220	4.3	237	0.39	0.43	67	8.8	1.2
砂糖および甘味類	5	19	0.0	0.0	0	0.0	0	0.00	0.00	0	0.0	0.0
油脂類	5	45	0.0	4.9	0	0.0	0	0.00	0.00	0	0.0	0.0
調味料・嗜好品												
小　計		64	0.0	4.9	0	0.0	0	0.00	0.00	0	0.0	0.0
総　計		694	25.2	19.4	220	4.3	237	0.39	0.43	67	8.8	1.2
給与栄養目標量		680	26.8	18.9	228	3.7	228	0.37	0.41	35	6.3	2.5

この食品構成表の栄養比率は
たんぱく質エネルギー比　15%　　脂質エネルギー比　25%　　炭水化物エネルギー比　60%
動物性たんぱく質比　45%　　穀類エネルギー比　44%

注）*動物性食品（魚介類，肉類，卵類，乳類）の小計
資料）殿塚婦美子，三好恵子編著：改訂給食運営管理実習ー学内編，p.93（2010）建帛社より作成，一部改変

成は，献立を構成する料理，料理を構成する食材料の使用量，さらに所定の期間内の食材料の種類と使用頻度が検討されているため，食品構成に沿って献立作成を行えば，変化に富み，量的にも無理のない献立作成が速やかに行える。また，食品構成に基づいて献立作成を行えば，栄養補給計画に対して給与栄養量が大きく逸脱することは少ない。食品群別に原価の把握をすることで栄養管理を目的とした給食施設において効果的な原価管理が行える。

食品構成の要件は以下のようになる。

- 食品群の種類は，献立作成に活用しやすい食品分類であること。
- 一定期間の献立の平均給与栄養量が，栄養計画の目標に対して適正範囲内になるような食品群別使用量であること。
- 献立計画，献立作成基準に即し，現実的で無理のないこと（献立作成時に考慮すべき施設・設備，食材料原価，調理従事者の質・量等の条件に合っているか）。

食品構成の例として，女子大学生を対象とした単一定食（昼食）の食品構成（表5.8）と，

表 5.9 献立表の種類と使用目的

種　類	記載内容	使用目的
栄養計算用献立表	食品名，使用量（1 人分）	栄養計画との照合，評価
食材料発注用献立表	食種，食数，料理名，食品名，食品の規格，純使用量（正味重量）・使用量（1 人分・仕込み食数分），購入先	食材料管理
作業指示書	料理名，食品名，使用量（1 人分・仕込み食数分），調味濃度，調理操作の順序や要点	品質管理，生産管理
利用者向け献立表 （学校給食・病院・高齢者施設・事業所等の掲示用，配布用期間献立表）	料理名，食品名，使用量（1 人分），栄養量，販売価格，アレルギー表示，栄養情報，メニューのコンセプト	栄養教育，リスク管理，販売促進

原表）二好恵子

以下に食品構成作成の概略を示す。

・主食の種類と食材料の使用量および穀物エネルギー比から穀類の使用量を決定する。
・たんぱく質の目標量，動物性たんぱく質比を考慮し，主菜の主材料の種類として，魚介類，肉類，卵類，豆類の 1 回の使用量と使用頻度から使用量を決定する。
・乳類，いも類，野菜類，果実類，きのこ類，藻類などは，計画的に献立に組み入れなければ給与栄養量に不足が生じる。食材料原価，作業量の点からも無理のないように検討する。料理別（主菜，副菜，汁物，デザート）での使用頻度，使用量から，それぞれの食品群の使用量を決定する。
・調味料類，油脂類，砂糖類は，過去の実績を参考に使用量を決定する。
・食品構成による給与エネルギーおよび栄養素量，栄養比率は食品群別荷重平均成分表で確認する。

食品構成使用の際の留意点としては，同じ食品群であっても食品によってエネルギーや栄養素量が異なることがあげられる。厳密な栄養管理が求められる場合に限らず，個々の食品の使用量から給与栄養量を計算し，給与栄養目標量の範囲内であるかを確認する必要がある。

2 献立の作成

献立表の種類と使用目的を 表 5.9 ，事業所給食の献立表の例を 表 5.10 に示す。

◆ 1　献立表の種類と機能

❶ 献立表の記載内容

料理名，食材料名，食材料の重量，給与栄養量，販売価格，作業指示，コメントなどを記載する。献立表の使用目的として，給与栄養量の確認，食数の確定，食材料の発注，現場での調理，利用者への情報提供など，必要な記載内容が異なる。

❷ 献立表の単位・期間

献立表は，1 人分の献立を基本として，使用目的により，単位が 1 食分，食数分，期間が 1 日分，1 週間分，1 か月分など，記載内容が異なる。食種として一般治療食から特別治療食までの展開を記載したもの，カフェテリア給食のように，1 日に提供される料理のすべて

表 5.10 事業所給食献立例（カフェテリアの献立計画）

メニューの基本構成		1週間のメニュー例					備　考
区　分	メニュー数	月	火	水	木	金	
主菜（メインメニュー）	4	ヒラメの香味焼き エビフライ 麻婆豆腐 ビーフシチュー	鮭の照焼き ハンバーグチーズ焼き 鶏肉のクリーム煮 酢豚	豚肉のしょうが焼き 魚のフリッター 家常豆腐 ロールキャベツ	サンマの塩焼き カニコロッケ 鶏塊冷拌 牛肉煮込	鶏肉のから揚げ 魚のムニエル 八宝菜 冷奴	和，洋，中混合 肉・魚，他を組み合わせる
副菜（サブメニュー）	2	魚とわかめの酢の物 精進揚げ	いかの酢味噌和え なすとこんにゃくの田楽	鶏ときゅうりの黄身酢和え かぼちゃそぼろ煮	いんげんのごま和え 肉じゃが	五色なます 煮豆	季節料理を含む
サラダ	1	サラダ（ハム）	サラダ（カニ）	サラダ（ポテト）	サラダ（ミックス）	サラダ（中華風）	日替わり
デザートフルーツ	3	フルーツ プリン フルーツゼリー	フルーツ ヨーグルト ワインゼリー	フルーツ プリン 杏仁豆腐	フルーツ ババロア フルーツコンポート	フルーツ プリン フルーツゼリー	日替わり
軽食	2	カレー(ポーク) ピラフ(チキン)	カレー(ビーフ) ピラフ（カニ）	カレー(チキン) ピラフ(ポーク)	カレー（野菜） ピラフ（エビ）	カレー(チキン) ピラフ（ハム）	具を変える
主食	2	ライス パン	ライス パン	ライス パン	ライス パン	ライス パン	ライス パン
みそ汁	1	みそ汁	みそ汁	みそ汁	みそ汁	みそ汁	具を変える
漬物	1	漬物	漬物	漬物	漬物	漬物	日替わり
和風麺	4	かけ，もり，月見，天ぷらなど					週，季節等で変える
中華麺	2	ラーメン，タンメン，チャーシューメンなど					週，季節等で変える
1日のメニュー数	20～25	1週間のメニュー数　60～70種類					

資料）照井眞紀子：食事計画と献立，給食管理 / 鈴木久乃，太田和枝，殿塚婦美子編，p.89（2012）第一出版を一部改変

を料理の区分別に一覧表として記載したものなどがある。

❸ 栄養管理

栄養・食事計画に基づいて作成された献立が適切であるかを評価するために，1食当たり，1日当たり，一定期間での給与栄養量を情報として記載したものが必要である。

❹ 食材料管理

献立で使用する食材料の管理においては，発注，在庫管理が重要である。食材料管理のための献立表には，食種や料理ごとの食材料の使用量として，廃棄部分を差し引いた正味重量と，それを購入するための使用量を明記し，さらに調理数（仕込み食数）に応じた使用量が

情報として必要になる。メニュープランニングにおける食材料費のコントロールのためには，1料理単位，1食単位，1日単位，一定期間単位での食材料費の把握が必要になる。そのために，献立表に記載した使用食品すべての価格を情報として記入する。これらは食材料管理業務として位置づけられるが，献立作成がそのスタートになる。献立表としては，作業指示書の機能をもったレシピ（下記「⑤作業指示」参照）にこれらの情報を入れ込んだ形で作成することができる。

❺ 作業指示

調理現場において，できあがりの料理の品質をつくり上げるための要点を記載した作業指示書（レシピ）が必要となる。記載内容は，料理名，水やだし，調味料，香辛料を含めた使用食材料の種類と量，調味濃度，切り方や下処理方法，調理操作の順序や要点，サービス方法，料理別使用食器，盛りつけ図などである。

❻ 利用者への栄養情報の提供

給食は，利用者が正しい食習慣を身につけ，より健康的な生活を送るために必要な知識を習得する良い機会である。各施設に応じて各種の媒体を活用するなどにより，利用者等への知識の普及に努めることとされている。

学校給食では，給食は生きた教材といわれており，給食提供と同時に献立表により，利用者に必要な栄養情報を適切に伝えることが求められる。正しい料理名，必要に応じて使用食材料の種類や量を記載する。エネルギー，たんぱく質，脂質，食塩相当量などに加え，アレルギー物質を含む食品（利用者によっては禁止食品）の表示は，最低限必要な基本情報である。食品群や食事バランスガイドなどによる表示も併せて検討する。

◆2　献立作成

献立作成は，献立計画・献立作成基準に従って一定期間ごとに計画的に行う。1ヵ月単位で行う施設が多いが，施設の特性によりそれ以上の期間で作成される場合や，数週間単位で行う場合もある。献立作成は，管理栄養士・栄養士が行うことが基本であるが，調理師と共同で行う施設もある。担当者が数人いて交代で献立作成を行う場合や，決まった担当者が1人で行う場合など，給食施設に配置されている管理栄養士・栄養士の人数や，給食を運営する組織によって，献立が決定するまでの流れが異なる。いずれにおいても，給食運営の中心となる献立内容は，給食運営の責任者の決裁が必要な場合が多い。

献立作成の手順は，献立作成基準・献立計画に従い，1日，1食単位で行い，期間での調整を図る。1献立に関しては，主食，主菜，副菜，汁物の順に決めていくのが一般的であろう。使用食材料，給与栄養量，食材料費，設備，食器，作業量等が許容範囲内であるかを検討し，期間内での調整を行う。期間内での調整は，料理・調理法や使用食材料の重複，給与栄養量の幅と平均，食材料費の幅と平均について検討する。複数献立，カフェテリア方式では，主材料や調理法，様式など，利用者の嗜好や選択傾向を考慮して，提供する料理の組み合わせを検討する。行事食などは，年間計画として，いつ，どのような内容の食事を提供するかの概要を，あらかじめ設定しておく。施設別の献立内容は事例（p.185～，第3部）を参照されたい。

表5.11に献立作成時に必要な料理の情報を示した。これらの情報を基本的な料理特性の知識としてもっていること，また献立作成時に総合的に判断できることが献立作成力となる。また，基本メニューから新メニューへ展開させるためにも，情報を整理しておくことが求められる。

表5.11 献立作成時に必要な料理の情報

・料理名（伝統的な名称，料理の特徴を分かりやすく伝える名称，新規創作メニューの場合は魅力的なネーミング）
・栄養量
・利用者の嗜好への適合度（利用者の年齢，男女比などによる傾向）
・使用食材料と使用量（種類，品数，入手の可能性，効果的な組み合わせ，加工度，保存期間，代替食品，季節）
・調味料の配合割合・濃度
・見ばえ，ボリューム
・調理・提供方法（時間，保管，盛りつけ・サービス要員，サービス機器）
・調理作業（調理システム，調理工程，作業量・所要時間，難易度）
・使用調理機器
・使用食器とのバランス
・食材料原価（率），販売価格

原表）三好恵子

◆3　品質基準の設定と献立作成

給食の品質としては，栄養，衛生以外に分量，調味濃度，硬さ，濃度（とろみや粘り），温度などが重要である。すなわち，利用者がおいしいと感じられる品質，無理なく喫食できる質・量のものである。利用者にとって良い品質の食事を提供するためには，利用者の嗜好や，摂食・嚥下機能を把握して，できるだけ具体的な品質基準（p.70）を設定し，メニューの標準化につなげていく。

◆4　メニューの標準化

メニューの標準化は，生産管理，品質管理，原価管理のために重要である。それは，料理ごとの品質基準に沿ったものをつくり上げるための，作業指示書の機能をもったレシピ作成といえる。手順は，料理の特徴を表現できる食品の種類と組み合わせ，調理方法，利用者に適した分量，見た目，調味濃度，硬さ，濃度（とろみや粘り）などの幅を設定する（設計品質，狙いの品質）。設計品質に対して適合品質が許容範囲に入るよう，食品の使用量や調理操作，加熱温度，調理時間などを確定し，作業指示書として調整していく。品質をつくるのは生産プロセス（調理）であることから，メニューの標準化は，施設ごとの調理条件の中で調理作業の標準化により実現することができる。

◆5　献立作成の合理化

献立作成の合理化として，料理カードの作成などが従来から行われてきた。現在では，コンピュータの導入と給食管理ソフトの開発・導入により，献立作成の合理化が進んでいる。料理がデータベース化され，献立区分別（朝・昼・夕），料理区分別（主食・主菜・副菜・汁物等），調理法別，様式別（和・洋・中），主材料別，食種別の条件を入力しただけでメニューが画面に表示され，料理を組み合わせた献立の作成，料理や食材料の入れ替えなどを簡単に行うことができる。栄養価計算などは瞬時にして結果が示される。しかし，献立作成者が献立の機能や施設の条件を理解していないと給食の運営条件との間に食い違いが生じ，生産工程の無理・無駄につながる可能性がある。

献立作成の合理化の１つとして，サイクルメニューがある。サイクルメニューは，一定期間の料理の組み合わせや献立の順序を決めて繰り返し使用する献立作成の方法である。例えば，

1か月の献立を作成し，3回繰り返して，3か月をひとかたまりとした春夏秋冬の四季の献立とし，季節ごとにメニューの入れ替えを行うなどである。サイクルメニューは，献立作成の合理化につながるばかりでなく，計画的に食材料の在庫管理・発注を行うなど，食材料管理の合理化にも役立つ。さらに，同じ料理の調理作業を一定サイクルで行うため，前回の課題を調整することもできる。サイクルメニューの導入の条件として，メニューの標準化が欠かせない。

カフェテリア方式の給食施設では，料理別の売上数を食数管理のデータとして活用できる。

4 メニュー管理の評価

1 メニューの評価項目

メニューの評価には，利用者からの評価と提供者からの評価がある。利用者の評価には，喫食前の評価と喫食後の評価があり，喫食前の評価は，献立表，サンプルを見たときの外観や，カウンターサービスで盛りつけるタイミングでの評価などになる。重要なのは喫食後の評価で，分量，調味濃度，硬さ，濃度（とろみや粘り），温度，料理の組み合わせ（バランス），総合的おいしさ等，喫食前の評価も含めた総合的な評価として給食の満足度に影響する。

提供者側からのメニューの評価は，実際に提供された食事が設計品質にどの程度適合していたかを評価することになる。その中には，利用者の評価も含まれる。評価により課題が発見されたときにどこに問題があるかを推定できなければ，改善につながらない。献立作成の問題と，調理・提供工程の問題を区別して改善に取り組む必要がある。

評価項目としては，実際の給与栄養量，できあがり重量や調味濃度，硬さや濃度（とろみや粘り），利用者の満足度，作業方法，安全性，食材料コストなどがある。

特定給食施設の栄養管理基準の中に品質管理が位置づけられていることからも，メニューの評価は，栄養管理における評価内容と重なる部分が多い。利用者が継続的に食事をすることにより健康状態が維持されたか，栄養状態の改善が見られたかを評価することは，栄養管理計画が利用者にとって適切であったかを評価することになる。その際，注意しなければならないのは，給与栄養量と利用者の栄養状態や健康状態の結果のみを見るのではなく，作成されたメニューが，メニューどおりに調理され，できた料理が利用者に正しく提供され，摂取されているかを確認しなければ，正しい評価をしていることにはならないということである。利用者にとって，「食べたい・おいしい・好き」なだけでなく，「噛むことができる，飲み込むことができる，おいしく感じられる，食べきれる」といった項目も，良い品質であることが重要である。栄養管理上，全量摂取可能であることが，できあがりの品質の目標である。

2 メニュープランニングの評価

◆1　顧客満足度，売り上げ分析

利用者にとって提供メニューが適切であったかどうかを評価する方法として，嗜好調査，残菜調査などがある。複数の料理を提供している場合は，売上数で利用者のメニューに対する人気の程度を推定することもできる。

アンケート形式で利用者による評価を行うことは，食事提供側にとって知りたい情報を入手できる貴重な方法であるが，簡単な内容のものであっても，関係部署の了解は必ずとっておか

なければならない。事前の計画には，アンケートの内容とともに集計後の報告や活用なども決めておく必要があり，多くの給食施設で安易に取り組むことができない状況である。年間計画として行う給食の満足度調査などに，嗜好調査を含めて実施することが現実的である。

残菜調査は，利用者に負担をかけずに料理の評価ができる方法である。秤量による把握が最も正確であるが，目測でもおおよその評価ができる。ただし，残した理由を把握するためには，アンケートなどによる方法を併用する必要がある。

料理別残菜率の把握方法

- 実測項目：できあがり総重量，欠食等による盛り残し重量，残菜総重量
- 計算値：供食重量＝できあがり総重量－盛り残し重量
- 残菜率の算出：残菜率（％）＝残菜総重量/供食重量× 100

売り上げ分析による評価は，事業所給食のように利用者が変動する施設や，さらにカフェテリアのように料理を自由に組み合わせることができる施設に有効である。売り上げ数の増減にはさまざまな要因が影響するが，その中でメニューの要素は大きい。売り上げ分析をするためには，データの収集が重要である。分析に当たっては，計画として，予定利用者数，料理別仕込数と利用者数に対する割合，結果として，実際の利用者数，料理別売上数と売れ残り数，予定に対する割合，実際の利用者数に対する購入割合，料理の売り切れ時刻などを記録する。これらのデータから利用者の嗜好や購買の傾向などを分析し，顧客満足度のためのメニュー構成の検討やメニューの改善へとつなげる。

◆2　栄養・食事管理，品質管理

実施献立による給与栄養量が，栄養計画の範囲のどれくらいに当たるか，期間としての幅や，バラツキなどについて評価する。利用者の栄養状態・健康状態は，給食利用状況や摂取量，料理選択状況などと照らし合わせて評価する。栄養管理上高リスクの利用者においては，個人の摂取量の把握が重要な意味をもつ。ところが，病院・高齢者施設では，配膳・下膳担当者が管理栄養士・栄養士ではないことが多く，摂取量を正しく把握するためには，配膳・下膳担当者との連携が必要である。摂取量が適切であるにもかかわらず，栄養状態の改善が見られない場合，栄養計画が不適切であることになる。摂取量が著しく低い場合は，食事の品質が利用者に合っていないことになる。いずれにおいても課題の的確な把握とメニュープランニングの修正が必要になる。高リスクの利用者においては，健康状態や食行動の改善が見られないなどの課題が認められた場合，メニュープランニングにとどまらないさまざまな原因が考えられるため，課題改善に関して多職種連携による総合的取り組みが必要である。

第6章
食材料管理

吉野知子

特定給食施設において，栄養計画に基づいた献立を給食として提供するため，献立表に記載された種類と量，品質の食材料を適正価格で購入し，予定した日時に使用できるようにしなければならない。そのために，食材料の流通・開発の動向も勘案し，業者の選定，発注，購入，検収，保管，原価の管理を行う方法を理解する。

本章の Key Words

有機食品，加工食品，トレーサビリティー，CPTPP，安全性，T-T•T，低温流通システム，カミサリーシステム，発注方法，選定条件，随意契約方式，指名競争入札方式，単価契約方式，食品鑑別，保存温度，在庫量調査，純食材料費の算出，ABC 分析

1 食材料管理の概要

1 食材料管理の目的

給食における食材料は，給食の品質，作業工程および給食原価に大きく影響するものである。使用する食材料は，良質で衛生的にも安全であり，料理の種類に適した品質と規格のものでなければならない。食材料の流通・開発の動向を情報として入手し，より良い食材料を適正な価格で購入し，無駄なく適切に使用するための管理が必要となる。予定献立決定から購入計画，発注，納品・検収，保管・出納，調理に至るまで，食材料に関するすべての内容を統制し，円滑に進めることが食材料管理の目的である。

2 給食食材料の条件

給食で使用する食材料は，献立計画に基づいて購入計画を立て，給食施設の条件に合った方法で購入する。給食食材料は次のような条件を考慮する。

①献立に示された食品の種類や形態である。
②料理の種類に適した品質と規格（鮮度，品種，サイズ，形など）である。
③衛生的で安全である。
④適時に適量が確保できる。
⑤大量調理に適した保管と使用ができる。
⑥適正価格である。

3 食材料管理業務の流れ

栄養・食事計画をもとに予定献立表を作成し（献立計画），購入計画，発注，納品・検収，保管・出納，調理の統制を図り，さらに評価を行って改善活動につなげる（図 6.1）。

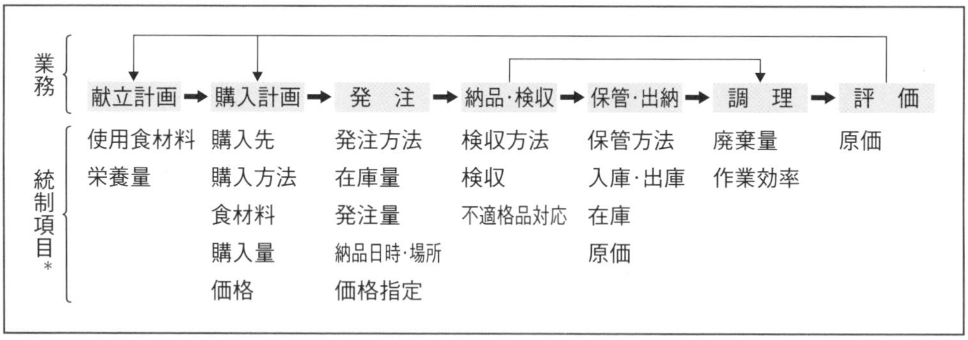

図 6.1 食材料管理業務の流れ

注）*：各業務において，統制を図るべき項目
原図）吉野知子

2 食材料の開発・流通

1 給食食材料の種類

現在，「日本食品標準成分表 2020 年版（八訂）」に収載されている食品数は 2,478 食品に

及ぶ。加工技術の進歩や利用者のニーズの多様化に伴い，新しく開発される食品や新規食材料の輸入などにより，給食食材料の種類はますます増加傾向にある。また，**遺伝子組換え食品**，**アレルギー物質を含む食品**，**食品添加物**，**有機食品**など，食品には，各省庁や各団体による認定・承認・許可などの手がかりとなるさまざまな表示がされているため，食品選択の際には，表示内容を十分理解した上で参考にする。これら膨大な食品の中から，給食に必要な食品を選定，購入し，保管しなければならない。そのためには，食品を特性別に分類し，的確に管理することが重要である。

2 保管条件別食品の種類

給食運営においては，保管条件（保管期間および保管温度）に基づいて食品を分類すると効率的である。給食食材料は，主として生鮮食品，貯蔵食品，冷凍食品に大別される。

❶ 生鮮食品

魚介類，食肉類，牛乳・乳製品，豆腐・豆腐加工品，葉菜類，果物類，パン，生麺などがあげられる。これらの食品は，購入後，速やかに使用しないと品質が低下するため，原則として使用する当日に使い切る量を購入する。即日消費食品とも呼ばれ，それぞれの食品に適した温度で搬入，保管する。

❷ 貯蔵食品

貯蔵食品は，冷蔵庫での短期間保存が可能な短期貯蔵食品と，常温での長期保存が可能な長期貯蔵食品に分けられる。長期貯蔵食品は使用頻度が高く，購入後，一時保管して必要に応じて出庫し使用するため，常備品や在庫食品とも呼ばれる。過剰在庫に注意し，適切な在庫管理を行う。

- 短期貯蔵食品：根菜類，いも類，卵，バター，マヨネーズなど
- 長期貯蔵食品：米などの加工品やその他加工品，豆類，乾物品，缶詰，びん詰，みそ，しょうゆなどの調味料，香辛料，油など

❸ 冷凍食品

食品の品質（風味・食感・色・栄養・衛生状態など）をそのままの状態で長期間保存することを目的として冷凍した食品をいう。素材食品（魚介類，肉類，野菜類，果実類など）と調理食品（魚介・肉製品，卵製品，米飯類，麺類など）がある。−18℃以下で保存される。貯蔵性が高く，価格・品質が安定し，下処理の労力の削減が期待される一方，加工費が加わるため価格が高く，冷凍設備を要し，適切な解凍方法を行わなければ品質に影響する。

遺伝子組換え食品：遺伝子組換えにより，大豆，米，とうもろこし，じゃがいもなどの安価，安定的な供給が可能になる。義務表示の対象となるのは農作物 8 作物，加工食品 33 食品群。安全性の確保のために基準が設けられ，食品安全委員会により科学的に評価されている。

アレルギー物質を含む食品：食物アレルギーの原因となる食品のこと。食品表示法に基づく食品表示基準では 28 品目が規定されている（特定原材料 8 品目，特定原材料に準ずるもの 20 品目）。

食品添加物：食品の製造過程または加工・保存の目的で食品に添加，混和，浸潤などの方法で使用するもの。使用したすべての食品添加物を物質名で食品に表示することが原則であるが，一部例外もある。

有機食品：農薬や化学肥料を使わずに栽培・収穫された農作物，抗生物質や成長ホルモンなどを使わずに飼育・生産された畜産物，それら農産物・畜産物を 95%原料とし食品添加物の使用を極力抑えた加工食品がある。JAS 法により，コーデックスガイドラインに準拠して定められた有機 JAS 規格を満たしていると認定された場合にのみ「有機」表示ができる。

表6.1 食品の加工度による分類

一次加工食品	農・畜産物を直接の原料として，物理的，あるいは微生物学的な処理・加工を行ったもの	精白米，小麦粉，魚・肉類（切り身，干物，挽き肉），冷凍野菜，漬物，缶・びん詰果汁，酒類，みそ，しょうゆ，植物油，**フリーズドライ食品**，**カット野菜**
二次加工食品	一次加工によって製造された業務用製品を，1種または2種以上用いて加工したもの	製パン，製麺，ハム，ソーセージ，ジャム，だしの素，マヨネーズ，ソース，マーガリンなど
三次加工食品	一次・二次加工食品を2種類以上組み合わせて，在来のものとは異なる形に加工したもの	インスタント食品，菓子類，嗜好飲料，冷凍食品，レトルト食品，調理済み食品・半調理済み食品，コピー食品，惣菜類など

原表）吉野知子

3 加工食品別の分類

加工食品は，食品の品質保存性や利便性を考慮して使用されており，加工度によって一次加工食品，二次加工食品，三次加工食品に分類される（表6.1）。

4 流通

流通とは，生産者から消費者までの一連の物の流れをいう。給食で使用する食材料も，流通システムを経て原材料として整えられる。

現状として，給食で使用する食材料は，生産や加工技術の発達，保管技術の発展および輸入の拡大などにより，種類が増加している。生産から加工・物流・販売を経て，消費者に届くまでの履歴の追跡を可能とするトレーサビリティーの取り組みが進められている。今後は**CPTPP**の動向を把握し，輸入品の活用においては食の安全性をいかに確保していくかが課題となる。

食品の品質を劣化させずに保管できる期間と保存温度との間には，食品ごとに一定の関係があり，これを時間-温度・許容限度（T-T・T：time-temperature tolerance）という。流通機構にこのT-T・Tを取り入れたものは低温流通システム（コールドチェーン）と呼ばれ，生鮮食品の生産・輸送・消費の過程で，途切れることなく低温に保ちながら流通する方式である。また，食材料を一括大量購入し，保管，配送までまとめて行う流通システムであるカミサリーシステムでは，合理的かつ効率的な運営が可能となる。

3 食材料の購入管理

1 食材料の購入計画

購入計画とは，いつ，何を，どの業者から，どのような契約方法で購入するか，またその発

フリーズドライ食品：凍結乾燥食品。食品を凍結し，真空条件で水分を昇華させ，乾燥させて製造された食品。熱に弱い食材料の長期保存を目的としている。

カット野菜：廃棄部分を処理し洗浄した後，料理の形態に合わせて切さい（カット）した状態で流通する野菜。原材料を加工するための費用が加算されるため，購入価格は高くなる。

CPTPP：環太平洋パートナーシップに関する包括的および先進的な協定。太平洋をとりまく11ヵ国が集まり，関税の撤廃など，幅広い分野でルールを決め，地域内の経済活動を活発にしようという取り組み。2018年に11カ国が署名した。輸入食品の増加が見込まれることから，輸入食品の適切な監視・指導を徹底するための体制を，より一層強化し，食の安全・安心を守ることが望まれる。

注方法を計画することをいう。適正な食材料を安定して購入するためには，食品の出回り期の把握や価格調査，食品の開発や流通関連の情報を常に収集し活用することが求められる。

2 購入先の選定

品質の高い給食を提供するためには，食材料の購入は信頼できる業者を選定することが重要である。

購入先は，次のような選定条件を考慮して決定する。

①必要な食材料（種類，数量，品質，規格など）の品揃えができる。

②保証された品質で，適正な価格である。

③経営が健全であり，販売実績など社会的信頼が厚い。

④店舗や食材料の取り扱い，従業員の教育など，すべてにおいて衛生管理が徹底されている。

⑤食材料の温度管理に応じた保管設備，配送能力が整備されている。

⑥立地条件が良く，指定した期日・時間に確実に納品できる。

3 契約方法

食材料の購入先との契約方法は，施設の種類や規模，管理体制などを考慮して選定する。

契約方法には次のものがある。

❶ 相見積もり

複数の業者に購入予定の食材料の見積もりを提出させ，比較・検討し適切な業者と契約する。

❷ 随意契約方式

任意に特定の業者を選定して契約する方法。価格変動が大きい生鮮食品などの食材料や，購入量が少量の場合に用いられる。市場などで直接買いつける方法もこれに当たるが，一般的には信頼できる複数の業者を選定し，任意に契約することが多い。常に適正な価格と品質を確保できるように，複数の業者へ交互に発注するなどの配慮が必要である。

❸ 指名競争入札方式

あらかじめ適正と判断した複数の業者を指名し，食材料の品目，規格，購入量，納期などの条件を示した上で，同時に公開入札させる。その中で最も有利な条件を提示した業者と契約する方法をいう。価格変動の少ない常備品・備蓄品など，大量購入する食材料に用いられる。公正ではあるが，多くの時間と手間を要する。業者を指名せずに一般に公告し，不特定多数の参加希望者が入札する一般競争入札方式もある。

❹ 単価契約方式

相見積もりや競争入札により，食材料の品目ごとに単価を事前に決めて契約する方法。

4 発注・検収

1 発注

発注とは，予定献立表に基づいて必要な食材料の量と質を決定し，業者に注文することである。発注量は，各食材料の 1 人当たり純使用量に廃棄量を加算し，予定食数を乗じて算出し，食材料の規格や包装単位などを考慮して決定する。

◆1 廃棄率

廃棄率とは，食材料の調理過程で廃棄される量の原食品に対する割合で，食材料の下処理で取り除く皮，根，芽などの不要な部分（非可食部）の分量を百分率（%）で示す。日本食品標準成分表には標準的な廃棄率が示されている。しかし，給食施設では設備機器や料理によって廃棄率が異なるため，施設での作業方法による廃棄率を把握し設定しておくことが効率的，かつ品質管理の上でも重要である。

◆2 発注量・購入量の算出

・廃棄部分のない食材料の発注量＝1人分の純使用量×予定食数

・廃棄部分のある食材料の発注量＝（1人分の純使用量/可食部率）×100×予定食数

　ただし，可食部率＝100－廃棄率

また，発注係数（倉出し係数）を用いて発注量の計算を簡略にする方法がある。これは可食部率の逆数を求めたものである（表6.2）。

・発注係数（倉出し係数）＝（1/可食部率）×100

・発注量＝1人分の純使用量×発注係数×予定食数

◆3 発注方法

発注は購入計画を立てて計画的に行う。発注の方法として，発注伝票，電話，店頭，ファクシミリ，電子メールなどがある。発注伝票には，必要事項（品名，数量，単位・規格，発注日，納品期日，担当者など）を記入して業者に伝える。電話による発注は簡便な半面，聞き違いなどの注文ミスが起こる可能性があるため注意が必要である。ファクシミリや電子メールは，送信先の不在時でも発注が可能で利便性が高い。

2 検収

検収とは，納品時に納入業者立ち会いのもとで発注伝票と納品伝票，および納品された食材料とを照合し，重量，規格，品質などを確認し受け取ることをいう。食材料の納入に際しては，常温保存可能な貯蔵食品を除き，食肉類，魚介類，野菜類などの生鮮食品は，基本的に1回で使い切る量を調理当日に納入する。

◆1 検収方法

検収担当者は食品の鑑別ができる者（管理栄養士・栄養士，調理責任者など）とする。検収時には，検収の記録簿の検収項目に基づき，納品時刻，生産地の表示内容，賞味期限（消費期限），数量（重量），鮮度，包装，品温（冷蔵・冷凍品の表面温度），害虫・異物混入などの点検・記録を行う。

◆2 検収の留意点

・検収は検収室で行い，納入業者は調理室には立ち入らせない。

表6.2 発注係数（倉出し係数）

可食部率（%）	100	95	90	85	80	75	70	65	60
発注係数	1.00	1.05	1.11	1.18	1.25	1.33	1.43	1.54	1.67

注）発注係数＝（1/可食部率）×100

- 納入された食材料は配送用包装のまま調理室に持ち込まずに，別容器に移し替える。
- 検収時に不適格な食材料があった場合は，返品や交換の依頼，品質相応の価格交渉，代替食材料の準備と献立の変更などの対応を行う。
- 納入された食材料について，納入業者が定期的に実施する微生物および理化学検査の結果を提出させる。

5 保管・在庫管理

1 保管管理

検収された食材料は，種類や適正温度を考慮して使用時まで適切に保管し，品質保持，衛生管理を行う。

食材料の保管方法

食材料の保管条件は温度別に，室温，保冷，冷蔵，氷温，冷凍に分類され，同じ温度区分でも基準が異なると設定温度も異なることがある（表 6.3）。主な食品の保存温度については「大量調理施設衛生管理マニュアル」に規定されている（表 6.4）。また，二次汚染を防ぐため，食品は種類別に保存する。

青果物は食品によって**低温障害**を起こすものもあるため注意が必要である。

2 在庫管理

貯蔵食品の保管庫への入・出庫時の記録簿を食品受払簿（在庫台帳）という。過剰在庫に注意し，**先入れ先出し**を遵守した適切な在庫管理を行う。食品受払簿と実際の在庫量が一致しない場合には，その原因を確認し訂正する。

◆1 食材料保管上の留意点

- 専用の容器に移し替え，食材料の種類別に区分して保管する。
- 収納は，使用頻度，使用量，大きさ，重さなどを考慮し，効率的に出し入れができるよう配置する。
- 検収した食材料は，先入れ先出しに基づき，保管棚の奥に入庫し手前から使用していく。

表 6.3 保管温度区分

室 温	保 冷	冷 蔵	氷 温	冷 凍
20℃前後	10℃± 5℃ 10℃以下※1	10℃以下 3℃以下※2	0℃前後(−3 〜 0℃) 0℃から氷結点までの未凍結温度領域※3	−18℃以下※2,4 −15℃以下※1,5

注）※1 大量調理施設衛生管理マニュアル，※2 厚生労働省：病院，診療所等の業務委託について，※3 氷温協会，※4 日本冷凍食品協会：冷凍食品自主的取扱基準，※5 食品，添加物等の規格基準
資料）日本給食経営管理学会監修：給食経営管理用語辞典，p.63（2020）第一出版

低温障害：低温保管によって起こる褐変，変色，追熟異常，へこみなどの品質の低下をいう。低温障害を起こしやすい食材料に，きゅうり・なす（7〜8℃），ピーマン（6〜8℃），さつまいも（9〜10℃），オレンジ（2〜7℃），バナナ（12〜14.5℃），すいか（4〜5℃）などがある（（ ）内は貯蔵最低温度）。
先入れ先出し：先に入庫した食材料を先に使用する方法。食材料の品質保持のために重要な在庫管理の要素である。

・過不足のないよう，**在庫下限量（値）**，**在庫上限量（値）**の設定など，食材料ごとに的確な出納管理を行う工夫をする。
・保管設備の温度・湿度，換気，防鼠・防虫対策などについて万全に管理する。
・整理・整頓，清掃を行い，常時清潔を保持する。

◆2 在庫量調査（棚卸し）

期間を定めて定期的に，品目別の在庫量を調査することを**棚卸し**といい，一般的には月 1 回，月末に実施する。月末の在庫量を金額に換算して当月の期末在庫金額（翌月の期首在庫金額）とし，原価管理の算定資料とする。

◆3 災害時対応としての備蓄の活用

災害発生時の食料確保の方法として，**ローリングストック**と**ランニングストック**があげられる。

・**ローリングストック**：日常的に備蓄食品を消費し，消費した分を補充して備蓄していく方法。消費しながら備えるため賞味期限が短い食品も備蓄食品として扱うことができる。
・**ランニングストック**：流通在庫備蓄方式。日常的に使用している食品を多めに確保して，賞味期限が近いものから消費し，消費と同時に新しいものを補充する方法。備蓄食品として特別に蓄えなくても，食べ慣れた食品を備蓄食品として活用することができる。

表 6.4 原材料・製品等の保存温度

保存温度	食品名
室温	穀類加工品（小麦粉，デンプン），砂糖，液状油脂，乾燥卵，清涼飲料水（食品衛生法の食品，添加物等の規格基準に規定のあるものについては，当該保存基準に従うこと）
15℃以下	ナッツ類，チョコレート，バター，チーズ，練乳
10℃前後	生鮮果実・野菜
10℃以下	食肉・鯨肉，食肉製品，鯨肉製品，ゆでだこ，生食用かき，魚肉ソーセージ，魚肉ハムおよび特殊包装かまぼこ，固形油脂（ラード，マーガリン，ショートニング，カカオ脂），殻付卵，乳・濃縮乳，脱脂乳，クリーム
8℃以下	液卵
5℃以下	生鮮魚介類（生食用鮮魚介類を含む）
−15℃以下	細切した食肉・鯨肉を凍結したものを容器包装に入れたもの，冷凍食肉製品，冷凍鯨肉製品，冷凍ゆでだこ，生食用冷凍かき，冷凍食品，冷凍魚肉ねり製品
−18℃以下	凍結卵

資料）大量調理施設衛生管理マニュアル（平成 9 年 3 月 24 日衛食第 85 号別添，最終改正：平成 29 年 6 月 16 日生食発 0616 第 1 号）より作成

在庫下限量（値）：発注から納品までの期間に使用する量を目安に設定する。保管棚に掲示しておくと発注の際に役立つ。
在庫上限量（値）：使用量や使用頻度，品質保持期間，保管スペース，価格などから設定する。

6 食材料管理の評価

1 食材料費の評価

食材料費は給食原価の中でも大きな割合を占める。食材料費が効率良く，給食運営に有効に活用されているかを定期的に評価し，次の計画に反映させていくことが重要である。

◆1 純食材料費の算出

期間中の純食材料費（期間食材料原価）は，期首在庫金額（前期からの繰越金）と期間支払金額および期末在庫金額（次期への繰越金）によって算出することができる。予定金額内で実施できたかを確認し，予定金額を超えた場合はその原因を究明し，次期の改善へつなげる。

純食材料費（期間食材料原価）＝期首在庫金額＋期間支払金額－期末在庫金額

◆2 価格の把握

常に適正な価格で購入できているか，価格の動向を把握し比較検討をする。卸売価格や市場情報，小売価格，他施設の購入価格，他業者価格などの動向を知ることも大切である。

◆3 ABC分析

食材料原価の統制を図るための方法として，ABC分析が用いられる（図6.2）。具体的には，重要度の高い食材料を管理するために，食材料の購入金額を上位から並べ，累積比率を求め，Aグループ（0～75％），Bグループ（75～95％），Cグループ（95～100％）などと分類

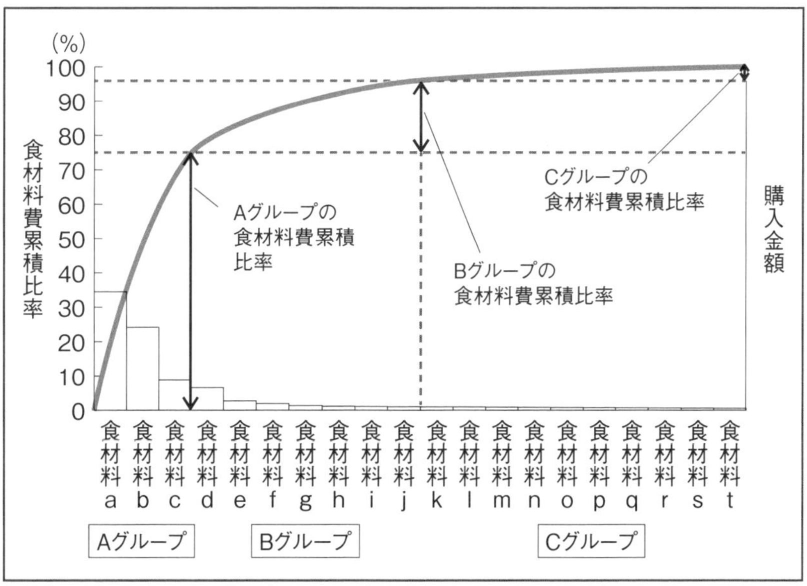

図6.2 食材料費のABC分析

注）ABC分析による購入計画の検討手順
①一定期間内の使用食材料をリストアップし，総食材料使用金額に占める割合（食材料費占有比率）を算出する
②X軸に食材料費占有比率の高い順に食材料を並べ，Y軸を食材料費累積比率としてグラフを描く
③累積比率0～75（もしくは70）％までに該当する食材料をAグループ，それを超えて95％までの食材料をBグループ，そのほかの食材料をCグループに分類する

資料）三好恵子，山部秀子，平澤マキ編著：テキストブックシリーズ給食経営管理論，p.114，115（2019）第一出版より作成

する（各グループの範囲は，施設の状況にあわせて決定する）。

Aグループの特徴は，使用頻度が高く1回の使用量も比較的多いことであり，その結果，使用金額が高くなり，食材料原価への影響が大きくなる。このAグループを重点的に管理することにより，食材料費の削減につながる。ABC分析は食材料の原価分析のほかに，メニュー分析や部門別・料理別売上高分析などにも用いられる。

2 管理方法の評価

食材料管理では，予定献立決定，購入先の選定，発注，検収，保管，在庫管理，調理までのすべての段階を評価の対象とし，検討する必要がある。

①**記録簿からの検討**：検収の記録簿，食材料保管の記録簿，食材料の加熱加工の記録簿
②**指標からの検討**：食材料費，食材料単価，給食原価に対する食材料費率など
③**報告事例からの検討**：献立変更，作業の遅延，従業員からの意見や問題提起
④**調理作業の負担からの検討**：購入食材料の内容・規格・加工度など

参考文献

日本給食経営管理学会監修：給食経営管理用語辞典，第3版（2020）第一出版

第7章
生産管理

三好恵子

生産管理は，原料を有用な材に変換するプロセスに関するマネジメントである。給食では，食材料を給食として調理し，提供するまでのプロセスに当たり，調理と提供サービスが中心になる。本章では，給食の生産管理と給食の生産システムとの関連，給食の生産計画に不可欠な調理作業工程計画，また，品質管理において重要な大量調理の特性について理解する。

本章の Key Words

給食マネジメント, 給食における生産管理, 給食におけるシステム化, 生産システムとオペレーション，調理作業工程計画，調理作業の標準化，洗浄・清掃作業の管理，廃棄物処理，品質の評価，生産性の評価

1 生産管理の基本

1 生産と生産管理

生産管理には，製造業における実務としての生産管理と，学問的領域の経営学と工学という，文系と理系の取り組みがある。いずれにおいても，生産とは，生産要素である労働力（man），機械などの設備（machine），原材料（material）（3M）などを有用な財に変換する過程とされている。有用な財とは，製造業においては消費者や顧客が満足する品質・価格で，欲しいタイミングで手に入る製品であり，有用な財に変換する過程が生産システムである。

生産管理の構造を 図7.1 に示した。図のように，インプットには，従来の3Mのほか，方法（method）を加えて4Mとすることも，情報を加えることもある。図中の「製品情報」は，何をつくるかの製品設計に関わるが，伝統的な生産管理の生産要素には加えられていないため，（　）内に示している。

2 給食マネジメントと生産管理

特定給食施設では，給食施設の利用者のアセスメントをもとに立案された栄養・食事計画と経営計画を背景とし，人，金，施設・設備，食材料，情報などの資源の有効活用を可能とする献立を，実際の料理として利用者の食卓へ届けることが求められる。生産管理における生産要素と経営資源の差は，生産管理では，変換過程，いわゆる生産システムおよびインプットとアウトプットに焦点を当てているところにある。

給食における生産は，調理・提供がその主体である。給食施設は，給食の目標，集団の特性として利用者の年齢・性・身体状況・生活習慣等により食事内容が異なる上に，経営の背景として，給食施設設置者の経営および給食に対する理念，運営組織や，管理者の経営方針などに加え，食事をつくり出す施設・設備，制度としての給食費などの資源が異なる。特定給食施設の目的は，どのような施設でも，利用者の健康を維持増進させる，あるいは疾病の改善を目標とする食事提供であることは共通する。しかし，食事を提供するまでの生産システムが施設ご

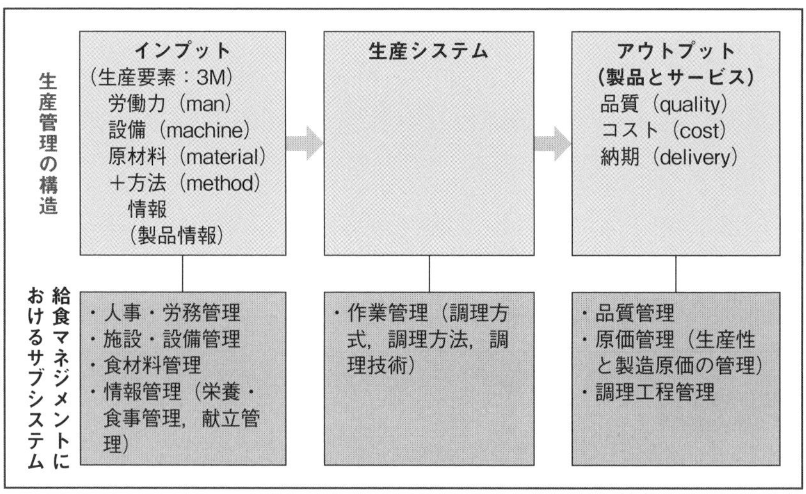

図7.1 給食マネジメントと生産管理

原図）三好恵子

とに異なることから，生産管理では，施設ごとの条件の中で提供する食事の品質と，それをつくり上げるための生産システムの構築，経済性の実現のための取り組みが求められる。

3 生産管理の構造と給食マネジメントにおけるサブシステム

給食における生産管理は，インプットする生産要素（3M）に当たるものとして，労働力に関する人事・労務管理，調理を行う場所に関する施設・設備管理，原材料に関する食材料管理，アウトプットである食事内容に関する情報管理としての栄養・食事管理および献立管理，工程に関する調理工程管理，提供する食事の品質に関する品質管理，給食の原価に関する原価管理，生産システムとして調理方法や調理技術に関する作業管理と，多くのサブシステムとの関係性を調整することが，生産管理の実際である（図 7.1）。

2 給食におけるシステム化と生産管理

1 給食のシステム

システムとは，個々の要素が有機的に組み合わされた，まとまりをもつ全体，体系，系といわれている。構成する複数の要素のそれぞれが機能を発揮し，互いに効果的に関連しあっている組織，制度，方法，仕組みといいかえても大過はないと考えられる。給食経営管理論を学ぶ過程において，栄養管理，食材料管理，衛生管理，施設・設備管理などは個々に扱われ，それぞれを理解していくことが求められる。しかし，実際に給食を運営管理する上では，それぞれの管理業務が個別に行われているわけではない。各管理業務（サブシステム）においてもシステム化が求められ，さらにそれらを統合したトータルシステムのマネジメントが重要であることを理解しなければならない。

給食における生産管理は，トータルシステムの中のサブシステムである。同時に，個別のサブシステムを効果的に関連づける機能がある。給食の品質向上，給食経営の効率化のためには，生産管理として生産過程のシステム化を図ることが重要である。

2 生産システムの種類と特徴

◆1 生産システムとオペレーション

生産は，原材料である食材料を料理に仕上げ，顧客である利用者に届けるまでの過程であることは先に述べた。給食において生産は調理と提供である。一方，オペレーションとは，行動，作業，作戦，事業，機械の操作や運転をいい，用語の使われる分野や場面で違った意味をもつ。給食におけるオペレーションは，狭義には調理作業，広義には給食運営全体を指すといえる。したがって，生産システムとオペレーションは密接に関係している。

ここでいう生産システムを，現在，給食施設において展開されている調理・提供のシステムの組み合わせと規定して解説する（表 7.1）。

❶ コンベンショナルシステム

従来型の調理・提供方法。施設内の利用者に対して，喫食時間を目標に調理作業工程を組み立て，提供する。調理方式としては，加熱調理後に保存のための冷却や再加熱などを行わない，いわゆるクックサーブである。

表 7.1 各種生産システム

生産システム（調理と提供のシステム）	コンベンショナルシステム	レディフードシステム	カミサリーシステム，セントラルキッチンシステム	アッセンブリーサーブシステム，コンビニエンスフードシステム
調理方式	クックサーブ	クックチル クックフリーズ 真空調理*1	クックサーブ クックチル クックフリーズ 真空調理*1	クックチル クックフリーズ 真空調理*1
生産場所と提供場所の関係	施設内調理	施設内調理および施設外調理	施設外調理	施設外調理
生産と提供の時間的関係	提供時刻に合わせて生産する	生産計画と提供計画を時間的に分離して計画する	調理方式の選択，配送のタイミング，配送の所要時間等を生産計画に反映させる	納品の日時を調整し，配膳計画・規模に対応させる
調理施設の規模	小規模から大規模まで	小規模から大規模まで	大規模	
調理施設・設備	一般的な給食の施設・設備	調理方式によって，急速冷却機，真空包装機，ストックスペース，再加熱機器など，特殊な設備が必要	調理方式によって，急速冷却機，真空包装機，ストックスペース，再加熱機器など，特殊な設備が必要。セントラルキッチンとサテライトキッチンの機能により必要な設備は異なる。配送のための設備	ストックスペース，再加熱機器など
人員配置	食事内容，規模，設備によりさまざま	施設内調理の場合は，クックサーブとクックチル担当の配置計画が必要。施設外調理の場合は，カミサリーシステムと同様	セントラルキッチンに高い技術力をもった調理従事者を配置。熟練技術者の数の削減が可能。サテライトキッチンの人員削減が可能	基本的に配食・配膳要員のみの配置
生産計画（狭義）	食事の提供時間に合わせて調理作業工程計画を立てる	調理従事者の勤務時間に合わせて調理作業工程計画を立てる	クックサーブの場合，適温管理の上，調理終了後から喫食までの時間を2時間以内とするよう，調理作業工程計画・配送計画を立てる	配食・配膳の計画を立てる
品質管理	大量調理の品質管理として，メニューの標準化，調理作業の標準化が求められる	クックチル，クックフリーズ，真空調理の場合は調理方式の特性を考慮した品質管理として，メニューの標準化，調理作業の標準化が求められる		給食施設の品質基準に合わせて調理を委託。品質管理は受託側の責任で行う
衛生管理	大量調理施設衛生管理マニュアルを基本とする	大量調理施設衛生管理マニュアルを基本とする。厳重な温度・時間管理が求められる	大量調理施設衛生管理マニュアルを基本とし，院外調理における衛生管理ガイドライン*2，を遵守。厳重な温度・時間管理が求められる	受託側はカミサリーシステムと同様の衛生管理が求められる
食材料管理	通常の食材料管理	保存・再加熱の影響を考慮し，高レベルの鮮度・品質が求められる クックサーブ併用の場合，発生業務が複雑になる	セントラルキッチンに管理業務を集約，専門化が図れる。大量一括購入によるコストダウンが図れる	製品の管理

注）*1 真空パック方式（加熱後急速冷却した後，真空包装を行う）を含む。
　　*2 病院，診療所等の業務委託について（平成5年2月15日指14，最終改正：令和4年9月21日医政地発0921第1号）
原表）三好恵子

コンベンショナルシステムにおいて提供する料理に制約はなく，特殊な設備や調理技術も必要ない。規模の大小，食事内容などに見合った設備を調えれば，どのような給食施設でも適用可能である。調理作業指示書に示された品質基準をつくり上げるための，業務用調理機器を活用した大量調理の技術は，すべての生産システムの基本となる。

調理作業工程計画に影響するのは，食事の種類や給食の規模などである。調理作業は，盛りつけや配膳の所要時間を考慮し，衛生管理基準に沿って，適温に管理し調理終了後2時間以内に喫食できるように計画する。しかし，個人対応の治療食を多く提供する大規模病院などでは，配食・配膳に時間がかかり，調理終了後2時間以内の衛生管理基準を遵守できないことも懸念される。盛りつけや配膳のためには，集中した人員配置が必要になることから，調理作業の閑忙差が出てきてしまう。調理操作に必要な人員と，提供に必要な人員では，求められる技術が異なるため，高い技能を持った調理従事者が，下処理から調理，配食・配膳までを行うことになると，労働力を効果的に活用することに反する。また，人員配置に関しては，昼食のみの提供のように1食を提供する場合と，3食を提供する場合では，調理従事者の割り振りが異なる。3食給食の場合，勤務時間をずらして交代制とするため，複雑な勤務シフトを組むことになる。

❷ レディフードシステム

食品製造業者により製造され，冷蔵・冷凍で流通し，小売店で販売，もしくは配送されるものをレディミールという。また，レディフードは，調理済み食品（料理），調理ソースなど，多様な食品を含む。レディミールは，レディフードのうち，一人前にパック詰めされて電子レンジで加熱するのみで提供できるものをいう。給食においては，調理した料理を冷蔵・冷凍してストックしたものを，必要なときに再加熱して提供する生産システムである。調理方式では，クックチル，クックフリーズ，さらに真空調理をクックチルやクックフリーズと組み合わせたものなど，選択肢がいくつかある。調理法の特徴として，衛生的安全性を確保しつつ保存できる点があげられ，給食経営の合理化の選択肢のひとつとして位置づけられる。

❸ カミサリーシステム（セントラルキッチンシステム）

カミサリーシステムは，セントラルキッチンで集中して食材料の調達と調理を行い，複数の給食施設（サテライトキッチン）に配送し，最終仕上げを行った後，利用者に提供する生産システムのことをいう。

カミサリーシステムは，現在の生産システムの課題解決と経営の合理化を目的として，導入されている。調理方式としては，クックサーブ，クックチル，真空調理など，施設の経営計画の中で設定する。クックサーブの場合，大量調理施設衛生管理マニュアルの衛生管理基準に定められた温度・時間管理の範囲内であることが条件となる（原則として10℃以下，65℃以上で2時間以内）。サテライトキッチンにおいて設備と人員配置が最低限で済むこと，セントラルキッチンには機械化による合理化，食材料の一括購入によるコストダウン，高い技能をもった調理従事者の集中配置が図れることなどが利点である。

オペレーションの特徴としては，大量調理であることから機械化が重要であり，機器を活用した品質管理，生産性の向上が求められる。衛生管理は最も重視されるべきで，施設・設備，食品および調理工程，調理従事者に関して，衛生管理基準の遵守が求められる。

❹ アッセンブリーサーブシステム（コンビニエンスフードシステム）

外部加工品を利用するシステムである。調理済みの料理を組み合わせ（アッセンブリー），必要に応じて再加熱して提供する。料理は，給食施設の栄養・食事計画に基づいて，製造業者に仕様書発注を行う場合と既成品を活用する場合がある。給食施設においては，生産管理業務がほとんどなくなるが，料理をストックするための保管庫，再加熱機器のほか，配食・配膳業務は行うことになるため，そのための最低限の設備は必要である。

◆2　調理方式とオペレーション

❶ クックサーブシステム

クックサーブは，食事の提供に合わせて調理作業工程を組み立てることが特徴である。多くの給食施設はクックサーブで給食が提供されており，あらゆる食事内容に適用が可能である。オペレーションは，コンベンショナルシステムと共通である。大量調理施設衛生管理マニュアル（p.146）の衛生管理基準に基づき，調理作業工程を組み立てていく。学校給食の共同調理場方式は，クックサーブシステムによるカミサリーシステムの運用例である。衛生管理基準を遵守した厳重な温度・時間管理を行っている。しかし，調理終了後2時間以内に喫食するための調理作業工程計画を組まざるを得ず，クックサーブにおいて生産性向上を図るには限界があると考えられる。

❷ クックチル（クックフリーズ）システム（図7.2）

クックチルシステムは，加熱調理後の料理を急速冷却し，衛生的安全性を確保しつつ保存性を高めた調理方式である。経営の合理化をねらいとしてセントラルキッチン化が進められてきているが，多くの施設でクックチルにより食事提供が行われている。

クックチルは，調理工程として急速冷却と保管，再加熱があるため，クックサーブと異なる設備計画と品質管理が必要である。オペレーションの特徴として提供時間に合わせて調理作業工程を組み立てる必要はなく，下処理から加熱調理，急速冷却，保管までの流れを，効率的に温度・時間管理（T・T管理）に基づいた衛生管理を重視し，組み立てていく。配食・配膳は，調理工程とは別工程で検討する。

クックチルシステム導入時の課題として，以下の点があげられる。

ニュークックチルシステム　Column

クックチルは，調理後，急速冷却して保存し，再加熱を行い提供する調理方式である。厳重な衛生管理に基づいた施設・設備のもと，すべての工程において徹底した温度・時間管理を行うことで，衛生的安全性を確保しつつ保存性を高めることが可能となり，主に生産性向上を目的として導入が進んでいる。

ニュークックチルも，加熱調理，急速冷却，再加熱を行うことはクックチルと同様である。しかし，配食・配膳と再加熱の方法やタイミングについて特定の手順のないクックチルに対して，ニュークックチルでは，チルド状態で盛りつけ，トレイメイクを済ませてカートでチルド保管し，再加熱機能をもったカートにセットしたものを供食時刻に合わせて再加熱し，提供する方法である。

クックサーブでは，供食時刻に合わせた盛りつけ作業計画が必要なのに対して，ニュークックチルでは調理作業全体の流れの中で盛りつけ作業を行うことができるため，盛りつけ作業に多くの時間を要する病院給食等において，作業の平準化（閑忙差をなくす）が図れる。

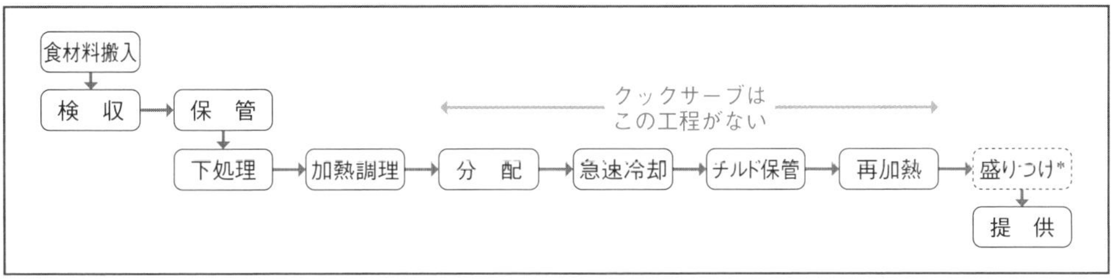

図 7.2 クックチルシステムの作業工程

注）重要管理点（CCP）
　加熱調理：75℃・1 分以上（二枚貝等ノロウイルス汚染のおそれのある食品の場合は 85 ～ 90℃で 90 秒以上）
　急速冷却：30 分以内に冷却開始，90 分以内に 3℃以下
　チルド保管：3℃以下，製造から消費まで 5 日以内，5℃以上は 2 時間以内に提供，10℃以上は廃棄処分
　再加熱：75℃・1 分以上（二枚貝等ノロウイルス汚染のおそれのある食品の場合は 85 ～ 90℃で 90 秒以上）
　提供：65℃以上・2 時間以内
設備
　加熱調理：通常の加熱機器
　急速冷却：ブラストチラー，ウォーターチラー，タンブルチラー
　再加熱：スチームコンベクションオーブン，再加熱機能つき配膳車
*食器への盛りつけは急速冷却後，再加熱の前に行うなどさまざま
原図）三好恵子

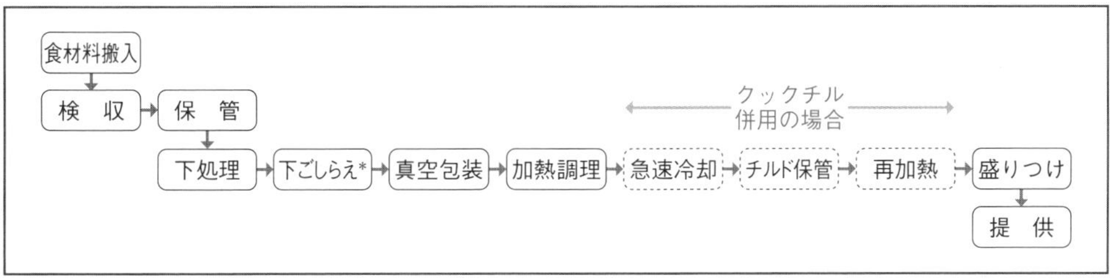

図 7.3 真空調理の作業工程

注）重要管理点（CCP）は，図 7.2 と同様
設備
　加熱調理：スチームコンベクションオーブン，湯煎器（スービークッカー）
　急速冷却：ブラストチラー，ウォーターチラー，タンブルチラー
　再加熱：スチームコンベクションオーブン，湯煎器（スービークッカー）
*下ごしらえ：下茹で，表面の焼きつけ，調味等
原図）三好恵子

・厳重な衛生管理基準を遵守できる施設・設備計画
・クックチル適用メニューの選定とメニュー開発
・生産と提供の関係（調理日と提供日の関係，食材料の発注，食数管理）
・冷却方法・保管方法と設備計画
・配食・配膳方法，再加熱方法と設備計画
・品質管理（食材料管理，一次加熱・再加熱）
・調理従事者の意識改革と教育・訓練
・配膳従事者の協力
・各種マニュアルの整備

❸ 真空調理システム（図 7.3）

真空調理とは，真空調理専用の包材（袋）に下処理をした食材料を調味料や調味液ととも

クックサーブ，対面サービスの給食施設における設備計画のための動線計画とオペレーション計画

Column

クックサーブ，対面サービスの給食施設の事例を 図 に示す。

現在の衛生管理基準に沿って，汚染作業区域と非汚染作業区域に部屋が分かれている。二次汚染防止のため，調理従事者が食材料を持って移動しないよう，パススルーの冷蔵庫を介して移動させる。これに合わせ，調理従事者をどのように配置するか（部屋ごとに専従とするか，下処理と加熱調理や盛りつけ作業を時間で区切って移動させるか）を決定する。この事例では，食品，人，ゴミの動線のみを示したが，食品の移動には容器などが伴うため，それらをどこに備えるか，洗浄・消毒をどこで誰がいつ行うかも，オペレーション計画において重要である。

施設・設備計画では，部屋ごとの作業の種類や，作業をこなすために必要な機器をリストアップするとともに，衛生・安全・効率の面から，それらの機器をどのように配置するか，いわゆるレイアウトを決めることが重要である。

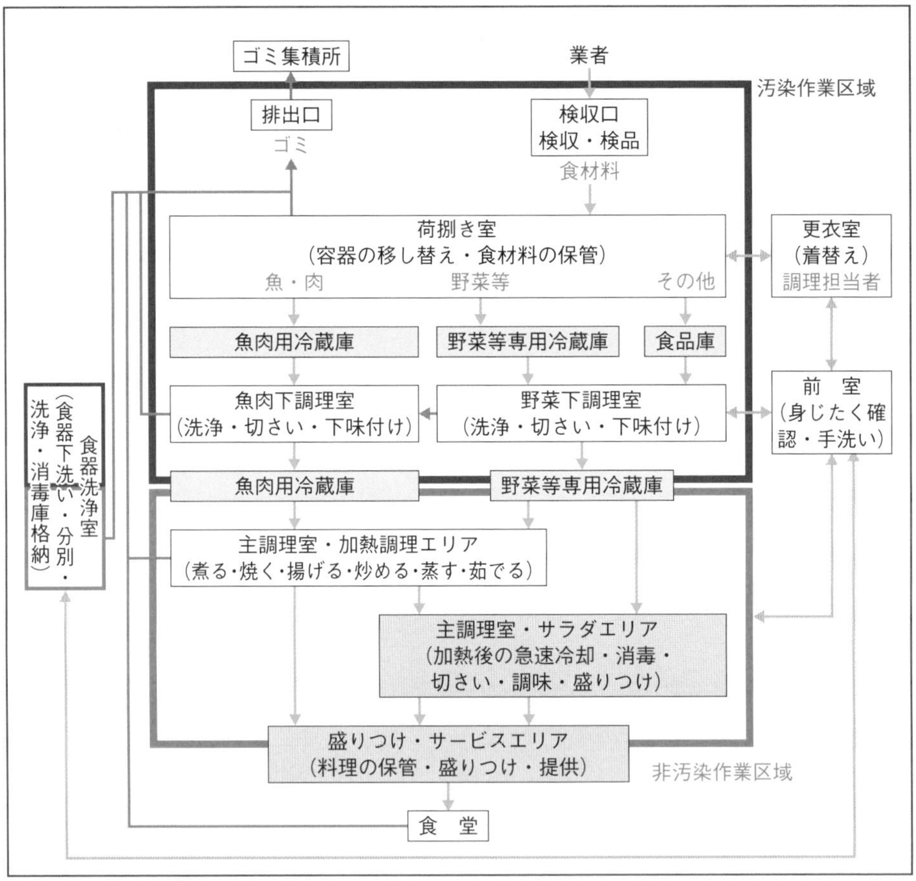

図 作業区域と動線（例）

注）クックサーブ，対面サービスの給食施設の例

←：食品，←：人，←：ゴミ（専用の通路がある場合），□：非汚染作業区域のうち清掃作業区域

汚染作業区域では洗米，割卵，泥つき野菜の洗浄が行われるが，ここでは省略した。

原図）三好恵子

に入れ，真空包装し，低温長時間加熱調理を行う調理方法である。調理後，そのまま提供される場合と，クックチルを併用する場合がある。クックチル併用は，加熱調理後に急速冷却する方法である。通常の加熱調理後に急速冷却し真空包装する方法は，真空調理と区別して真空パック方式という。

真空調理の利点として，以下の点があげられる。

- 低温加熱であるため，魚肉などの重量減少が少なく，軟らかく仕上がる傾向がある。
- 食材料中に調味料が瞬時に浸透する。
- 煮汁などの加熱媒体となる水分が少なくて済むため，調味料の使用量も少なくて済む。
- 煮崩れが少ない。
- 空気と遮断して加熱保管することで，酸化の影響が抑えられる。
- 包装後加熱されるため，加熱後の二次汚染が避けられる。
- 保管や運送のためのスペースが少なくて済む。

しかし，下記に示すように課題も多い。

- クックチル同様，通常の調理方法とは異なるため，専用設備が必要になる。
- 専用包材（袋）の費用，廃棄物としてゴミの増量などを考慮しなければならない。
- 調理工程数が増える。
- 専用メニューの開発が必要になる。
- 調理従事者の意識改革，教育・訓練が欠かせない。

◆3　施設・設備とオペレーション

どのような給食施設であっても共通して，生産プロセスに対応した最低限必要な施設・設備が整えられている（コラム クックサーブ，対面サービスの給食施設における設備計画のための動線計画とオペレーション計画，左頁参照）。しかし，給食施設の施設・設備は多種多様で，提供する食事内容，規模（食事回数・食数），サービス方法だけでなく，使用食材料の種類，施設・設備が設立された時期，給食運営主体の給食経営に対する理念，給食の施設・設備に投じることができる資金，調理方式などによって異なる。生産管理において，それぞれの給食施設の設備の条件を勘案して，有効活用，あるいは無理のない範囲での生産性向上が求められる。ところが多くの場合，限られた施設の有効活用か，安全衛生の課題を抱えながらの運用かの境界が定かではない。現在の衛生管理基準に合わない，さまざまな条件で十分なスペースが確保できないなど，施設・設備の抱える課題は多い。生産管理上，施設・設備の能力を超えた生産計画は立てられず，そのような生産計画では効率，品質，安全も確保できない。現実的対応としての施設・設備とオペレーションのバランスを図ることが大きな鍵となる。

3　調理作業工程の管理

■調理作業工程計画

◆1　調理工程と作業工程

調理工程は食品の変化のプロセスに視点を当てたものである。これに対して作業工程は，人や機械の動きに視点を当てたものである。給食において，調理工程も作業工程も，機械の稼働によって食品を変化させるものと，調理従事者により食品を変化させるものがあり，両者は重

表7.2 調理工程と調理作業の種類

作業場所		調理区分	調理工程	調理作業
汚染作業区域		下処理	はく皮，根芽取り，洗浄，切さい，浸水（水さらし・あく抜き・吸水），下味付け，下調理（衣つけ等），冷蔵保管	はく皮，根芽取り，洗浄，切さい，浸水（水さらし・あく抜き），下味付け，機器の準備，食品の運搬・計量・分割
非汚染作業区域	準清潔作業区域	加熱調理	煮る，焼く，揚げる，蒸す，炒める，炊く，茹でる，湯を沸かす，調味	機器の準備・予熱，撹拌，食品の運搬・出し入れ，加熱状態の確認，食品の温度測定，調味，計量，分割
		非加熱調理食品の消毒	洗浄，消毒，すすぎ，水切り	洗浄，消毒，すすぎ，水切り，冷却，食品の運搬・出し入れ，計量
	清潔作業区域	非加熱調理の下処理	切さい，下味付け，脱水（水切り・絞る）	切さい，下味付け，脱水（水切り・絞る），食品の運搬・出し入れ，分割，計量
		加熱調理品の冷却と調味（非加熱調理食品の調味を含む）	冷却，調味，和える，冷蔵保管	機器の準備，加熱後の冷却，調味，絞る，和える（混ぜる），食品の運搬・出し入れ，分割，計量
		盛りつけ	盛りつけ，温蔵保管，冷蔵保管	盛りつけ，食品の運搬・出し入れ，分割，計量

原表）三好恵子

なる部分が大きい（表7.2）。食品の変換プロセスには調理従事者が関わっていくため，調理工程に対して人や機械による調理作業が並行して発生する。したがって，提供時刻を目標に調理を行うに当たっての計画は，調理作業工程計画として調理工程と作業工程を合わせて考えていくのが現実的である。調理作業工程計画では，料理のできあがりの品質に影響する調理作業として，調理の順番や調理時間をもとに，調理を行う場所，使用機器，調理作業の担当者を時間軸に当てはめていく。

調理時間に影響するものとして，機器の能力と，調理従事者の技術があるが，人の作業は配置人数により所要時間が異なる。切さいなどがそれに該当する作業で，1人で1時間かかる作業を同程度の技術をもった調理従事者が2人で作業に当たる場合，30分で作業を終了することができる（1時間を延べ作業時間という）。また，煮込み料理のように料理の品質面から加熱時間が設定される場合，人手が必要であっても不要であっても「煮込む」という調理時間に違いはないが，かき混ぜる（撹拌）という作業が加わると，それを担当する調理従事者を考慮しなければならない。機器による作業は，機器の能力による1回の処理量が全体の調理作業時間に影響する。下処理の作業時間，機器の能力，料理別最適加熱時間などは，調理作業工程計画を立てる際の基礎情報として，施設ごとに整理しておくことが望ましい（表7.3）。

◆2 調理作業工程計画表の作成

調理作業工程計画表の作成に当たっては，料理ごとのできあがり時刻を目標に，何時までにどのような調理作業を行うか，その調理作業にかかる時間を考慮し，作業開始時刻と終了時刻を決定する。調理作業の種類（表7.4のほか，作業場所，機器，調理担当者を情報として記入

表 7.3 調理作業工程計画のための基礎情報

①食材料単位当たりの処理時間（延べ作業時間）

食材料の洗浄・消毒，はく皮，切さい，料理の盛りつけなど，人が直接関わる作業について，食材料単位重量当たり，あるいは食数当たりの所要時間を，延べ作業時間として把握する（例：○分 /kg）

②調理機器の処理能力

調理機器使用による調理作業時間は，1 回の処理量，加熱温度，調理モード，出力強度などが影響する。機器を使用するに当たり，最適処理能力としての容量・重量，単位時間当たりの処理量や，1 回転当たりの所要時間を把握する。最適処理能力は，機器のカタログに表示されている条件と，実際に安定した品質をつくり上げる条件が異なる場合があることに留意する

③料理別最適調理時間

食品の調理科学的特性をとらえ，料理の品質を確保するために，料理ごとの最適調理時間を設定する。加熱時間は料理別の品質をつくり上げるために必要な時間となる。例として炊飯時間，煮込み料理の加熱時間などである。非加熱調理では下味の調味時間，浸水時間などである。冷却時間は衛生管理基準遵守が目標である。機器活用の場合は機器の処理能力を把握した上で処理単位を決め，調理時間の設定を行う

④準備・片づけの所要時間

準備・片づけの所要時間は，生産に直接関わる主体作業に伴う準備や後始末などの付帯作業時間のほか，機器運転のための準備・片づけである。機器運転の準備には，人が直接関わる，水の計量，機器の組み立て・分解などのほかに，予熱などのように機器のみが稼働している場合があるが，いずれも調理作業時間として位置づけられる

原表）三好恵子

表 7.4 調理法別調理作業の種類

調理法	調理作業
炊飯	米の計量，洗米，加水，浸水，炊飯，計量，攪拌，保温
だし	だし材料の計量・袋づめ，水の計量，加熱，計量
具	下処理（はく皮，洗浄），切さい
汁物調理	加熱，調味，計量，保温
非加熱調理（サラダ等）	下処理（洗浄・消毒・はく皮），切さい，下味付け，絞る，計量，和える，盛りつけ，保冷
茹で物（和え物）	下処理（切さい，洗浄），湯を沸かす，茹でる，冷却（水冷，真空冷却），水切り，下味付け，絞る，計量，和える，盛りつけ，保冷
揚げ物	食材料の下調理（洗浄，下味付け，衣つけ），油の計量，予熱，揚げる（回転数），保温
焼き物	食材料の下調理（洗浄，下味付け，衣つけ），スチームコンベクションオーブンの予熱，焼く（個数 / 天板数×回転数），保温
炒め物	回転数（人数），加熱の順序，調味，計量，保温
煮物	回転数（人数），加熱の順序，調味，計量，保温

原表）三好恵子

する。実際の給食施設で詳細な調理作業工程計画表を作成している例はまれであるが，提供する複数の料理を所定の時刻までに，施設の設備と調理従事者で衛生上も食味上も高品質なものに仕上げるためには，調理というプロセスを，場所，設備，人，食材料の動きからとらえることが重要である。

❶ 調理作業計画の手順

①作業指示書を参考に，調理工程，調理作業を確認する。

②すべての食材料について，それぞれ調理作業工程をもれなくリストアップする。

③どの作業区域で，どのような作業を行うかを考える（下調理室（下処理），主調理室（和

表7.5 作業指示（ほうれんそうのおひたし調理の例）

①ほうれんそう：6kg（100人分）
②下処理：根を取り除き，料理に合わせた大きさに切る。（汚れの程度により）2～3回，シンクの水をオーバーフローにして洗浄する
③茹で調理機器と加熱条件：回転釜70L，投入量：約10%（洗浄による付着水をほうれんそうの30%と見積もる），茹で時間：4分（茹でる2分，取り出し2分）。取り出したら容器に入れ下味を付ける
④冷却：真空冷却機20～30分で10℃以下に冷却。冷却後計量し，重量減少を確認したら，1/2（50人分）ずつに分ける。調理開始時刻まで保冷する
⑤調味：冷却後の重量に対して，調味料を計量し，和える
⑥盛りつけ：食器の準備，計量，盛りつけ後，冷蔵ショーケースに保管（1/2を11時50分までに終了）
⑦サービス：冷蔵ショーケースに料理を補充しながらサービスする

原表）三好恵子

え物調理，加熱調理），サービスエリア（盛りつけ，提供））。

④調理従事者の勤務時間やシフトから調理作業開始時刻，喫食時刻から終了時刻を決める。

⑤何回かに分けて調理するものの仕上がり時刻は，「全体の何分の一を○時までに」のように，ずらして設定する。

⑥喫食開始時刻までの作業には配食・配膳作業が含まれるため，それらの所要時間を考慮した調理終了時刻を設定する。

⑦料理のすべての調理作業工程を順番にリストアップし，それぞれの所要時間を見積もる。

⑧調理作業工程には器具の準備，計量，食品・人の場所の移動，機器の運転準備（予熱等）が含まれることを考慮する。

⑨加熱時間，冷却時間は，料理の品質，衛生管理，機器の能力を考慮し決定する。

⑩加熱の条件は，品質管理の重要な要点である。大量調理施設衛生管理マニュアルの基準も参考に，標準化を前提として加熱温度・加熱時間等の調理条件を設定する。

⑪調理機器による作業は何回に分けて行うか，十分に検討しておく。一度に処理できる量は機器の能力により異なる。繰り返しの回数が全体の調理作業時間に影響する。

⑫人の作業時間は，調理従事者を何人配置できるかで必要な時間が異なることに留意する。1人で1時間かかる作業は，2人で行えば30分で終えられる。下処理作業，盛りつけ作業などはその例である。

❷ 調理作業工程計画表の作成

ほうれんそうのおひたしの調理作業指示と調理作業工程を例に，作業指示例を 表7.5 ，調理作業工程計画のための基礎資料例を 表7.6 ，調理作業工程計画表例を 図7.4 に示す。

4 調理作業の標準化

1 調理作業の標準化の方法

調理作業の標準化は，品質管理を行うための絶対条件である。給食施設の特徴として大量調理であることに加え，複数の調理従事者による分業により料理を仕上げていくことがあげられる。常に一定の品質の料理を提供し，調理作業の効率化を図るためには，メニューの標準化に加え，調理作業の標準化が欠かせない。

表 7.6 調理作業工程計画のための基礎資料（ほうれんそうのおひたし調理の例）

順序	調理作業工程	場　所	使用設備	人数	所要時間
1	切さい	下調理室	調理台	2 人	30 分
2	洗浄		下処理シンク（2 槽）		
3	水切り		調理台	—	10 分
4	水計量 湯を沸かす	主調理室	回転釜	1 人	25 分 （計量 5 分，沸騰まで 20 分）
5	茹でる（取り出し作業含む）		回転釜	2 人	4 分 （茹でる 2 分，取り出し 2 分）
6	調味料計量・調味		調理台	1 人	5 分
7	下味付け		調理台	2 人	1 分
8	急速冷却		真空冷却機	—	20 ～ 30 分
9	食器の準備		調理台	1 人	10 分
10	調味料計量・調味		調理台	2 人	10 分 （全体を 2 回に分けて調理する）
11	盛りつけ（保冷設備へ運搬）	サービスエリア	調理台	2 人	20 分 （全体を 2 回に分けて盛りつける）
12	サービス		冷蔵ショーケース	1 人	喫食時間

原表）三好恵子

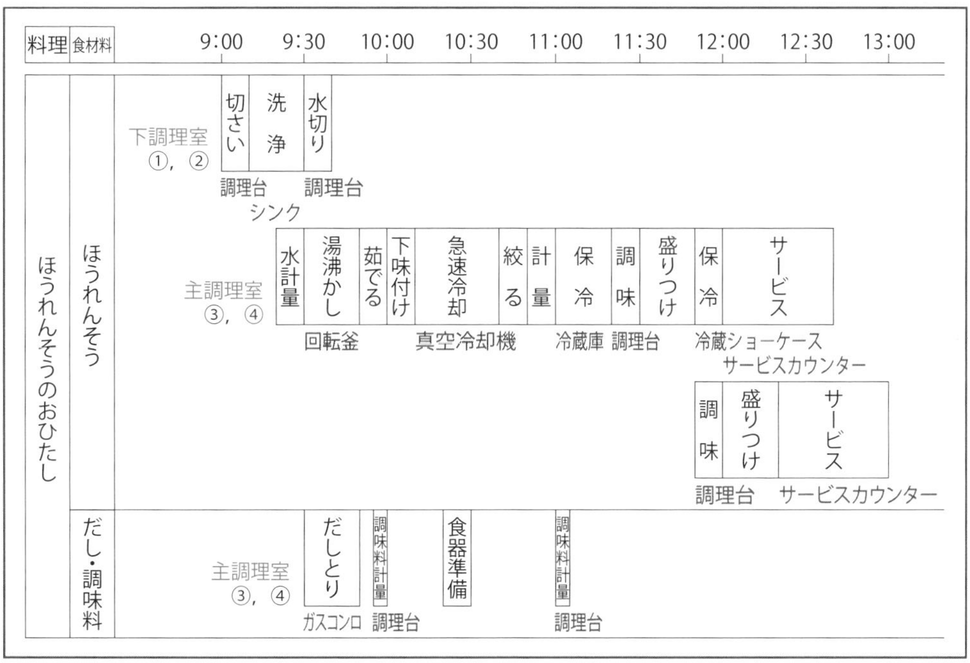

図 7.4 調理作業工程計画表（ほうれんそうのおひたし調理の例）

注）①～④：担当者，色文字：作業場所，色文字：使用機器
原図）三好恵子

◆1 作業指示書の作成と調理作業の標準化の手順

・料理に使用する食材料の種類と使用量をリストアップする。このとき，料理の特徴を表現した食材料の種類や組み合わせとし，調味料・だしの種類や使用量を設定。

・料理の1人分の盛りつけ量，個数や大きさ・形状などを設定。

・下処理として，食材料の廃棄部分の処理方法や切り方（形状・大きさ），加熱の順番や方法を設定。

・調理機器について，加熱時間・温度などを設定。鍋や天板などに入れる量などを設定。

・できあがり状態や重量の目安も記されていることが望ましい。

・できあがり後の保存方法として，使用器具，保管温度，時間を設定する。盛りつけ方は使用器具の指定や付け合わせや天盛りなどを含め，指示されているとよい。

調理作業の標準化は，目標とする品質基準に対してそれをつくり上げるための調理操作を標準化することである。品質基準（p.73，表4.4）は利用者により異なること，また，利用者を集団ではなく個人として見ていくことも時には必要であること，利用者が求める品質基準は変わり得ること，品質をつくり上げる調理機器は施設により格差が大きいこと，調理従事者の技術は施設により異なることなどから，調理作業の標準化は，施設ごとの条件で取り組む課題である。また，日々食事の品質評価を行う中で課題が明らかになった場合，メニューの改善とともに調理作業の改善に取り組む必要がある。調理作業の標準化は，給食特有の条件として，大量調理の品質管理の面から取り組むことになる。

◆2 調理作業の標準化のための基礎資料の作成

表7.7のような基礎資料を作成する。

2 大量調理の品質管理

大量調理の特徴は，調理する食材料の量が多いことで家庭調理レベルとは異なる現象が起こり，それができあがりの料理の品質に影響を及ぼす点である。また，一定の作業を繰り返し行う食品工場と異なり，給食特有の条件として毎日異なる複数の料理を調理しなければならない点がある。日々異なる料理の調理には，使用食材料も，調理機器の使い回しや入力条件も異なる中での品質管理が求められる。給食における大量調理の品質管理は，調理科学や食品学のアプローチを基礎として，施設ごとに異なる品質基準を目標に，施設ごとに異なる生産要素を最大限に引き出してつくり上げるための調理作業の標準化の取り組みである。そして，品質基準に仕上げるための標準化された具体的な調理作業の方法を，作業指示書に書き込むようにする（p.65，第4章 栄養・食事管理）。

◆1 大量調理における品質の変動要因

大量調理における品質の変動要因を以下に示した。それぞれの要因が品質に及ぼす影響の程度は，調理工程，仕込み量，使用機器により異なるため，施設ごとの品質の変動要因と品質への影響の程度を把握し，一定の品質の料理を仕上げるために制御すべき内容を検討する。

①1回の仕込み量による調理時間，調理作業時間
②加熱機器の性能と機器使用条件
③加熱による温度上昇速度
④冷却による温度降下速度

表 7.7 調理作業の標準化のための基礎資料（機器使用の場合）

調理法等	機器容量	機器処理能力	作業指示
洗　浄	シンクの容量	洗剤・消毒薬の投入量と濃度	食材料の投入量，洗浄回数・消毒時間
切さい・はく皮	ピーラーの容量	単位時間当たり処理量	食材料の重量と処理時間
焼　く	オーブンの収容能力，天板当たりの食材料の投入量（調理量）	加熱モード，設定温度までの所要時間，庫内温度の分布（温度ムラ）	加熱温度・モード，天板当たりの食材料の量（個数・重量），加熱時間
揚げる	揚げ物機の油量	設定温度の制御方法，最適投入量	加熱温度，油量に対する食材料の投入割合，加熱時間
炒める	鍋・釜の容量	加熱能力（火力）	火力・加熱時間（調節のタイミング），食材料の投入量
茹でる	釜の容量（実効容量）	沸騰までの所要時間	茹で湯の重量，食材料の投入量，茹で時間
蒸　す	蒸し器の容量	設定温度までの所要時間，庫内温度の分布（温度ムラ）	加熱温度，食材料の投入量，加熱時間
煮　る	鍋・釜の容量	温度ムラの影響を最小限とする最適投入量（食材料・だしの量）	鍋の種類，食材料の投入量，だしの重量，添加調味料，加熱時間（沸騰までと沸騰後）
煮込み	鍋・釜の容量	加熱条件に対する蒸発量	鍋の種類，食材料の投入量，だしの重量，添加調味料と調味のタイミング，加熱時間（沸騰まで，沸騰後）
汁調製	鍋・釜の容量	加熱条件に対する蒸発量	火力・加熱時間，添加調味料と調味のタイミング
炊　飯	炊飯釜の容量	蒸発量，炊飯時間	一釜当たりの炊飯量（米の重量），加水量，浸水時間
冷　却	最適容積	衛生管理基準（温度・時間）遵守のための投入量の限界	容器当たり（ポーションサイズ）の食品重量，投入量の総重量
温蔵・冷蔵	最適容積	適温管理のための設定温度，保管温度と食材料の品温，温度ムラ	設定温度，保管時間

原表）三好恵子

⑤水分（加水）量と食品の割合
⑥水分の蒸発率
⑦洗浄作業による付着水（吸水）
⑧できあがりから喫食までの時間
⑨保管温度と時間
⑩調理方式（クックチル，真空調理等）

◆ 2　調理法別大量調理の品質管理

❶ 洗浄

洗浄による品質基準は，衛生的安全性である。野菜の洗浄・消毒では，吸水と表面の付着水により，検収時より重量が増加する。付着水により調理中の放水量が増加し，料理の仕上がりが水っぽくなるが，吸水・付着水を完全に除去することは難しい。葉物のように表面積が大きいものは，30～40％の重量増加が見られる。

❷ 炊飯

飯の品質基準は対象者の嗜好や摂食能力により異なるが，炊き上がり重量は米の2.0～2.6倍程度である。その場合の加水量は，米の重量の1.0～1.6倍に蒸発量を加えた重量である。蒸発量は炊飯条件が変わらなければほぼ一定であるため，施設ごとに標準化しやすい。一定の炊き上がりにするためには，炊飯条件と蒸発量の関係を把握した上で，米に対する加水量を設定する。浸水は炊飯後の飯の品質，時間経過による食味変化に影響するため，1時間程度の浸水時間を調理作業工程に組み入れる。

炊飯の加熱条件は，98℃・20分といわれており，現在は自動炊飯器によってこの条件を実現するよう制御されている。

手動の場合，沸騰までは10～15分とし，1，2分は中火で沸騰を継続し，火を弱め，15分加熱を続ける。消火後は余熱を利用し，5～10分蒸らしを行う。調味料を加えて炊飯する場合，調味料により米の吸水が悪くなるため，炊飯開始直前に添加する。調味液を加える場合は，加水量から調味液分を差し引く。

❸ 汁物

汁物の品質基準は，一定のできあがり重量，調味濃度，だしのおいしさ，具と汁のバランスなどである。給食として，限られただし材料から有用成分を最大限抽出する方法として，火加減や加熱時間の調整が効果的である。だし調製中の重量変化は加熱による蒸発とだし材料への吸水である。だし調製条件の標準化により，重量変化を一定にすることができる。汁物の蒸発量は，具の加熱中に多くなる。具の加熱時間は，食材料により異なる。できあがり重量を一定にするために，予定した加熱時間に対する蒸発量を考慮する。調味は，全体量に対する調味割合で行うと標準化しやすい。給食の中で効率的にだしを調製するためには，風味調味料などを使用することもある。その際，調味料に含まれる塩分（食塩相当量）を考慮する。

汁物のおいしさは，適温であることが重要である。供食時間の長い給食において，60℃付近の適温で喫食するためには，80℃程度の保温が欠かせない。保温中の品質変化としては，蒸発による汁の濃縮が起こる一方，具への塩分の移行により塩味が薄まる。保温中，蓋の開放時間を最少にし，保温時間の限界を設定する。

❹ 茹でる

茹で物の品質基準は，硬さ，色，あくなどの不味成分の溶出，適度な煮熟状態である。大量調理では，少量調理に比べ温度上昇が小さいために，食材料の投入後の温度降下が大きく，加熱時間が長くなりやすい。これにより，色，食味の低下ばかりでなく，水溶性成分の損失も多くなる。温度上昇速度は，釜，熱源，水量によって異なる。したがって，釜の能力に応じた適正水量を決め，水量に対する投入割合を標準化し，茹で時間を適正範囲内に調整する。青菜のような食材料は，洗浄による吸水，付着水が多いため，投入量は検収時の正味重量ではなく，洗浄・水切り後の重量を把握し，最適投入量となるように調整する。

❺ 蒸す

蒸し物の品質基準は，茹で物と共通である。蒸し物専用機，スチームコンベクションオーブンなど，使用機器はさまざまであるが，温度制御が良い機器を使用すると，安定した品質が得やすい。加熱温度は100℃が多いが，食材料の種類によってはそれ以下の場合もある。設定温度に対する加熱時間を標準化する。

❻ 煮る

煮物の品質基準は，適切な煮熟状態と調味濃度である。煮物を回転釜で調理する場合，加熱のムラにより，煮熟状態，調味濃度の不均一が起こりやすい。大量調理の特徴として蒸発率が低いため，具に対して加える煮汁の量が少ないことも要因である。加熱の不均一は撹拌などで補う。じゃがいもなどの煮くずれしやすい食材料の撹拌は，硬さが残っているうちに行う。また，余熱を利用して適当な煮熟状態の直前で消火し，蒸らして仕上げる。

❼ 煮込み

シチュー，カレーのように具沢山であること，煮込み時間が長いことが煮込み料理の特徴である。品質基準は，できあがり重量，濃縮された旨味，調味濃度である。濃縮された旨味，調味濃度は，できあがり重量が重要になる。そのため，蒸発量をあらかじめ的確にとらえる必要がある。蒸発量は，火加減が一定であれば単位時間当たりほぼ一定であるため，予定の加熱時間に対する蒸発量を考慮し，加水量（だしの量）を決定する。

❽ 揚げる

揚げ物の品質基準は，高温の油で加熱された食品表面の風味・食感と対照的な中心部の食感である。油の比熱は小さいため，一度に大量の食材料を投入すると温度降下が大きい。温度降下が大きいと揚げ時間が長くなり，重量減少が大きく，硬くなり，吸油率も高くなる。したがって，油の温度だけでは一定の加熱条件を得られない。大量調理では自動フライヤーを使用することが多いが，自動フライヤーを使用する場合であっても，揚げ温度に加え，揚げ油の重量に対する食材料の投入量を標準化する。揚げ油に対する投入割合は，食材料や揚げ物の種類により異なるが，5～10％程度である。

❾ 焼く

焼き物の品質基準は，表面の好ましい焦げの風味と適切な食感である。使用機器の加熱方式，能力ができあがりの料理の品質に影響する。大量調理ではオーブンを使用することが多く，オーブンの性能として，対流加熱と輻射加熱の割合や，強制対流の程度，加湿の有無などにより加熱特性が異なるため，施設ごとに加熱温度を設定する。使用機器の能力だけでなく，食品の形状，組成も温度上昇に影響する。仕上がりの品質基準をつくり上げるための，加熱方式，加熱温度，加熱時間を標準化する。調味は，加熱前に下味をつける。

❿ 炒める

炒め物の品質基準は，食材料の歯ごたえを残すように仕上げる場合と，均一に熱を通すように仕上げる場合がある。油脂を熱し高温で加熱する調理法であるが，大量調理で短時間に仕上げる条件をつくるのは難しい。短時間で仕上げるためには，硬い食材料の下茹で，野菜の十分な水切り，1回の処理量の制限を行う。また，切り方を標準化し，硬いものから炒めるなど，食材料の特性により加熱順序も決める。衛生管理では，食材料への加熱が不均一になりやすいことに留意する。

⓫ 和える・サラダ

和え物・サラダの品質基準は，適切に下調理を行った食材料の食味と和え衣の適切な調味濃度である。食材料の下調理は，非加熱調理では消毒，それ以外では茹でる，煮るなどを行う。和え物・サラダでは，調味直後から食材料に調味料の浸透・拡散，放水が起こり，食感や調味濃度が変化するため，和え衣による調味のタイミングが品質管理として重要になる。

調味による味の変化は，調味直後からの30分間で大きい。変化は，調味料の浸透・拡散，食材料の放水，軟化などである。おひたしや酢の物では，あらかじめ脱水させることで本調味による調味濃度の変化を低く抑える。下味の調味料の残存量ができあがりの料理の調味濃度に関係するため，下味の方法として，調味濃度，調味時間，絞り加減を標準化する。

和え物・サラダの衛生管理の課題は，調理の最終工程において調理従事者の手や器具による二次汚染の危険性が高いことである。下調理の加熱および冷却や消毒などを確実に行うことに加え，和える，盛りつけるといった各工程における管理を徹底し，供食までの保管は衛生管理基準の温度以下に食品を保管できる専用冷蔵庫で行う。

⑫ 調味

調味は下味段階，加熱後など，さまざまな調理工程で行われる。品質基準は調味後の適切な調味濃度である。調味料を添加したと同時に，調味料の浸透・拡散が起こる。調理法によりその程度や速度が異なるため，調味の標準化は，どの食材料に対する調味濃度かを標準化するとともに，調味のタイミングなどの調理操作を標準化することが重要である。

⑬ 保管

品質基準は適温であり，冷菜は10℃以下，温菜は65℃以上である。冷菜に比較して温菜の適温管理は一般的に難しい。温菜は65℃以上に保管するための保温機器の能力と設定温度の確認が必要である。同時に，適温管理の留意点は，高温であるほど時間経過による品質劣化が大きくなることである。保管の許容範囲を把握し，設定温度と保管時間を標準化する。

5 配食・配膳の管理

食事の提供とは，調理された料理が，食器に盛りつけられ，食事を食べる利用者の前に調えられることである。給食において，大量調理により調製された料理は即座に盛りつけて提供することができないため，できあがった料理を，「分配する，保温・保冷する，食器に盛りつける，1人分の食事として組み合わせる，食卓に調える」までの工程が発生する。

給食では，調理された食事が利用者に提供される場所，調理と提供の時間，提供方法がいくつかのパターンに分かれる（表7.8）。

生産管理としては，設備，調理従事者の配置，適温管理の課題のほか，衛生管理も重要である。

6 洗浄・清掃作業の管理

給食の作業の中で，食事を生産するという視点では調理作業が最も重要であるが，作業時間としては，食器・器具の洗浄，調理室の清掃が占める割合は大きい。食器洗浄は作業時間全体に対して10～20%，そのほかの器具洗浄・調理室の清掃が10～20%を占めるという調査報告もある。合わせると20～30%が洗浄・清掃作業に充てられていることから，調理従事者にとって負荷の大きい作業となっている。そのため，大規模施設では食器洗浄に専用の要員

表 7.8 給食における提供方法の分類

提供方法		概　要	人員の配置	適温管理
配食・配膳方式	中央配膳	中央の調理室内で個人の食事内容別にトレイセットまでを行い，利用者へ届ける。	盛りつけ作業は流れ作業により集中して行う。	盛りつけ所要時間と利用者に届けるまでの運搬時間がかかるため，適温管理のための機器活用と，料理のできあがりから喫食までの時間の管理が重要となる。
配食・配膳方式	病棟配膳（パントリー配膳）	中央の調理室で，全部の料理または副食を調理して各病棟のパントリーに運搬し，盛りつけと提供を行う。	各病棟のパントリーごとに人員を配置しなければならない。	運搬時の温度管理，各病棟のパントリーでの温度管理を行う。
配食・配膳方式	食缶配食	学校給食のスタイル。調理室で調理し，食缶に分けて配る。教室で盛りつけ・配膳を行う。	学校給食では，基本的に児童生徒が盛りつけ・配膳を行う。	盛りつけ開始までの適温管理として，断熱性のある食缶を使用。調理終了後から提供までの時間の管理を行う。
サービス方法	セルフサービス	対面サービスで盛りつけながら，もしくはセルフサーバーを用いて食事を提供する。あるいは，盛りつけておいたものを保管し，利用者がトレイにセットすることもある。	盛りつけながらのサービスは，料理の種類数に対応した人員が必要である。また，食事時間を通しての人員の配置が必要になる。	供食時間中は機器活用による適温管理と，機器の効果的な活用が重要である。
サービス方法	フルサービス	個人の食事内容別にトレイセットまでを行い，利用者へ届ける。	盛りつけ作業は一斉に行うことが多い。	盛りつけ所要時間と利用者に届けるまでの運搬時間がかかるため，適温管理のための機器活用と料理のできあがりから喫食までの時間の管理が重要となる。

原表）三好恵子

を置く例も見られる。食器洗浄では，食事内容によって使用される食器の材質や種類が異なることや，洗浄機導入による機械化が図られているか否かが作業量と作業効率に影響している。

清掃作業では，1日1食を提供している施設と3食の施設では，清掃を行うタイミングと清掃の方法・担当者が異なる。調理中の清掃は，食材料を汚染する危険性があるため避ける。

洗浄・清掃は，衛生管理上のルールにのっとり取り組む必要がある。大量調理施設衛生管理マニュアル中の洗浄・殺菌マニュアルに準じて行う。

7 給食における廃棄物処理

1 食品リサイクル法

食品の売れ残りや食べ残し，製造過程においても，食品廃棄物は大量に発生している。発生抑制と減量化により最終的な処分量を減少させるとともに，飼料や肥料等の原材料として再生利用するため，食品関連事業者（製造，流通，外食等）による食品循環資源の再生利用の促進を目的とした「**食品循環資源の再生利用等の促進に関する法律**」，いわゆる食品リサイクル法が制定されている。再生利用等を実施すべき業種は，食品製造業，食品小売業，食品卸売業，外食産業であり，業種別に再生利用等の実施率の目標が定められている。基準では，食品廃棄物等の年間の排出量が100t以上と多量である食品関連業者（食品廃棄物等多量発生事業者）を対象に，食品廃棄物等，発生量と食品循環資源の再生利用等の状況の定期報告義務がある。

給食施設にも，さまざまな面から環境問題に取り組むことが求められるが，食品循環資源の再利用もそのひとつである。給食会社（コントラクトフードサービス）では，複数の施設の食品廃棄物等の排出量の合計が年間100t以上になると，食品リサイクル法における食品廃棄物等多量発生事業者と見なされる。

給食会社独自に，再生利用事業者，農林漁業者，運搬業者をつなぐ循環型のモデルをつくり上げている例も見られる。給食会社としては，これらの取り組みが社会的責任であると同時に，企業のイメージ向上にもつながるものとして位置づけることができる。

また，学校給食は食品リサイクル法の対象とはなっていないが，給食から出るゴミのゆくえを学ぶことが，食品循環資源の再生利用等に関する体験学習として，環境問題や食べ物を大切にする学習へとつなげる取り組みも見られる。

2 給食の食品ロス

食品廃棄物の発生抑制と減量化は，すべての給食施設で取り組むべき課題である。

食品廃棄物の発生抑制の取り組みの中に，食品ロス削減がある。食品ロスとは本来食べることができるのに廃棄されるもので，食材料の皮や殻などの廃棄物を除いた，廃棄される食品や料理を指す。製造・卸売・小売などの食品産業では，食品ロス発生抑制の取り組みが始まっている。賞味期限切れの売れ残りを生じさせないための，需要予測精度向上，過剰在庫の削減，余剰食品のフードバンク寄付などが取り組みの対策例である（右頁，コラム フードバンク参照）。

給食において，食品廃棄物には，食材料の皮や殻など可食部以外の廃棄部分と，食べ残し，調理ロスや，消費期限切れの在庫食品が含まれる。外食産業では，給食と同様，売れ残りによる調理ロス，食べ残しなどが食品ロスの原因である。

食品リサイクル関連用語　Column

食品リサイクル法の中で定義されている用語について示す。

- 食品循環資源：食品廃棄物であって，飼料・肥料等の原材料となるなど有用なもの。
- 再生利用：食品循環資源を飼料・肥料，炭化の過程を経て製造される燃料および還元剤，油脂および油脂製品，エタノール，メタンとして利用，または利用する者に譲渡すること。
- 再生利用等：発生抑制，再生利用，熱回収，減量（乾燥・脱水・発酵・炭化）。

食品循環資源を再利用するため，食品関連事業者が排出した食品循環資源を，再生利用事業者に運搬し，特定肥飼料に変換させ農林漁業者に受け渡す取り組みの円滑化措置として，再生利用事業者の登録制度，再生利用事業計画の認定制度などを法で定めている。

食品循環資源の再生利用等の促進に関する法律：平成12年6月7日法律第106号，最終改正：令和元年12月4日法律第62号

表7.9 ゴミの種類と処理機

ゴミの種類		対　応	処理機
食　品	廃棄部分	発生の抑制（廃棄物・残飯・期限切れ食品の削減），減量化（脱水・圧縮・乾燥・炭化），再利用（飼料・肥料）	ディスポーザー（排水処理機能つき），生ごみ処理機（粉砕・脱水機，分解消滅型，分解排水消滅型，発酵型，乾燥型）
	残飯（食べ残し），消費期限切れ		
	廃油（揚げ油）	再利用（油脂製品）	
食品以外	びん・缶	容量の縮小，分別回収（再利用）	缶圧縮機
	プラスチック		ペットボトル圧縮機
	紙	再利用（再生紙）	

原表）三好恵子

給食において調理ロスが特に問題になるのは，事業所給食のように喫食率が変動しやすい施設である。利用者数に対する仕込みすぎによる売れ残りや，カフェテリア方式の施設では料理ごとの仕込み数と販売数の差による売れ残りが出る可能性が高い。これらへの対策は，計数管理としての売上食数の予測の精度を上げることである。

事業所給食以外での食品ロスの原因として，食べ残しがある。食べ残しの原因は多様で，健康な利用者を対象とした給食施設では，嗜好・できあがりの品質・提供量など，品質管理上の問題が考えられる。病院の患者食や高齢者施設での食べ残しは，「食べられない」ことが原因であることが多く，食品ロス発生抑制を直接目的としない，栄養管理上の早急な改善策を講じる必要がある。すなわち，個々人の喫食量の把握と残食の原因，喫食量を維持させる取り組みを行うことが先決である。

3 廃棄物処理

給食で廃棄されるゴミの種類は，食材料の廃棄部分，食材料の容器・包材，残飯（欠食，売れ残り，食べ残し），消費期限切れの在庫食品などがある。ゴミの種類と減量のための対応ならびに処理機を 表7.9 に示した。処理機に関しては，給食施設単独で取り組むことが困難な場合もある。食品廃棄物の発生の抑制，減量化，再利用などについて，できるところから取り組む。

フードバンク　Column

小売店では，従来から期限切れ間近の食品を，品質上問題がないことを消費者に伝えながら，見切り・値引き販売して売り切ろうとする取り組みが行われている。このように，食品ロス発生抑制のためには，品質には何ら問題がないにもかかわらず廃棄されてしまうことを避ける取り組みも必要である。

その方法のひとつとして，食品製造工程，卸売・小売店で発生する，期限切れ間近，印刷ミス，包装破損といった規格外品などの食品を寄付し，福祉施設などへ無償提供するボランティア活動が行われている。このような，食品企業の製造工程で発生する規格外品などを引き取り，福祉施設等へ無料で提供する団体・活動のことを「フードバンク」という。

8 生産管理の評価

1 品質の評価

設計品質に対して，提供した料理の品質の適合度を評価する。設計品質には，「食味の品質」，「栄養の品質」，「衛生の品質」があり，評価項目によって評価方法が異なる。その中で利用者の評価は，満足度の要因になる。品質基準，評価項目，評価方法は，第4章 栄養・食事管理(p.65)，第5章 メニュー管理（p.77）を参考にされたい。

2 生産性の評価

◆ 労働生産性

投入した労働量に対して，どれくらいの生産量や付加価値が生み出されたかの指標である。投入した労働量は，調理従事者1人当たり，あるいは調理従事者1人1時間当たりとする。調理従事者1人当たりの場合，勤務体制により労働時間が違うため，算出には注意する。生産量としては，給食では食数を用いることが多い。

給食における労働生産性は，生産システム，調理従事者の技術，機器の導入，作業効率が要因となる。労働生産性を高めるためには，生産システムの最適化，効率的作業方法の標準化と調理従事者の教育・訓練が重要である。

労働生産性＝食数 / 調理従事者数（または，調理従事者数×労働時間）

3 生産性向上のための要因分析

生産性はインプットとアウトプットの関係であるため，生産性を向上させることは，コストの引き下げにつながると考えることができる。取り組みとしては，最適作業方法を探り，現状分析，課題の抽出，改善策の検討を行う。給食と工業製品とでは生産のプロセスが異なるが，現状分析・課題の抽出のために，生産管理，IEなどの手法を活用することができる。最適作業システムを設計・改善・維持するための研究手法として，作業研究があり，作業研究には方法研究と作業測定がある（表7.10，表7.11）。それぞれ，研究分野・手法として歴史もあり，多くの専門書も出ていることから，それらを参考にされたい。

IE：industrial engineering。生産技術，生産工学，管理工学，経営工学などと訳される。定義としては，米国IE協会（1955年）が引用される。「人・物・設備を統合したシステムの設計・改善・確立に関する活動であり，システムの成果を規定し，予測し，評価するために，数学，自然科学，社会科学の専門的知識，経験を利用するとともに，工学的解析と設計の原理と方法を利用する」。ごく簡単にまとめると，製品やサービスを提供するための仕事の最適化に関する，分析手法の体系といえる。

表 7.10 作業研究

手　法	方法研究	作業測定（時間研究）
目的	人・設備機械・原料・情報を経済的に活用した，望ましい作業方法を考案する	生産目的に対して効果的でない時間（無効時間）を排除し，生産システムの効率化を図る
作業に対する視点	質的側面	量的側面
活用	作業場所のレイアウト，作業方法，作業の順序，作業内容と作業者の適正	標準時間設定，スケジューリング，作業者の目標設定，設備計画
分析手法	工程分析：プロセスチャート 動作分析：微動作分析（サーブリッグ）等	作業の要素について時間を測定する 直接観測する方法：連続観察（ストップ・ウォッチ法，ビデオ分析等），サンプリング法（ワークサンプリング法等）

原表）三好恵子

生産管理における生産性の向上　Column

生産管理において，生産性の向上は最重要課題といえる。しかし，給食において生産性を考える上で，ジレンマともいえる阻害要因がある。

生産性向上のために欠かせない機械化は，施設間格差が大きい。また給食では，一定の食材料で毎日同一料理をつくることはない。大量であるにもかかわらず，日々異なる多品種の料理を製造せざるを得ないのである。

また，調理工程の中で，大量調理施設衛生管理マニュアルに基づいた作業は欠かせないものであるが，点検や記録を含め相当量の作業負荷となる。

給食における生産性の向上は，給食施設の制約条件の中で，目標とする品質をつくり出すための最適作業方法を見つけ出す取り組みになる。

表 7.11 作業測定のための作業の分類

分類			性質	例
作業	主体作業	主作業	本来の目的作業で，材料の変形・変質に直接関与している作業。標準化の対象となる	調理作業全般（洗浄，はく皮，切さい，加熱，混合，撹拌，調味，計量，盛りつけ等）
		付随作業	主作業を行うために必要な作業。生産に対して間接的に付与する要素であり，規則的に発生する標準化された作業	機械操作のうち，始動・停止などの作業
	付帯作業		本来の作業のための段取り，準備，片づけ，運搬	指示書の確認，作業の準備，後始末（器具の準備・片づけ），機械清掃，食材料の運搬
余裕	作業余裕		必要な要素作業であるが生産に対して間接的であり，不規則かつ標準化されていない作業	食材料・器具の補充，機械の点検，仕事のための歩行，清掃
	職場余裕		手待ちや管理上発生する遅れで，本来作業とは無関係に発生する。管理システムの改善で減少できる	連絡，打ち合わせ，前工程の遅れによる待ち
	人的余裕		生理的欲求に基づく遅れ。作業員の意思による場合と，休憩として与える場合がある	用便，水飲み，汗ふき，一服，雑談，休憩状態
	疲労余裕		作業による疲れを回復するための遅れで，手待ちのある仕事，疲労を認めない職場には与えられない	重量物の取り扱い時の小休止，環境の著しく悪い場合に与える休憩
非作業			作業者の個人的理由により発生するもの	遅刻，雑談

注）主作業は，手作業（作業者の手および道具による作業），機械手作業（作業者が機械を操作して行う作業），機械自動送り作業（機械によって自動的に加工が行われる作業）からなる。

資料）三好恵子：生産管理，給食経営管理論 / 三好恵子，山部秀子，平澤マキ編，p.79（2019）第一出版

参考文献

三好恵子，山部秀子編著：テキストブックシリーズ給食経営管理論（2023）第一出版

第8章
食事サービス管理

三好恵子

食事サービスは，給食を利用者に受け渡すための最終工程である。料理ができあがってから，盛りつけられ，利用者に提供されるまでの工程は，生産管理の一部である。本章では，多様な供食システムと関連する食事サービス，また，給食における精度管理，適温管理，食数管理，代金精算についても理解する。さらに，食事サービスにおいて，利用者に食事とともに受け渡される快適なサービスが重要であることを理解する。

本章の Key Words

供食システム，盛りつけの精度管理，適温管理，食数の変動要因，仕込み食数の決定，給食の種類と代金精算方式，食事環境の整備，栄養情報の提供

1 食事サービス管理

1 食事サービス管理と供食システム

食事の提供は，献立表に書き込まれた品質と量の食事を，調理終了後，最終的に確実に利用者へ届ける作業であり，調理作業においては，利用者に手渡すための最終工程に当たる。食事の提供の中で，料理のできあがりから提供までの一連の作業が供食である。

供食に，食事を手渡す場面に付随して発生するサービスを含めたものが食事サービスである。給食における食事サービスでは，利用者を顧客ととらえる。一般的なサービスの概念に加えて，給食施設特有の目標にかなったサービスの提供が求められる。

なお，できあがった料理を容器に移し替え，食器に盛りつけ，1 食分トレイ（膳）にセットし，利用者に渡す作業は，配食・配膳ともいう。配食という用語は，「宅配食」など，さまざまな使われ方をしており，食事を「配る」という意味で定着しつつあるにように見える。また，配膳は，料理を食器に盛りつけて膳を整え，届けるという意味が一般的な共通理解となっている。

2 供食システムの種類

給食における供食システムの種類を分類すると，調理と提供の場所と時間の関係，食事の提供の仕方，食事内容，食事環境のレイアウトと，いくつかの要素から整理することができる（表 8.1）。以下に，主なものを示す。

◆1　生産システム

生産システムとして，調理と提供の場所と時間の関係から見ると，施設内の利用者に対して，食事時間に合わせて調理，提供する方法はコンベンショナルシステム，調理方式はクックサーブである。それに対して，衛生的安全性を確保しつつ保存性を高め，ストックした料理を提供するクックチル・クックフリーズシステムは，生産と提供の時間的分離を目的とするレディフードシステムおよび，生産と提供の場所の分離を目的とするカミサリーシステム（セントラルキッチンシステム）への展開の可能性を広げた。

◆2　サービス方法

盛りつけた料理を利用者へサービスする方法を，配膳者と利用者の関係と，配膳方式から整理することができる。

セルフサービスは，盛りつけた料理をサービスカウンターから提供し，利用者がトレイにセットしテーブルまで運び，さらに食後，利用者が下膳をする。対面サービスが多いが，利用者が料理を盛りつける方法もある（バイキング方式）。配膳・下膳をフルサービスで行うのは，レストラン形式の給食施設，病院や高齢者施設などである。食事は利用者がテーブルに運び，下膳を配膳者が行う方法をハーフセルフサービスという。

配膳方式として，盛りつけ場所が中央の調理室の場合の中央配膳と，パントリー（配膳室）の場合のパントリー配膳とに分けられる。パントリーは，病院の病棟や高齢者施設のフロアやユニットごとに設置され，食堂に隣接されることが多い。学校給食では，調理室で食缶に分配された料理を，教室で児童生徒が配膳・下膳する（食缶配膳）。

表 8.1 給食運営の条件と供食システム

給食運営条件	特　徴	供食方式・システム名	供食システム設計の重点課題
生産システム	生産から提供までの時間	コンベンショナルシステム（クックサーブ）	・配食・配膳方法と所要時間の管理 ・衛生管理基準内の温度・時間管理
		クックチル・クックフリーズシステム	・盛りつけ・トレイセットのタイミング ・再加熱方法と再加熱の品質管理および設備計画 ・衛生管理基準内の温度・時間管理
	生産場所から提供場所までの距離	コンベンショナルシステム	本文（p.128）
		カミサリーシステム（セントラルキッチンシステム）	・セントラルキッチンとサテライトキッチンの作業の仕分け ・配送時の温度・時間管理
		レディフードシステム	・クックチル・クックフリーズシステムと共通
サービス方法	配膳者と利用者の関係	対面サービス・セルフサービス	・サービスレーンの形態（食事受け取りから代金精算，着席までの動線とスペース） ・下膳までの動線と下膳口の構造 ・盛りつけ作業の技術向上 ・接客マナー
		バイキング方式・セルフサービス	・料理の種類別提供場所と利用者の流れの関係 ・料理の構成，調理単位（一度に調理する量）と追加調理・補充の調整 ・食事受け取りから代金精算，着席までの動線
		フルサービス（オールサービス）	・調理終了から喫食までの温度・時間管理 ・個人に対する誤配膳防止対策 ・盛りつけ作業の効率化 ・配膳時の利用者との交流（快適な接客マナーや声かけ）
		ハーフセルフサービス方式	・下膳者の確保（フロアの整備要員） ・下膳口の構造
	配膳方式	中央配膳	・調理終了から喫食までの温度・時間管理 ・個人に対する誤配膳防止対策 ・盛りつけ作業の効率化
		パントリー配膳（病棟配膳）	・作業内容に対応した設備 ・配膳者の知識・技術の確保と意識向上，必要人数を配置
		食缶配膳	・調理終了から喫食までの温度・時間管理 ・食缶運搬方法・保管時の監視体制
献立提供形式	料理の種類と選択方法	単一定食方式	・サービス方法との調整
		複数定食方式	・サービス方法との調整 ・食数管理
		カフェテリア方式	・料理の構成と料理の種類別提供場所，利用者の流れの関係 ・食数管理と追加調理 ・食事受け取りから食事，下膳までの動線
		バイキング方式	本文（p.128）
サービスエリアのレイアウト	サービスレーンの形態	ストレートレーン方式，スクランブル方式（p.136，**図 8.2**）	・エントランス，食事受け取りから代金精算，着席までの動線 ・料理の構成と料理の種類別提供場所，利用者の流れの関係
代金精算方式	精算の方法とタイミング	一括精算・一括支払い（学校，病院，介護保険施設，寮）	・計算方法，請求方法，支払い方法
		喫食時精算（レジ方式，セルフチェック方式，オートレジ方式）	・支払い方法（現金，IC カード等，食券） ・間違いのない精算 ・利用者の動線と処理スピード ・精算要員 ・利用者情報の活用，サービスの提供

原表）三好恵子

◆3　献立提供形式

供食システムを献立提供形式から見ると，セット食の定食方式と，料理の組み合わせを自由に選択できるカフェテリア方式に分けることができる。バイキング方式はカフェテリア方式の一種であり，大皿などに盛りつけられた料理を利用者が盛りつける方法で，サラダバイキングなどを実施している給食施設もある。利用者は，料理の選択と重量の調節を自由に行うことができる。給食費の支払いは，料理の種類と重量に対応して行う。学校給食では，学校行事と食育を組み合わせたバイキング給食を行っている。

◆4　サービスエリアのレイアウト

セルフサービスの事業所給食におけるサービスエリアのレイアウトは，料理を提供するサービスカウンターと利用者の動線の関係から，主にストレートレーン方式と，スクランブルレーン方式がある（p.136，図8.2）。

- **ストレートレーン方式**：直線，あるいは曲線，L字型のサービスカウンターで料理を提供する方式で，利用者の流れが一方向になる，料理は種類ごとにコーナーを分けて提供され，大規模になるとレーンを複数配置する。
- **スクランブルレーン方式**：サービスカウンターが凹型でサービスエリアを囲む形になっており，利用者が分散して行き来する。サービスエリアの内側に配膳台を置く例や，アイランド方式で料理提供スペースを配置したレイアウトも見られる。

給食における供食システムは，給食の運営計画の中で検討されるべき重要な課題であり，施設・設備計画，調理作業工程計画，品質計画，人員配置計画等，生産管理との関連性の確認と調整が必要である（図8.1，p.129，表8.1）。品質計画に関係する提供時の品質基準としては，調理終了直後の料理の品質に加えて，見た目の美しさや食器との調和，適温，予定した栄養量を確実に盛りつけることが含まれる。供食システムは，それらの品質の食事が，決められた時刻に，かつスピーディーに提供できるものでなければならない。

2　食事サービスにおける精度管理

特定給食施設の目標は，栄養管理された食事提供にある。栄養管理された食事提供の基本は，献立表に書き込まれた栄養価の品質と量の食事を，調理終了後，確実に利用者へ届けることである。調理作業工程において，作業指示書どおりの適合品質の良い料理ができあがったとしても，配食・配膳時に精度管理がされていないと，献立表との誤差が生じる。

盛りつけ重量は，予定のできあがり重量と提供食数で計画できるはずであるが，実際は予定どおりにならないことがある。厳重な栄養成分管理の必要な治療食と健康な人の食事では許容できる誤差の範囲は異なるが，盛りつけ誤差を低減する取り組みが必要である。盛りつけ作業は，経験により作業速度が向上し，バラツキも小さくなるなどの技術向上が図れるが，正しくかつ美しく盛りつけようとする意識を高めることも必要である。また，盛りつけの容易さやバラツキは，食品の形状や使用する器具とも関連するため，下処理の際の切り方や盛りつけの基準は，盛りつけの精度管理を考慮して指示する必要がある。盛りつけの精度管理は，調理作業工程によるできあがりの重量の管理，盛りつけ作業の的確な指示，調理従事者の盛りつけ作業

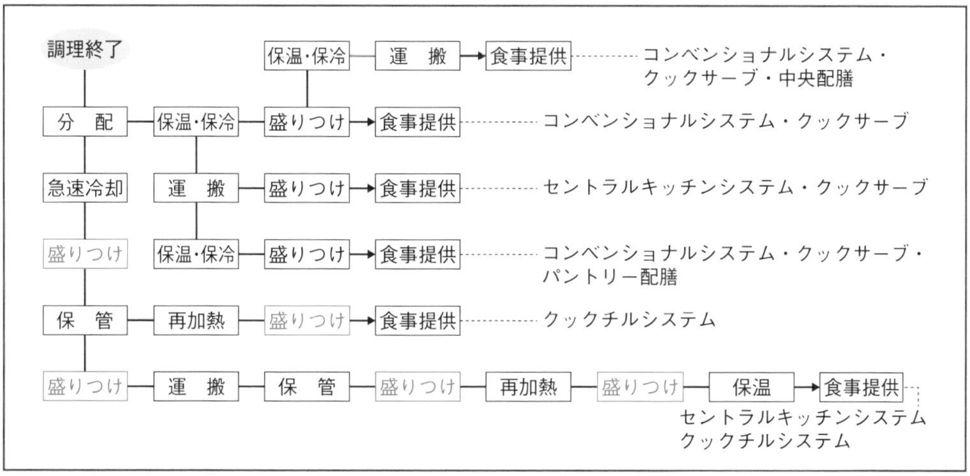

図 8.1 提供サービスのフローと生産システム

注）・ここで示した提供サービスの工程は，主なものである。
・提供サービスの工程は生産システムにより異なる。保温・保冷，盛りつけ，運搬の工程は，求められる設備の機能，調理従事者の配置，作業計画に影響する。
・盛りつけは料理を器に盛りつけることであり，通常は続けてトレイセットして提供する。クックチルシステムでは，衛生的安全性を確保し保存性を高めているため，盛りつけ，トレイセットを行うタイミングの選択の幅が広がる。また，盛りつけとトレイセットが連続的に行われるとも限らない。そこで，盛りつけを色文字とした。盛りつけをどの工程で行うかは，システム設計の段階で検討する。
・クックチルの保管温度は 0 ～ 3℃である。なお，トレイセットしチルド保存した料理を再加熱して提供する方式は，ニュークックチルと呼ばれている（p.108，コラム ニュークックチルシステム）。

原表）三好恵子

の技術・意識向上のための教育・訓練が重要である。

3 適温管理

給食における食事の提供は，調理終了後から利用者が喫食するまでの所要時間が長くなりやすく，調理によりつくられた食事の品質が提供時に劣化しやすくなる。品質劣化は，時間経過による色彩・光沢，物性，調味料の分散などの変化として顕在化する。中でも料理の温度変化は調理終了後，短時間で起こる上，食味の品質，衛生的安全性への影響が大きい。そのため，適温管理は，供食（配食・配膳）作業の中で取り組む必要がある。

料理の適温は，人間の体温± 25℃以上といわれ，それから推定すると温菜は 60℃以上，冷菜は 10℃以下になる。喫食時の温度を目標に温度管理することが重要であるため，これらの温度を目安として活用することができる。しかし，料理の嗜好温度は，利用者の年齢によって異なる上に個人差も大きい。また，料理によっても異なることを考慮する必要がある。

給食における適温管理は，利用者の嗜好温度とともに，衛生管理基準が重視される。調理終了後の保管温度は，衛生管理上，冷菜は 10℃以下，温菜は 65℃以上が基準となっている。これらの温度を保つためには，適温管理のための保冷・保温を行う保管庫の活用が欠かせない。しかし，温度を保つことができても，保管中の時間経過による料理の品質変化は避けられないため，特に温菜では，保温機器の能力を把握した上で保管時間の限界を設定する。また，設定温度が高いほうが保温効果は高くなるが，品質劣化の程度がより大きいことに留意する。

適温管理のために取り組むべき項目を以下に示す。

①利用者にとっての適温（嗜好温度）を喫食時の温度の目標とする。

②利用者に料理が届けられるまでの供食システムにおける料理の温度変化を把握する。

③適温管理のための機器の導入を図り，効果的に活用する。

④適温管理のための機器の能力（設定温度と保管料理の品温および保管時間による品質の変化）を把握し，機器使用の方法を定める。

⑤調理終了後から喫食時間までの時間短縮の方法を探る。

⑥人的要因による配食・配膳時の温度変化をできるだけ避けるような作業方法を定める。

4 食数管理

1 食数管理の重要性

事業所給食において一般的なカフェテリア方式の施設では，主菜・副菜等が複数提供され，利用者は自由に料理を組み合わせて食事をとることができる。これにより，各料理の調理数(仕込み数）が適切でない場合，売り切れが起こると利用者の不満につながり，反対に，売れ残りが出ると食材料のロスによる食材料費の押し上げにつながる。複数定食方式でも同様である。

売り切れと売れ残りを避けることは食数管理の重要な課題であり，両者は相反する現象となる。このために重要なのは，過去の料理の売れ行きの実績を分析し，仕込み食数の設定に活用することである。また，あらかじめ確実に売り切れる食数をメニューごとに計画しつつ，急な食数変動への対応として追加調理を行うなど，柔軟な生産計画も求められる。

2 食数の変動要因

❶ 利用者数が固定的な施設における変動要因

事業所給食以外がこれに当たる。保育所，学校では，予測できる食数減少として，利用者が施設外の活動により不在の場合などがある。突発的な理由として，天候不良などによる一斉休校（休園），感染症流行による欠席者の増加，個人的な理由などがある。病院や高齢者施設では，入・退院（入・退所），外泊，食種の変更などがある。

❷ 利用者数が流動的な施設における変動要因

利用者数が流動的な事業所給食では，複数の食数変動要因が考えられる。

- 業務の都合による利用者数の変動：利用者数の変動は，利用者の自由な意思によるもののみではない。出張や会議など，業務の都合により食堂利用率が増減することがある。
- 嗜好（人気度）：利用者のメニュー選択の主要条件は，嗜好といえる。メニューの人気度が利用者数の増減，料理や定食の売上数に影響する。
- メニューの組み合わせ：人気のあるメニューでも，同時に提供される他のメニューによって，売れる食数が異なることがある。例えば，複数定食方式の給食施設で，ある時，ハンバーグ定食を7割の利用者が選択したとする。しかし，同時に提供される他のメニューが異なると，この7割は増減することがあり得る。
- 気候条件：季節感のある料理の提供は，継続的な食事提供をする給食において求められる条件である。ところが，あらかじめ期間献立としてメニューを作成し，利用者に告知している給食では，冷やし中華の提供日に気温が低い場合や，おでんの提供日に気温が高い場合に売れ行きが伸びないことが起こり得る。また，悪天候により外出を避けることで，利用率が高くなることもある。

・健康診断等：多くの給食施設で，エネルギー・脂質・食塩相当量を低く抑えたメニューや食物繊維が多い，野菜を多めに使用している等の特徴をもたせたメニューを「ヘルシーメニュー」と称して提供している。喫食が望ましい利用者が選択することを想定したメニューであるが，実態として，嗜好により選択される傾向が見られ，売れ行きはメニューに対する嗜好の傾向によって変動する。一方，健康診断の結果が届くと一時的に利用者が増えるという現象も見られる。

3 仕込み食数の決定

期間のメニューは，あらかじめ決定している。メニュー決定の段階で予定食数を料理ごとに決定するが，最終調整と決定は食材料発注の期限までに行う。

病院では，入退院により患者数が絶えず変動するばかりでなく，患者の病態の変化により，食種変更が日常的に発生する。病棟の食事オーダーの締め切りは病院内で決められているが，急な入院に備えて，常食に多少のゆとりをもたせるなどの対応を行っている。

複数定食方式やカフェテリア方式では，全体の利用者数の見込みのほかに，各メニューの選択者の割合を設定し，仕込み食数を決める。その際，重要となるのは過去のデータであるが，最終的な売り上げのメニュー別構成比率のみでは，利用者の嗜好を確実に把握しているとはいえない。売り切れが発生したとき，利用者が仕方なく売れ残ったメニューを購入している場合と，売り切れが発生しそうになったときに追加調理を行った場合では，数値の見方が異なる。

4 計数管理

食数の変動要因をとらえ，食材料のロスを出さないように食数の計数管理を行う。食数の変動要因は施設により異なることが予測されるため，食事内容，利用者の特性，食事提供の方法などを考慮し，食数管理に有効なデータの収集と分析を行う。利用者数，対象者に対する利用率（喫食率）を，月，週，曜日，施設内・外のイベント，天候，気温，湿度とともに記録する。さらにメニュー別の選択数と，全体の構成比，仕込み数に対する売上数の割合，売り切れ時刻，追加調理品の販売状況などを記録し，前年比，前月比，サイクル内の変動などを見る。

5 代金精算方式

1 給食の種類と代金精算方式

給食の種類により，給食の支払い方法が異なる。1か月ごとにあらかじめ給食費を支払う方法もあるが，食べた分のみを支払う方法が多い。利用者が支払う給食費が制度として定められているのは，病院給食，介護保険施設である。学校，保育所は地方自治体により定められた算出方法により，利用者が負担する金額を支払うが，福利厚生の一環として給食費の負担を行っている企業もある（第15章，p.301）。

事業所給食は，利用者が支払う給食費の算出方法が定められてはいない。また，給食を利用

表8.2 代金精算方式と設備

精算・支払い方式	設 備
レジチェック方式	レジスター
食券精算方式	食券自動販売機
セルフチェック方式	カードリーダー
オートレジ方式	オートレジ（IC タグ読み取り機），カードリーダー
プリペイドカード支払い	プリペイドカード自動販売機

原表）三好恵子

するかしないかも自由である。さらに，定食方式で一律の金額で給食を喫食できる場合もあるが，カフェテリアのように金額の異なる複数の料理が提供され，利用者が自由に選択できる場合では，利用者ごとに，喫食した分のみの給食費の精算を行う。その場合も，食事のときに支払う方法と，月末に集計して支払う方法がある。バイキング方式では，盛りつけ重量を計量してグラム単位で精算する方法や，食器の種類ごと一皿の単価で精算する方法などさまざまである。

2 カフェテリア方式における代金精算方式

カフェテリア方式における代金精算には，次の方式がある（表8.2）。

レジチェック方式

人がレジスターに料理の金額を入力し，現金またはカード（プリペイドカード，IC カード）で精算する方法。レジスターへの入力要員が必要な上，入力速度には個人差や限界もある。また，現金精算の場合，利用者側の要因で停滞が起こりやすくなり，ピーク時に行列ができることもある。入力ミスの可能性があり，現金を扱うことは衛生的にも望ましくないなど，デメリットが多い。社員証を兼ねた IC カードによる精算では，利用者個人の料理選択状況データの有効活用が可能である。

食券精算方式

現金またはカードで食券を買い求め，食券と引き換えに料理を受け取る。料理ごとに販売金額が異なる場合，料理の選択が先になるため，サンプルケースと食券自動販売機の設置場所の関係に配慮する必要がある。プリペイドカードで支払う場合，プリペイドカード購入や入金の機能をもった食券自動販売機が必要である。

セルフチェック方式

利用者が，料理ごとに食券やカードで精算する方法。精算要員は不要になるが，利用者が精算を行っているかの確認は必要である。カードリーダーで精算する方法は，利用者にとっては煩わしさが伴う。

オートレジ方式

食器に埋め込まれた IC タグをオートレジ（読み取り機）で読み取り，カードで精算する方法。トレイにセットした料理を瞬時に精算できる。料理情報には販売価格だけでなく栄養情報を加えることができるため，精算時に合計金額とエネルギーおよび栄養素量の確認，出カデータが入手できる。支払い方法には，社員証を兼ねたICカードで給与から天引き，プリペイドカードの使用などがある。プリペイドカードの場合，現金でプリペイドカードを販売する設備が必要になる。精算要員は不要になるが，システム導入のためのコストがかかる。

6 利用者サービス

1 食事環境の整備

食事時間を快適にするためには，食事環境の整備が重要である。給食の種類により，利用者の状況はさまざまではあるが，学校において，教室を離れて食堂で食事をとること，病院においてもできるだけ離床して食事をとることが，食事の楽しさや食欲向上につながる。

食事環境の整備として，食堂の快適な条件について考えたい。

①明るいこと（外光の取り入れ方，照明，壁・床，家具・インテリアの色彩）

②清潔であること（清掃，食堂と下膳場所の関係，ゴミの廃棄場所）

③エントランスから，料理の選択，カトラリー，飲み物，ドレッシングなどのセット，代金の精算，着席，下膳までが停滞なくスムーズであること

④テーブル・椅子の位置関係や，通路にゆとりがあり混雑時でもスムーズに着席できること

⑤サービス従事者は身だしなみ（ユニフォーム，髪型，手指，化粧）に清潔感があり，明るくマナーが良いこと

⑥料理の売り切れ，備品の不足，異物混入，混雑不満，各種問い合わせ等，利用者への対応が速やかであること

③に関しては，流れの停滞は利用者の不満を招くため，利用者が集中する時間帯でもできるだけ流れの停滞を避ける。そのため，食堂のレイアウトが重要になる。料理提供では，ピーク時の利用者が滞りなく流れるようにサービスレーンの形態と長さを考慮するが，この際，提供料理の種類数との関係が重要になる（図8.2）。また，何回かに分けて調理する場合，調理が間に合わなければ停滞の原因になるため，調理の遅れを避ける必要がある。サービス従事者の盛りつけスピードも重要である。さらに，カトラリーのセットを置いたり，飲み物をとったり，ドレッシングをかけたりする場所と料理のサービスレーンの位置関係，代金精算方式と場所などが利用者の流れに影響する。流れの停滞や，動線の交差が起こりやすい場所は，スペースを広くとる必要がある。食堂の能力に無理があれば，利用者の食事時間をずらすなどの対策をとる場合もある。

食事環境の整備は，食事開始時刻に料理などを調えた時点で終了ではない。食事時間帯は終始，不規則に発生する利用者への対応や料理の売り切れ対応などの調整が必要な場合も多いため，食堂エリアには，迅速に対応のできる，責任ある立場の人員の配置が必要になる。

2 栄養情報の提供

特定給食施設が一般外食と異なるのは，健康増進法にも示されているように栄養管理を目的としているところである。「健康日本21（第二次）」においても，特定給食施設の役割がより一層重視されており，事業所については利用者に応じた食事の提供とともに，特定健康診査・特定保健指導等の実施も併せ，利用者の身体状況の改善が図られるよう，指導・支援を行うこ

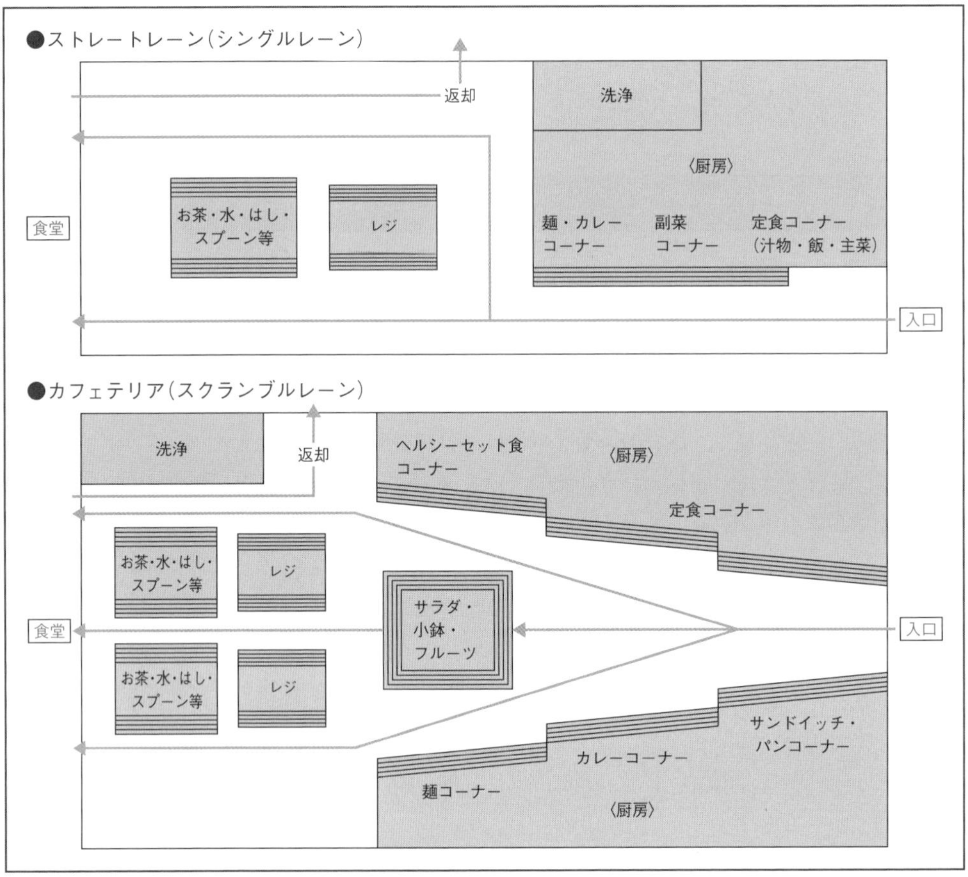

図 8.2 サービスレーンの形状

注) ←:客動線
原表) 三好恵子

表 8.3 使用媒体の種類と提供情報の特徴

使用媒体の種類	提供情報の特徴
サンプルの展示	その日に提供される料理や献立の実物を展示する。選択や配膳の参考になる。また，食べる意欲や期待にもつながるよう，サンプルケースに季節の飾りつけなどを行うことも効果的である。サンプル展示と同時に情報提供として，料理名や販売価格，エネルギーおよび栄養素量の表示を行う。カフェテリア形式の給食施設では，望ましい組み合わせの提示もサンプル展示により行うようにする
献立表の掲示	1週間，1か月等予定の期間献立を掲示する。記載内容は，料理名，使用食品，エネルギー，たんぱく質，脂質および食塩相当量，アレルギー食品などである
ポスターの掲示	一定期間掲示するため，掲示期間の季節・行事等に合ったキャンペーンや，栄養・健康に関する内容等の情報を提供する
卓上メモの設置	ポスター同様，ある程度の期間設置して情報の提供を行う。スペースに限りがあり，食事時間であることから，興味・関心の高いものとし，情報量は多すぎないようにする

原表) 三好恵子

ととされている。特定給食施設の食事提供は毎日繰り返されることから，喫食される食事の栄養的機能の重要性だけでなく，食べることを通して利用者が経験を積み重ねることができる点も重要である。そのような意味で，栄養情報の提供も食事サービスのひとつとして，食事環境の整備の中に位置づけることができる。

正しい食習慣を身につけるための利用者への栄養情報の提供としては，事業所給食で，複数献立や選択食（カフェテリア方式）のように，利用者の自主性により料理の選択が行われる場合，モデル的な料理の組み合わせを提示する。同時に栄養に関する情報の提供として，献立表の掲示やエネルギー，たんぱく質，脂質および食塩相当量等の主要栄養成分の表示など，健康や栄養に関する情報の提供といったことが求められる（表 8.3）。食品群や食事バランスガイドなどによる表示も，わかりやすい栄養情報の提供ツールとして活用を検討する。

また，リスク防止対策として，使用食材料のアレルギー表示などは見落としがないよう工夫する。

給食施設の種類や経営形態により，給食の場における情報提供の内容や方法については，関係部署の了解が必要になる。また，栄養・健康情報の発信には責任が発生する。曖昧で不確かな情報は避け，正しい情報の提供を心がける必要がある。

参考文献

鈴木久乃，太田和枝，定司哲夫編：給食マネジメント論，第 8 版（2014）第一出版

第9章
リスクマネジメント

佐々木ルリ子

給食施設で，利用者に安全で安心な食事を継続的に提供するためには，給食施設で起こり得る事故，食中毒，感染症，災害などに対するリスクマネジメントが必要である。給食施設におけるリスクの種類，リスク回避のための制度，事故防止の取り組みおよび被害の拡大を最小限に食い止めるための事故処理，危機管理体制などを理解する。特に食中毒予防に関しては，効果的な取り組みについて実行できるレベルの知識を身につける。

本章の Key Words

HACCP システム，大量調理施設の衛生管理，危機管理体制，災害時対策

1 リスクマネジメントの概要

1 リスクマネジメントと危機管理

事故や災害，業務や商品等の不祥事，犯罪の被害，政治や経済の変動など，企業や組織の経営に影響するリスク（risk）は，複雑化・多様化している。リスクマネジメント（risk management）とは，組織および個人が経営活動に伴って起こり得るさまざまなリスクを最小限に食い止めるために，最少の費用で効果的に管理・統制することである。

リスクとは，損失や事故が発生する可能性をいい，まだ具体的な損失や事故は起きておらず，起こる可能性のある状態のもの，潜在的なものをいう。また，プラスの方向に向かわせるという，可能性として有利な結果も含まれる。一般的にリスクは，純粋リスク（火災，自然災害のような偶発的事故や人為的なミスに起因する損失のみを発生させるリスク）と，投機的リスク（政治的，経済的変動のような環境変化に伴う利益または損失を発生させるリスク）に分類される。一方，危機（crisis）とは，リスクが顕在化し具体的な事象となったもの，既に起きた事態をいう。

リスクマネジメントは，組織に関わるリスクのすべてを把握し，重要と思われるリスクを抽出・分析して，対応策を講じる事前対策と，リスクが顕在化したときに緊急時対応する事後対策，つまり危機管理を併せたものである。なお，危機管理（crisis management）は，自然災害や不測の事態など，切迫した重大リスクに対応することであり，これら緊急事態の回避や危機発生時に対応するために，事前に危機を予測して対応策を講じたり，危機対応組織の構築，情報管理，事業継続のための復旧活動などを行ったりすることである。

このように，リスクマネジメントでは，リスクに対して，組織の限られた資源を効果的に活用し，リスクをいかに効率良くマネジメントするかが重要であり，組織の積極的な取り組みが求められている。

2 給食におけるリスクマネジメント

給食施設では，利用者に衛生的かつ安全で安心な食事を継続的に提供しなければならない。給食におけるリスクマネジメントの中心は，給食利用者にとって好ましくない事故，食中毒，

リスクマネジメント規格 ISO31000 におけるリスクとリスクマネジメント　Column

ISO31000（国際標準規格，翻訳・解説版：JISQ31000）において，リスクは，「目的に対する不確かさの影響（期待されていることから好ましい方向，または好ましくない方向に乖離すること）」とされ，好ましくないことに限定していない。ここでのリスクマネジメントは，リスクに関して組織を指揮統制するための調整された活動と定義され，リスクを顕在化させず，リスクを事前に運営管理し，組織の目的を達成するための取り組みである。そのプロセスは，コミュニケーションおよび協議，組織状況の確定，リスクアセスメント（リスクの特定，分析，評価），リスク対応，モニタリングおよびレビューを組織状況の確定へつなげる過程である。ISO31000 では，リスクが顕在化した場合の危機管理等は適用外となっているが，危機の発生する前のリスクマネジメントと密接に関連しているため，相互の関係を考慮する必要があるとされている。

表 9.1 リスクマネジメント（危機管理）の概要

リスクマネジメント（危機管理）		・法令・ガイドラインの遵守　・危機管理体制の整備（組織編成と役割分担） ・対応マニュアルの整備　・関係者の教育・訓練		
事故の種類		**食中毒（細菌性，ウイルス性，自然毒，化学物質など）**	**その他の事故（アレルギー物質混入，異物混入，食品汚染など）**	**自然災害（地震，津波，噴火，豪雨，豪雪，洪水など），感染症の拡大**
事故防止（事故発生前）	**方針**	・事故を未然に防止する ・事故の拡大を防ぎ，影響を最小限にとどめる		・災害等による被害を最小限にとどめる ・業務継続の計画を立てる
	対策	・管理体制の整備と組織編制 ・対応マニュアルの整備 ・インシデント・アクシデントレポートの分析 ・事故発生を想定した教育・訓練		・管理体制の整備と組織編制 ・災害の種類とレベルによる被害想定 ・対応マニュアルの整備 ・地域連携の環境整備 ・災害時の備蓄と食事提供計画 ・事故発生を想定した教育・訓練
事故発生後	**方針**	・利用者・従事者の安全確保 ・被害の拡大防止 ・継続的な食事提供・事故再発防止		・利用者・従事者の安全確保 ・被害の拡大抑制 ・継続的な食事提供 ・地域連携　・復旧・復興
	対策	・対策委員会設置 ・被害状況の把握 ・保健所への報告 ・保健所の指導に対応 ・利用者・家族・従事者対応 ・食事提供の代行依頼 ・原因究明と対応策の確認 ・施設復旧・食事提供再開	・対策委員会設置 ・被害状況の把握 ・利用者・家族対応 ・関係機関，部署との連携 ・原因究明と対応策の確認 ・作業工程と情報伝達の見直し ・食事提供の再開	・対策委員会設置（作業内容と役割分担の確認） ・被害状況の把握（利用者・従事者・施設・インフラ） ・被害程度に応じた食事提供 ・地域連携対応 ・復旧対応

原表）佐々木ルリ子

感染症，災害などのあらゆるリスクを想定し，関係者と協議しながら，そのリスクが発生したらどのような影響があるかを分析し，リスク低減の対策の検討から，適切な対策の決定，実施，検証，見直しを継続して行うことである。そのため，これらの危機の発生を未然に防止する事前対策およびその実践と，危機的な状況が発生したときの対応や再発防止に向けた対策を含めた，幅広い局面に対応した取り組みが重要である。

給食施設では，いったん事故や災害などが発生してしまうと，その被害は計り知れず，経営活動にも影響する。給食経営の安定化と信頼のためにも，リスクが及ぼす影響を正確に把握して事前に経済的かつ合理的な対策を講じ，危機発生の回避とともに，危機発生時の損失を最小化することが大切である。また，食に関するリスクは幅広いため，危機管理の必要性を認識するとともに，管理体制の整備，危機発生時のマニュアル化やHACCP（p.144）等チェックシステム，訓練，従業員教育など，実態に合わせた対応が必要となる（表 9.1）。

3 リスクマネジメントとコンプライアンス（法令遵守）

フードサービスでは，さまざまなリスクを回避するために，食品衛生法（p.4），**食品衛生法**

表 9.2 食の安全推進アクションプランの 16 項目

①食品添加物の安全性確保の推進
②食品中の残留農薬の安全性確保の推進
③残留動物用医薬品等の対策の推進
④抗生物質耐性細菌（バンコマイシン耐性腸球菌など）による食品の汚染の防止
⑤輸入食品の安全性確保の推進
⑥食中毒対策の推進
⑦異物混入防止対策の推進
⑧ HACCP（ハサップ：総合衛生管理製造過程）の推進
⑨食物アレルギー対策の推進
⑩遺伝子組換え食品の安全性確保の推進
⑪器具・容器包装及びおもちゃの安全性確保
⑫内分泌かく乱化学物質（いわゆる環境ホルモン）の調査研究の推進
⑬食品中のダイオキシン等の調査研究の推進
⑭牛海綿状脳症（BSE）対策の推進
⑮保健機能食品制度の創設
⑯食品衛生行政の推進と情報の提供・公開

資料）厚生労働省：食の安全推進アクションプラン（平成 12 年策定，平成 14 年改定）

施行規則，**労働安全衛生規則**，**水道法**，**製造物責任法（PL 法）**，**日本農林規格等に関する法律（JAS 法）**，食品表示法（p.68）をはじめ，大量調理施設衛生管理マニュアル（p.341，巻末資料 5），ISO 認証制度などの法規制や基準がある。これらすべての法規制等を遵守しながら運営するとともに，法令違反行為を見過ごしてしまうことのない管理体制，許さない環境を構築しなければならない。

さらに，近年の食品を取り巻く状況では，食品中の放射性物質の問題，O157 などの腸管出血性大腸菌やノロウイルスによる大規模な食中毒事件の発生，残留農薬検出，牛海綿状脳症（BSE）対策の見直しなど，食の安全をめぐって多くの課題が生じている。

このような課題に対し，厚生労働省では食品衛生法の枠組みに基づいて，「食の安全推進アクションプラン」16 項目（**表 9.2**）を策定し，食品衛生対策の一層の推進と消費者へのわかりやすい情報の提供に取り組んでいる。

また，国では，食品の安全性と信頼を確保するため**食品安全基本法**（**図 9.1**）を策定し，国民の健康の保護が最も重要であることを基本的認識として定め，国，地方公共団体，食品の生産から販売までの関連事業者の責務や消費者の役割を明らかにするとともに，国際的にも受け入れられている「リスク分析」という考えに基づいて，食品の安全性の確保を総合的に推進している。その策定では，食品安全委員会を内閣府に設置し，科学的知見に基づく食品健康影響評価（リスク評価）を行い，その結果に基づき関連行政機関がリスク管理を実施し，関係者相

食品衛生法施行規則：昭和 23 年 7 月 13 日厚生省令第 23 号，最終改正：令和 5 年 7 月 26 日厚生労働省令第 99 号
労働安全衛生規則：昭和 47 年 9 月 30 日労働省令第 32 号，最終改正：令和 5 年 1 月 18 日厚生労働省令第 5 号
水道法：昭和 32 年 6 月 15 日法律第 177 号，最終改正：令和 5 年 5 月 26 日法律第 36 号
製造物責任法（PL 法）：p.71 参照。製品の欠陥によって生命，身体または財産に損害を被ったことを証明した場合に，被害者は製造会社などに対して損害賠償を求めることができる法律。工業製品や加工食品だけが対象ではなく，提供した料理による食中毒なども料理した側が責任主体となる裁判事例もある。
日本農林規格等に関する法律（JAS 法）：昭和 25 年 5 月 11 日法律第 175 号，最終改正：令和 4 年 6 月 17 日法律第 68 号
食品安全基本法：平成 15 年 5 月 23 日法律第 48 号，最終改正：令和 5 年 6 月 7 日法律第 47 号

1．基本理念（第３～５条）

①国民の健康の保護が最も重要であるという基本的認識のもとに食品の安全性確保に取り組む
②食品の生産から販売までの各段階において食品の安全性確保を行う
③国際的動向や国民の意見に配慮しつつ科学的知見に基づいて食品の安全性確保に取り組む

2．関係者の責務・役割（第６～９条）

◇国および地方公共団体の責務
・適切な役割分担を行って食品の安全性の確保に取り組む
◇食品関連事業者の責務
・食品の安全性の確保について，第一義的な責任を有することを認識し，適切に取り組む
・正確で適切な情報提供に努める
・国または地方公共団体等の取り組みに協力する
◇消費者の役割

3．基本的な方針（第11～21条）

リスク分析の導入
（第11～13条）
◇「食品健康影響評価」の実施（リスク評価）
◇リスク評価の結果に基づく施策の策定（リスク管理）
◇情報および意見の交換の促進（リスクコミュニケーション）
（第14～20条）
◇緊急事態への対処等に関する体制の整備等
◇関係行政機関の相互の密接な連携
◇試験研究の体制整備等
◇国の内外の情報収集，整理および活用等
◇表示制度の適切な運用の確保等
◇食品の安全性の確保に関する教育・学習等
◇環境に及ぼす影響の配慮

⇒ **（第21条）**措置の実施に関する基本的事項の決定および公表

4．食品安全委員会の設置：リスク評価の実施等（第22～38条）

図 9.1 食品安全基本法の概要
原図）佐々木ルリ子

互間の情報・意見の交換（リスクコミュニケーション）を行うこと等が示されている。

食品の安全を脅かす問題や事故を防ぐためには，問題や事故が起きる可能性やその程度を小さくすることが必要である。フードサービスでは，これらの法令遵守はもちろん，社会環境の変化に適切に対応しながら，リスクへの対策を検討し，科学的な原則に基づいてリスクマネジメントを適切に行わなければならない社会的責任がある。

2 給食施設の衛生管理

1 衛生管理の意義と目的

衛生管理は，給食施設内において，調理従事者の作業が安全に行えること，食中毒や異物混入などの事故を未然に防ぎ，利用者が安全でおいしい食事を摂取できることを目的としたマネジメントである。給食施設において効果的に衛生管理を行うためには，食品の安全性の確保と

ともに，調理従事者，施設・設備，給食システムなど，給食に関わるすべての要素について，PDCAサイクルを適切に回し，総合的に管理することが求められる。

●衛生管理の対象と範囲

衛生管理を円滑，かつ効果的に進めるためには，給食施設の運営管理責任者と衛生管理者および調理従事者の役割と責任を明確にした衛生管理体制の確立が必要である。

①**人**：調理従事者とその家族，利用者，給食関係者の健康管理と衛生・安全教育

②**食品**：食材料，水等の選択・購入・保管，調理から提供までの工程管理

③**施設・設備**：機器類等の保守管理，作業環境の整備

④**事故発生時の対策**

2 給食施設におけるHACCPシステムの運用

◆1　HACCPとは

HACCP（危害分析重要管理点：ハサップまたはハセップ）とは，hazard analysis and critical control pointの略であり，食品の安全衛生に関する危害の発生を事前に防止することを目的とした，国際的に認められている自主的な衛生管理システムである。危害が発生した後に対応するためのものではない。

HACCPシステムは，危害要因分析（HA；hazard analysis）と重要管理点（CCP；critical control point）に分けられる。危害要因分析は，原材料の受け入れから最終製品までの各工程・段階において，人の健康を損なうおそれのある生物的危害，化学的危害，物理的危害について調査・分析を行い，その危害発生の程度を明らかにすることである。重要管理点は，危害分析で明らかにされた危害について，この危険を防止するために各工程の中で特に厳重に管理を行うべき点とその管理基準を決定することである。決定した重要管理点では，監視を行って危害の発生を防ぎ，問題が発生した場合には速やかに改善措置をとることができる体制と記録保管システムを備え，安全確保を図る。

平成30（2018）年の食品衛生法改正で，すべての食品事業者がHACCPに沿った衛生管理に取り組むことが定められている。

◆2　一般的衛生管理プログラムとHACCPシステム

HACCPシステムを効果的に運用するためには，その前提条件として，一般的衛生管理プログラム（PP，PRP；prerequisite program）が必要である。このプログラムは，衛生的な原材料や作業環境を確保するための管理事項で，その基礎になる基準として，設備や器具類などに関する**適正製造基準**（GMP）と，これらを使うための作業手順や，さまざまな規則を作って実施する**衛生標準作業手順**（SSOP）からなる。

一般的衛生管理プログラムの10項目を次に示す。

（ア）施設設備の衛生管理　　（イ）従事者の衛生教育

（ウ）施設設備および機械器具の保守点検　　（エ）そ族昆虫の防除

適正製造基準：GMPはgood manufacturing practiceの略。衛生面，品質安全面から健全な製品をつくるための基準。

衛生標準作業手順：SSOPはsanitation standard operating procedureの略。一般的衛生管理プログラムを適切に管理していくために，衛生管理を「いつ，どこで，誰が，何を，どのようにするか」の内容を示した手順のこと。

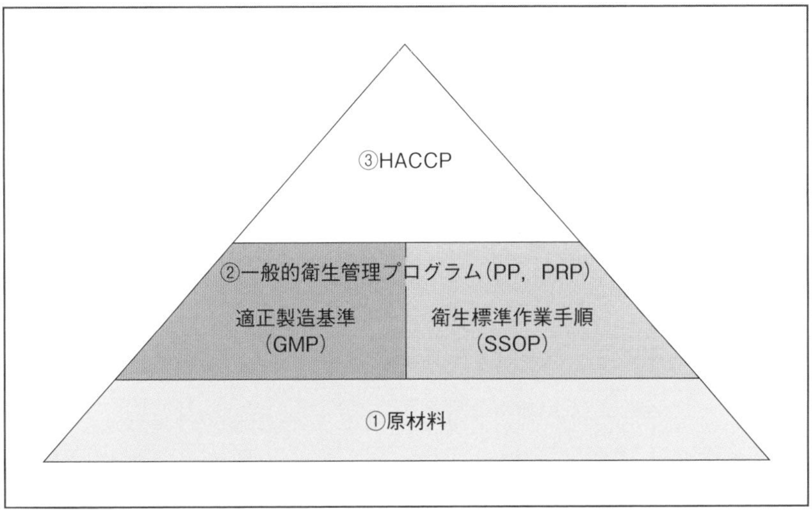

図9.2 一般的衛生管理プログラム（PP）と HACCP の関係

注）①安全で衛生的な原材料を使用し，②一般的衛生管理プログラムにより危害要因による汚染を確実に防止する。③ HACCP を導入する

原図）佐々木ルリ子

（オ）使用水の衛生管理　　（カ）排水および廃棄物の衛生管理

（キ）従事者の衛生管理　　（ク）食品等の衛生的取り扱い

（ケ）製品の回収方法　　（コ）製品等の試験検査に用いる機械器具の保守点検

上記のような一般的な衛生管理が適切に実施されると，危害発生の防止に重要な工程である重要管理点を集中して管理でき，効率的で効果的な HACCP システムの導入が容易になる。つまり，安全で衛生的な食事を提供するためには，図9.2 に示すように 3 つの条件を組み合わせた管理が不可欠である。

①安全で衛生的な原材料を使用する。

②食品を清潔で衛生的な作業環境で取り扱い，危害要因による汚染を確実に防止する（一般的衛生管理プログラム）。

③原材料から最終製品までの各段階で，HACCP を導入し，危害の増幅防止や排除を行う。

◆3　HACCP システムによる衛生管理

HACCP システムの導入には，12 の手順により危害分析を行い，重要管理点を決定し，その重要管理点を管理するための 7 原則を含む HACCP 計画を作成して，計画どおり実行しなくてはならない。

7 原則で最も基本になるのが危害要因分析である。重要管理点を決定するには，危害要因分析で明らかになった各工程の危害の発生要因について，一般的衛生管理プログラムと HACCP システムのどちらで管理するかを判断する。特に厳重な管理が必要な危害が特定された場合には，重要管理点として，管理基準，モニタリング方法，改善措置，検証方法を決定する。

表9.3 には，給食施設における HACCP システムの 7 原則と 12 手順の例を，図9.3 には，給食施設における作業区分別 HACCP システム計画の例を示す。

給食施設では，HACCP システムを取り入れた衛生管理を行うことによって，次のようなメリットがある。

表 9.3 給食における HACCP システムの 7 原則と 12 手順（例）

HACCP の 7 原則 12 手順			給食の衛生管理での実施内容（例）
手順 1		HACCP チームの編成	施設管理者と品質管理・調理の責任者を中心として編成する。給食部門長，管理栄養士，調理責任者，衛生管理者等
手順 2		製品（給食）についての記述	品質基準，生産計画から，調理，配膳・配食における危害要因を確認し，安全管理上の特徴を把握する
手順 3		意図する用途と利用者の確認	調理終了後から喫食までの温度・時間管理方法，利用者の特性等を確認する
手順 4		製造（調理）工程一覧と施設見取り図の作成	危害要因を把握するため，施設の構造，各料理に使用する設備・機器の配置・仕様と使用時間，調理方法，調理工程および食品・料理，従事者の動線を整理する
手順 5		製造（調理）工程一覧と施設見取り図の確認	料理ごとのミーティングの開催等により，作業担当者に実際の作業における調理工程等を確認する
手順 6	原則 1	危害要因の分析（HA）	食材料や調理工程で問題になる危害要因をあげ，異物混入，作業上のミス等，起こり得る危害を分析する
手順 7	原則 2	重要管理点（CCP）の決定	各料理の安全管理上の重要管理点を決定する
手順 8	原則 3	管理基準の設定	重要管理点の管理上の基準を設定する。観察（目視）を含む。温度，時間，重量，使用器具とその取り扱い方法等
手順 9	原則 4	モニタリング方法の設定	管理基準の測定方法を設定する。中心温度の測定方法，時間の記録方法等
手順 10	原則 5	改善措置の設定	管理基準が守られなかった場合の対処方法を設定する。廃棄，再加熱など
手順 11	原則 6	検証方法の設定	設定内容が守られているかの検証方法を設定する。検証内容をもとに，計画や管理基準等の設定内容の有効性等を評価することを考慮して設定する
手順 12	原則 7	記録と保存方法の設定	検証に必要な記録用紙と保存期間を設定する。モニタリング，改善措置，評価の記録等

資料）厚生労働省：食品製造における HACCP 入門のための手引書，大量調理施設における食品の調理編，第 3 版（平成 27 年 10 月）より作成

①食品・料理（食事）の安全性が向上する。
②作業のマニュアル化によって安全な作業工程と品質管理が容易になる。
③組織全体の従業員の意識が一体化し，衛生に対する知識が徹底される。
④事故や損害賠償の危険が少なくなり，経済的リスクが低減する。

3 大量調理施設衛生管理マニュアル

給食施設では，給食を提供するために多くの食材料を取り扱う。毎日のように扱う大量の食材料，調理後の料理の保管，調理工程を衛生的に管理することは，利用者に対して安全で衛生的な食事を提供するためには欠かせない。給食施設では，危害を事前に分析し，重要管理点を定めて管理する HACCP システムによる衛生管理が求められている。そこで厚生労働省は，**大**

区域	作業内容	想定される危害	管理基準の設定・監視	改善措置
汚染作業区域	原材料購入 納入 検収	食材料　汚染物質 異物混入 腐敗 業者・容器を介しての汚染	使用食材料の選定 業者の選定 配送時の温度管理 食材料別の検収基準 専用容器への入れ替え	返品 廃棄 業者の指導 契約内容の見直し 担当者の教育
	原材料保管 入出庫 庫内整理・整頓	細菌増殖 品質劣化（腐敗） 損耗	保管温度の管理 保管期限の管理 保管場所の区分化 害虫の侵入防止措置	廃棄 温度調整 保管設備の整備
	解凍 肉・魚	菌の残存・増殖 品質劣化 混合による相互汚染	食材料別解凍方法（温度，時間）の基準 解凍後の保管方法	廃棄 再解凍 方法の見直し
	下処理 肉・魚・卵の下処理 野菜等の洗浄，洗米	汚染物質の残存 二次汚染（手指，器具など）	調理区分の明確化 器具類の区分と清潔 食材料別の洗浄・消毒 手指の清潔保持	再洗浄 再消毒 手指の確認 設備の見直し
非汚染作業区域 ①準清潔作業区域	野菜等の切さい			
	下処理済み食品保管 入出庫 庫内整理・整頓	菌の残存・増殖 品質劣化（腐敗） 損耗	保管温度の管理 保管期間の管理 保管場所の区分化 害虫の侵入防止措置	廃棄 温度調整 保管設備の整備
	加熱調理 蒸し物，煮物 茹で物 焼き物 炒め物 揚げ物 汁物	菌の残存 加熱後の手，容器による汚染 不良食品（油・調味料）の混入 品質劣化	調理別温度･時間の設定 品温測定，官能検査 手の清潔保持 器具の清潔保持 油などの鮮度確認	廃棄 再加熱 方法の見直し レシピの見直し
②清潔作業区域	冷菜調理 サラダ 和え物 汁物	菌の残存・増殖 手，容器による汚染 混合による汚染 落下細菌	温度・時間の設定 調理後の保管方法 器具類の清潔保持 手の清潔保持 細菌の落下防止 官能検査	廃棄 再冷却 方法の見直し レシピの見直し
	調理済み食品保管 保温 保冷	菌の増殖 器具による汚染 保管中の品質劣化 腐敗	保管場所・方法 温度・時間 手指の清潔保持 器具の清潔保持	廃棄 再調理 方法の見直し
	盛りつけ配膳	菌の残存・増殖 落下細菌による汚染 手指，器具，食器類による汚染 異物混入（毛髪） 配膳車などの汚染	温度・時間の設定 細菌の落下防止 手指の清潔保持 食器・容器の清潔保持 帽子・マスク類の着用 手袋の着用 配膳車の洗浄消毒	時間短縮 再加熱 方法の見直し

図 9.3 作業区分別の HACCP システム計画（例）

資料）山部秀子：給食経営管理論，p.128（2023）第一出版

量調理施設衛生管理マニュアル（p.341，巻末資料5）を作成した。このマニュアルは，同一メニューを1回300食以上または1日750食以上提供する大量調理施設に適用される。中小規模調理施設等においても積極的に取り入れ，マニュアルの趣旨を踏まえた衛生管理の徹底が行われている。

マニュアルでは，集団給食施設等における食中毒を予防するために，HACCPの概念に基づき，調理過程における重要管理事項として以下の4点が示されている。

①原材料受け入れおよび下処理段階における管理を徹底すること

②加熱調理食品については，中心部まで十分加熱し，食中毒菌等（ウイルスを含む）を死滅させること

③加熱調理後の食品および非加熱調理食品の二次汚染防止を徹底すること

④食中毒菌が付着した場合に菌の増殖を防ぐため，原材料および調理後の食品の温度管理を徹底すること

また，調理施設の経営者または学校長等施設の運営管理責任者（責任者）が衛生管理体制を確立し，施設の衛生管理に関する責任者（衛生管理者）を指名して，重要管理事項について調理施設，調理従事者，原材料の取り扱い，調理器具等および使用水，調理等の点検表（表9.4～表9.8）を用いて点検・記録を行うとともに，必要な改善措置を講じることの重要性を示している。これらを遵守するため，さらなる衛生知識の普及啓発に努めることも示されている。

さらに，マニュアルでは，高齢者や乳幼児が利用する施設等において，平常時から施設長を責任者とする危機管理体制を整備し，感染拡大防止のための組織対応を文書化するとともに，具体的な対応訓練を行っておくこと，従業員あるいは利用者において下痢・嘔吐等の発生を迅速に把握するために，定常的に有症状者数を調査・監視することが望ましいとしている。

給食施設では，事故を防止するために，大量調理施設衛生管理マニュアルを基礎として，さらに施設の実情に即したマニュアルを作成し，常に修正等を加えながら，より良い衛生管理を目指すことが重要である。

4 衛生教育

衛生管理は，調理従事者がその意義や規則をよく理解して実施しなければ機能しない。衛生教育は，**労働安全衛生法**で，給食施設の調理従事者の採用時に，業務に関する衛生・安全のための教育を行うことが義務づけられている（第59条）。大量調理施設衛生管理マニュアルでは，給食施設の責任者が，衛生管理者および調理従事者等に対して衛生管理および食中毒防止に関する研修に参加させ，必要な知識・技術の周知徹底を図ることとしている。給食施設では，食中毒や労働災害を出さないために，正規採用の職員だけでなく，パートやアルバイト採用の調理従事者に対して，衛生・安全教育を徹底しなければならない。

衛生教育を行うには，年間および月間計画を立てて，重要度の高いものから取り上げ，次のような方法で，意欲的に取り組める教育内容にする。

大量調理施設衛生管理マニュアル：平成9年3月24日衛食第85号別添，最終改正：平成29年6月16日生食発0616第1号。http://www.mhlw.go.jp/file/06-Seisakujouhou-11130500-Shokuhinanzenbu/0000168026.pdf

労働安全衛生法：昭和47年6月8日法律第57号，最終改正：令和4年6月17日法律第68号

表 9.4 調理施設の点検表

	点検項目	点検結果
毎日点検	①施設へのネズミや昆虫の侵入を防止するための設備に不備はないか。	
	②施設の清掃は，すべての食品が調理場内から完全に搬出された後，適切に実施されたか（床面，内壁のうち床面から 1m 以内の部分および手指の触れる場所）。	
	③施設に部外者が入ったり，調理作業に不必要な物品が置かれていたりしないか。	
	④施設は十分な換気が行われ，高温多湿が避けられているか。	
	⑤手洗い設備の石けん，爪ブラシ，ペーパータオル，殺菌液は適切か。	
1 か月ごとの点検	①巡回点検の結果，ネズミや昆虫の発生はないか。	
	②ネズミや昆虫の駆除は半年以内に実施され，その記録が 1 年以上保存されているか。	
	③汚染作業区域と非汚染作業区域が明確に区別されているか。	
	④各作業区域の入り口手前に，手洗い設備，履き物の消毒設備（履き物の交換が困難な場合に限る）が設置されているか。	
	⑤シンクは，用途別に相互汚染しないように設置されているか。	
	加熱調理用食材，非加熱調理用食材，器具の洗浄等を行うシンクは別に設置されているか。	
	⑥シンク等の排水口は，排水が飛散しない構造になっているか。	
	⑦すべての移動性の器具，容器等を衛生的に保管するための設備が設けられているか。	
	⑧便所には，専用の手洗い設備，専用の履き物が備えられているか。	
	⑨施設の清掃は，すべての食品が調理場内から完全に排出された後，適切に実施されたか（天井，内壁のうち床面から 1m 以上の部分）。	
3 か月ごとの点検	①施設は隔壁等により，不潔な場所から完全に区別されているか。	
	②施設の床面は，排水が容易に行える構造になっているか。	
	③便所，休憩室，更衣室は，隔壁により食品を取り扱う場所と区分されているか。	
〈改善を行った点〉		
〈計画的に改善すべき点〉		

資料）厚生労働省：大量調理施設衛生管理マニュアル（平成 9 年 3 月 24 日衛食第 85 号別添，最終改正：平成 29 年 6 月 16 日生食発 0616 第 1 号）より作成

①定期的な勉強会やミーティング

②研修会への参加

③ポスターやパンフレット，ビデオ，スライドによる注意喚起

④防火・防災訓練の実施　など

さらに，衛生管理を徹底するためには，調理従事者自らが衛生管理の知識とその重要性を認識し，自分自身の問題としてとらえることが大切である。

3 各種事故と災害における危機管理

1 危機管理体制

給食施設における危機管理は，給食施設における安全と信頼を保証し，給食利用者を守るための管理活動である。給食マネジメントにおいて，危機を未然に防ぐことが必要であるが，も

表 9.5 従事者等の衛生管理点検表

氏 名	下 痢	嘔 吐	発熱等	化膿創	服 装	帽 子	毛 髪	履 物	爪	指輪等	手洗い

点検項目		点検結果
①健康診断，検便検査の結果に異常はないか。		
②下痢，嘔吐，発熱などの症状はないか。		
③手指や顔面に化膿創がないか。		
④着用する外衣，帽子は，毎日専用で清潔なものに交換しているか。		
⑤毛髪が帽子から出ていないか。		
⑥作業場専用の履き物を使っているか。		
⑦爪は短く切っているか。		
⑧指輪やマニキュアをしていないか。		
⑨手洗いを，適切な時期に適切な方法で行っているか。		
⑩下処理場から調理場への移動の際には，外衣，履き物の交換（履き物の交換が困難な場合には，履き物の消毒）が行われているか。		
⑪便所には，調理作業時に着用する外衣，帽子，履き物のまま入らないようにしているか。		
⑫調理，点検に従事しない者が，やむを得ず，調理施設に立ち入る場合には，専用の清潔な帽子，外衣および履き物を着用させ，手洗いおよび手指の消毒を行わせたか。	立ち入った者	点検結果
〈改善を行った点〉		
〈計画的に改善すべき点〉		

資料）厚生労働省：大量調理施設衛生管理マニュアル（平成 9 年 3 月 24 日衛食第 85 号別添，最終改正：平成 29 年 6 月 16 日生食発 0616 第 1 号）より作成

し，危機が発生した場合には，被害を最小限に食い止めるための対応が不可欠である。給食に原因がある場合には，速やかにその原因等を分析し，再発防止を徹底する。

給食施設には，利用者の栄養改善を図るための社会的役割があり，災害・事故等により，給食施設の機能が停止してしまうような緊急時においても，適切で安全・安心な給食の提供に努める必要がある。そのため，事故や災害等の発生後の混乱を回避し，給食の早期平常化により給食利用者の栄養状況の適正化を図るとともに，給食管理者および責任者が不在の場合でも，速やかに食事を提供できる体制を整えられるようにしなければならない。

給食施設では，危機に対し各施設の特殊性を考慮した対策を講じ，平常時から総合的な体制の整備を図ることが不可欠である。

表 9.6 原材料の取り扱い等点検表

	点検項目	点検結果
毎日点検	①原材料の納入に際しては，調理従事者等が立ち会ったか。	
	検収場で，原材料の品質，鮮度，品温，異物の混入等について点検を行ったか。	
	②原材料の納入に際し，生鮮食品については，1 回で使い切る量を調理当日に仕入れたか。	
	③原材料は分類ごとに区分して，原材料専用の保管場に保管設備を設け，適切な温度で保管されているか。	
	原材料の搬入時の時刻および温度の記録がされているか。	
	④原材料の包装の汚染を保管設備に持ち込まないようにしているか。	
	保管設備内での原材料の相互汚染が防がれているか。	
	⑤原材料を配送用包装のまま非汚染作業区域に持ち込んでいないか。	
月 1 回点検	原材料について納入業者が定期的に実施する検査結果の提出が最近 1 ヵ月以内にあったか。	
	検査結果は 1 年間保管されているか。	
検食の保存	検食は，原材料（購入した状態のもの）および調理済み食品を食品ごとに 50g 程度ずつ清潔な容器に密封して入れ，－20℃以下で 2 週間以上保存されているか。	
〈改善を行った点〉		
〈計画的に改善すべき点〉		

資料）厚生労働省：大量調理施設衛生管理マニュアル（平成 9 年 3 月 24 日衛食第 85 号別添，最終改正：平成 29 年 6 月 16 日生食発 0616 第 1 号）より作成

表 9.7 調理器具等および使用水の点検表

	点検項目						点検結果
調理器具，容器等	①包丁，まな板等の調理器具は用途別および食品別に用意し，混同しないように使用されているか。						
	②調理器具，容器等は作業動線を考慮し，あらかじめ適切な場所に適切な数が配置されているか。						
	③調理器具，容器等は使用後（必要に応じて使用中）に洗浄・殺菌し，乾燥されているか。						
	④調理場内における器具，容器等の洗浄・殺菌は，すべての食品が調理場から搬出された後，行っているか（使用中等やむを得ない場合は，洗浄水等が飛散しないように行うこと）。						
	⑤調理機械は，最低 1 日 1 回以上，分解して洗浄・消毒し，乾燥されているか。						
	⑥すべての調理器具，容器等は衛生的に保管されているか。						
使用水	採取場所	採取時期	色	濁り	におい	異物	残留塩素濃度
							mg/L
							mg/L
井戸水，貯水槽（月 1 回点検）	①水道事業により供給される水以外の井戸水等の水を使用している場合には，半年以内に水質検査が実施されているか。						
	検査結果は 1 年間保管されているか。						
	②貯水槽は清潔を保持するため，1 年以内に清掃が実施されているか。						
	清掃した証明書は 1 年間保管されているか。						
〈改善を行った点〉							
〈計画的に改善すべき点〉							

資料）厚生労働省：大量調理施設衛生管理マニュアル（平成 9 年 3 月 24 日衛食第 85 号別添，最終改正：平成 29 年 6 月 16 日生食発 0616 第 1 号）より作成

表 9.8 調理等における点検表

	点検項目	点検結果
下処理・調理中の取り扱い	①非汚染作業区域内に汚染を持ち込まないよう，下処理を確実に実施しているか。	
	②冷凍または冷蔵設備から出した原材料は速やかに下処理，調理に移行させているか。	
	非加熱で供される食品は下処理後速やかに調理に移行しているか。	
	③野菜および果物を加熱せずに供する場合には，適切な洗浄（必要に応じて殺菌）を実施しているか。	
	④加熱調理食品は中心部が十分〔75℃で1分間以上（二枚貝等ノロウイルス汚染のおそれのある食品の場合は85～90℃で90秒間以上）等〕加熱されているか。	
	⑤食品および移動性の調理器具ならびに容器の取り扱いは床面から60cm以上の場所で行われているか（ただし，跳ね水等からの直接汚染が防止できる食缶等で食品を取り扱う場合には，30cm以上の台にのせて行うこと）。	
	⑥加熱調理後の食品の冷却，非加熱調理食品の下処理後における調理場等での一時保管等は清潔な場所で行われているか。	
	⑦加熱調理食品にトッピングする非加熱調理食品は，直接喫食する非加熱調理食品と同様の衛生管理を行い，トッピングする時期は提供までの時間が極力短くなるようにしているか。	
調理後の取り扱い	①加熱調理後，食品を冷却する場合には，速やかに中心温度を下げる工夫がされているか。	
	②調理後の食品は，ほかからの二次汚染を防止するため，衛生的な容器にふたをして保存しているか。	
	③調理後の食品は，適切に温度管理（冷却過程の温度管理を含む）を行い，必要な時刻および温度が記録されているか。	
	④配送過程があるものは保冷または保温設備のある運搬車を用いるなどにより，適切な温度管理を行い，必要な時間および温度等が記録されているか。	
	⑤調理後の食品は2時間以内に喫食されているか。	
廃棄物の取り扱い	①廃棄物容器は，汚臭，汚液が漏れないように管理するとともに，作業終了後は速やかに清掃し，衛生上支障のないように保持されているか。	
	②返却された残渣は，非汚染作業区域に持ち込まれていないか。	
	③廃棄物は，適宜集積場に搬出し，作業場に放置されていないか。	
	④廃棄物集積場は，廃棄物の搬出後清掃するなど，周囲の環境に悪影響を及ぼさないよう管理されているか。	
〈改善を行った点〉		
〈計画的に改善すべき点〉		

資料）厚生労働省：大量調理施設衛生管理マニュアル（平成9年3月24日衛食第85号別添，最終改正：平成29年6月16日生食発0616第1号）より作成

◆1 危機管理体制の整備

給食施設では，危機（食中毒，感染症・自然災害・犯罪・不祥事など）が発生した場合に適切に対応できるよう，施設の特性，規模，職員等を考慮して体制を整備し，マニュアルを作成して定期的に確認しておく。発生時に速やかに機能させるためには，次のような危機管理体制の整備が重要である。

①対策委員会（給食運営委員会等）の設置：施設の各部門の責任者による委員会を設置し，

定期的に緊急時に職員が対応すべきことを集約し，それをもとに各部門が連携し，役割を整理・確認して備える。構成員は，施設長，事務長，給食部門責任者，その他必要と認められる職員等。

②連絡・指令体制の整備：関係職員の連絡網（電話番号，住所，通勤手段）の作成と定期的な確認，必要な業務を遂行するための各業務の責任者の明確化。

③職員の業務分担および，その責任者の明確化（職員確保が不可な場合も含む）。

④計画的な施設・設備の安全点検の実施。

⑤代替給食，非常食の備蓄の検討，**代行保証**と**補償体制**（委託の場合）。

⑥施設が使用できない場合等を想定し，事前協定や近隣施設との相互支援，行政機関等の連絡体制と代替施設の対策の整備。

⑦災害時，地域における食のステーションになり得ることも視野に入れた整備。

⑧事故が起こった場合は，事故報告書を作成し，リスクマネジメントに役立てる。

◆2　インシデント管理

インシデントとは，日常業務の中で実際の事故には至らなかった事例のことで，「ヒヤリ」としたり「ハッ」としたりすることから「ヒヤリ・ハット」ともいう。これらの事例を報告することをインシデントレポートという。アクシデントとは，実際に起こってしまったけがや食中毒，異物混入などの出来事をいう。医療機関では，医療従事者が予想しなかった悪い結果が患者に起こった事象などとしている。

インシデント管理は，事故防止のため，事前に不安要素をチェックすることである。インシデントレポートの内容，報告の流れ等は，各施設の体制によって異なる。インシデントレポート（表9.9）に報告された詳細なインシデントの内容は，蓄積し，分析することで，間違いや規則違反，人為ミスによる事故防止や安全対策，調理従事者の意識向上に役立てるとともに，事故発生につながる行動や状況を少なくし，リスクの低減につなげていく。

2 給食施設における危機（事故と災害）の種類

給食施設で予測される危機には，表9.10に示すように，自然災害（天災），人為的な原因による事故（人災），労働災害（労災）があり，天災から人災や労災につながる場合もある。事故や災害による被害は，給食施設内にとどまる場合，給食の利用者に及ぶ場合，さらには利用者や従業員の家族や周辺地域まで広がる場合がある。

3 事故対策

事故が発生した場合には，給食施設の管理責任者は，その状況を的確かつ迅速に把握し，給食利用者に適切に対応する。事故状況によっては，給食を決められた時間までに提供することがあるため，誰もが的確に対処できるようにすることが不可欠である。

代行保証：給食施設において，危機が発生し給食業務の全部または一部の遂行が困難となった場合，あらかじめ，給食業務代行業者に支援体制を保証してもらい，給食業務の継続性を担保すること。

補償体制：万が一，不測の事態が起き，利用者に被害や迷惑が生じた場合の補償に備え，損害対策として賠償保険等に加入し，対応できるようにすること。

表9.9 インシデントレポート（例）

西暦　　　年　　月　　日（　　）報告

患者	診療科		□入院（　　病棟）□外来		報告者	所属		
	氏　名		年齢	男・女		職種		職歴　　年
	傷病名		入院日　　年　　月　　日			氏名		

発生日時		西暦　　　年　　月　　日（　　）□午前　□午後　　時　　分
発生場所		□（　　）病棟　□外来　□集中治療室　□透析室　□リハビリ室　□手術室　□検査科 □放射線科　□薬剤科　□栄養科　□トイレ　□洗面所　□浴室　□階段　□廊下・ホール □その他（　　　　　　　　）
レベル		□0　□1　□2　□その他
上司への報告		□有　□無
内容	□薬物 □輸血	□点滴　□静注　□筋注　□皮下注　□皮内注　□経口薬　□経管投与　□外用薬　□麻薬 □その他（　　　　　　　　） 【誤内容】 □処方・指示ミス　□カルテ記入ミス　□誤調剤　□投与量　□投与薬　□投与時間 □投与方法　□投与忘れ　□人違い　□飲み忘れ・飲み違い　□点滴もれ　□点滴忘れ □点滴速度　□点滴の順番間違い　□神経損傷　□感染　□副作用　□異型輸血 □ME機器の操作ミス　□その他（　　　　　　　　）
	□手術 □麻酔 □検査 □処置 □診療	□生理検　□X線　□CT　□MRI　□RI　□造影　□放射治　□内視鏡　□採血・採尿 □心カテ　□IVH　□尿道カテ　□レスピレーター管理　□ギプス　□罨法 □その他（　　　　　　　　） 【誤内容】 □人違い　□部位違い　□操作ミス　□予定外臓器摘出・修復術　□清潔区域の汚染 □RIの汚染　□手術体位　□実施忘れ　□損傷（神経・血管・皮膚・その他）　□感染 □針紛失　□ガーゼ紛失　□器具紛失（　　　　　　　　）　□ガーゼ・器具の体内残留 □器具・設備トラブル　□手術・検査申込書部位等記入間違い　□同意未確認　□同意書不完全 □その他（　　　　　　　　）
	□自己抜去 □事故抜去	□挿管チューブ　□Aライン　□IVH　□点滴　□ドレーン類　□胃管　□尿道カテ □その他（　　　　　　　　）
	□転倒 □転落 □不明	□自力歩行　□補装具で歩行　□車椅子使用　□ストレッチャー移動　□診療・検査 □リハビリ　□入浴　□排便・排尿　□ベッド　□その他（　　　　　　　　）
	□食事	□誤指示　□誤配膳　□未配膳　□遅配膳　□異物混入 □食物や飲み物を患者にこぼした　□窒息・誤嚥　□食中毒　□その他（　　　　　　　　）
	□接遇	□診療拒否　□無断離院　□自己退院　□盗難・紛失　□自傷　□暴行　□暴言 □自殺未遂・自殺　□患者間のトラブル　□訪問者による乱暴　□院内器具設備の破壊 □禁止品の持ち込み　□診療中のトラブル　□電話での応対トラブル □窓口でのトラブル（　　　　　　　　）□その他（　　　　　　　　）
□生命への危険度		□ない　□低い　□可能性あり　□高い　□きわめて高い　□死亡
□患者の心身状態		□特記なし　□意識障害　□視覚障害　□聴覚障害　□精神障害　□認知症・健忘症 □上腕障害　□下肢障害　□歩行障害　□床上安静　□睡眠中　□せん妄状態　□薬剤の影響下 □麻酔中・麻酔前後　□不明　□その他（　　　　　　　　）
□患者の信頼度		□損なわない　□あまり損なわない　□少し損なう　□大きく損なう
発生の状況・その後の経過・対応		
再発予防策		

注）病院で使用されるレポートの例
資料）佐々木ルリ子

表 9.10 給食施設で予測される危機

自然災害（天災）	暴風，竜巻，豪雨，豪雪，洪水，崖崩れ，土石流，高潮，地震，津波，噴火，地滑り，その他の異常な自然現象，大規模な火事，爆発などの人為的な原因による被害，放射性物質の大量の放出，多数の者の遭難を伴う船舶の沈没，その他の大規模な事故により生ずる被害*
人為的な原因による事故（人災）	食中毒（細菌性，ウイルス性，自然毒，化学性），感染症，寄生虫症，異物混入（動物性，植物性，鉱物性），アレルギー（食物，金属），給食利用者の食堂などでの転倒・喉つまり，調理従事者の負傷（切り傷，火傷，打撲，転倒等），食材料等の納入遅滞・欠品，食品汚染（農薬，添加物等），食品の表示誤記，提供食数の不足・欠食，配膳ミス，誤食，施設・設備・機器類の取り扱いの不備・不良・故障，火災，ガス爆発，ガス中毒，人身事故，個人情報の漏洩，取引先の事故など
労働災害（労災）	労働者が業務を原因として被った負傷，疾病または死亡（傷病等），通勤によって被った傷病

注）災害対策基本法*：昭和 36 年 11 月 15 日法律第 223 号，最終改正：令和 4 年 6 月 17 日法律第 68 号より作成
原表）佐々木ルリ子

◆1　事故発生時の状況把握と対応

事故発生時の対応では，①迅速を心がけ，事故の拡大や重症化を防ぐ，②不測の事態に備え現場を離れない，③経過の記録をとる，④速やかに管理職，関係職員等へ報告することに努める。対応の内容を下記に示す。

- 発生状況の把握：何が起きたか，発生時刻，発生場所，原因，被害の範囲（人・物・金），現在の状況，実施した応急策，事故関係者等の連絡先など。
- 被害を最小限に抑えるための初期対応：避難，人命救助，消火活動，けがの応急処置，消防署・警察署・保健所などへの緊急連絡，病院の手配，本部や本社への緊急連絡など。
- 関係者，行政への報告。
- 関係機関との連携：給食提供についての対応では，異物混入等の事故が調理工程で発覚した場合，提供までの短時間で速やかに対応を決定しなければならない。廃棄の場合は関係機関と連携し，代替食の手配をする。
- マスコミ等への対応：統一見解に基づいて，窓口を一本化して対応する。
- 事故後の対応（原因究明と再発防止対策）：原因究明に努め，同じ事故が起こらないように対策を講じる。各関係機関と連携し，給食利用者への情報提供，情報の共有に努める。
- 保険の加入：業務上の責任補償を支援するための保険制度の利用。

表 9.11 には，事故発生時の確認・対応事項の例を示す。

◆2　食中毒発生時の対応

食中毒が発生した場合，患者の発生を最小限にくい止めなければならない。そのためには，事故の発生を早期に発見し，保健所の指示のもと，利用者および職員の状態と食事の状況を組織的に把握するとともに，その原因を速やかに追及し，感染拡大，二次汚染防止のために適切な措置を講じなければならない。また，事故の終息後にも，事故に対する反省・検討を加え，事故再発の防止に努めることが重要である。

食中毒事故が発生した場合，施設の管理責任者は次のように対処しなければならない。

①発生状況を確認し，保健所に通報する。

②発症者の受診と関係者への連絡：施設の責任者は，患者の発生を確認したら医療機関を受診させるとともに，関係機関等への連絡を行う。

表 9.11 事故発生時の確認・対応事項（例）

区分		✓	確認および対応事項	担当者	参考事項
直ちに行う事項	発生状況		発生日時・場所・数		
			主な症状		
			通所者などの発症の有無		
			調理従事者の発症の有無		
			配膳などホール担当者の発症の有無		
			職員，介護者などの発症の有無		
			発症者の健康状態（重症・軽症）		
			医療機関への受診者		医療機関にかかった人，診断名，受診期間，検便の有無
			入院者の有無		医療機関に入院した人の有無，その場合の状態・状況
			施設の階別・棟別発症状況		発症者が特定階・施設に偏っていないか
			施設見取り図の入手		発症者の部屋が確認できるもの
			調理場図面の入手（トイレなどの場所含む）		使用するトイレの位置が確認できるもの
			発症者の入浴利用状況（感染症）		
	給食関係		給食の提供状況		
			給食の献立（1 週間前から）		
			給食以外の共通食（行事食，調理実習など）		
			施設内の給水系統（使用水，飲用適か否か）		水道直結，貯水槽使用，井戸水
			施設の空調方法，系統（換気のダクト）		
			施設の清掃方法（掃除機のダクト，モップなど，消毒）		
	連絡		保存食および残品の有無確認および確保		
			連絡担当者，責任者の選定		保健所との連絡担当，責任者の決定，連絡方法の決定
			保健所への連絡		
			施設嘱託医への連絡		
順次行う事項	名簿		入所者名簿の作成		
			職員・給食従事者・その他関係者名簿の作成		
	調査		発症者の発症日時などの詳細調査（食中毒調査用紙個人票に基づき行う）		
			喫食状況調査		
			給食の調理方法		
			水道水の使用時点検記録などの確認		水質検査の記録を含む
			給食材料の仕入れ先		
	検査		発症者の検便，嘔吐物		
			調理従事者の検便		
	予備措置ほか		施設内の消毒		発症者嘔吐物からの二次感染防止
			調理場の消毒		給食施設の衛生を確保
			代替食の確保		給食自粛時，原因が給食と決定した後
			報道機関への対応		窓口の一本化
			入所者家族への対応		対応者の決定

注）食中毒など事故発生時の確認・対応事項チェックリスト（高齢者施設など）。再発防止のために作成するとよい
資料）飯田範子，鈴木三枝，宮本佳代子，安藤秀子，佐川敦子，細山田洋子：安全・衛生管理，給食実務必携 / 実践給食実務研究会編，p.174-175（2022）第一出版

表 9.12 食中毒時の提出物

提出物または書類	提出目的
原材料と調理済みの保存食	原因となる菌やウイルスを特定するために分析を行う
献立表	どの料理または食材料から発生したのかを特定するため
調理工程表	誰がどのようにして調理を行ったか確認
加熱調理の中心温度記録簿	一定の温度まで加熱されたものが提供されたか確認
検収簿	検収時の食材料の状態を確認
冷蔵庫・冷凍庫内の温度記録簿	冷蔵庫または冷凍庫は壊れていなかったか，保管温度の確認
厨房内の温度・湿度記録簿	調理作業場内の温度・湿度が食中毒発生に関与していないかを確認
水質検査の記録簿	調理に使用された水の水質を確認
調理従事者の衛生管理表	調理従事者からの感染症ではないか確認
調理従事者の検便結果および健康診断の結果	調理従事者からの感染症ではないか確認
調理従事者の勤務表	調理に誰がいつ携わったか確認
検食簿	検食を行った時に異常はなかったか確認
給食日誌	給食施設での異常はなかったか確認
施設の清掃や衛生管理に関する記録簿	清掃方法や衛生管理状況を確認

資料）髙橋孝子：給食の生産・提供における衛生管理，第 11 巻 給食経営管理論 給食と給食経営管理における関連項目の総合的理解 / 市川陽子，神田知子編，p.96（2021）医歯薬出版

③患者を診断した医師は，24 時間以内に「医師の住所および氏名，中毒患者もしくはその疑いのある者または死者の所在地，氏名および年齢，食中毒の原因，発病年月日および時刻，診断または検案年月日および時刻」の 5 項目を所轄の保健所に文書，電話または口頭により届け出る義務がある（食品衛生法第 63 条，および同法施行規則第 72 条）。

④患者の人数や症状の把握と記録：利用者や職員などの症状（特に嘔吐・腹痛・便の状態・発熱等），患者発生の範囲，人数，発生日時，食物摂取状況などの確認。

⑤検体の確保：患者の吐物，下痢便等，原因調査に役立つ検体を保管。

⑥職員の症状の有無を確認し，あれば直ちに就業を停止し，改めて検診・検便を実施。

⑦ 2 週間分の原材料と調理済み食品の保存食を保健所に提出し，原因を究明。

⑧保健所による調査。

- 聞き取り調査：発症の有無，発症年月日，医療機関への受診の有無，健康状態，患者の共通の献立や間食などの喫食状況
- 立ち入り調査：消毒前の施設のふき取り検査，排水などの採取，おおむね 2 週間の購入先リスト，原材料購入の検収簿，衛生管理の関係帳簿類（調理および配膳までの時間的経緯，温度の確認），献立，給食日誌など

保健所による食中毒調査の提出物とその目的を**表 9.12**に示す。

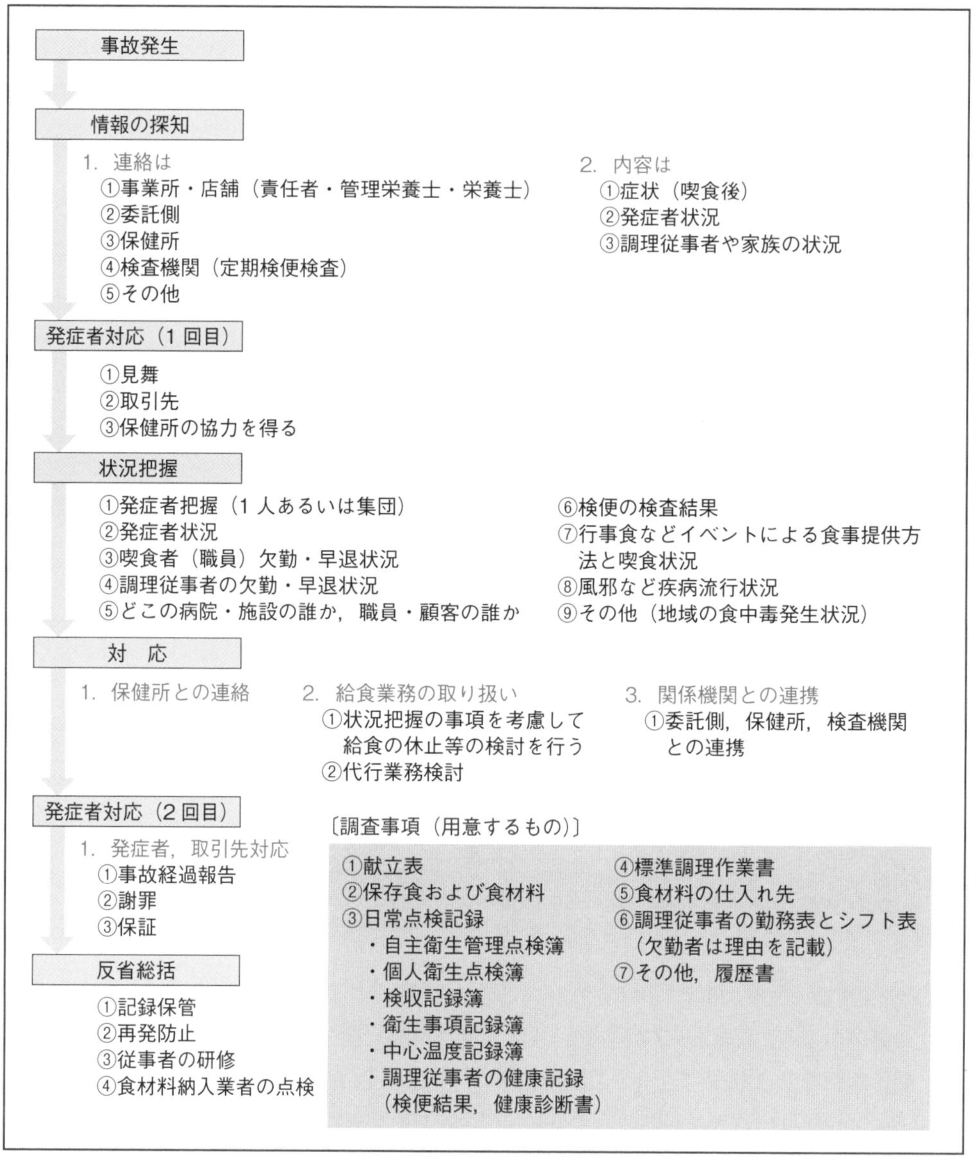

図 9.4 受託給食会社の食中毒発生時（疑い含む）の対応（例）

資料）飯田範子，鈴木三枝，宮本佳代子，安藤秀子，佐川敦子，細山田洋子：安全・衛生管理，給食実務必携 / 実践給食実務研究会編，p.172-173（2022）第一出版を一部改変

⑨保健所の指示に従い，施設内の消毒と給食の停止と再開：食中毒の原因が判明するまで，給食の提供は停止し，管理者と保健所で相談して方向性を検討する。給食停止の間は，利用者の栄養管理を考慮しながら，事前に契約している他施設への支援要請，委託会社への給食配達依頼，近所の仕出し弁当の活用，非常時の献立の使用などを決定する。

図 9.4 には，受託給食会社の食中毒発生時（疑いを含む）の対応の例を示す。

◆3 食物アレルギー発生時の対応

児童福祉施設や学校などの給食では，食物アレルギー疾患をもつ子どもへの管理が重要である。各施設では，食物アレルギーをもつ子どもの保護者から情報提供を受け，主治医等との連携に加え，職員間でも情報を共有し，緊急時に備えておかなければならない。食物アレルギーは，生命に危険を及ぼすアナフィラキシーショックを起こすことがあるため，十分な注意が必要である。万一，アナフィラキシーを発症した際には，迅速かつ的確に対応する。

学校や保育所では，「学校のアレルギー疾患に対する取り組みガイドライン」（令和元年，（公財）日本学校保健会），「保育所におけるアレルギー対応ガイドライン」（令和元年，厚生労働省），「学校給食における食物アレルギー対応指針」（平成27年，文部科学省）等をもとに対応が行われている。

❶ 食物アレルギー対応食提供のための防止対策

- 食物アレルギーおよびアナフィラキシーに対する正しい知識と理解
- 正確な情報把握（対象者の症状，除去食品，必要な除去レベル，発症時の対応の確認）と関係者（保護者，調理責任者，担任など）への周知徹底
- 原材料が確認できる献立表の作成と，調理室および保育室・教室などへの掲示
- 調理室環境の確保や工夫（専用調理スペース）
- 調理中の原因食品の混入（コンタミネーション）がないように，作業分担，工程・動線の工夫（調理時間をずらす，専用調理器具の使用，専門の調理従事者の配置，調理中の飛び散りや調理従事者の衣服・手袋を介した混入への注意）
- 誤配や誤食の防止（専用の配膳台・食器などの使用，調理室から保育室・教室間および子どもが食べるまでを複数人で確認，食事中のおかわりの確認，ほかの利用者の食物アレルギーに関する理解や協力）
- 定期的な保護者との面談

表9.13に，調理前や調理中，配食・配膳・配達時，食事前から食事中，片づけにおけるアレルギー対応食提供のための留意事項を示す。

❷ 食物アレルギー緊急時（アナフィラキシー発症時）の備えと対応

緊急時の備え

①緊急対応の必要可能性のある子どもの把握（生活管理指導表や取り組み方針を確認）
②施設内の職員の役割分担
③連絡先の確認（施設長，保護者，医療機関などの電話番号）
④緊急時に搬送できる医療機関の確保（主治医と医療機関の情報共有と確認）
⑤**エピペン**や内服薬の管理

緊急時対応

①**初期対応**：誤食，アナフィラキシー症状の発見など異変に気がついたら，目を離さず，一人にしない。
②**応援体制の確保**：職員への応援と対応の指示，症状のチェックと重症度の判断，保護者への連絡，救急車要請。
③**症状レベルによる対応の実施**：安静，厳重な経過観察（急変があるため，最低1時間は観察），主治医等へ連絡し指示を受ける，医療機関の受診，緊急時薬の内服，エピペンの準備・接種，蘇生術の実施など。

エピペン：アナフィラキシー症状を緩和するために，自己注射するアナフィラキシー補助治療薬。

表9.13 アレルギー対応食提供のための留意事項

工　程	留意事項
調理前	・使用加工食品や調味料などの原材料の確認 ・各々の食物アレルギーの利用者に対し原因食物を除去した献立の作成 ・調理中のコンタミネーションを避ける作業分担，工程，動線の確立。可能な場合，専任調理員を配置 ・栄養士，調理員への献立および作業分担，工程，動線の周知徹底
調理中	・作業分担，工程，動線などの繰り返し確認（指差し，声出し）による調理作業の実施 ・調理中または調理終了したアレルギー対応食には，蓋やラップを用いて調理作業中のコンタミネーションの防止
配食・配膳・配達時	・配食・配膳する際，誤配がないように，指差し，声出し確認 ・利用者に確実に配食・配膳・配達される工夫（専用食器・トレイの使用，名前や原因食物の明記，色分けや旗立てなど） ・各担当部署との連携，確認（指差し，声出し）の徹底
食事前から食事中	・栄養士，調理責任者，担任，関係職員等による毎朝の献立表の確認 ・児童福祉施設などでは，対象者の座る位置の固定などの対策や職員などが近くに座り食事介助を実施，ほかの子どもの食べ残しや食べこぼしを食べないよう十分に注意 ・食事を摂取しているかの確認，誤食事故が発生した場合，担任や職員，栄養士などが食事状況を確認し，調理室に連絡
片づけ	・調理器具を共用する場合は，特に入念な洗浄と保管
委託の場合	・委託給食会社や原材料・加工食品納入業者には，使用原材料や調理体制などの情報提供と安全性の繰り返しの確認。あらかじめ契約内容をよく確認することも大切

原表）佐々木ルリ子

東京都福祉保健局では，アレルギー症状を起こして緊急に対応した報告が相次いでいることを受けて，緊急時対応への備えを強化するために，**食物アレルギー緊急時対応マニュアル**（平成30年）を作成し公表している（図9.5）。このマニュアルは，緊急時の体制整備や，緊急時に手元に置き対応方法の確認に活用することが想定されている。

マニュアルの主な内容とポイントを以下に示す。

①施設内での役割分担。

②食物アレルギー症状の緊急性の判断と対応手順。

③エピペンの使い方。

④救急車要請のポイント。

⑤心肺蘇生とAEDの手順。

⑥症状を観察する際のチェックシート。

4 災害時対策

災害時対策の目的は，被害を最小限に食い止め，早期回復することである。そのため，迅速かつ適切な対応が求められる。

食物アレルギー緊急時対応マニュアル：平成25年7月24日東京都福祉保健局，最終改訂：平成30年3月。
http：//www.fukushihoken.metro.tokyo.lg.jp/allergy/pdf/pri06.pdf

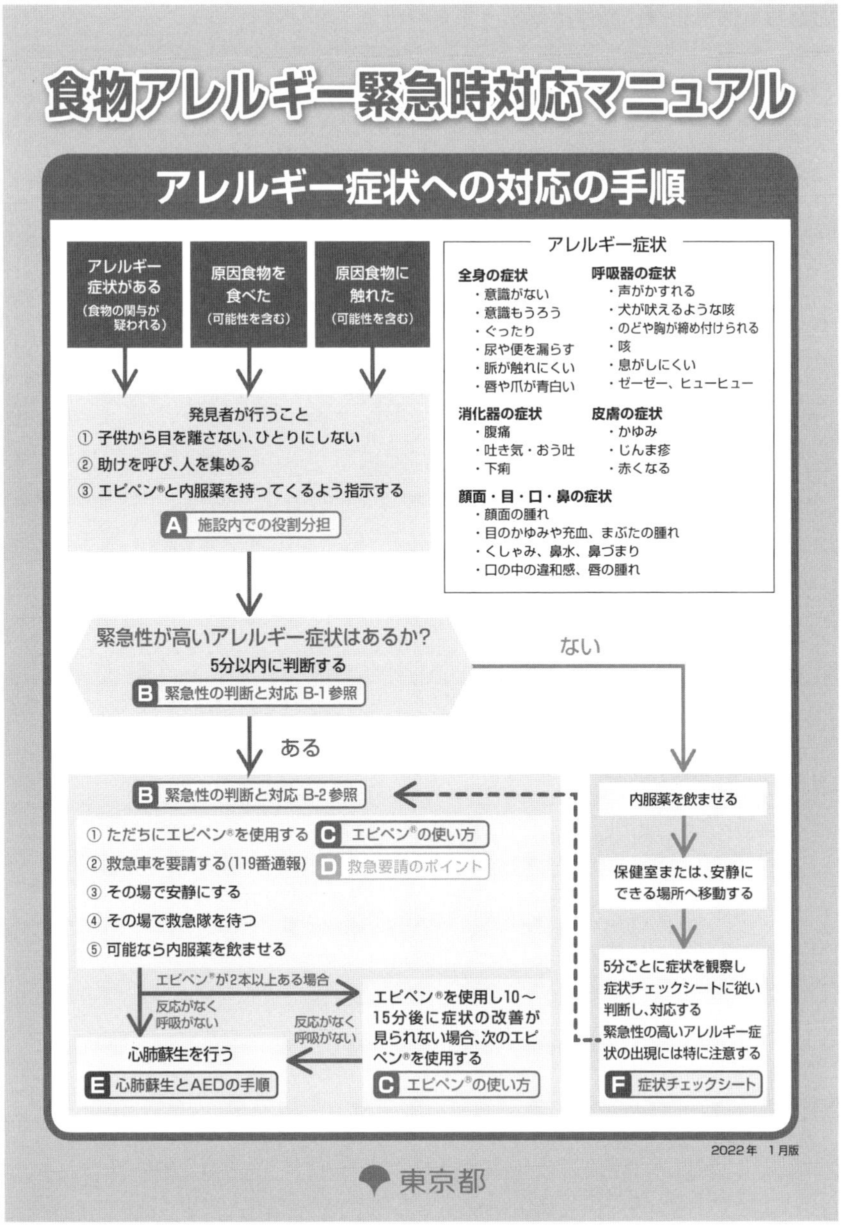

図 9.5 食物アレルギー緊急時対応マニュアル（表紙）

資料）東京都福祉保健局：食物アレルギー緊急時対応マニュアル（平成 25 年 7 月，2022 年 1 月版）

◆1　災害時対応の組織と訓練

「特定給食施設における栄養管理に関する指導及び支援等について」（令和 2 年 3 月 31 日健健発 0331 第 2 号）では，健康危機管理対策の一環として，災害等に備え，食料備蓄の確保を促すとともに，期限前の有効活用について助言することとしている。さらに，災害等発生時でも適切な食事が供給されるよう，特定給食施設が担う役割を整理し，施設内および施設間の協力体制の整備に努めることとしている。そのため，給食施設では，表 9.14 に示すような非常・

表 9.14 特定給食施設における非常・災害時チェックリスト

大項目		小項目*	点検結果	
			済	未
1.危機管理体制の強化	①非常・災害時マニュアルの作成および見直しについて	施設全体の災害対策本部や危機管理マニュアルの中に「給食部門」が明確に位置づけられている。		
		非常・災害発生時の給食提供における流れをあらかじめ検討・決定している。		
		施設内で作成している非常・災害時マニュアル等に準じて訓練を実施した後，訓練内容，マニュアル内容を検討評価し，随時見直しをしている。		
	②連絡・指示体制	施設内連絡網を作成し職員全員（給食部門を委託している場合には委託職員も含む）に周知している。		
		食材料の業者やライフライン寸断時の連絡先一覧を作成している。		
		発生時間や被災状況等に応じて職員の指示系統・配備体制を検討・作成している。		
		初動時の役割分担を明確にしている。		
		給食提供意思決定の流れが，組織として決められている。		
	③施設内危機管理訓練体制	備蓄品の活用やエレベーターが使用できない場合等を想定し，施設全体で非常・災害時に給食を提供する訓練を行っている。		
		非常・災害時の食事提供に関する検討の場を設置し，定期的に開催している。		
	④関係機関等の連携	施設内だけでは困難な場合も多くあるため，平常時から地域の防災対策・災害対策やその体制を確認している。		
		市町村，保健所等外部との連携先を明確にし，必要時には迅速に支援を要請できるように日頃から連携している。		
		非常・災害時の栄養・食支援について，施設で締結されている支援協定や委託契約等があれば，あらかじめ内容を把握している。		
		緊急時に食料関係物資を入手できる可能性のある近隣のコンビニエンスストアや，製造拠点を複数有する弁当惣菜店，スーパーマーケット等の所在地を確認し，必要に応じて協定締結をしている。		
	⑤給食施設間ネットワークの構築について	近隣給食施設や系列施設の相互支援体制により，食材料や人材（栄養士，調理師等）の確保を図り，非常・災害時でも通常の食事提供に近づけられる体制づくりをしている。		
	⑥給食業務を委託している場合の対応	委託業者との間で，非常・災害時の支援体制や対応等について確認し，委託契約書に明記している。		
		委託会社と代行機関の連携を確認している。		
		備蓄品の管理責任を明確化している。		
		備蓄品の保管場所は，施設内か委託会社の保管庫か等検討し，適切な場所としている。		
		施設外に備蓄品を保管している場合には，配送が速やかに行われるようにルートや配送者の確認をしている。		
		施設全体で非常・災害時に給食を提供する訓練を行う際には，委託業者のマニュアルと施設で作成している危機管理マニュアル等との整合性を確認するため，委託業者も含めて訓練を行っている。		
		訓練での不具合等を踏まえ，マニュアルの見直しをしている。		
2.被災状況の確認		非常・災害時確認項目一覧を作成している。		
		厨房内・施設内の安全点検表を作成し，給食関係者に周知している。		
3.ライフラインの確保および復旧情報の収集	①水道が止まった場合	手洗い・手指消毒の方法を検討し，必要物品を確保している。		
		食器具・調理器具の洗浄ができない場合の代替手段を検討し，必要物品を確保している。		
		水確保のための情報をまとめている（給水車要請先，災害用井戸水の情報等）。		
		水道が再開した際には，残留塩素濃度や水の濁りやにおい等の水質点検を確認してから使用することを施設で共有している。		
	②電気・ガスが止まった場合	施設に，非常用電源があるか確認している。		
		非常・災害時に，非常用電源等を給食室でただちに使用できるかどうか確認している。		
		冷凍・冷蔵庫が使用できなくなった際の代替手段を決め，物品を確保している。		
		加熱調理ができない場合でも提供できる食品を備蓄している。		
		熱源が使用できない場合の代替手段を決め，必要物品を準備している。		
		厨房内照明が使えない場合の対応（代替照明等）を決めている。		
	③その他	電気，ガス，水道等の遮断時に復旧状況等を確認するため連絡先一覧を作成している。		
		調理室が使用できなくなった場合の対応を決めている（弁当の調達・別な場所での調理等）。		
4.衛生管理に関すること		非常・災害時に衛生管理の状況別対応を検討し，施設内で共有している。		
		調理済み食品について，提供後の保管のルールを検討し，必要物品を準備している。		
		食中毒予防のために利用者へ注意喚起するための貼り紙などを用意している。		
		ゴミ（特に生ゴミ・食事の残渣）の処理・保管方法について検討し，施設で共有している。		
		トイレの殺菌・消毒方法を検討し，必要物品を確保している。		

大項目		小項目*	点検結果	
			済	未
5.備蓄食品・物品の管理と活用	①備蓄のポイント	非常・災害時用献立に基づき，施設利用者の特性に合わせた食種（腎臓食，アレルギー食，離乳食等）や食形態（軟菜，ソフト食，ペースト食等）の食品や水を備蓄している。		
		備蓄食品は，備蓄専用品だけでなく定期的に通常の給食として提供できる食材料（市販のレトルト・缶詰やロングライフ牛乳等）を含めている。		
		備蓄をしておくものは食品だけでなく，使い捨ての食器，割り箸，スプーン，紙コップ，ストロー等の食事に必要なものや，トレー，コンテナ等の運ぶものについても検討し備蓄している。		
		食品を温めたり，調理するための熱源（カセットコンロ，プロパンガスボンベとコンロの一式等）やお湯を沸かすための調理に必要なやかん，鍋等を用意している。		
		備蓄食品・物品は，適切な場所（取り出しやすい場所，浸水被害を受けない場所，分散して保管する等）を施設に合わせて検討し，保管している。		
		備蓄品の保管場所は，施設内の見取り図，倉庫内のどこに何があるか等も図にするなど，施設内の誰が見ても分かるようにするとともに，施設内の全職員に周知している。		
		非常・災害時に必要な食数については，施設利用者分だけではなく，職員分，施設利用者以外の受け入れ，地域住民分などの食事提供は必要かどうかを検討した上で，必要数（人数・日数・形態等）を確保している。		
		栄養士や調理師が出勤できない場合でも，備蓄品等を活用し，誰もが食事を提供できるよう，提供時間，提供方法，備蓄場所等を施設内で共有している。		
		給食を停止した場合に備え，緊急な給食の配送や弁当の調達が可能な業者を把握し，給食や弁当の提供について内容や配送方法を決めている。		
	②備蓄食品の循環と管理	備蓄食品は，保存期限に対応して計画的に更新している。		
		備蓄品は1年に1度は見直しを行い，食材料に関しては保存期限が向こう1年に満たないものを防災訓練時に提供し，備蓄内容の検討や非常食への理解へ役立てている。		
		在庫食品・物品管理表で，在庫食品・物品の名称，量，賞味・保存期限を管理している。		
		特定保健用食品やサプリメント等の調達も必要となることもあるため，日頃から，納入業者や他の流通ルートも把握している。		
6.非常・災害時献立と栄養管理	①利用者の状態確認	非常・災害時における利用者の栄養状態・食形態の確認方法を決めている。		
		非常・災害時に提供可能な食種・食形態について決めている。		
		電子データで患者情報（食事形態・禁止食品等）を管理している場合のバックアップ方法や食事提供の記録確認方法を決めている。		
	②非常・災害時用献立作成	ライフラインや通常の食材料の流通ルートが正常に機能しない状況を想定し，状況に応じた非常・災害時用献立を作成している。		
		施設利用者の食種に対応した献立（腎臓食，アレルギー食，離乳食等）を作成している。		
		施設利用者の食形態に応じた献立（軟菜，ソフト食，ペースト食等）を作成している。		
		非常・災害時の献立を作成し，疾患によっては，エネルギー等摂取量が関係するものがあるため，栄養価計算結果を明記している。		
7.食事配膳・下膳の対応		どのようにして，誰が配膳するかを決めている。		
		どのようにして，誰が下膳するかを決めている。		

注）*内容（要点）を記載

資料）宮城県保健福祉部健康推進課：特定給食施設における非常・災害時対策チェックリスト～東日本大震災の教訓を今後に生かすために～（平成26年8月）を一部改変

災害時チェックリストを活用して，組織全体で災害等の規模や内容に応じて適切に対応する。

また，災害時の訓練では，平常時から災害発生等を想定して給食部門内で実施することはもとより，施設内全体でも実施し，マニュアルの検証を行う。曖昧な点や不都合な点は施設内の委員会等で検討し，随時見直していく。食料や物品の備蓄に関して業者に委託する場合は，業者と平常時および訓練時から定期的に，備蓄内容，保管場所，配送方法等について十分に検討しておく。

◆2　災害時のための備蓄と献立

給食提供に関する備蓄食品や物品は，利用者の特性や施設の状況等を考慮し，量，種類，備蓄方法，保管場所等を検討し，明確にしておく。備蓄食品は，ライフライン寸断や通常の食材料の流通ルートが正常に機能しない状況，利用者や職員の帰宅可否等から，給食施設が自力で数日間乗り切らなければならないことも想定し，3～5日分以上の備蓄が望ましい。

❶ 備蓄品の整備

以下に，備蓄品の選択，購入，保管管理の留意点を示す。

①備蓄食品の選択

- 災害時の状況を考慮して選択する。
- 常温保存，長期保存が可能で個別包装であること。
- 調理済みで，開封するだけで食べられること（直接触れなくてよいこと）。
- 水や火がなくても食べられること。
- かさばらず，重すぎず，持ち運びに便利であること。
- 栄養素が確保でき，おいしく食べやすいこと。
- 品目ごとにそろえること。

②食品以外の備蓄品

- 水：飲料水として，1人1日3L以上を目安に確保する。調理に必要な分量を考慮する。
- 調理のための熱源：ガスのほか，電気（電磁用調理器，電熱器，電磁用調理鍋等），簡易かまど（ブロック，ドラム缶，薪炭直火釜等）など，複数の代替熱源と併せて必要な燃料を確保する。
- 調理器具：備蓄食品や代替熱源に合わせた調理器具と数量の確保（やかん，鍋のほか，アルミホイル，ラップ，ポリエチレン小袋，輪ゴム，缶切り等）
- 食器等：食器洗浄用の水や，消毒用の熱源がないことを想定する（使い捨て食器等のほか，ラップ，アルミホイル，ゴミ袋を必要な数量確保）

③備蓄品の購入方法

- 購入方法：各施設に合った購入方法で，無駄・無理のないように確保する。支出方法には，通常の給食費と別に予算化する方法，給食費から支出する方法がある。通常使用している食材料の中で，長期保存の可能な缶詰や米等を余分に購入し，非常食としておくことが可能である。
- 食品流通状況の把握と対応：通常の食材料の入手経路を事前に把握しておく。非常時の流通経路の変更等，食品確保対策について業者と契約しておく。

④備蓄品の管理と更新

- 管理：備蓄品のリストや献立，保管場所等は明記・掲示し，職員全体で共通認識を図る。非常事態・災害発生直後に予想される混乱を想定した対応策を検討する。停電時の対応として，懐中電灯を常備しておく。
- 更新：保存期限に応じて計画的に更新する。
- 日常的在庫食品の活用：特別な備蓄ではなく，日常的に使用している在庫食品を災害時に合理的に活用する方法もある（ローリングストック・ランニングストック→食材料管理に流す，p.100）。

施設別備蓄の留意点を **表 9.15** に示す。

❷ 献立の作成の留意点

- 各施設の利用者の特性に合わせた献立表を作成する。
- 主要な栄養素の推定摂取量をあらかじめ算出しておく。
- ライフライン寸断や通常の食材料の納品が正常に機能しない場合を想定し，献立作成す

表 9.15 施設別備蓄の留意点

病　院	・エネルギー制限食，たんぱく質制限食，脂肪制限食，アレルゲン除去食，経管栄養等の厳重な栄養管理を必要とする患者への備えが必要 ・災害による疾病のある者や負傷者，在宅困難となった疾病者を受け入れられるような体制を整えておく
高齢者等施設	・咀嚼・嚥下等の摂食障害に対応するため，濃厚流動食，ソフト食，粥類等の備蓄 ・摂食障害があっても使用できる使い捨ての食器やはし，スプーン等の自助食具の準備 ・高齢の災害弱者等を受け入れられる体制を整えておく
児童福祉施設	・粉ミルク，乳児用液体ミルク，離乳食や幼児食，アレルギー対応食を，市販のベビーフードやレトルト食品を活用して備蓄しておく ・おやつ（ビスケット，あめ，果物の缶詰等）の確保 ・調乳セット一式，離乳食用にすりつぶすための用具の確保
特殊な食品の例	・とろみ剤，嚥下用食品，経管栄養剤，栄養機能食品，食物アレルギー対応食品，特別用途食品（病者用，高齢者用），乳児用液体ミルク，乳児用粉ミルク（温め機能がついた備蓄品の確保）

原表）佐々木ルリ子

る。例えば，1日め（3食分）はそのまま提供可能な食品での対応を想定し，2日め（4食め）以降は確保できる熱源や水に合わせた献立などに配慮する（電気が使えないとき・水が使えないとき・ガスが使えないとき・すべて使えないときにどうするか）。

表 9.16には，そのまま食べられる備蓄食を使用した献立と，調理水の必要な備蓄食を使用した献立例を示す。

・給食従事者以外でも対応できるよう，献立表には調理方法や盛りつけ例を写真や図式などでわかりやすく記載する。

◆3　災害発生時の対応

大規模災害時には，ライフラインの停止，通信手段の寸断，道路の崩壊やガソリン不足などの状況により，給食提供の中止や施設の孤立化など，経験したことのないような，深刻な被害と影響を受けることが考えられる。しかし，給食施設では，このような状況下でも利用者の栄養改善を図る社会的役割があり，利用者に継続して給食を提供することが求められる。

❶ 災害時に給食施設で想定される状況

・**全施設**：ライフライン（電気，ガス，水道）の寸断，厨房設備損壊，衛生環境の悪化，食材料流通ルートの遮断，職員の出勤困難，通信手段破損による連絡体制の困難，利用者の身体状況や疾病の悪化

・**施設によって**：負傷者，帰宅困難者，被災者受け入れによる食数増，施設自体の休止，炊き出し等の支援場所としての施設提供

「新潟県災害時栄養・食生活支援活動ガイドライン」では，災害発生時に想定される事柄と支援活動の流れの目安，関係機関の役割について，平常時の対応と4つの時系列（フェイズ0～3）における対応を検討したマニュアルが示されている。これまでの災害の経験からまとめられた災害時の対応例として，表 9.17にその一部を示す。

❷ 災害時の対応

①被災状況の確認，連絡・協力体制

・職員の安否，厨房内・施設内の被災状況，地域・食材料等の流通・交通網等の確認。

表 9.16 備蓄食の献立例

●例 1：そのまま食べられる備蓄食を使用した献立

	1回め	2回め	3回め	エネルギー1日合計
1日め	粥缶 280g ツナ缶 80g 南瓜煮缶 60g	パン缶詰 100g コーンスープ缶 190g フルーツミックス缶 130g	粥缶 280g さんま蒲焼缶 80g ひじき煮缶 65g 野菜ジュース缶 160g	
	490kcal	520kcal	510kcal	1,520kcal
2日め	粥缶 280g 焼き鳥缶 65g 南瓜煮缶 60g プリン缶 75g	粥缶 280g ツナ缶 80g ひじき煮缶 65g 野菜ジュース缶 160g	パン缶 100g 五目豆煮缶 88g りんごジュース缶 160g	
	480kcal	520kcal	510kcal	1,510kcal
3日め	粥缶 280g 焼き鳥缶 65g うの花炒り煮缶 65g フルーツみつ豆缶 130g	パン缶 100g コーンスープ缶 190g プリン缶 75g	粥缶 280g レトルトカレー 200g 鶏そぼろ缶 50g 野菜ジュース缶 160g	
	490kcal	540kcal	490kcal	1,520kcal

●例 2：調理水が必要な備蓄食を使用した献立

	1回め	2回め	3回め	エネルギー1日合計
1日め	アルファ化米白飯 100g さんま蒲焼缶 80g 野菜ジュース缶 160g	パン缶 100g 五目豆缶 70g フルーツみつ豆缶 130g	アルファ化米五目飯 100g 焼き鳥缶 65g ひじき炒り煮缶 65g	
	580kcal	530kcal	560kcal	1,670kcal
2日め	アルファ化米白飯 100g レトルトカレー 200g りんごジュース缶 160g	アルファ化米五目飯 100g ツナフレーク缶 80g 野菜ジュース缶 160g	アルファ化米赤飯 100g 鶏そぼろ缶 50g 南瓜煮缶 60g	
	600kcal	620kcal	530kcal	1,750kcal
3日め	アルファ化米白飯 100g 焼き鳥つくね缶 60g うの花炒り煮缶 65g 野菜ジュース缶 160g	パン缶 100g さんま蒲焼缶 80g コーンスープ缶 190g	アルファ化米白飯 100g ひじき炒り煮缶 65g プリン缶 75g	
	560kcal	630kcal	550kcal	1,740kcal

注）アルファ化米に必要な調理水の量を確認し，必要量を一緒に備蓄する（参考例：アルファ化白米 100g に調理水 170mL)。g 数は，缶詰等 1 個の量を記載している

資料）神奈川県秦野保健福祉事務所地域食生活対策推進協議会：災害に備えた非常備蓄食の考え方（平成 26 年 3 月）

②ライフラインの確保および復旧情報の収集

・ライフライン寸断の状況と，調理室使用の可否の判断。

③衛生管理

・衛生管理を怠らない。食中毒や感染症といった二次的な被害につながる恐れがある。

・状況に応じた衛生物品と方法で対応し，施設職員で共有する。

表 9.17 災害時の対応例

●想定される時系列別*・組織別の概要

<table>
<tr><th colspan="2">区　分</th><th>フェイズ 0
（概ね災害発生後 24 時間以内）
初動体制の確立</th><th>フェイズ 1
（概ね災害発生後 72 時間以内）
緊急対策</th><th>フェイズ 2
（概ね 4 日目から 1 ヵ月まで）
応急対策</th></tr>
<tr><td rowspan="3">想定される状況</td><td rowspan="2">1 日 3 食提供施設</td><td colspan="2">○ライフラインの寸断
○食材料納入ルートの遮断
○厨房設備破損により使用不可
○移送・他施設利用者受け入れ等による食数の増減</td><td rowspan="2">○健康問題の発生</td></tr>
<tr><td>○非常事態時における食事提供
○職員の出勤困難
○外部との連絡（通信網）が遮断される</td><td>○物資の不足
○衛生状態の悪化
○一般被災住民の受け入れ</td></tr>
<tr><td>1 日 1 食提供施設</td><td>○学校，保育園は休校や休園になる場合が多い</td><td>○学校の設備等を活用した炊き出しの準備・開始</td><td>○学校の設備等を活用した炊き出し実施
○給食再開に向けた調整</td></tr>
<tr><td colspan="2">被災給食施設（入居施設で，1 日 3 食提供の施設を中心に記載）</td><td>○状況把握
1．被害状況の把握
2．市町村対策本部設置状況の確認
3．県地域機関への連絡・相談
○備蓄食品等を活用した食事提供
○支援要請
1．物的な支援要請
2．人的な派遣要請</td><td>○状況把握
1．ライフラインの復旧情報
2．破損器具の点検，修理
3．県地域機関への連絡・相談
○備蓄食品等を活用した食事提供
○支援要請
1．物的な支援要請
2．人的な派遣要請</td><td>○食事の提供
1．給食利用者の健康状況の把握と対応
2．通常の食事提供再開に向けた調整
○支援要請
1．物的な支援要請
2．人的な派遣要請</td></tr>
</table>

注）*平常時と，復旧・復興対策のフェイズ 3（概ね 1 ヵ月以降）は省略
フェイズごとの対応はあくまでも目安であり，災害の規模や地域の実情によって異なるため，弾力的に活用する

●災害発生時に給食施設が自ら行う対応

項　目	内　容
①厨房の被害状況の把握	・水道，ガス，電気等の点検 ・厨房内構造，調理設備・器具，食器類等の点検
②スタッフの確保	・調理員の出勤状況，健康管理，確保困難なときの応援体制
③食材料の確保	・在庫食材料，納入業者の確認，増員分食材料の確保
④災害時用献立の作成	・被害状況に応じて，給食可能な献立を作成 ・初期には最低限のエネルギー・水分の確保
⑤調理・配食作業の環境整備（厨房使用不可の場合含む）	・調理場所，熱源（発電機，プロパンガス等）の確保，運搬用エレベーター使用不可時の人員配置，ディスポ食器等の手配，衛生管理用品の調達，入所者の病室移動等に伴う食数把握の仕組みなど
⑥特別用途食品等の調達	・利用者の身体状況・ニーズに応じた調達
⑦利用者の健康調査	・健康状況・ストレス・食事摂取状況確認 ・疾病，傷病等変化の確認
⑧栄養アセスメント・ケアプランの修正	・短期計画による摂取可能な食事に随時修正 ・長期化の場合は医療部門と連携し再検討
⑨栄養管理実施計画検討と評価	・個別対応を全体のものとして総括し，実施後の評価を行う
⑩管理栄養士による利用者栄養巡回指導	・利用者の健康状況把握（特にハイリスク者） ・利用者への声かけ

資料）新潟県福祉保健部：新潟県災害時栄養・食生活支援活動ガイドライン，p.36（平成 18 年 3 月），新潟県災害時栄養・食生活支援活動ガイドライン－実践編－，p.99（平成 20 年 3 月）より作成

④備蓄食品等の管理と活用

・備蓄食品を活用した食事の提供。
・冷蔵庫・冷凍庫の食品，在庫食品の有効活用。
・給食配送や弁当調達を想定して，緊急対応と衛生管理を行っている業者を把握しておく。
・食材料の取引先が被災した場合は，早急に連絡をとり対応する。

⑤災害時献立と栄養管理

・利用者は心理的な負担等で食欲不振や身体状況の変化等が起こることも想定しておく。
・利用者の身体状況の変化を適切に把握し，それに合わせた内容で食事を提供する。
・災害時に提供できる食種や食形態等を，食品の備蓄状況と合わせて整理する。
・ゴミ収集が滞った場合は，ゴミを出さない工夫（分別の徹底，ゴミを置くスペースの確保，生ゴミは十分に水切りする等）を行う。

⑥食事配膳・下膳の対応

・エレベーターや温冷配膳車を使用した配膳は，電気が寸断されると使用できない。
・スムーズに配膳が行われるように検討する。

❸ 火災発生時の対応

給食施設では，エネルギー源にガスや電気を使用していることが多いため，火災に対する危機管理は重要である。平常時より，施設の防火管理者等と連携を図り，定期的に防火設備等の点検など，防火管理に努める。火災発生時に迅速に対応するために，避難場所への安全な誘導，消防署への緊急連絡方法，初期消火などについて定期的な訓練と，必要な改善を行う。

第10章
施設・設備管理

山部秀子

給食マネジメントにおいて，栄養管理基準に沿った給食を提供するためには，調理および関連施設の施設・設備の計画，運用，維持に関する管理が重要である。施設・設備計画では，給食システムの動向，施設・設備計画の流れ，衛生管理基準と施設・設備の関連性，作業区域の区分けと設置する設備，機器選定の基準を理解する。さらに，給食の運営業務を滞りなく継続して行うためには，施設・設備の運用・維持が重要であることを理解する。

本章の Key Words

施設（調理室・食堂・付帯施設），設備（関連設備を含む），規格，基準，作業区域，レイアウト，作業動線，食事環境，調理機器

1 給食の施設・設備管理の概要

1 給食の施設・設備管理の目的

給食における施設・設備には，給食作成のため食材料の搬入から，調理，盛りつけ，トレイセット，提供，下膳に至る一連の作業が展開される場所としての調理室と，食堂その他の付帯施設が含まれる。調理室は，給食室，厨房，ギャレー，キッチンなどとも呼ばれる。

特定給食施設では，利用者の栄養管理を目的とし，衛生的で安全に品質管理された食事を効率的に調理（生産）し，一定時間内にサービスすることが求められる。給食マネジメントにおいて，この条件を満たす調理（生産）とサービスを行う場所である給食の施設・設備管理が重要である。しかし，利用者の特性による食事内容やサービス方法，経営的背景や調理システム等の差により，施設・設備はそれぞれの給食施設により求められる機能の差が大きい。

すなわち，給食の施設・設備管理の目的は，それぞれの給食施設ごとの目標を達成する食事提供を行うため，それを可能にする給食の施設・設備を計画し，維持・管理することといえる。

2 施設・設備管理と給食マネジメント

一般に，給食施設および大量の調理を行う営業施設を大量調理施設とし，少量調理施設と区分している。大量調理施設では，大量の食材料を用い，多数の従業員が大型機器を使用し，大量の調理が行われる。大量の食材料を扱うことから，①調理時間および調理後喫食までの時間が長いこと，②①により細菌の増殖につながりやすいこと，③温度管理，品質管理が困難であることなどの難点がある。したがって，大量調理施設の特性を十分考慮してシステム化を図り，それに対応した作業計画，施設・設備計画を立てることが大切である。

施設・設備の良否および効率的な運用が，給食運営全体に及ぼす影響は大きい。特に近年，給食運営の効率化と施設・設備に対する考え方も大きく変化してきた。すなわち効率化は，調理員の熟練度や調理技術の向上のみでは限界があり，給食のシステム化，施設・設備の機能の向上により図られるようになってきている。食材料の流通システムや調理システムの開発をはじめ，オペレーションシステムの変化などがその例である。

また，HACCP システム（p.144）が導入され，衛生・安全管理上からも施設・設備の法的規制が厳しくなっている。さらに，ドライシステムの運用，環境対策，日常の取り扱いや保守管理，災害時の対応などと併せ，施設・設備管理に当たることが必要となる。給食の施設・設備管理は，高度化・複雑化し，多様な取り組みが必要になってくる。こうした中で，法令遵守と効率化は相反することも多い。また，経営環境が最適な調理施設の整備の制約条件となることも多い。現状の給食マネジメントの中で施設・設備の運用の最適化を図るため，管理栄養士は，給食システムや環境の変化を十分取り入れて，中心的役割を果たすことが求められる。

3 施設・設備管理の対象と範囲

給食において施設・設備管理の範囲となるのは，施設として検収・収納施設，調理施設，食堂，事務室，その他の付帯施設に及ぶ。管理の対象は，施設の建物とそれぞれに設置される設備，機器，什器などである。また，設備には電気，ガス，給排水，給排気，空調，照明，調理機器，インテリア・家具類などが含まれる。施設・設備管理の範囲と対象を表 10.1 に示す。

表10.1 施設・設備管理の範囲と対象

施設・設備	管理の範囲と対象
・検収・収納施設（食品・雑品） ・調理設備（下調理・主調理） ・配膳設備（盛りつけ・配膳） ・食器・器具の洗浄・消毒・格納設備 ・食堂*，ホール，配膳室，通路 ・給食事務室 ・厚生施設（更衣室，休憩室，トイレ，浴室）	・環境（建物の周囲，排気，排水，騒音，厨芥） ・面積，位置，形態 ・建物，内装（天井，床，出入り口，窓） ・機械，器具類 ・レイアウト ・食器，什器備品 ・付帯設備（熱源，照明，給排水，空調，換気，通信，搬送）

注）*食堂専用の場合と，他部署と兼用の場合がある。例えば，病院や老人ホームではプレイルーム，デイルーム，学校では教室，寮では集会室と兼用される

原表） 太田和枝：給食管理（2012）第一出版を一部改変

2 給食の施設・設備計画

1 給食施設・設備の関連法規

給食の施設・設備を管理し運営する上では，多くの法的規制が設けられている。

給食施設全体に関わる法規には，食品衛生法，大量調理施設衛生管理マニュアルがある。給食施設別には，施設・設備の基準と衛生管理上の基準が設けられている（表10.2）。

また，施設・設備計画には，建築，関連設備，環境設備など，専門的な分野との関わりが深く，多くの法規が関連する。このため，施設・設備計画に当たっては，設計事務所や建築・設備関係者，あるいは保健所，消防署，労働基準監督署などの指導を仰ぎながら進めることとなる。表10.3 に，機器，設備，建物，環境などに関する法令を，所管省庁ごとに分類し列挙する。

そのほか，施設・設備に関する規格，基準について表10.4 に示す。

2 給食システム計画

給食運営のために必要な管理業務は，施設・設備管理，組織管理，人事・労務管理，会計・原価管理，顧客管理，品質管理，栄養・食事管理，危機管理，献立管理，生産管理，提供・販売管理などのサブシステムである。給食のシステム化は，これら管理業務の統合化，最適化を図ることである。最適化は，給食の調理・提供における効率・品質・衛生を実現することであり，その中で，施設・設備管理の位置づけが大きい。

施設・設備計画では，サブシステム間の調整を行ったうえで運営管理を作成し，システム化の目的を達成するための施設の整備と，専用の設備の設置の計画を立てる。

◆1 運営計画

給食の施設・設備計画を立てるに当たり，運営計画が必要となる。運営計画は，次のような条件を踏まえて検討する。

❶ 施設特性

給食の目的，経営者（設置者）の給食に対する姿勢，給食費，給食従事者の構成・組織，調理従事者の人数・勤務形態，食事回数，食数，食事時間，食事内容，周辺環境

❷ 利用者の特性

人員構成（性・年齢・身体活動レベル別人数），健康状態・栄養管理の課題，給与栄養目

表 10.2 給食施設別 施設・設備の関連法規

給食全体	・食品衛生法第 50 条の 1，2，第 13 条 ・食品等事業者が実施すべき管理運営基準に関する指針（ガイドライン） （平成 16 年 2 月 27 日食安発第 0227012 号別添，最終改正：平成 26 年 10 月 14 日） 第 1　農林水産物の採取における衛生管理 第 2　食品取扱施設等における衛生管理 第 5　運搬 ・大量調理施設衛生管理マニュアル
事業所	・労働安全衛生規則：［食堂］第 629 条 / ［食堂及び炊事場］第 630 条 ・事業附属寄宿舎規程：第 24 条，第 25 条
学　校	・学校給食衛生管理基準
病　院	・医療法 ・医療法施行規則 ・入院時食事療養及び入院時生活療養の食事の提供たる療養の基準等に係る届出に関する手続きの取扱いについて 別添　入院時食事療養及び入院時生活療養の食事の提供たる療養に係る施設基準等 ・入院時食事療養費に係る食事療養及び入院時生活療養費に係る生活療養の実施上の留意事項について 4　食堂加算：(2) ～ (4) ・医療法の一部を改正する法律の一部の施行について 第三　業務委託に関する事項 4　患者等の食事の提供の業務 (1) 患者等の食事の提供の業務の範囲及び委託方法に関する事項 (3) 施設，設備及び食器に関する事項 ・病院，診療所等の業務委託について 第四　患者等の食事の提供の業務について 2　院外調理における衛生管理 ・院外調理における衛生管理ガイドラインについて
児童福祉施設	・児童福祉施設最低基準
保育所	・保育所における調理業務の委託について 2　調理室について
老人福祉施設	・養護老人ホームの設備及び運営に関する基準 ・特別養護老人ホームの設備及び運営に関する基準
その他の社会福祉施設	・障害者の日常生活及び社会生活を総合的に支援するための法律に基づく障害者支援施設の設備及び運営に関する基準
在宅配食サービス	・民間事業者による在宅配食サービスのガイドラインについて 別紙 3　設備・器具類の安全管理

原表）太田和枝

標量，生活条件，食習慣，嗜好，食に関するニーズ

❸ 献立計画

献立形態，献立サイクル，調理方式，使用食材料の特性（加工度，流通形態）

◆2　給食システム

システム化と関連設備を 表 10.5 に示す。

表 10.3 施設・設備管理の関連法規

厚生労働省	・食品衛生法，同施行令，同施行規則 ・食品，添加物等の規格基準 ・水道法，同施行令，同施行規則 ・大規模食中毒対策等について	・大量調理施設衛生管理マニュアル ・ボイラー及び圧力容器安全規則 ・酸素欠乏症等防止規則
国土交通省	・建築基準法，同施行令 ・建設業法，同施行令 ・換気設備の構造方法を定める件	・建築物に設ける飲料水の配管設備及び排水のための配管設備の構造方法を定める件 ・下水道法，同施行令
経済産業省	・ガス事業法施行令，同施行規則 ・液化石油ガスの保安の確保及び取引の適正化に関する法律，同施行令，同施行規則 ・特定ガス消費機器の設置工事の監督に関する法律，同施行令	・ガスを使用する建物ごとの区分を定める件 ・ガス用品の技術上の基準等に関する省令 ・ガス漏れ警報設備の規格及びその設置方法を定める告示 ・電気用品安全法，同施行令
総務省	・消防法，同施行令，同施行規則 ・火災予防条例（例）の一部改正について ・業務用ガス機器の設置基準の改正について	・対象火気設備等の位置，構造及び管理並びに対象火気器具等の取扱いに関する条例の制定に関する基準を定める省令
内閣府	・環境基本法 ・大気汚染防止法，同施行令，同施行規則	・悪臭防止法，同施行令，同施行規則 ・水質汚濁防止法，同施行令，同施行規則

原表）太田和枝

表 10.4 施設・設備に関する規格，基準

GMP	Good Manufacturing Practice（適正製造基準）の略称
GMP 基本法（米国）	衛生安全面，品質管理面から健全な製品を作るための技術基準。食品ごとに規準が設けられている
ISO	International Organization for Standardization（国際標準化機構）の略称。従来，国別に規格されていた物資やサービスなどについて，国際化が進む中で国際的な基準，単位の統一が必要となっている。同機構が世界の標準化活動を統括し，規格づくりを進めている ISO9000s：物資，サービスに対する品質マネジメント規格 ISO14000s：環境マネジメントシステム国際規格 ISO22000s：HACCP のマネジメントシステム化のための要求事項を定めた規格
NSF 基準	National Sanitation Foundation（米国衛生協会）の定める基準。業務用厨房機器に関する衛生面での性能や構造の基準が定められ，国際的にも認められている
JFEA 業務用厨房設備機器基準	JFEA は，Japan Food Service Equipment Association の略称。（一社）日本厨房工業会の定める基準。現在は共通基準のほか，板金製品，熱機器，冷蔵庫・冷凍庫，食品加工機器，サービス機器，食器洗浄機に関する基準がある。NSF 基準をもとにしている
JIS	日本工業規格。Japanese Industrial Standards の略称。工業標準化法により，鉱工業製品の規格を統一し，品質の改善，生産の合理化を図ることを目的に制定された。日本工業規格に適合した製品には JIS マークがつけられる

原表）太田和枝

表10.5 給食におけるシステム化

項 目		関連設備
オペレーションシステム	低温流通システム	低温貯蔵設備（冷凍庫，冷蔵庫，保冷庫，氷温庫），製氷機
	供食システム	保温・保冷設備，配膳台，配膳車，サービスレーン，配膳室（パントリー），食堂
	適温給食システム	冷温蔵配膳車，断熱機器付き食器具，ウォーマー類，冷機器類
	調理方式（クックチルシステム・真空調理方式）	急速冷却機（空冷，水冷，差圧），冷蔵・冷凍設備，真空包装機
	リヒートシステム	再加熱機器類，保温機器類
	精算システム	カード（ID，プリペイド）販売機・精算機，POS（販売時点情報管理）システム関連機器，オートレジ（食器のICタグでの読み取り機）
効率化システム	多機能・効率化加熱機器	スチームコンベクションオーブン（焼く，蒸す等），ジェットオーブン（ジェット噴射による加熱時間の短縮化）など
	機器類の自動化	自動消火設備，自動洗浄機器，自動調理機能（料理選択により自動可熱），自動販売機
	搬送作業の軽減	コンベア，ワゴン
	省エネルギー	加熱機器，空調，照明設備など
	利用者動線の短縮，混雑緩和	カードシステム，下膳コンベア
	食器・器具洗浄の機械化	かき上げ装置など
衛生・安全管理システム	厨芥の処理	生ゴミ処理機，パルパーエクストラクタ（残菜，そのほかの廃棄物を水で流して一定の大きさに粉砕し，圧縮・脱水して半乾きのパルプ状にする設備），コンパクタ（食品廃棄物，空き缶，段ボールなどを圧縮する設備）など
	害虫・害獣類対策	清掃の容易性を考慮した内装，搬入出口の進入防止装置（高速シートシャッター，ストリップカーテン，エアカーテン），防虫・駆除システム
	集中温度管理システム	コンピュータによる集中管理
	HACCPシステム	食材料の種類別冷蔵・冷凍機器，保存食用冷凍庫，計測機器（温度計・タイマー）
	作業環境の整備	作業区域の区分，空調設備
	ドライシステム	床構造，排水設備，専用シンク，調理台，換気・空調設備，衛生設備

原表）山部秀子

3 調理室の条件

建物全体の中で，調理室の設置場所は，食事場所との関係，建物を使用する主目的や組織体における給食の位置づけの影響を受ける。また，調理室には，食材料が納入され，エネルギーや資源を使用して料理を生産・提供し，さらに生産に伴う副産物である各種廃棄物を排出するという特徴がある。そのため，調理室の設置場所は，通常，衛生・安全的な観点から，以下のような条件が求められる。

①給排水が容易なこと

②適切な照明（自然光を含む）が確保されること

③換気，空調により温度・湿度を管理できること
④給食施設以外の施設や周辺地域に排熱や臭気などの悪影響を及ぼさないこと
⑤食品汚染の原因となる可能性のある厨芥・残菜置き場から離れていること
⑥食品・給食の搬入出に便利であること
また，調理室に求められる機能としては，
①食物の品質（衛生，おいしさ）が確保されていること
②能率的で扱いやすいこと
③安全で快適に働ける環境であること
④一定時間内の供食が可能なこと
⑤食事環境が清潔で快適に整備されていること
などを満たしていることが望ましい。

そのために給食の施設・設備が備えるべき要件は，機能性，生産性，経済性，衛生性，安全性，耐久性，メンテナンス性となる。

4 施設・設備の設計

◆1　施設・設備の基本計画と展開

新築や増改築だけでなく，一部改造や改修，機器の入れ替えなど，施設・設備の計画に当たっては，建物・設備の条件，予算，給食システムの動向に沿って，関係者との調整や，必要に応じ見学会などを行いながら進める。当然，給食経営について理解している管理栄養士が中心的役割を担うことが求められる。そのためには，給食の運営計画が基本となり，さらに日常の管理業務を通して現状での問題点や改善要求事項を把握し，関連法規の確認，ゾーニング計画，機器の選定および作業動線やレイアウトの作成とチェック，施設・設備やシステムに関する最新情報の収集などを行い，将来展望を含め，綿密な給食システム計画や設備計画が必要となる。

施設・設備計画の実施においては，マスタープランから竣工，使用開始までの期間が長い。その間，法的な手続きをはじめ，建築設備工事上の手順なども踏まなければならない。

また，問題発生による計画変更もしばしば生じる。それにより計画修正を余儀なくされることもある。給食施設・設備計画の展開と，各担当者の対応を図10.1に示す。

◆2　調理室のゾーニング計画および動線計画とレイアウト

メニューの多様化や適温給食の実施などにより必要な設備が増えると，調理室の面積は拡大する傾向にある。また，個別対応で配膳を調理室内で完了させる必要のある施設では，配膳のための広いスペースが必要となる。調理業務の一部を外部に移すことで，スペースがコンパクト化される場合もある。そのため，給食システムを十分に検討して決める（表10.6）。調理室の形状は，食材料の下処理から給食提供までが施設内で行われる場合，一般的には，長方形（1：1.5～2）が適切であるとされている。

ゾーニング計画は，食材料の搬入から食事の提供まで，食材料の流れに沿って調理作業を行う作業区分を機能別に割り当てることである。ゾーニング計画では，調理作業の内容に加え，衛生管理上の作業区域の区分けと，各作業に必要なスペース検討を行う。調理室内のレイアウトは，ゾーニング計画をもとに，作業区域ごとに選定された機器を，作業動線を考慮して配置する。次に，それに伴い必要な給排水，給排気，ガス・電気等の設備を決定する。

計画のフロー	概　要	担当者の関わり		
		経営・管理者	設計・建築・設備業者	管理栄養士・栄養士（調理師）
経営方針 運営計画	給食の目的，給食の全体計画	○		○
↓ 予　算		○		
↓ 調理室周辺	施設全体における位置 面積・形状・熱源の種類，排気口の方向，人（調理従事者・利用者）の出入り口・食品（食材料・ゴミ）の出入り口	△	○	○
↓ 生産計画	調理従事者数，食材料，食事内容，調理時間，配食・配膳の場所と方法，衛生・安全等に関する計画	△	△	○
↓ メニュー計画	料理の構成・種類・ボリューム・食形態			○
↓ 調理の種類・量	調理法の種類，調理単位			○
↓ 調理作業工程計画	調理作業の種類，作業場所，作業動線，作業量，調理所要時間，作業開始時刻・終了時刻，サービス方法，供食システム		△	○
↓ 必要機器のリストアップ			○	○
↓ 占有スペース計算	機器の機能・処理能力		○	○
↓ 作業スペース計算			○	○
↓ 所要スペース計算調整	占有スペース＋作業スペース		○	○
↓ ゾーニング計画	人・食品・食器・什器の動線計画，作業区域の配分		○	○
↓ 作業区域別レイアウト	給排水，ガス・電気等設備との関連も検討された機器の配置計画		○	○
↓ 全体の調整			○	○
↓ 基本計画書作成	設計図，設備概要，機器表，機器仕様書，見積書作成	○	○	○
↓ 承　認		○		○
↓ 施工計画，施工，設置			○	
↓ 検査・引き渡し		○	○	○

図 10.1 施設・設備計画の展開

原表）三好恵子

表 10.6 厨房面積の概算値

	厨房面積	事務室，厚生施設，機械電気室，車庫など	条　件
学校給食* 単独校調理場 共同調理場	 0.191m²/ 児童 1 人 0.176m²/ 児童 1 人	 0.03m² ～0.04m²/ 児童 1 人 0.05m² ～0.06m²/ 児童 1 人	 児童数 901～1,200 人の場合 児童数 10,001 人の場合
病院	1.3～1.4m²/ ベッド当たり 1.75～2.35m²/ ベッド当たり	0.27～0.3m²/ ベッド当たり	500 ベッド以上の場合 50～100 ベッド内外の場合
寮	0.3m²/ 寮生 1 人	3.0～4.0m²/ 従業員 1 人 （機械電気室・車庫含まず）	
集団給食	全体面積（厨房＋食堂）× 1/3～1/4 0.35m²/ 喫食者 1 人 0.25m²/ 喫食者 1 人		回転率 1 回の場合 喫食者 100 人の場合 喫食者 1,000 人の場合

注）*ドライシステム，炊飯施設含む
資料）教材検討委員会編：厨房設備工学入門，第 8 版，p.126–127（2019）（一社）日本厨房工業会

現在の衛生管理基準では，衛生管理上，作業区域が厳密に区切られているため，人の動線と食品の動線は必ずしも一致しない。下処理を済ませた食品は，汚染作業区域から非汚染作業区域へ調理従事者が持って移動させるのではなく，両面扉の冷蔵庫などで移動させる構造となっている。食品では，厨芥や残飯の処理のための動線を考慮する。また，食品と一緒に移動する容器の洗浄・消毒や，所定の場所へ戻す動線も考慮する必要がある（p.110，コラム クックサーブ，対面サービスの給食施設における設備計画のための動線計画とオペレーション計画）。

新築の場合は，施設内における調理室の位置を検討することができるが，一部改築や機器の入れ替え等の場合は，限られたスペースを効率良く利用できるようにする。

◆ 3　衛生管理と施設・設備計画

HACCP の概念に基づく大量調理施設衛生管理マニュアルの遵守が基本になる。マニュアルは，大規模給食施設を対象としているが，特定給食施設の基準に満たない中小規模の給食施設であっても，提供する食事の衛生・安全を保証するため，衛生管理基準に基づき施設・設備を整備し，運用することが重要である。しかし，多くの給食施設では，構造そのものが衛生管理基準に満たないことも多く，運用の工夫が必須である。そのため，大量調理施設衛生管理マニュアルに基づきながらも，施設独自のマニュアルを作成している施設も多い。

◆ 4　そのほかの施設の整備計画

❶ 食事環境

快適な食事環境として，食堂の整備が重要である。考慮すべき項目は，食堂と調理室の位置関係，座席数，回転率，サービスレーンの形態，エントランスからサンプルの展示コーナー，食事受け取り，代金精算，着席，食器の返却までの動線と設備，床・壁・天井のデザイン，インテリア（テーブル・椅子の形態や配置を含む）などである。衛生・安全は第一の条件であるが，快適性，デザイン性も重要な要素である。

❷ 厚生施設

更衣室は，通勤着から調理着への着替えを行うための施設で，男女別に設ける。衛生管理

基準に従って作業区域ごとに調理着を着替える場合は，汚染作業区域用調理着と非汚染作業区域用調理着を交換する場所を設ける必要がある。

不特定多数の人が同じトイレを使用すると，ウイルスや細菌等の汚染の危険性が高くなるため，調理従事者専用のトイレを設置する必要がある。専用トイレについては学校給食衛生管理基準において詳細に示されている。

具体的には，下記のように設置する。

①調理室等から３m以上離れた場所に設け，調理室等から直接出入りできない構造とする。

②個室の前に調理着を着脱できる場所を設けるよう努める。

③手洗い設備を個室に設置する。

④衛生害虫に注意する。専用の履き物を備える。

⑤定期的に清掃および消毒を行う。

トイレの手洗い設備は，肘まで洗える大きさの洗面台を設置するとともに，給水栓は，直接手指を触れることのないよう，自動式等の温水に対応した方式であること。また，石けん液，消毒用アルコールおよびペーパータオル等，衛生器具を常備し，布タオルの使用は避ける。

◆5　給食施設におけるコンピュータシステム

給食の運営におけるコンピュータの活用は，事務処理業務，機器の自動制御といった単独での活用に加え，情報管理システムとして，給食のサブシステムの情報処理とサブシステム間の情報の統合化，ネットワークによる給食部門以外の部署との情報の共有において重要度が増してきている。膨大な情報の処理と伝達を正確かつスピーディーに行えるが，正しい情報を入力する担当者が必要である。また，システムにはハードを含めた導入費用とともに，メンテナンスや更新の費用が発生することを考慮する。情報量の多い給食施設としては，病院がある（病院での活用の事例はp.197）。

- **給食管理システム**：栄養計画，献立作成，食数管理，食材料発注，在庫管理，食材料費算定，機器・備品台帳管理
- **栄養管理システム**：利用者の身体状況・栄養状態（生化学検査等の結果を含む），給食の摂取状況調査等，栄養ケア・マネジメントに関する個人情報管理，施設内の栄養管理情報の共有，電子カルテとの情報共有，栄養管理報告書の記録・保管
- **衛生管理システム**：調理室の温度管理システム，調理の加熱温度のモニタリングシステム，衛生管理点検票の記録

5 給食施設の機器

◆1　調理室の機器

調理室に関しては，部屋が作業区域ごとに区切られている場合，部屋の機能に対応した機器の設置のみならず，保管設備のように汎用性の高いものでも部屋ごとに設置する必要がある。また，調理方式や調理（生産）と供食（配食・配膳システム）によって，専用の機器の設置が必要になってくる。例えば，病院のように個人対応でトレイセットが完了した食事を提供する場合，盛りつけ・配膳をどこで行うのか，クックチルの場合は，盛りつけのタイミングを急速冷却後にするか再加熱後にするかで，配食・配膳の機器やストックスペースが異なる。

機器選定は，施設ごとの調理方式，食数，施設の条件としての調理作業時間により，求められる機能と能力，数量が異なる（表 10.7）。ここでいう能力とは，時間当たりの処理能力や容量などである。また，購入に当たっては，現状の課題を分析し購入の必要性を検討する，組織内で購入希望の了承を得る，予算を確保する，設置場所を確認する，機種を選定する，見積もりを取る，納入業者を選定する，発注・設置・試運転を行う，操作マニュアルを作成する，機器台帳を作成するなど，購入後まで確実な手順を踏まなければならない。

調理室内で使用される機器類の一例を表 10.8に示す。

◆2　食器・調理用具

食器には，料理を入れる器（皿，椀，鉢類），カトラリー（箸，スプーン，フォーク，ナイフ類)のほかに,トレイなども含まれる。食器は料理の外観を引き立てる上で重要な役割を担っており，材質，形態，種類などもさまざまである（表 10.9）。選定に当たっては，施設利用者の特性，食事の内容と構成，供食システムを考慮し，安全性，扱いやすさ，価格等を総合的に考慮する。最近は，本物志向から強化磁器を使用する施設が増加している。

調理用具は，什器ともいわれ，調理作業に合わせて多種多様である。計量・計測，切さい，粉砕，撹拌，ろ過，成型，加熱調理，盛りつけ等を用うものや，容器などがあげられる。これらは，二次汚染を防止するためにも，作業区域，食材料の種類ごとに必要な数量設置しておく。

6 関連設備

給食施設における内装と関連設備を表 10.10に示す。

3　施設・設備の保守管理

施設・設備の保守管理は，給食提供を停滞なく安全に行うために施設・設備を常に正常に維持していくことである。

施設・設備の取り扱いに関しては，機器類に添付されている取扱説明書に記載されている使用方法，手入れ方法を参考にしてマニュアル化しておく。日常的な業務における使用方法，後片付け・洗浄などは，誰が見てもわかるように作業手順書を作成し，掲示しておくとよい。

また，故障時の対応方法についても，日頃より把握しておくことが必要である。取扱説明書は，必要なときにすぐ取り出せるように保管場所を決めておくようにする。

機器類には耐用年数があるので，保守点検により正しく運用し安全で生産性の高い作業が行えるようにする。保守点検とは，施設・設備を常に安全に使用できるように，定期的にその能力を確認し，維持管理することである。

表 10.7 主要機器の能力計算（500 食の事業所給食の例）

コーナー	機器名	機器の大きさ，能力(容量)	台数	使用量計算
収納	冷凍庫	700 × 800 × 2,100㎜ 500 L	1	0.3L/ 食× 550 食= 165L 500L ÷ 165L = 3　3 日分格納
	冷蔵庫	2,100 × 800 × 2,100㎜ 1,680 L	1	1.0L/ 食× 550 食= 550L 1,680L ÷ 550L = 3.1　3 日分格納
	貯米タンク	1,500 × 750 × 1,800㎜ 420kg	1	100g/ 食× 450 食= 45kg 420kg ÷ 45kg = 9.3　約 9 日分格納
下処理	洗米機	22kg/ 回	1	100g/ 食× 450 食= 45kg 45kg ÷ 22kg = 2.0　2 回転
	合成調理機	卓上用輪切り機 200kg/ 時	1	50g/ 食× 300 食= 15kg 15kg ÷ 200kg = 0.075 時　約 5 分
加熱調理	炊飯器	22kg	2	100g/ 食× 450 食= 45kg 45kg ÷（22 × 2）= 1.02　約 1 回転
	ガスフライヤー	890 × 600 × 830㎜ （二槽式）	1	20 ～ 30 切れ / 回・槽× 2 = 40 ～ 60 切れ / 回 200 切れ÷ 40 ～ 60 切れ≒ 4 ～ 5 回転 20 ～ 50 分
	万能焼き物機	800 × 600 × 1,300㎜ （ロースパン 2 枚）	1	20 ～ 30 切れ / ロースパン× 2 = 40 ～ 60 切れ / 回 200 切れ÷ 40 ～ 60 切れ≒ 4 ～ 5 回転 30 ～ 60 分
	ティルティングパン（ブレージングパン）	100L	1	0.2L × 200 食= 40L 安全率 50%　1 回転
	レンジ（オーブン）	（ロースパン 4 枚）	1	20 ～ 30 切れ / ロースパン× 4 = 80 ～ 120 切れ / 回 200 切れ÷ 80 ～ 120 切れ≒ 2 回転 20 ～ 40 分
	器具保管庫	900 × 750 × 800㎜	1	まな板 7 ～ 10 枚，包丁 7 ～ 10 本 そのほか什器類
カフェテリアレーン	ウォーマーテーブル	（ホテルパン 4 個）	2	ホテルパンサイズ …フルサイズ（500 × 300 × 150㎜ ≒ 20L）， 1/2・1/3・1/4・1/6 の各サイズ （深さ 60，100，150㎜ のユニット） 以下，フルサイズホテルパン 汁物　0.15L/ 食× 400 食= 60L　1 個 3 回転 ライス　0.3L/ 食× 450 食= 135L　2 個 3 回転 主菜　0.2L/ 食× 200 食× 3 種類= 120L 3 個 2 回転 副菜　0.1L/ 食× 200 食× 2 種類= 40L 2 個 1 回転
	コールドテーブル	（ホテルパン 4 個）	1	サラダ，デザート，ほか フルサイズホテルパン 0.2L/ 食× 450 食= 90L　4 個 1 回転
	コールドショーケース		1	径120㎜ のサラダボウル　40 ～ 60 枚
洗浄，消毒	食器洗浄機	3,400×1,000×1,600㎜ 径250㎜の皿4,700枚/時	1	5 個× 550 人= 2,750 個 2,750 個÷ 4,700 枚= 35 分 トレイ 500 枚　ナイフ・フォーク類，ほか 60 ～ 80 分
	食器消毒保管庫	1,500 × 950 × 1,870㎜ 30 カゴ用 2,980 × 950 × 1,870㎜ 60 カゴ用	1 1	2,750 個÷ 40 個 /1 カゴ= 69 カゴ ナイフ・フォーク類 4 カゴ グラス・湯呑み 6 カゴ トレイ 10 カゴ（トレイ用）　89 カゴ（スペアー 1）

原表）太田和枝：給食管理（2012）第一出版

表 10.8 調理室の作業区分別の使用機器一覧

作業区分・内容	主要機器	補助機器	備　考
搬入，検収 搬入，荷さばき，検収，一時保管，包材整理	検収台，計量器，ラック，荷さばき台	運搬車，コンベア，下流し，事務机	・ハッチ方式の場合もある ・規模により検収事務室を設ける
収納，ほか 食材料別・温度別の収納，雑品（食器類，消耗品類，ほか）の保管	乾物庫，調味料庫（戸棚），野菜漬物庫（ラック），冷凍・冷蔵・保冷庫（室），貯米庫（室），雑品庫（ラック），ブラストチラー，タンブルチラー	運搬車，ラック類，冷凍機（室）	・規模により，室型，庫型に分ける ・掲示板など記録用具があれば便利 ・食材料と雑品は区分する ・大規模施設ではカートイン方式が便利
下調理 材料の洗浄，切さい，はく皮，成形，浸漬（予備解凍），洗米	シンク，調理台，水切り台 洗米機（手洗いの場合はシンク） フードカッター，スライサー類 ピーラー，ミートチョッパー，ミキサー，フードプロセッサー	ワゴン，包丁，まな板類の消毒保管庫，下処理用冷蔵庫，水切り，ラック	・シンク，調理台は魚，野菜，肉用に区分する ・洗浄用シンクは，2 槽以上で水切り台をつける
炊飯 加水，炊飯	炊飯器	小出し冷蔵庫，調味料戸棚・ワゴン，機器用戸棚・ワゴン・ラック，ラック，炊飯釜浸漬および洗浄用シンク，パンシンク，移動調理台	・施設の規模により連続自動炊飯器，立体炊飯器などを用いる。小規模施設の場合は卓上型でよい ・大規模施設の場合，連続機器（フライヤー，焼き物機等）を使用 ・自動温度調節器付き，タイマー付きなど，自動化されたものが便利 ・釜類には，撹拌機つきもある ・生食調理コーナーを別室とする場合もある
加熱調理 煮る，茹でる，焼く，揚げる，蒸す，冷凍品の解凍，全般加熱	平釜，回転釜，スープケトル，スチームケトル，サラマンダー，フライヤー，スチーマー（蒸し器），魚焼き機，電子レンジ，ガスレンジ，ガス台，ブレージングパン，スチームコンベクションオーブン		
非加熱調理 和え物 サラダ	シンク，水切り台，調理台，冷蔵庫，ブラストチラー，コールドテーブル	ラックワゴン，調味料台	・専用室を設置できない場合，シンク，調理台の区分けなどで対応する ・野菜・果物消毒用として電解水生成機を設置している場合も多い
盛りつけ，配膳 保温，保冷，盛りつけ，配膳	温蔵庫，冷蔵庫 ウォーマーテーブル，コールドテーブル，コールドショーケース，アイスパン 盛りつけ台（コンベア） 配膳台（カウンター，戸棚） カフェテリアレーン	移動台，サンプルケース，キャッシャー，ラック，ディッシュカート（ディスペンサー），補助台，トレイカート	・供食形態により異なる（定食制，カフェテリア方式など） ・カフェテリアの場合：トレイスライド，スニーズカバー ・病院給食では，食数板，食札カード入れも必要 ・麺類を供食する場合：茹で麺機，シンク，調理台 ・喫茶のある施設ではコーヒーマシン，ボトルクーラーなど ・適温給食用に，冷温蔵配膳車，温蔵配膳車，保温トレイ，保温食器が用いられている
サービス	給茶機，冷水機，製氷機 タオルウォーマー，サービステーブル 配膳車（配膳ラック）		
洗浄，消毒 下膳，洗浄，消毒，保管，残菜処理	ダストカート（ラック），シャワーシンク ダストテーブル，クリーンテーブル 浸漬槽 洗浄機（食器，食缶） 煮沸消毒機 食器消毒保管庫 食器戸棚（ラック） 残菜処理機	ラック，移動台，残菜用冷蔵庫	・規模，食器の種類・材質などによって，機器の選定が変わってくる ・残菜処理室を設け，ポリバケツの洗浄，整理などをしている例もある ・病院給食では，配膳車の洗浄，消毒室を設けている場合もある ・汚水処理設備も必要になってきている
そのほか 清掃用具の保管*1，床洗い，手洗い*2，給湯，履き物整理，前掛け類の整理，更衣*4，事務	モップシンク，掃除用具ロッカー フロアースプレー（移動式，壁掛式） 手洗器，手指乾燥機 湯沸器（瞬間，専用ボイラー）*3 下駄箱，ロッカー類，机，椅子，本箱，エアシャワー	鏡，電話，掲示板	*1 厨房の出入り口，大規模施設では各作業区域に必要 *2 手指消毒設備は各コーナーに設置 *3 全体ボイラーがあれば不要 *4 休憩室を兼ねる場合もある

原表）太田和枝，一部改変

表 10.9 給食施設で使用される主な食器の材質と特性

分類		材質	耐熱温度（℃）	比重	表面硬度	耐薬品性		作業時の騒音	熱伝導度	耐衝撃性	使用状況
						酸	アルカリ				
金属		アルマイト	—	2.7	比較的軟らかい	×	×	うるさい	きわめて高い 熱い食事の場合，手に取ることも口にすることも困難	凹凸ができ，復元しない	学校給食などで使用されているが，食器としてはあまり適さない
陶磁器		陶磁器	—	2.5	非常に硬い	○	○	うるさい	やや高い	少しの衝撃でも破損する	破損が多いので給食施設ではあまり使われていない
陶磁器		強化磁器	—	2.8	非常に硬い	○	○	うるさい	やや高い	陶磁器に比べて破損しにくい	給食施設で使用されるケースが多くなりつつある
プラスチック	熱可塑性	ポリプロピレン	120	0.9	比較的軟らかい	○	○	静か	きわめて低い 保温力があり，持ちやすく，口にすることができる	適度の弾力があり変形しない	主に学校給食などで使用されている。重量は軽く作業性は良いが，着色する場合がある。主に保温食器に使用されている
プラスチック	熱可塑性	ポリカーボネイト	130	1.2	比較的硬い	○	△	静か	きわめて低い 保温力があり，持ちやすく，口にすることができる	適度の弾力があり変形しない	皿カバーや透明感のあるガラス調食器（コップ，サラダボウルなど）として使用されている
プラスチック	熱可塑性	耐熱ABS（アクリロニトリル・ブタジエン・スチレン）	110	1.1	比較的硬い	○	○	静か	やや低い	破損しにくい	給食施設では漆器代用食器として使用されている
プラスチック	熱硬化性	メラミン樹脂	120	1.5	硬い	△	○	ややうるさい	やや高い 持つことも，口にすることもできる	変形しないが，破損することがある	給食施設全般で使用されている。質感が最も陶器に近い
プラスチック	熱硬化性	FRP（ガラス繊維強化プラスチック）	130	1.5	比較的硬い	○	○	ややうるさい	やや高い 持つことができる	破損しにくい	給食施設全般でトレイとして使用されている

注）広島アイホー調理機（株）：アイホー業務用厨房機器カタログ（1995），国際化工（株）：業務用メラミン食器・総合カタログ（2001），三信化工（株）：Sanshin 総合カタログ（2009）より改変

資料）岡本裕子，加藤由美子，君羅満編：給食経営管理テキスト（2015）学建書院

表 10.10 給食施設の内装と関連設備

施設・設備		内　容
内装	床・排水設備	・**調理室内の床の機能**：防水性，耐久性，防滑性（滑りにくい），耐熱性，耐酸性，耐薬品性，清掃のしやすさ等が求められる。素材はさまざまである。床は排水のための勾配（2/100 程度）を設けることになっているが，移動性の機器の場合，不具合もある ・**ドライシステム**：衛生管理の基準になっている。床を乾いた状態で使用するための厨房の管理システムであり，床材，機器の選定，建築，機器設置工法，給排水の工法，空調・換気，清掃方法を含め，床をドライに維持するための施設・設備計画を行う ・**調理室の排水**：厨房排水，雑排水に分類され，一般的に排水溝へと排出される。排水溝には臭気・防虫対策として排水トラップが備えつけられている。また排水溝の末端には，調理室からの排水に含まれる油脂を冷却凝固して分離し，配管の閉塞を防止する設備が義務付けられている
	壁・天井	・**調理室内の壁**：床から少なくとも 1 m 以内は毎日清掃することとなっている。したがって，耐水性で平滑な清掃しやすい材質・構造であることが求められる。また，床との境界部分である壁仕上げは，同様に，清掃しやすい構造として丸みをもたせる（R 仕上げ） ・**調理室の天井**：耐水，防カビ，ゴミが溜まらないような平滑な材質とする
関連設備	給水・給湯設備	・**給水設備**：調理・飲用，洗浄用に適切な水量と水圧（0.15 ～ 2.0MPa）で供給されなければならない。使用水は，水道法に定められた水質基準に準ずる必要がある ・**給湯設備**：給茶器のような引用給湯機（湯温 90 ～ 95℃）と洗浄雑湯用給湯器（湯温 60 ～ 65℃）がある
	熱源（電気・ガス・水蒸気）	・**電気**：熱効率が高い，燃焼を伴わないため排気がない，燃焼ガスによる輻射熱が少ない ・**ガス**：手軽に使える半面，換気が不十分であると不完全燃焼により一酸化炭素が発生する。ガス漏れなどは爆発事故につながるなどの危険性もある ・**蒸気エネルギー**：単位面積当たりの熱量が高い。圧力によって加熱温度の調節を行う 電気・ガス・水蒸気それぞれの長所を生かし，また大規模災害時，災害発生時の影響と復旧の際の影響等も考慮に入れたベストミックスという考え方がある
	換気・空調設備	・**換気設備**：空気を入れ替えるための設備。排気フード，排気ダクト，フィルター，換気扇などがある。給気設備と排気設備からなり，建築基準法で設置が定められている。調理室では，ガス機器の廃ガス量に対する有効換気量が定められている。また国土交通省の建築設備設計基準により，換気量の計算，換気の回数が示されている。燃焼ガス，蒸気，オイルミストを捕集するための排気フード，排気中に含まれる油脂等の付着成分を除去する装置としてグリス除去装置の設置が定められている ・**空調設備**：室内の温度，湿度，空気清浄等，室内環境の調整を行うための空気調和設備である。調理室内では，衛生・安全のため，温度 25℃以下，湿度 80％以下が望ましいとされている
	電気（動力，コンセント，照明設備）	・**電動機利用の機器**：冷機器，業務用調理機器，換気設備，搬送設備などがある。機器により単相 100V，3 相 200V がある ・**コンセント**：小型の調理器具用，清掃用に必要である。水がかからないような位置に取り付ける ・**調理室内の照明器具**：天井穴埋め方式とし，ほこりがつきにくい構造とする。照度は JIS の基準により調理室は 500 lx，食堂は 300 lx とする。
	輸送（エレベーター，リフト，コンベア）	・**エレベーター**：人の移動，食材料・物品・ゴミの運搬のほか，できあがった食事の運搬，下膳などの際に用いられる。食事の運搬は専用エレベーターの設置が望ましいが，時間を区切って専用に使用している施設などもある ・**リフト**：労働安全衛生法施行令で，荷のみを運搬することを目的とするエレベーターで，搬器の床面積が 1 m^2 以下またはその天井の高さが 1.2m 以下のもの（建設用リフトを除く）をいう ・**コンベア**：食材料や器具を人手を介さず運搬する装置である。食器洗浄機，連続揚げ物機，連続焼き物機，盛りつけコンベアなどがその例である
	防災防火設備	火災を予防する設備として，揚げ物の過熱を防止する装置，排気ダクトの位置・構造，グリス除去装置，火炎伝送防止装置（自動消火装置，防火ダンパー）等の基準が示されている（東京都火災予防条例）

原表）三好恵子

第3部　給食マネジメントの実際
—特性と実践—

第11章
病院給食

佐藤敏子

　病院給食における意義と目的，栄養管理，生産管理，衛生管理，経営管理等の各サブシステムの概要を学ぶ。また，事例を通して病院給食の経営・運営の現状と今後の課題を理解する。

本章の Key Words

栄養管理，チーム医療，給与栄養目標量，入院時食事療養，入院時生活療養，一般治療食，特別治療食，約束食事箋，新調理システム，院外調理システム，危機管理

1 概要

1 意義・目的

病院給食の意義は，入院患者に対する医療の一環として，疾病の治癒・改善を目的として品質管理された食事を提供することである。

病院給食の目的として，次の点があげられる。

・個々の入院患者の病態や治療に応じたエネルギーおよび栄養素量を提供する。
・栄養状態を評価し，改善する，または，良好な状態を維持する。
・疾病の重症化予防や治療・回復を支援する。
・栄養管理による生活習慣の改善。また，栄養食事指導では，在宅での療養に向け，病院給食そのものが栄養教育媒体となる。

2 医療を取り巻く環境と栄養管理

団塊の世代が75歳以上となる令和7（2025）年，その数は2100万人を超えるとされている（国立社会保障・人口問題研究所：日本の将来推計人口（平成29年推計））。さらなる高齢化の進展に向けて，医療提供体制が再構築され，医療ニーズに合わせて医療機関の機能分化・強化と連携，在宅医療の充実が課題となっている。

平成26（2014）年度の診療報酬改定では，医療機関の機能を入院医療（高度急性期・一般急性期，回復期，長期療養，そのほか），外来医療，在宅医療に分化し，それに基づく強化と，医療・介護の連携が推進された。

一方，栄養管理においては，管理栄養士の病棟での栄養管理に携わる機会が多くなってきた。背景には，平成24（2012）年度の診療報酬改定において，栄養管理体制の確保が入院基本料および特定入院料の要件とされ，診療体系が簡素化されたこと，入院時に医師，看護師，管理栄養士などの医療従事者が連携して，特別な栄養管理の必要性の有無を入院診療計画書に記載することがある。

平成28（2016）年度の診療報酬改定では，栄養食事指導の対象および指導内容の拡充が行われた。この改定では，外来・入院・在宅患者訪問栄養食事指導の対象に，がん，摂食・嚥下機能低下，低栄養の患者に対する治療食が含められた。また，指導には長時間を要することが多いため，より充実した指導を適切に評価する観点から，外来・入院栄養食事指導料について，指導時間の要件および点数の見直しが行われた（指導時間は15分以上から，初回で概ね30分以上，2回目以降で概ね20分以上とされた。点数についてはp.189，表11.4）。在宅患者訪問栄養食事指導では，患者の実情に応じた有効な指導が可能となるよう指導方法に関する要件が緩和され，調理実技を必須としないこととされている。また，薬価適用の場合との均衡を図るため，入院時に市販の流動食（経腸栄養用製品）のみを経管栄養法で提供する場合に，入院時食事療養費等の額が1割程度引き下げとなった。さらに，栄養食事指導料および特別食加算の算定対象に，てんかん食が追加されている。

平成30（2018）年度の診療報酬改定では入退院支援の推進が図られ，自宅等から入院予定で入退院支援加算を算定する患者に対し，外来で栄養スクリーニング等を実施し支援した場合の評価として，入院時支援加算が新設された。

表 11.1 種類別施設数

	施設数	構成割合（%）
総数	180,396	
病院	8,205	100.0
精神科病院	1,053	12.8
一般病院	7,152	87.2
（再掲）療養病床を有する病院	3,515	42.8
一般療養所	104,292	100.0
有床	6,169	5.9
（再掲）療養病床を有する一般診療所	642	0.6
無床	98,123	94.1
歯科療養所	67,899	100.0
有床	21	0.0
無床	67,878	100.0

注）10 月 1 日現在の値
資料）厚生労働省：令和 3（2021）年医療施設（動態）調査・病院報告の概況

令和 2（2020）年度の診療報酬改定では，栄養サポートチーム加算が結核病棟入院基本料および精神病棟入院基本料についても算定が可能となった。

令和 4（2022）年度の診療報酬改定では，管理栄養士の病棟配置を評価する入院栄養管理体制加算，専任の管理栄養士が医師と連携して行う周術期に必要な栄養管理を評価する周術期栄養管理実施加算が新設された。

3 施設の分類

厚生労働省の「令和 3 年医療施設（動態）調査・病院報告の概況」より，施設の種類と施設数（表 11.1），病床利用率（表 11.2），平均在院日数（表 11.3）を示す。

病院の病床利用率は，一般病床では 69.8%，**療養病床**（85.8%）や**介護療養病床**（85.9%）では高い傾向にある。在院日数は都道府県で差があるが，全国平均（年間）では，一般病床は 16.1 日で，療養病床（131.1 日），介護療養病床（327.8 日），精神病床（275.1 日）は長い。

栄養管理上，病床利用率，平均在院日数は，栄養評価を実施する上で次期評価までの期間や献立のサイクル化，個別対応にも影響する。管理栄養士・栄養士の常勤従事者数は，給食運営形態（直営・委託）にもよるが，他職種と比較して多いとは言えない。

4 法的根拠

特定給食施設の定義としては，健康増進法「第 5 章　特定給食施設等」（第 20 ～ 24 条）

療養病床：病院の病床（精神病床，感染症病床，結核病床を除く），または，一般診療所の病床のうち，主として長期にわたり療養を必要とする患者を入院させるための病床。

介護療養病床：療養病床のうち，「健康保険法の一部を改正する法律（平成 18 年法律第 83 号）附則第 130 条の 2 第 1 項の規定により，なおその効力を有するものとされた介護保険法」に規定する都道府県知事の指定介護療養型医療施設としての指定に係る病床。

表 11.2 病床種類別にみた病床利用率

（%）

		病床利用率
病院	全病床	76.1
	精神病床	83.6
	感染症病床	343.8
	結核病床	28.9
	療養病床	85.8
	一般病床	69.8
	介護療養病床	85.9
療養病床を有する診療所	療養病床	49.7
	介護療養病床	65.5

注）年間の値
小数点第1位の数値は，小数点第2位を四捨五入して表示している。
資料）厚生労働省：令和3（2021）年医療施設（動態）調査・病院報告の概況

表 11.3 病床の種類別にみた平均在院日数（病院）

（日）

	平均在院日数
全病床	27.5
精神病床	275.1
感染症病床	10.1
結核病床	51.3
療養病床	131.1
一般病床	16.1
介護療養病床	327.8

注）平均在院日数＝年間在院患者延数÷1/2×（年間新入院患者数＋年間退院患者数）
資料）厚生労働省：令和3（2021）年医療施設（動態）調査・病院報告の概況

に示されている（p.336，巻末資料1）。病院の人員および施設に関する事項は**医療法**第21条，立ち入り検査に関する事項は第25条に示されている（p.338，巻末資料3）。

調理業務の委託に関して，受託業務の責任者，従事者等，また病院外部における調理業務・洗浄業務等については，医療法施行規則第9条の10に示されている（p.339，巻末資料4）。

5 栄養部門の収支

収入源としては，入院時食事療養費・**入院時生活療養費**と栄養食事指導料があげられる。平成22（2010）年から栄養サポートチーム加算，平成24（2012）年から糖尿病透析予防指導管理料，平成30（2018）年から緩和ケア診療加算が算定されているが，いずれも栄養部門に特化したものではなく，チームに対する加算である。**表 11.4** に診療報酬の概要，**表 11.5** に食事療養費の概要，**図 11.1** に入院時食事療養費・入院時生活療養費の基本構造を示す。

これらは保険医療機関の収入であるが，そのうち入院患者は標準自己負担金として，入院時食事療養では460円/食，入院時生活療養では460円/食と水光熱費相当額370円/月を自己負担する。支出は給食食材料費，労務費，経費として水光熱費，消耗品費，衛生費，研修費，減価償却費があげられる。

6 栄養・食事管理

◆1 栄養管理体制（入院基本料等の施設基準）

栄養部門が行う栄養管理に対する評価は，入院基本料に包括されている。厚生労働省が「基本診療料の施設基準等及びその届出に関する手続きの取扱いについて 別添2 入院基本料等の施設基準等」（令和2年3月5日保医発0305第2号）に定める栄養管理体制の基準は次のとおりである。

医療法：昭和23年7月30日法律第205号，最終改正：令和5年6月7日法律第47号
入院時生活療養費：療養病床に入院する65歳以上の高齢者が対象となる。

表 11.4 診療報酬の概要

内　容	要　件
入院栄養管理体制加算 （入退院時各１回） 270 点	病棟に常勤管理栄養士を配置して患者の病態・状態に応じた栄養管理を実施できる体制を確保している場合に算定する。病棟の管理栄養士は，次に掲げる管理を実施する。 ア　入院前の食生活等の情報収集，入退院支援部門との連携，入院患者に対する栄養スクリーニング，食物アレルギーの確認，栄養状態の評価及び栄養管理計画の策定を行う。 イ　当該病棟に入院している患者に対して，栄養状態に関する定期的な評価，必要に応じミールラウンドや栄養食事指導又は当該患者の病態等に応じた食事内容の調整等の栄養管理を行う。 ウ　医師，看護師等と連携し，当該患者の栄養管理状況等について共有を行う。 なお，栄養サポートチーム加算，入院栄養食事指導料は別に算定できない。
栄養サポートチーム加算（週１回） １．200 点 ２．100 点 ３．　50 点	1　栄養障害の状態にある患者や栄養管理をしなければ栄養障害の状態になることが見込まれる患者に対し，患者の生活の質の向上，原疾患の治癒促進，感染症等の合併症予防等を目的として，栄養管理に係る専門的知識を有する医師・看護師・薬剤師・管理栄養士などの多職種からなるチーム（栄養サポートチーム）が，栄養状態改善の取り組みを行った場合に算定できる（1 人は専従。チームが診察する患者数が 1 日に 15 人以内であればいずれも専任でよい）。なお，入院栄養食事指導料，集団栄養食事指導料，乳幼児育児栄養指導料は別に算定できない 2　医療提供体制の確保の状況に鑑み厚生労働大臣が定める地域に所在する一般病棟入院基本料算定病棟で算定できる 3　1 において，歯科医師が医師と共同して必要な診療を行った場合は 50 点をさらに加算する
緩和ケア診療加算（1 日につき） 390 点	一般病床に入院する悪性腫瘍，後天性免疫不全症候群または末期心不全の患者のうち，疼痛，倦怠感，呼吸困難等の身体的症状または不安，抑うつなどの精神症状をもつ患者に対し，同意に基づき症状緩和に係るチーム（緩和ケアチーム）による診療が行われた場合に算定する。緩和ケアチームに管理栄養士が参加し，個別の患者の症状や希望に応じた栄養食事管理を行った場合にこの点数が算定できる。その際，緩和ケア診療実施計画に基づき実施した栄養食事管理の内容を診療録等に記載または内容を記録したものを診療録等に添付すること。
１．入退院支援加算 1 イ　一般病棟入院基本料等の場合　700 点 ロ　療養病棟入院基本料等の場合　1,300 点 ２．入退院支援加算 2 イ　一般病棟入院基本料等の場合　190 点 ロ　療養病棟入院基本料等の場合　635 点 ３．入退院支援加算 3　1,200 点	1　厚生労働大臣が定める施設基準に適合しているものとして地方厚生局長等に届け出た保険医療機関が，イ退院困難な要因を有する入院中の患者で在宅での療養を希望するもの〔(特別入院基本料等を除く）または特定入院料のうち入退院支援加算 1 を算定している患者に限る〕に対して入退院支援を行った場合，ロ連携する他の保険医療機関において当該加算を算定した患者〔(特別入院基本料等を除く）または特定入院料のうち入退院支援加算 1 を算定している患者に限る〕の転院（1 回に限る）を受け入れ，この患者に対して入退院支援を行った場合。 2　厚生労働大臣が定める施設基準に適合しているものとして地方厚生局長等に届け出た保険医療機関が，退院困難な要因を有する入院中の患者で在宅での療養を希望するもの〔(特別入院基本料等を除く）または特定入院料のうち，入院支援加算 2 を算定している患者に限る〕に対して，入退院支援を行った場合。 3　厚生労働省大臣が定める施設基準に適合しているものとして地方厚生局長等に届け出た保険医療機関が，イ当該保険医療機関に入院している患者で新生児特定集中治療室管理料または新生児集中治療室管理料を算定したことがあるもの〔(特別入院基本料等を除く）または特定入院料のうち入退院支援加算 3 を算定している患者に限る〕に対して，退院支援計画を作成し，入退院支援を行った場合，ロ他の保険医療機関において当該加算を算定した患者〔(特別入院基本料等礎除く）または入退院支援加算 3 を算定している患者に限る〕の転院（1 回の転院に限る）を受け入れ，この患者に対して退院支援計画を作成し，入退院支援を行った場合。

- 当該病院である保険医療機関(特別入院基本料等を算定する病棟のみを有するものを除く）内に，常勤の管理栄養士が 1 名以上配置されていること。
- 管理栄養士をはじめとして，医師，看護師，その他医療従事者が共同して栄養管理を行う体制を整備し，あらかじめ栄養管理手順（栄養スクリーニングを含む栄養状態の評価，栄養管理計画，定期的な評価等）を作成すること。
- 入院時に患者の栄養状態を医師，看護職員，管理栄養士が共同して確認し，特別な栄養管理の必要性の有無について入院診療計画書に記載していること。

内容	要件
回復期リハビリテーション病棟入院料（1日につき） 1. 2,129点 2. 2,066点 3. 1,899点 4. 1,841点 5. 1,678点	回復期リハビリテーション病棟は，脳血管疾患や大腿骨頸部骨折等の患者に対して，ADL向上による寝たきりの防止と家庭復帰を目的としたリハビリテーションを集中的に行うための病棟で，回復期リハビリテーションを要する状態の患者が常時8割以上入院している病棟をいう。 回復期リハビリテーション病棟入院料1を算定するには，栄養管理に関するものとして，次に掲げる内容を行う。 ア 全ての算定患者について，患者ごとのリハビリテーション実施計画またはリハビリテーション総合実施計画の作成に管理栄養士も参画し，患者の栄養状態を十分に踏まえて行う（リハビリテーション実施計画書またはリハビリテーション総合実施計画書における栄養関連項目は必ず記載する）。 イ すべての算定患者の栄養状態を，管理栄養士を含む医師，看護師などの医療従事者が共同して入棟時に確認し，定期的に評価および計画の見直しを行う。 ウ 当該入院料を算定する患者のうち，栄養障害がある，または栄養管理をしなければ栄養障害の状態になることが見込まれる患者，重点的な栄養管理が必要な患者については，栄養状態に関する再評価を週1回以上行うとともに，再評価の結果も踏まえた適切な栄養管理を行い，栄養状態の改善等を図る。 回復期リハビリテーション病棟入院料1を算定している患者については，入院栄養食事指導料を別に算定できる。 回復期リハビリテーション病棟入院料1では病棟に専任の常勤管理栄養士が1名以上配置されていること，2～5についても専任の常勤管理栄養士が1名以上配置されていることが望ましい。
退院時共同指導料2 400点	保険医療機関に入院中の患者について，退院後の在宅での療養上必要な説明および指導を，在宅療養担当医療機関の保険医もしくはこの保険医の指示を受けた看護師等，薬剤師，管理栄養士等が患者の同意を得て，共同して行った上で，文書により情報提供した場合に，患者が入院している保険医療機関において入院中1回に限り算定する。患者の家族等退院時に患者の看護を担当する者に対して指導を行った場合にも算定できる。その際，行った指導の内容等について，要点を診療録等に記載し，または患者もしくは家族等に提供した文書の写しを診療録等に添付する。
周術期栄養管理実施加算 270点	専任の管理栄養士が医師と連携し，周術期の患者の日々変化する栄養状態を把握した上で，術前・術後の栄養管理を適切に実施した場合に算定する。
在宅半固形栄養経管栄養法指導管理料 2,500点	在宅半固形栄養経管栄養法を行っていて，原因疾患にかかわらず，在宅半固形栄養経管栄養法により単なる液体状の栄養剤等を用いた場合に比べて投与時間の短縮が可能で，経口摂取の回復に向けて当該療法が必要と医師が認めた在宅療養中の患者に対して，在宅半固形栄養経管栄養法に関する指導管理を行った場合に，最初に算定した日から起算して1年を限度として算定する。
栄養食事指導 イ 外来栄養食事指導料1 (1)初回 ①対面で行った場合 260点 ②情報通信機器等を用いた場合 235点 (2) 2回目以降 ①対面で行った場合 200点 ②情報通信機器等を用いた場合 180点 ロ 外来栄養食事指導料2 (1)初回 ①対面で行った場合 250点 ②情報通信機器等を用いた場合 225点 (2) 2回目以降 ①対面で行った場合 190点 ②情報通信機器等を用いた場合 170点	1 イの(1)の①および(2)の①は，入院中の患者以外の患者で，厚生労働大臣が定めるものに対して，医師の指示に基づき管理栄養士が具体的な献立等によって指導を行った場合に，初回の指導を行った月は月2回，その他の月は月1回に限り算定する 2 厚生労働大臣が定める施設基準に適合しているものとして地方厚生局長等に届け出た保険医療機関で，外来化学療法を実施している悪性腫瘍の患者に対し，医師の指示に基づき管理栄養士が具体的な献立等によって月2回以上の指導を行った場合に限り月2回目の指導時にイの(2)の①を算定する（外来腫瘍化学療法診療料を算定した日と同日） 3 厚生労働大臣が定める施設基準に適合しているものとして地方厚生局長等に届け出た保険医療機関で，外来化学療法を実施している悪性腫瘍の患者に対して，医師の指示に基づき専門的な知識を有する管理栄養士が具体的な献立等によって指導を行った場合に限り，月1回に限り260点を算定する 4 イの(1)の②および(2)の②は，入院中の患者以外の患者で，厚生労働大臣が定めるものに対して，医師の指示に基づき管理栄養士が電話または情報通信機器によって必要な指導を行った場合に，初回の指導を行った月は月2回，その他の月は月1回に限り算定する 5 ロの(1)の①および(2)の①は，入院中の患者以外の患者で，厚生労働大臣が定めるものに対して，診療所の医師の指示に基づき当該保険医療機関以外の管理栄養士が具体的な献立等によって指導を行った場合に，初回の指導を行った月は月2回，その他の月は月1回に限り算定する 6 ロの(1)の②および(2)の②は，入院中の患者以外の患者で，厚生労働大臣が定めるものに対して，診療所の医師の指示に基づき当該保険医療機関以外の管理栄養士が電話または情報通信機器によって必要な指導を行った場合に，初回の指導を行った月は月2回，その他の月は月1回に限り算定する

内容		要件
栄養食事指導	入院栄養食事指導料（週1回） イ　入院時栄養食事指導料1 ⑴初回　260点 ⑵2回目　200点 ロ　入院時栄養食事指導料2 ⑴初回　250点 ⑵2回目　190点	1　イは，入院中の患者で，厚生労働大臣が定めるものに対して，医師の指示に基づき管理栄養士が具体的な献立等によって指導を行った場合に，入院中2回に限り算定する 2　ロは，診療所において入院中の患者で，厚生労働大臣が定めるものに対して，医師の指示に基づき当該保険医療機関以外の管理栄養士が具体的な献立等によって指導を行った場合に，入院中2回に限り算定する 3　厚生労働大臣が定める患者に対して，退院後の栄養食事管理について指導するとともに，入院中の栄養管理に関する情報を示す文書を用いて患者に説明し，これを他の保険医療機関，介護老人保健施設等または障害者の日常生活及び社会生活を総合的に支援する法律（平成17年法律第123号）第34条第1項に規定する指定障害者支援施設等もしくは児童福祉法第42条第1号に規定する福祉型障害児入所施設の医師または管理栄養士と共有した場合に，入院中1回に限り栄養情報提供加算として50点を加算する
	集団栄養食事指導料 80点	厚生労働大臣が定める特別食を必要とする複数の患者に対して，医師の指示に基づき管理栄養士が栄養指導を行った場合に，患者1人につき月1回に限り算定する
	糖尿病透析予防指導管理料 350点	1　外来の糖尿病患者のうち，ヘモグロビンA1cが6.1%以上または内服薬やインスリン製剤を使用している者であって，糖尿病性腎症第2期以上の患者（現に透析療法を行っている者を除く）に対し，医師が糖尿病透析予防に関する指導の必要性があると認めた場合に，月1回に限り算定する 2　専任の医師，当該医師の指示を受けた専任の看護師および管理栄養士（透析予防診療チーム）が1の患者に対し，日本糖尿病学会の「糖尿病治療ガイド」等に基づき，患者の病期分類，食塩制限およびたんぱく制限等の食事指導，運動指導，その他生活習慣に関する指導等を必要に応じて個別に実施した場合に算定する
	1　在宅患者訪問栄養食事指導料1 イ　単一建物診療患者*が1人の場合　530点 ロ　単一建物診療患者が2～9人の場合　480点 ハ　イおよびロ以外の場合　440点 2　在宅患者訪問栄養食事指導料2 イ　単一建物診療患者が1人の場合　510点 ロ　単一建物診療患者が2～9人の場合　460点 ハ　イおよびロ以外の場合　420点	在宅での療養を行っている通院が困難な患者であって，厚生労働大臣が定めるものに対して，診療に基づき計画的な医学管理を継続して行い，かつ，医師の指示に基づき管理栄養士が訪問して具体的な献立等によって栄養管理に係る指導を行った場合に，患者1人につき月2回に限り算定する 2は，当該保険医療機関以外の管理栄養士が訪問し栄養食事指導を行っているもの

（表11.4）
注）＊当該患者が居住する建築物に居住する者のうち，当該保険医療機関の管理栄養士が訪問し栄養食事指導を行っている者
資料）診療報酬の算定方法の一部を改正する件（令和4年3月4日厚労告第54号），診療報酬の算定方法の一部改正に伴う実施上の留意事項について（令和4年3月4日保医発0304第1号）

- 特別な栄養管理が必要と医学的に判断される患者について，栄養状態の評価を行い，医師，管理栄養士，看護師その他の医療従事者が共同して，当該患者ごとの栄養状態，摂食機能および食形態を考慮した栄養管理計画を作成していること。
- 栄養管理計画には，栄養補給に関する事項（栄養補給量，補給方法，特別食の有無等），栄養食事相談に関する事項（入院時栄養食事指導，退院時の指導の計画等），その他栄養管理上の課題に関する事項，栄養状態の評価の間隔等を記載すること，また，当該計画書またはその写しを診療録等に貼付すること。
- 当該患者について，栄養管理計画に基づいた栄養管理を行うとともに，栄養状態を定期的に評価し，必要に応じて栄養管理計画を見直していること。

◆2　給与栄養目標量の設定

病院食には一般治療食と特別治療食がある（表11.6）。

表 11.5 食事療養費の概要

	内容	要件
入院時食事療養費	入院時食事療養費（I）（1食） 1．2以外の食事療養を行う場合　640円 2．市販の流動食のみを提供する場合　575円	1　厚生労働大臣が定める基準に適合しているものとして地方厚生局長等に届け出て当該基準による食事療養を行う保険医療機関の入院患者について，当該食事療養を行ったときに，1日につき3食を限度として算定する 2　当該食事療養として流動食（市販されているものに限る）のみを経管栄養法により提供したときに，1日に3食を限度として加算する。 ・厚生労働大臣が定める特別食を提供したときは，1食につき76円を，1日につき3食を限度として加算する（特別食加算） ・当該患者に食堂での食事療養を行ったときは，1日につき50円を加算する（食堂加算）。食堂の床面積が，当該食堂を利用する病棟にかかる病床1床当たり，0.5m² 以上の場合に病棟単位で算定する
	入院時食事療養費（II）（1食） 1．2以外の食事療養を行う場合　506円 2．市販の流動食のみを提供する場合　460円	1　入院時食事療養（I）を算定する保険医療機関以外の保険医療機関の入院患者について，食事療養を行ったときに，1日につき3食を限度として算定する 2　食事療養として流動食のみを経管栄養法により提供したときに，1日につき3食を限度として算定する
入院時生活療養費*	入院時生活療養費（I）（1食） 1．2以外の食事療養を行う場合　554円 2．市販の流動食のみを提供する場合　500円	1　厚生労働大臣が定める基準に適合しているものとして地方厚生局長等に届け出て当該基準による生活療養を行う保険医療機関の入院患者について生活療養を行ったとき，1日3食を限度に算定する 2　当該生活療養として流動食のみを経管栄養法により提供したときに，1日に3食を限度として算定する ・入院時食事療養（I）と同様，特別食加算，食堂加算を算定できる
	入院時生活療養費（II）（1食） 食事の提供たる療養　420円	入院時生活療養費（I）を算定する保険医療機関以外の保険医療機関の入院患者について生活療養を行ったとき，1日3食を限度に算定する

注）* 食事の提供たる療養。入院時生活療養費では，水光熱相当額として398円/日が算定される（温度，照明および給水に関する適切な療養環境の形成たる療養）

患者への十分な情報提供，自由な選択と同意に基づいて行われる場合に限り，患者の多様なニーズに対応したメニューを提供し，1食当たり17円を標準として社会的に妥当な額の支払いを受けることができる（特別メニュー）

資料）入院時食事療養費に係る食事療養及び入院時生活療養費に係る生活療養の費用の額の算定に関する基準の一部を改正する件（平成30年3月5日厚労告第51号），入院時食事療養費に係る食事療養及び入院時生活療養費に係る生活療養の実施上の留意事項について（令和2年3月5日保医発0305第14号）

一般治療食（一般食）

一般治療食は栄養量の制限のない食事で，栄養基準は「日本人の食事摂取基準」に基づき入院患者の年齢，性別，活動量を考慮して算定する荷重平均栄養量に沿って設定する。

一般治療食の種類は，特別治療食以外の，常食，軟食（全粥食，七分粥食，五分粥食，三分粥食），流動食，刻み食，ミキサー食，嚥下食などである。

特別治療食（特別食）

特別食加算は，入院時食事療養（I）または入院時生活療養（I）の届け出を行った保険医療機関において，患者の病状等に応じ，医師の発行する食事箋に基づき特別食が提供された場合に，1食単位で1日3食を限度として算定される。加算の対象となる特別食を次に示す。

腎臓食，肝臓食，糖尿食，胃潰瘍食，貧血食，膵臓食，脂質異常症食，痛風食，てんかん食，フェニールケトン尿症食，楓糖尿症食，ホモシスチン尿症食，ガラクトース血症食，治

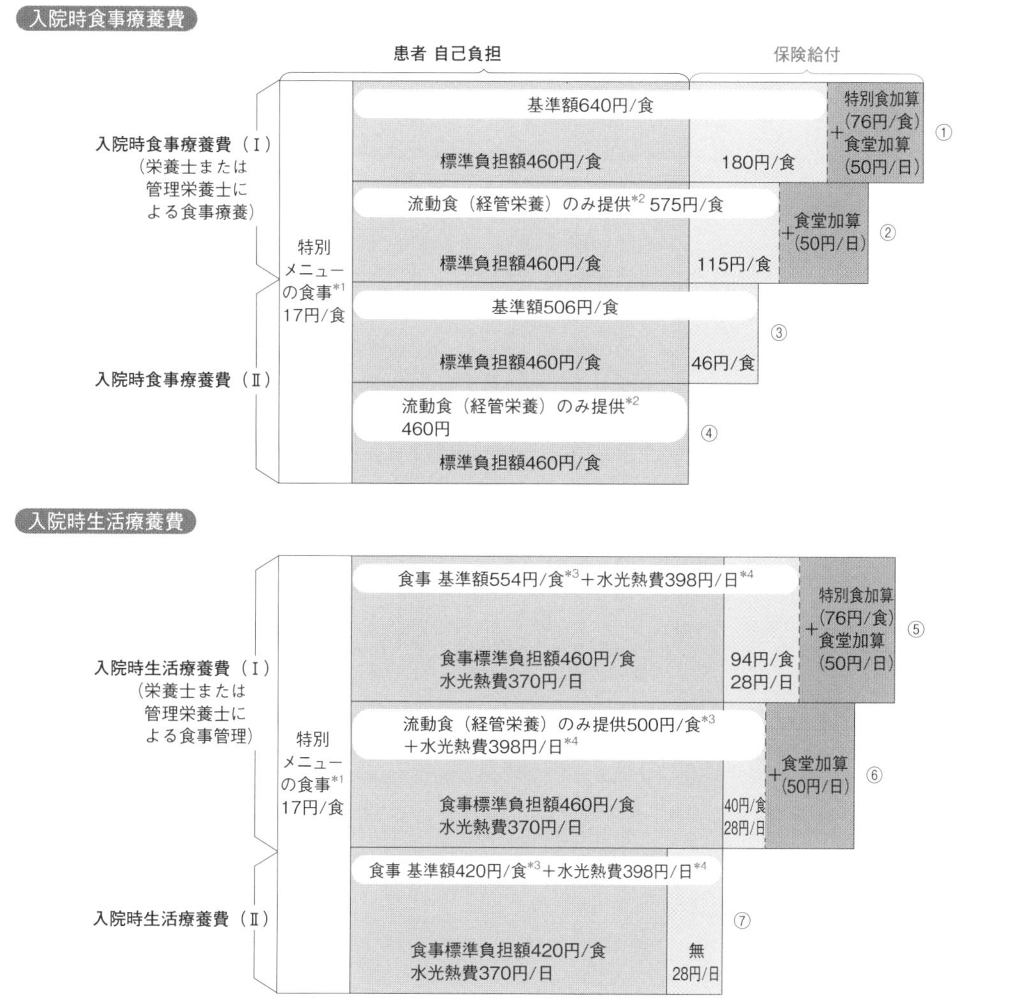

病院収入（/人/日）

①2,198円＝（640＋76）円×3食＋50円（1日3食，加算食を食堂で提供した場合）
②1,775円＝575円×3食＋50円（1日3食，加算食を食堂で提供した場合）
③1,518円＝506円×3食（1日3食，提供した場合）
④1,380円＝460円×3食（1日3食，提供した場合）
⑤2,338円＝（554＋76）円×3食＋50円（1日3食，加算食を食堂で提供した場合），水光熱費398円
⑥1,948円＝500円×3食＋50円（1日3食，加算食を食堂で提供した場合），水光熱費398円
⑦1,658円＝420円×3食（1日3食，提供した場合），水光熱費398円

図 11.1 入院時食事療養費・入院時生活療養費の額の基本構造（令和４年４月１日現在）

注）*1 特別メニューの食事:通常の食事療養費用では提供が困難な高価な食材料や異なる材料を使用して調理する行事食メニューや，標準メニューではない複数のメニューを選択した場合の選択メニューなど，特別のメニューを提供した場合。

*2 当該食事療養または当該食事の提供たる療養として食事の大半を経管栄養法による流動食（市販されているものに限る）により提供した場合を指す。栄養管理が概ね経管栄養法による流動食によって行われている患者に対し，流動食とは別に，または流動食と混合して，少量の食品または飲料を提供した場合（経口摂取か経管栄養の別を問わない）を含む。

*3 食事の提供たる療養。

*4 温度，照明および給水に関する適切な療養環境の形成たる療養。

資料）入院時食事療養費に係る食事療養及び入院時生活療養費に係る生活療養の費用の額の算定に関する基準，厚生労働省告示第99号（平成18年3月6日，平成18年9月8日厚労告485・全改，平成20年3月5日厚労告64，平成20年9月30日厚労告474・平成28年3月4日厚労告62，平成29年6月30日厚労告239，平成30年3月5日厚労告51・一部改正）

表11.6 病院における食事の分類

区分	食種名	特別食加算（適応症，食種など）
一般食	常　食	—
	軟　食	—
	流動食	—
加算対象の特別食（治療食）	腎臓食	・腎臓疾患
	肝臓食	・肝庇護食，肝炎食，肝硬変食，閉鎖性黄疸食（胆石症と胆嚢炎による閉鎖性黄疸を含む）
	糖尿食	・糖尿病
	胃潰瘍食	・十二指腸潰瘍も含む ・侵襲の大きな消化管手術の術後食 ・クローン病，潰瘍性大腸炎等により腸管の機能が低下している患者に対する低残渣食
	貧血食	・血中ヘモグロビン濃度 10g/dL 以下（鉄欠乏に由来）の患者が対象
	膵臓食	・急性・慢性膵炎
	脂質異常症食	・空腹時定常状態における血清 LDL コレステロール値が 140㎎/dL 以上，または HDL コレステロール値が 40㎎/dL 未満，もしくは中性脂肪値が 150㎎/dL 以上の患者に対する脂質異常症食 ・高度肥満症（肥満度が +70% 以上または BMI が 35 以上）に対する食事療法は，脂質異常症食に準ずる
	痛風食*1	・痛風
	てんかん食	・難治性てんかん（外傷性のものを含む）の患者に対し，炭水化物量の制限および脂質量の増加が厳格に行われた治療食 ・グルコーストランスポーター 1 欠損症またはミトコンドリア脳筋症の患者に対する治療食として提供した場合
	フェニールケトン尿症食	・フェニルアラニン制限食
	楓糖尿症食	・分岐鎖アミノ酸（ロイシン・イソロイシン・バリン）制限食
	ホモシスチン尿症食	・メチオニン制限食
	ガラクトース血症食	・ラクトース・ガラクトース制限食
	治療乳	・乳児栄養障害に対する直接調製する治療乳
	無菌食	・無菌治療室管理加算の算定患者が対象
	検査食	・潜血食，大腸 X 線検査，大腸内視鏡検査のための低残渣食*2
	減塩食	・心臓疾患，妊娠高血圧症候群等に対して減塩食療法（食塩相当量 6g/日未満）を行う場合は，腎臓食に準ずる。ただし，妊娠高血圧症候群の場合は，日本高血圧学会，日本妊娠高血圧学会等の基準に準ずる
	流動食	・特別食加算の対象となる食事（市販されている流動食のみ提供） ・胃瘻より流動食を点滴注入した場合は，鼻腔栄養に準ずる

注）*1 医師が「痛風」と診断し，食事箋を発行した場合。血清尿酸値に基づかない（高尿酸血症：UA ＞ 7.0mg/dL）。

*2 検査のために特に残渣の少ない調理済食品を使用した場合。ただし，外来患者への提供は，保険給付の対象外。

資料）厚生労働省保険局医療課：入院時食事療養費に係る食事療養及び入院時生活療養費に係る生活療養の実施上の留意事項について（令和２年３月５日保医発 0305 第 14 号）より作成

療乳，無菌食および特別な場合の検査食。

＊

病院給食では，患者個々の年齢や病態に基づき，熱量および栄養素の目標量（給与栄養目標量）を設定する。給与栄養目標量は定期的に見直すことが重要である。各医療機関で設定される約束食事箋には，給与栄養目標量が示されている。

食種（食事分類）の考え方には，疾患別分類と栄養成分別分類がある。疾患別分類とは糖尿病や肝臓病など疾患名に応じた治療食の設定方法であり，栄養成分別分類では，患者個々の病態や身体機能に応じて必要栄養量を決定することが可能である。現在は，栄養成分別分類が多くなっている。

なお，約束食事箋は各診療科との協議，あるいは栄養管理委員会にて設定することで円滑に使用される。

◆3　メニュー計画

給与栄養目標量に基づき，下記のように献立・食事計画を作成する。

・食材料発注の都合（季節の食材料，価格，納品日等）を考慮し，予定献立を作成する。
・各施設の在院日数等を考慮してサイクルメニューを作成し，行事食を組み入れる。
・各食種の形態，使用食材料，常食を基本とした献立展開について約束事を決めておくと献立作成が容易である。

なお，献立作成に当たっては，次の点に留意する。

・食種の基準に適合しているか。
・給与栄養目標量については，目標栄養量の上限や下限を設定しておく。
・冷温蔵配膳車の場合は，冷食，温食として提供する料理の組み合わせ，食器の盛りつけ量など，トレイメイクの諸条件を考慮する。
・作業人員・能力，調理機器，トレイセットに当たっては，ベルトコンベアの対応（盛りつけ従事者の人数等），適正食材料費についても考慮する。

◆4　評価（栄養摂取量の評価）

毎食の食事摂取状況は病棟看護師が確認する。管理栄養士は個々の患者の病態に合わせて設定した目標栄養量に対し，経口（食事），経腸，静脈からの栄養摂取量を確認し，体重や検査所見を指標として栄養評価を行う。食事も含め，栄養摂取量が適切でない場合は病棟訪問を行い，医師や看護師と協議し，新たな栄養補給方法について提案する。栄養食事指導が必要な場合は，併せて行う。

7 生産管理

◆1　作業計画

献立・食事計画に基づき作業計画を策定する。各医療機関の厨房のレイアウトに合わせて調理作業を区分し，適時・適温給食を考慮した調理作業を実施できるよう，勤務形態の設定を行う。

❶ 調理作業区分の設定

調理作業を仕込み，冷菜調理，加熱調理，盛りつけ，配食・配膳，下膳，洗浄と区分し，HACCP の考え方に沿って汚染作業区域，非汚染作業区域（準清潔作業区域，清潔作業区域）を明確にしておく。

❷ 給食従事者の配置

給食管理事務（食数管理，食材料購入・管理），仕込み，調理（冷菜，加熱），盛りつけ，配膳（ベルトコンベアによるトレイメイクを含む），下膳，調乳などの業務について，知識・技能や業務量を考慮し，栄養士，調理師，調理補助員の作業を分担する。

委託給食で調理業務を受託する場合，治療食に関する知識と技能を有する栄養士が受託業務を行う場所に置かれていることが定められている（医療法施行規則第 9 条の 10）。

❸ 配膳時刻

適時給食としては，夕食は 18 時以降とされている。一般的には朝食を 8 時，昼食を 12 時，夕食を 18 時に設定している施設が多い。また，小児のおやつは 15 時，術後食では 10 時，15 時，20 時に補食とする例が多い。

❹ 院外調理システム

病院外の調理加工施設を使用して調理することを院外調理という。この場合の調理加工方法は，クックチル，クックフリーズ，真空調理の 3 方式である。病院と調理加工施設が隣接する場合は，クックサーブの併用も認められている。

運用方法として，主食や汁物をクックサーブで調理し，副食は院外調理を活用する生産のシステムと，すべての料理を院外調理で提供する方法がある。

◆2　評価

給食運営上の評価としては衛生管理や食材料費の評価を行う。献立・供食に関しては患者アンケートを定期的に実施する。栄養摂取量の評価には，医師や看護師との連携も必要となる。平成 9（1997）年より，病院機能評価認定制度（下記コラム）が開始され，多数の病院が審査を受けている。病院機能としての栄養部門業務の評価に役立つ取り組みである。

● 衛生管理の評価（給食運営上の評価も含む）

大量調理施設衛生管理マニュアルを基本として施設の実態に即したマニュアル，点検簿を作成し，記録内容を確認する（p.146，341）。

病院機能評価認定制度　Column

病院機能評価とは，日本医療機能評価機構が実施する，病院が組織的に医療を提供するための基本的な活動（機能）が，適切に実施されているかどうかを評価する仕組みである。

「病院機能評価　機能種別版評価項目　一般病院 2〈3rdG：Ver.3.0〉」より，特に栄養部門が関係する評価項目について下記に示す。

・第 2 領域　項目：栄養管理と食事支援を適切に行っている。

評価の要素は，多職種の関与／栄養状態，摂食・嚥下機能の評価／評価に基づく栄養方法の選択／食物アレルギーなどの把握・対応／食形態，器具，安全性，方法の工夫／喫食状態の把握／必要に応じた栄養食事指導である。

・第 3 領域　項目：栄養管理機能を適切に発揮している。

評価の要素は，適時・適温への配慮／患者の特性や嗜好に応じた対応／食事の評価と改善の取り組み／衛生面に配慮した食事の提供／使用食材，調理済み食品の冷凍保存である。

評価は，各領域の項目ごとに 4 段階（S：秀でている，A：適切に行われている，B：一定の水準に達している，C：一定の水準に達しているとはいえない）で行われる。

● 給食食材料費の評価

目標食材料費を設定し，1か月ごとに総給食食材料費を総食数で除した1人分当たりの平均給食食材料費（1食当たり），また，食種ごとの食材料費（1食当たり。給食管理ソフトにて算出可能）も算出し，適正に食材料を選択，購入，使用できているかを評価する。

● 患者からの評価

入院食に関するアンケート（時間，温度等）や，献立別嗜好調査，残食量調査を行う。

2 病院給食の事例1

1 組織

帝京大学医学部附属病院は，東京都板橋区に位置する，1,078床の特定機能病院である（表11.7）。26診療科，32病棟，年間約7,100台（2020年度）の救急車を受け入れる急性期の大病院である。建物は地下2階地上19階建てであり，外来と病棟，手術室など，病院のすべてが1棟の巨大な建物の中にある。

栄養部と厨房は地下1階に，1階に個人栄養指導室が3室，うち1室は集団指導室（NST（栄養サポートチーム）連絡室と併用）である。

◆1 院内組織

院内組織は，病院長以下，大きく6つの部に分かれている。内科や外科，小児科などの診療部，外傷センターや周産期センターなどが属する中央診療部，看護部，薬剤部，事務部があり，栄養部は中央検査室や輸血部などとともに診療協力部に属している。病院長の下に3人の副病院長，各部長がいるが，診療協力部に部長はおらず，栄養部は病院長直轄の部である。栄養部の部長は，医学部の教授（医師）が務めている。

この縦の組織のほかに，診療科や部門の代表からなる横断的な組織として各種委員会がある。委員会は病院長の諮問機関として位置づけられ，各部門が対等な関係で効果的な治療を行う上で，重要な役割を果たしている。それぞれの課題に対して委員会があり，管理栄養士が委員になっているものは医療安全委員会，感染委員会など14委員会である。栄養委員会（p.198,「◆3 栄養委員会」参照）もその1つである。

◆2 栄養部の組織

栄養部は，部長（医師），課長（管理栄養士），管理栄養士10人と給食会社の管理栄養士・栄養士19人，調理師12人，パート職員約40人の職員からなる（図11.2）。

表11.7 帝京大学医学部附属病院の概要

病床数	1,078床	約束食事箋	栄養成分別
診療科	26科	食種	約200種
病院職員数	約2,200人	調乳	15L/日
直営管理栄養士	11人	洗瓶	約400本/日
食数	2,200食/日	個人栄養指導数	6,000件/年

資料）帝京大学医学部附属病院

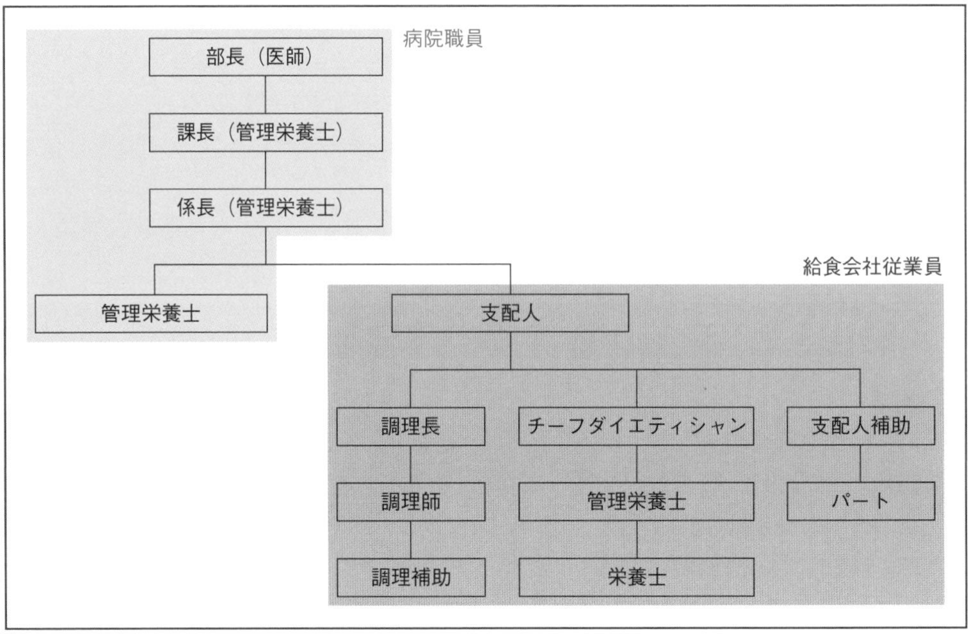

図11.2 栄養部内の組織図

資料）帝京大学医学部附属病院

栄養部の理念は「『栄養は生きる力の源であり，あらゆる治療法の基礎である』をもとに，患者様の立場に立った心の通う栄養管理を行います」である。

当院の栄養部の業務は，入院・外来を問わず患者の栄養管理を行うこと，治療に貢献できる研究を行うこと，学生や管理栄養士だけでなく，ほかの医療職種へも栄養教育を行うことである。日々の業務のほかに，研究テーマを決めて関連学会で発表をしている。教育関連の業務としては，大学の臨地校外実習の受け入れや，院内外の医療スタッフを対象としたNST研修会などを行っている。また，患者や住人への地域貢献として，1年に1回糖尿病イベントを開催している。

管理栄養士の日々の役割分担は，個人栄養食事指導に3人，集団栄養食事指導に1人，NST 1人，回診やカンファレンスなどの病棟業務に4人，入院患者の栄養評価に1人，全体的な管理に1人である。栄養基準の改定やサイクルメニューの献立作成，給食業務の見直しについては，定期的に全員でスケジュールを調整して行う。

◆3 栄養委員会

栄養委員会委員長は栄養部部長（医師）で，副委員長が管理栄養士である。委員は，医師，看護師，薬剤師，医事課事務員のほか，給食会社責任者，管理栄養士である（表11.8）。委員会は毎月開催され，院内の栄養基準，栄養指導に関すること，給食に関することが議論され，決定される。決定事項は病院長に報告され，院内に周知される。患者の栄養に関する事項は，診療部や看護部，診療協力部だけでなく，医事課，経理課，システム部，施設課など多くの部署と関係している。栄養委員会の業務遂行には，病院長の諮問機関として一定の権限をもって活動できる体制が必須である。

表11.8 栄養委員会メンバー

委員長	内科医	1人
副委員長	管理栄養士	1人
委員	医師	4人
	看護師	2人
	薬剤師	1人
	医事課事務員	1人
	給食会社責任者	1人
	管理栄養士	3人

資料）帝京大学医学部附属病院

2 栄養・食事管理

◆1　約束食事箋・給与栄養目標量の決定

本来は，患者一人ひとりに合わせた栄養基準がつくられ，基準に沿った食事が提供されるべきであるが，現在の病院給食において個々の対応は不可能である。そこで，「日本人の食事摂取基準」や各種疾病の治療ガイドラインなどを参考に，栄養委員会で約束食事箋を作成している。毎年見直しを行い，治療に最適な内容に改定する。

約束食事箋の改定の際には，電子カルテの変更，献立作成，栄養食事指導の資料の改定なども必要になるため，非常に大きな労力が必要となる。しかし，それぞれの病院での栄養治療の根幹をなす，重要な作業であると考えている。

約束食事箋は，大きく分けて一般治療食と特別治療食に分かれている。一般治療食は，常食，全粥食，分粥食，流動食などである。常食の給与栄養目標量は，「日本人の食事摂取基準」に示されている推定エネルギー必要量に基づき活動係数を 1.4 とし，前年度に入院した患者の年齢構成から求めている。特別治療食は，栄養成分別管理で約 200 種類である。

◆2　入院患者栄養管理

入院患者が最善の栄養管理を受けられる体制を整備している（図11.3）。当院の栄養管理手順では，まず，入院患者全員に対して，医師，看護師，管理栄養士が電子カルテ上で栄養スクリーニング・評価を行う。同時に，入院診療計画書を作成し，その中で特別な栄養管理の必要性があるとされた患者には，医師，看護師，管理栄養士，その他の医療職種が共同して栄養管理計画を立案し，栄養管理計画書を作成する。計画の実施，再評価を行い，栄養改善が不良な場合は栄養管理計画の再計画，実施内容の確認，もしくは栄養サポートチーム（NST）に介入を依頼する。入院診療計画書作成時に特別な栄養介入の必要性がないとされた場合でも経過観察を行い，栄養状態が悪化した際は栄養管理計画を立案し，多職種協働で栄養介入を行う。

◆3　電子カルテと栄養部の業務管理

医療情報の管理はすべて電子カルテで行われている（図11.4）。患者個人のデータ，診療記録，検査データなどが一元化されている。電子カルテから栄養部の給食管理ソフトへは，患者基本情報，入退院記録，部屋番号，食事内容と注意事項が送られる。給食管理ソフトから電子カル

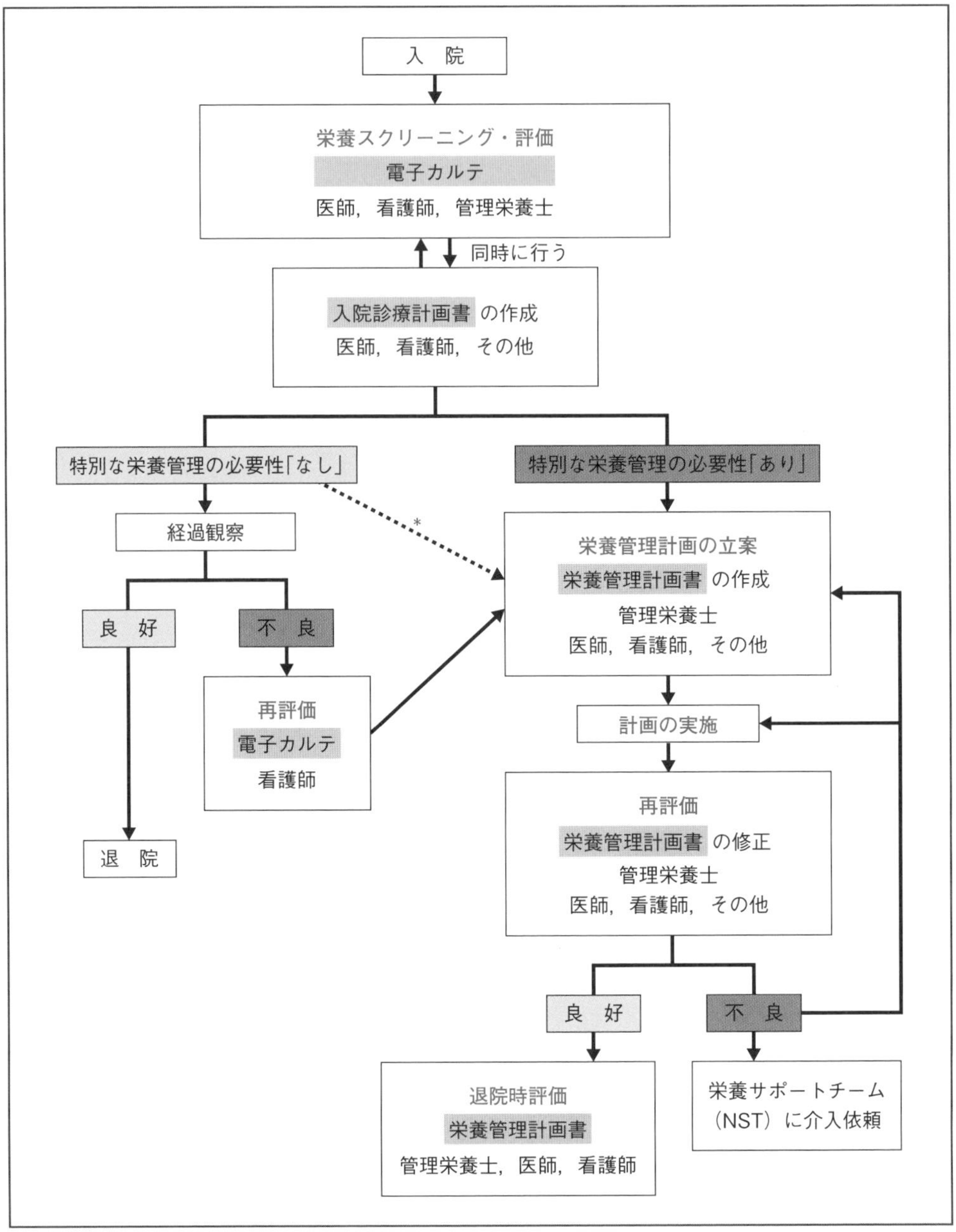

図 11.3 入院患者栄養管理の手順

注）*特別な栄養管理の必要性「なし」とされた場合も，状態に応じて変更し，栄養管理計画の立案に進むことが可能
資料）帝京大学医学部附属病院

テへのデータ移行はない。栄養指導は，直接電子カルテを使って指示を受け，電子カルテ内に報告書を作成する。栄養管理記録，患者訪問などの記録も直接電子カルテに入力する。

3 メニュー管理

献立は 28 日のサイクルメニューで，常食とエネルギーコントロール食のみ，朝食と昼食が複数献立である。当院は急性期の大病院であるため，食種が多く献立数は膨大である。

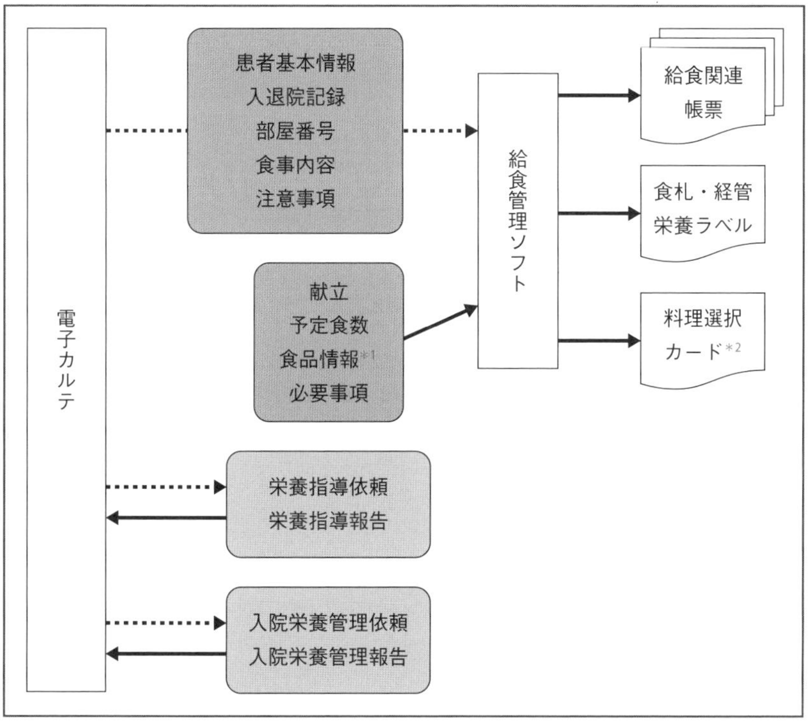

図11.4 電子カルテと栄養業務

注）*1：栄養成分，アレルギー情報，製品規格，納入先，価格など
*2：複数献立としているため，実施2日前に自記入式の料理選択カードを配布している
⟶ 管理栄養士・栄養士が直接，入力・出力を行う
┈▶ 電子カルテから自動的に情報を受け取る
資料）帝京大学医学部附属病院

献立作成は給食運営の中心であり，献立表は品質仕様書の役割をもつ。おいしく，給与栄養目標量を満たし，安全な食事であることは言うまでもないが，食材料調達，施設・設備，衛生，作業能率，流行，コストなどを勘案して作成された献立をもとに給食が実践され，入院治療が成立する。給食管理の成否はすべて献立作成に左右されると考えている。献立作成には，多方面における知識と感性が必要とされ，病院の管理栄養士の最も重要な業務であると言える。

これらの献立のほかに，アレルギー物質を含む食品を除去した料理，食欲不振のためのアラカルト食，宗教などによる個別対応食の献立が必要となる。

4 生産管理

◆1 給食システム

一部クックチルを使用するクックサーブで実施している。1日3食，1回約750食をトレイラインを使って盛りつけ，27台の冷温蔵配膳車で病棟に届ける。栄養部は，病棟の看護ステーションまで配膳車を運び，病室へは看護師が配食する。各階には談話室を兼ねた食堂があるが，利用者は少ない。食後のトレイ回収は看護師が専用の下膳車で行う。同時に摂食量をチェックし，電子カルテに入力する。下膳車の回収は栄養部で行い，洗浄室で洗浄する。

◆2 調理工程と必要書類

原則的には献立作成は病院側，食材料発注から調理，配膳，下膳までが委託側である。食数

表11.9 業務分担の内訳

病　院	病院・給食会社	給食会社
栄養管理 ・病院給食運営の総括 ・献立表の作成・指示 ・関係官庁等への提出書類等の確認・保管 **施設等管理** ・給食施設，主要な設備の設置・改修 ・使用食器・什器の確保，確認	**栄養管理** ・食数の指示・管理 **食材料管理** ・給食食材料の納品単価と使用状況の確認 **業務管理** ・業務分担，従事者配置表 **衛生管理** ・衛生面の遵守事項の作成・指示 ・施設・設備（調理器具・食器等）の衛生管理	**調理作業管理** ・作業計画書の作成 ・調理・盛りつけ・配膳・下膳 ・食器・器具等の洗浄・消毒・保管 **食材料管理** ・給食食材料の調達・検収・保管 **調乳業務** ・調乳 ・洗瓶

資料）帝京大学医学部附属病院

管理は，病院側の管理のもと給食会社の栄養士が食数を決定し食札作成を行っている（表11.9）。給食会社の代表者に電子カルテを閲覧する権利を付与している。作成帳票類は，給食会社従業員の人事に関するもの以外はすべて病院側の所有としている。

下記に，調理工程と必要書類を示す。

❶ 発注量の決定（発注書）

発注・納品などの食材料管理は，給食会社の従業員が行う。およそ1週間前に発注し，使用日の2日前または前日に納品している。野菜は，カット野菜や冷凍野菜も一部使用している。感染予防の観点から，肉，魚はすべてカットされたものを購入している。発注は給食会社名で行い，請求書の宛名も給食会社であるが，各納品先から給食会社へ請求された全額を病院が支払う。

❷ 調理準備（日計表，仕分け表，調理作業表，コメント表など）

前日に予定食数分の下処理（野菜や果物の切り込み，食材料の仕分けなど）を始める。

❸ 調理・盛りつけ（予定食数表，食札，調理作業表，皿数表，患者食管理票など）

調理は，朝食と昼食の一部は前日にクックチルで行い，そのほかは当日調理を行う。食事オーダーの締め切り時間は，朝食が前日17時半，昼食が当日10時，夕食が当日15時半で，最終集計後に調理を開始する。盛りつけは一部は事前に行うが（プリセット），多くはコンベアの脇で盛りつけ，コンベア上でトレイセットし，配膳車に乗せる。その後は，できるだけ速やかに病棟へ届ける。

❹ 下膳（残食表）

配膳から約1.5時間後に下膳を始め，残食を確認し残食表に記載したのち，食器洗浄を行う。また，残食量の評価は，献立の見直しに反映させている。

給食実施後は，実施食数表，実施献立表，食品日計表，食品出納表，検食表を作成する。

◆3　作業管理

病院側の管理栄養士の勤務時間は9時～17時半で，土曜日は3人出勤，日曜日は1人の出勤である。給食会社の勤務時間と作業工程を図11.5に示す。

◆4 コスト管理

食事療養費のコストを考える際は，病院という特殊性を考慮しなくてはならない。病院食は，売値が自由に決められないだけでなく，病床数以上の食事を提供することはできないため収入の上限額が決まっている。常に満床ということはなく，また，禁食（欠食）やお茶のみでは請求できない。つまり，業務を効率化して支出を抑制せざるを得ない。支出の大部分は労務費で，これは入院患者数に関係のない固定費であることが多い。

次に大きな支出は食材料費で，これは患者数や生鮮品の仕入額により変動する。合理的な作業管理と発注ロスを出さない食材料管理が重要である。食材費抑制のため，価格変動となる食材があれば，その都度見直しを行っている。食材の価格のみならず，質・味・調理工程・料理のでき上がり・在庫管理が容易であるかなども考慮し決定している。

一部委託の当院の支出においては，労務費が約55%，食材料費が45%を占めていた（令和4（2022）年度）。近年，経腸栄養剤や栄養補助食品の使用が増加し，食材料費は上昇傾向である。そのほかの経費や減価償却費については，当院では栄養部単独での計算はできない。

5 食事サービス管理

年に4回の嗜好調査，患者投書箱や患者相談室への意見などを給食運営に反映させ，快適に入院生活を送れるよう努めている。

行事食は，月に1回程度季節に合わせた食事を提供している。コストと作業能率を考慮しながら，栄養部スタッフが提供したい料理を提案し実施している。行事食は，入院患者にとって特別な献立であり，好評を得ている。実施するスタッフにとっても満足感が大きい（表11.10）。

また，産科のお祝い膳や誕生日のケーキサービスなどは，非常に喜ばれている。

6 施設・設備管理

◆1 厨房機器配置図と調理機器

厨房は建物の地下1階に位置する。

広さは1,192m^2（事務所，休憩室を含む）で，天井は自動洗浄換気システム，床はドライシステムである（図11.6，表11.11）。

空調は中央管理で，管理基準の温度と湿度が常に保たれている。冷蔵室や冷凍室を含め，室温が異常と判断されると，防災センターで警報が作動する。

汚染区域と非汚染区域に分かれ，人も食品も交差しないようにつくられている。

厨房機器の熱源は電気が多い。一部蒸気とガスのものがあるが，火が直接見えるガス機器はない。

◆2 給食システムと施設管理

安全な給食を休むことなく提供するには，施設の管理が重要である。安全な水の確保と滞りのない下水，十分な電力，ガスや蒸気が必要である。当院の電力は，ガス会社のコージェネレーションシステムを利用し，使用電力のほとんどを自家発電でまかなっているが，無駄にはできない。このほかに，建物や駐車場の整備，ゴミの管理，清掃など，多くの業務が給食運営には必要である。関連部署の協力が必須である。

		5:00	6:00	7:00	8:00	9:00	10:00	11:00	12:00	13:00	14:00	15:00	16:00	17:00	18:00	19:00	20:00
早番	栄養士	事務	盛りつけ（コンベア）	片づけ　検収	休憩　調乳		翌日準備	食数事務　休憩	食数事務								
	栄養士	小付準備		昼食準備	休憩　盛りつけ（リーダー）		盛りつけ（コンベア）	片づけ	休憩	夕食準備							
	調理師	主菜調理		休憩	主菜調理				休憩	夕食準備							
	調理師	副菜調理		休憩	副菜調理				休憩	夕食準備							
	調理師	炊飯		休憩	炊飯												
	調理補助	汁物準備		昼食準備	休憩　治療食補助				休憩	夕食準備							
	調理補助	プリセット		下処理	休憩　翌日下処理			休憩	翌日下処理		夕食準備						
中番	栄養士					食数事務			休憩	食数事務							
	栄養士				調乳						休憩	経管					
	栄養補助				おやつ・当日分補助				休憩	おやつ・当日分補助			盛りつけ（コンベア）	片づけ・清掃			
	栄養士					盛りつけ（リーダー）	盛りつけ（コンベア）	片づけ	休憩	盛りつけ（リーダー）							
	調理師					主菜調理			休憩	主菜調理							
	調理師					副菜調理			休憩	副菜調理							
	調理師					翌日下処理			休憩	翌日下処理							
	調理師					検収・出庫			休憩	検収・出庫					休憩　洗浄		
	調理師					翌朝クックチル・当日分補助				休憩	当日分補助						
	調理補助					プリセット	盛りつけ（コンベア）		片づけ　休憩	プリセット							

図11.5 委託給食会社従業員の作業工程（栄養士・調理師）

資料）帝京大学医学部附属病院

表11.10 行事食献立（例）

1月	正月	おせち
	鏡開き	ご飯，さけの馬鈴薯焼き，風呂吹きだいこん，酢の物，お汁粉
2月	節分	恵方巻，つみれ汁，白和え，鬼打ち豆
3月	冬の日	ご飯，たらのかぶら蒸し，炊き合わせ（菜の花，花麩など），すまし汁，もものムース
4月	春の日	桜ご飯，さわらの木の芽みそ焼き，春野菜（菜の花，たけのこ），紅白なます，わらび餅
5月	こどもの日	押し寿司（えび・錦糸卵），炊き合わせ（生揚げ，ふきなど），若竹汁，かしわ餅
6月	開院記念日	赤飯，赤松鯛塩焼き，うま煮，すまし汁（朝顔の花豆腐），あじさいゼリー
7月	七夕	豚しゃぶサラダ麺（ゴマだれ），ゴーヤチャンプル，星の梅ゼリー
8月	夏の日	ご飯，あじ南蛮漬け，焼きもろこし＆なすみそ焼き，すまし汁（豆腐・みょうが），杏仁マンゴープリン
9月	敬老の日	釜めし風丼，菊花和え，きのこ汁，冷やし白玉ぜんざい
10月	体育の日	稲荷寿司，いも煮，春菊のくるみ和え，フルーツ盛り合わせ（柿，ぶどう）
11月	秋の日	北海丼（さけ，かに，サーモン，卵焼き等），煮物，すまし汁，メロンプリン
12月	大晦日	年越しそば，えび天ぷら，ごま和え，フルーツ

資料）帝京大学医学部附属病院

7 危機管理

◆1 衛生管理

大量調理施設衛生管理マニュアル（p.146，341）に沿って当院の衛生管理マニュアルを作成し，衛生管理を行っている。

食材料の取り扱い，加熱温度，調理済み食品の管理，施設管理，従業員の衛生管理方法が決められ，標準作業書が作成されている。食材料の納品時のチェック表，調理中の温度・時間管理表，据え置きの冷蔵庫や冷凍庫の温度管理と作業管理表などを作成し，決められた通りに作業が行われているかを管理する。表11.12に，各施設にてマニュアル化すべき項目の例を示す。

なお，調理室や冷蔵室などの温度は防災センターの一元化管理の対象になっている。

◆2 医療安全

安全かつ適正な医療を提供するために，院内に医療安全委員会が組織されている。この委員会は医療事故の発生を防止するため，「ヒヤリ・ハット」事象の報告を収集し分析，教育している（p.153）。発生した事故の実情の把握と処理法の立案，患者家族への対応と確認および指導，原因の究明，再発防止のための立案・実施・職員への周知を徹底する。各診療科，各部門にリスクマネジャー（安全管理者）が配置されており，事故が発生しそうなときや発生したときは，対応フローチャートに従って行動することになっている（図11.7）。

なお，当部の2022年1年間のインシデント総計は63件であり，その項目別割合は，食事内容間違い52%，異物混入20%，禁止食品の提供0.03%，患者からの苦情4%，そのほか（配膳間違い，食札発行ミスなど）23%であった。

禁止食品の対応は，まず給食管理システムでは，禁止食品をもつ患者の料理に禁止食品が含

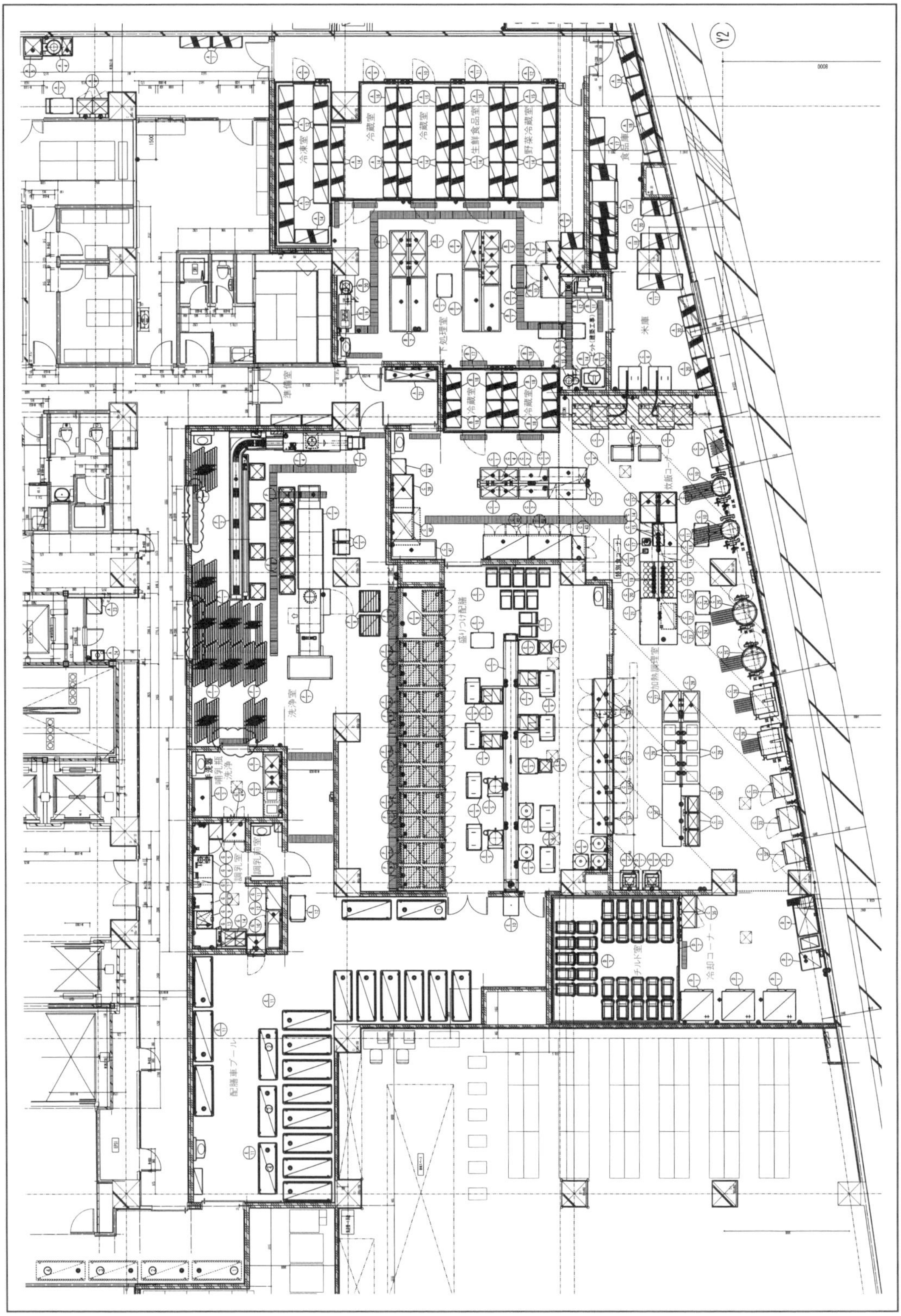

図 11.6 厨房機器配置図

注）図中に番号で示された厨房機器は，**表 11.11** 参照

資料）帝京大学医学部附属病院

表 11.11 厨房機器一覧

セクション	No.	品名	台数
A 検収・ストック・準備室	1	水切り付き一槽シンク	1
	2	デジタル台はかり	1
	3	L 型運搬車	1
	4	ピーラー	1
	5	モービルシンク	1
	6	検食用冷凍庫	2
	7	移動式シェルフ（ベンチ 4 段）	2
	8	プレハブ冷凍室	1
	9	プレハブ冷蔵室	1
	10	プレハブ冷蔵室	1
	11	プレハブ冷蔵室	1
	12	プレハブ冷蔵室	1
	13	シェルフ（ベンチ 4 段）	7
	14	シェルフ（ベンチ 4 段）	17
	15	シェルフ（ベンチ 4 段）	6
	16	シェルフ（ベンチ 4 段）	1
	17	シェルフ（ベンチ 4 段）	2
	18	シェルフ（ベンチ 4 段）	4
	19	トップトラック	1
	20	シェルフ（ベンチ 4 段）	4
	21	手洗いシンク	1
	23	清掃道具入れ	1
	24	床洗浄機	1
B 下処理室	1	二槽シンク	2
	2	水切り台	2
	3	移動台	4
	4	一槽シンク	1
	5	水切り台	1
	6	三槽シンク	1
	7	水切り台	1
	8	シェルフ（ベンチ 4 段）	1
	9	包丁まな板消毒保管庫	1
	10	器具消毒保管庫	1
	11	フードスライサー	1
	12	スライサーシンク	1
	13	フードカッター	1
	14	移動台	1
	15	脱水機	1
	16	プレハブ冷蔵室	1
	17	プレハブ冷蔵室	1
	18	移動式シェルフ（ベンチ 4 段）	8
	19	生ゴミ処理機	1
	20	ギャベジ缶	1
C 加熱調理室	1	二槽シンク	2
	2	水切り台	2
	3	コールドテーブル（センターピラーレス）	2
	4	上棚	2
	5	上棚	1
	6	ライスプロ用サイロ（220kg）	2
	7	ライスプロ	2
	8	移動水切り台	2
	9	パンラック	1
	10	蒸気回転釜	2
	11	移動台	1
	12	シンク付き台	1
	13	シンク付き台	1
	14	コールドテーブル（センターピラーレス）	2
	15	電子レンジ	2
	16	上棚	1
	17	卓上カッターミキサー	1
	18	ブレンダー	1
	19	IH マルチコンロ	4
	20	架台	2
	21	台下戸棚	1
C 加熱調理室	22	アイスメーカー	1
	23	台	1
	24	移動台	2
	25	ガス回転釜	2
	26	ガスブレージングパン	2
	27	水切り付き一槽シンク	1
	28	水切り付き一槽シンク	1
	29	IH テーブル	4
	30	台	1
	31	電気フライヤー	3
	32	台	1
	33	コンビオーブン	3
	35	検食用冷凍庫	2
	37	パススルー温蔵庫	3
	38	冷蔵庫（両面）	2
	39	シンク付き台	1
	40	食缶洗浄機	1
	41	水切り台	1
	42	器具消毒保管庫	2
	43	包丁まな板消毒保管庫	1
	44	清掃道具入れ	1
D 冷却・チルド室	1	バリアチラー＆フリーザー	3
	2	プレハブチルド室	1
	3	ロールインカート 201	30
	4	スープクーラー	1
	5	アイスメーカー	1
	6	移動台	2
	7	真空包装機	2
E 盛りつけ室・配膳車プール	1	トレイディスペンサー	10
	2	カート	1
	3	移動台	2
	4	ウォーマーカート	4
	5	ライスウォーマーカート	2
	6	湯煎式スープウォーマーカート	5
	7	盛りつけコンベア（食品コンベア）	1
	8	ディッシュディスペンサーカート	2
	9	ディッシュディスペンサーカート	8
	10	樹脂板テーブル	1
	11	冷温蔵配膳車	22
	12	配乳車	1
F 洗浄室	1	ネスティングトレイカート	48
	2	返却コンベア	1
	3	モービルシンク	10
	4	トレイ洗浄機	1
	5	トレイディスペンサー	3
	6	食器洗浄機	1
	7	移動水切り台	1
	8	保管庫用カート	24
	9	蒸気カートイン式消毒保管庫	6
G 調乳室	1	二槽シンク	1
	2	超音波式哺乳瓶洗浄装置	1
	3	水切り台	1
	4	電気消毒保管庫	1
	5	調乳水製造装置	1
	6	台	1
	7	調乳ユニット	1
	8	台下戸棚	1
	9	ミルク殺菌シンク	1
	10	冷蔵庫（両面）	1
	11	戸棚	1
	12	水切り付き一槽シンク	1
	13	台	1
	14	ミルク冷却装置	1

注）A22，C34，C36 は欠番。厨房機器の配置は図 11.6（p.206）
資料）帝京大学医学部附属病院

表11.12 衛生管理マニュアル項目（例）

①厨房入室基準	納入業者，見学者・研修生，厨房機器修理業者等の入室基準も含む
②厨房作業者の衛生	個人衛生・健康チェックリスト記載，服装・履き物，手洗い方法，調理作業（調理台の消毒，ディスポ手袋の使用，作業中の手洗い），調乳・経管栄養作業，仕込み作業，コンベアによるトレイセット作業，食器洗浄作業，厨房付帯施設へ出る時（トイレ，外来受診時），健康管理（健康診断，細菌検査）
③料理の衛生	食事提供基準（提供しない食品・調理，安全に提供するための提供方法），主調理作業（機器の消毒，温度・時間の記録，温冷配膳車の温度など），調乳・経管栄養作業，仕込み（生食食材料，加熱食材料，消毒方法など）
④食器の衛生	食器（漂白，洗浄機の温度管理など），哺乳瓶（洗浄方法，瓶の消毒） 感染性胃腸炎患者の食器の取り扱い
⑤器具，備品，その他の衛生	
⑥保存食	
⑦厨房作業中の安全（事故）対策	下膳作業時に注射針が刺さったときや傷の出血時，厨房作業中の傷・火傷，責任者への報告，外来受診方法
⑧清掃	機器別の清掃目標と清掃方法，清掃・衛生管理分担
⑨食品の納入・保存の衛生	納入・検収基準，保存・管理，保存場所と温度，使用期限，開封後の使用期限
⑩厨芥処理	ゴミの分別，ダンボールの取り扱い，ギャベジ室の使用方法
付録	衛生教育 1．厨房内細菌検査 2．厨房内作業者に対する教育 3．納入業者の細菌検査 4．食品の細菌検査（納品業者）

原表）佐藤敏子

まれていると代替料理へ自動で変更される。調理盛りつけでは，代替料理は別食器に盛りつける。禁止食品をもつ患者のトレイは色分けし，代替料理をトレイにセットする。最後にチェック係が内容を確認し，配膳車に収納している。

◆3 防災

当院は，東京都から地域災害拠点中核病院の指定を受けている。建物は免震構造であり，想定される災害時においても業務が続けられる自家発電装置を有している。近隣のけが人や帰宅困難者を受け入れられるよう体制を整備し，訓練を実施している。入院患者の備蓄食料は1人1日1,300kcal，たんぱく質30g，飲料水2Lと少なめであるが，3日分を備え，期限切れがないよう栄養部で管理している。

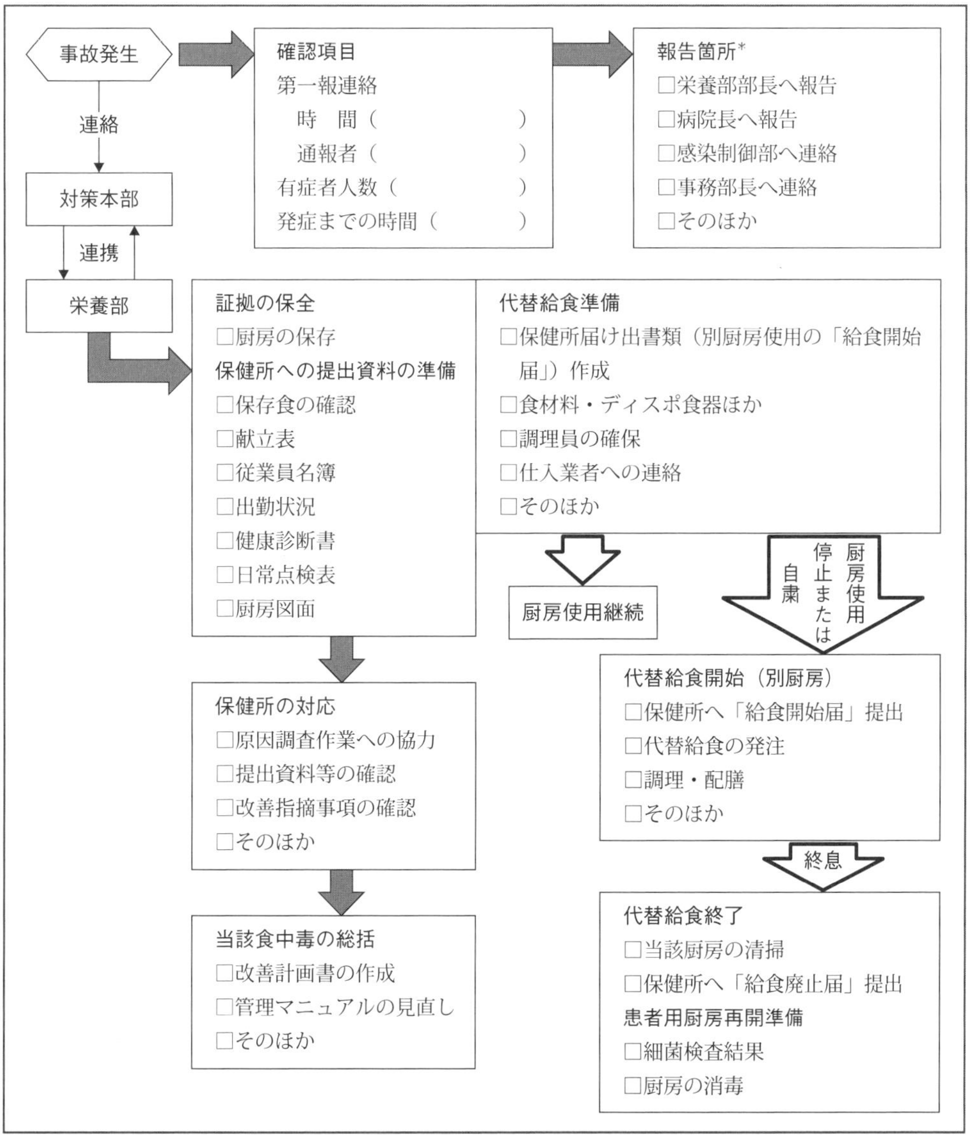

図11.7 食中毒発生時のフローチャート（栄養部）

注）*各報告・連絡先の内線番号を記載する
資料）帝京大学医学部附属病院

3 病院給食の事例2

1 組織

◆ 院内組織

杏林大学医学部付属病院は，許可病床数1,153床の大学病院である。30科を超える診療科に加え，高度救命救急センター，熱傷センター，総合周産期母子医療センター，腎・透析センター，がんセンター，脳卒中センターなどが，診療科の枠を越えた横断的な組織として確立されている。また，救急初期診療チームが24時間体制で，一，二，三次救急に対応している。

表11.13 栄養部の職員内訳

	病　院	給食会社
管理栄養士	16人	3人
栄養士	—	12人
調理師	—	13人
調理員	—	55人

資料）杏林大学医学部付属病院

当院は，東京都三鷹市に位置し，都市部の大学病院に比べると地域密着型の病院であることが特徴である。

病床は31病棟で管理され，患者動向は，在院日数12日程度，病床稼働率は80%程度で推移している。給食部門の名称は，「栄養部」であり，院内では，病院長直轄の一部門として独立した組織である。

栄養部内の組織は，部長，副部長，科長，科長補佐，係長，主任などの管理・監督職と部員で構成される。上長である部長をはじめ，管理・監督職は管理栄養士が務める。

給食提供については全面委託であり，病院職員はすべて管理栄養士で構成されている。病院職員16人（平成31（2019）年度）と委託給食会社従業員が80人程度（常勤換算50人/日）の総勢約100人が栄養部の構成員として所属している（表11.13）。

2 栄養・食事管理

◆1　給与栄養目標量の決定

病院給食では，栄養成分別・病態別の治療食が設定されており，患者の病態に合わせて選択する。当院では，栄養成分別として，エネルギーは800～2,200kcalの範囲で100kcal単位，たんぱく質は30～70gの範囲で10g単位，食塩制限は6g未満もしくは3g，脂肪制限の有無などの設定がある。また，疾患別として，潰瘍食・消化器術後食・低残渣食・貧血食・嚥下食などの設定がある。

治療食を必要としない患者に対しては，一般食を提供する。当院の一般食は，成人食と小児食（離乳食・幼児前期食・幼児後期食・学童前期食・学童後期食・中学生食）に分類される。成人食は，1,200～2,200kcalの200kcal単位とし，副食の硬さは，並・軟・五分・三分菜，流動食を設定している。一般食は，患者ごとに年齢・性別などの通常の要件にならって給与栄養目標量を設定し，それに見合った設定の食事を選択して提供を開始する。提供後，モニタリングし，状況に応じて提供量を調整している。

◆2　個人対応

モニタリングの結果を受け，必要に応じて食事支援を開始する。当院では食事支援の一環として，ハーフ食，あんず食という名称の食種を設定している。また，主食の選択も可能である。

- **ハーフ食**：食事量を半量とするかわりに，患者が食べられる食品の追加などが可能である。追加の食品としてニーズが高いのは，アイスクリームやシャーベット，生の果物などである。
- **あんず食**：ある程度決められたメニューの中からではあるが，フルセレクトの食事である。

食事内容は，患者と管理栄養士との面談によって決定する。ターミナルや化学療法中の患者に利用されることが多い。

・**主食選択**：米飯，軟飯，粥（全粥・七分粥・五分粥・三分粥など），パンから，3食自由に選択できるよう，食種ごとに設定されている。麺類は献立管理となっており，患者の希望による提供は行っていないが，ハーフ食・あんず食では，昼食・夕食に限って麺類も選択できる。

また，当院には個室病棟が3病棟あるが，個室病棟の一般食では，栄養価に大きく影響しない範囲で果物やおひたしなどの副菜を追加料理として提供している。朝食の基本献立は，主食変更の希望がなければパン食で設定しており，個室病棟の患者には，焼きたてパンを日替わりで提供している。

◆3　栄養部ニュース

毎月，栄養部ニュースを作成し発行している。院内（入院・外来エリア）に掲示するほか，病院ホームページにも掲載している。内容は，病態栄養，食品栄養情報，料理方法などを取り上げている。

◆4　評価

食事の評価は，日々の残食調査，年4回実施する嗜好調査，検食簿の所見，管理栄養士が病棟活動で収集した患者意見などに基づいて行う。

❶ 残食調査

下膳された食事の残菜のうち，果物の果皮などを除いた総量を計量する。計量者は測定値のほか，目視上で気付いた点を所見として記録する。その記録をもとに考察している。

❷ 嗜好調査

年4回実施するが，春・秋に行う調査は定例調査とし，同様の質問用紙を用いることで，経年変化を観察している。また，夏・冬に行う調査はその折々に栄養部として確認したい事項をオプションとして盛り込むようにしている。

❸ 検食

医師もしくは管理栄養士が毎食実施している。さらに，当院では看護師も1日1食（昼食のみ）検食を実施しているため，その所見も含めて参考にしている。

❹ 管理栄養士による病棟活動

アレルギー対応をはじめ，病院食ガイダンス，摂取状況調査，食種・形態の変更や付加食品の対応による食事支援，栄養教育などを主目的として管理栄養士の病棟活動を実施している。病院食に対する感想･意見を患者から得ることも多く，それも貴重な情報となっている。

管理栄養士はベッドサイドに出向き，患者からの意見を傾聴し，主治医の治療方針にも配慮しつつ，食事内容の調整案を医師に提言するよう努めている。訪問件数，提案件数ともに年々増加しており，ここ数年，訪問件数は月平均1,200～1,600件，提案件数は月平均600件程度を維持している。こうした活動は，結果的に患者サービスにもつながっていると考えている。

3 メニュー管理

給食の提供に当たっては,「安全で安心して喫食できる食事の提供」を最重要課題としている。

表11.14 業務分担の内訳

病　院	給食会社
委託業務の管理	食数管理
献立作成	食材料の調達
栄養管理	調理
・管理栄養士単独による病棟活動	盛りつけ
・チーム医療の一環としての病棟活動	配膳
栄養指導	下膳
・外来・入院患者への指導	洗浄
・人間ドックでの指導	調乳
・乳児指導	

資料）杏林大学医学部付属病院

また，給食は治療の一環であるとともに，患者にとっての入院中の楽しみであることから，「食事サービスの充実」にも重点を置いている。

献立は約180種の食種ごとに管理している。献立設定上の食数比率は，一般食2割，治療食8割であるが，提供段階では，一般食6割，治療食4割である。在院日数が12日程度であることから，21日のサイクルメニューとし，春夏秋冬別に設定した。また，年間25回の行事食提供を行い，サイクルメニューに変化をつけるよう心がけている。

行事食は，正月三が日のおせちの提供に始まり，大晦日には年越しそばを提供している。行事食にはイベントカードを添えている。

4 生産管理

◆1　運営方式

給食の運営方式は全面委託であり，病院と委託給食会社間の業務分担は表11.14のとおりである。当院では，献立作成は病院側が行っており，その献立に基づき給食会社は給食提供を行っている状況にあることから，病院・給食会社間の意見交換ができる仕組みが重要であると考えている。そこで，両者合同で献立会議を週1回開催している。残食調査や嗜好調査の結果や，検食簿所見，患者意見などは，献立会議で共有すべき情報であると同時に，献立を検討するための基本的な情報でもある。

◆2　調理と提供の方式

当院は，平成19（2007）年8月，厨房移転に合わせ，クックサーブシステムから新調理システムに移行した。採用した新調理方式は，熱風式の再加熱カートを最終加熱に用いたニュークックチルシステム（以下，ニュークックチル。p.108，コラム ニュークックチルシステム）である。ニュークックチル採用の背景には，当時，当院が抱えていた以下の課題がある。

①食数が多く，「大量調理施設衛生管理マニュアル」で示されている「調理終了後から2時間以内の喫食」は不可能に近い状況にあった。

②厨房と各病棟（5病棟）が離れているため，配膳車の配送に時間がかかり，食事の温度管理が十分にできなかった。

③最寄駅よりバスで15～20分程度を要し，病院への交通アクセスが悪いことから，朝食提供のための早出従業員の手配が非常に困難であった。

表 11.15 調理計画（例）

調理日	配膳日および食事区分
月曜日	（休業）
火曜日	水曜日（昼食・夕食），木曜日（朝食・昼食・夕食）の 5 食分
水曜日	金曜日（朝食・昼食・夕食），土曜日（朝食）の 4 食分
木曜日	（休業）
金曜日	土曜日（昼食・夕食），日曜日（朝食・昼食）の 4 食分
土曜日	日曜日（夕食），月曜日（朝食・昼食・夕食）の 4 食分
日曜日	火曜日（朝食・昼食・夕食），水曜日（朝食）の 4 食分

資料）杏林大学医学部付属病院

以上の課題を解決するために，ニュークックチルを採用した。これにより，最終加熱後 2 時間以内の食事提供が可能となり，患者には温かい食事を提供できるようになった。従来実施していたクックサーブと異なり，盛りつけ時間を柔軟に設定できることから，朝食提供のために早朝から多くの従業員を招集する必要がなくなり，食事の温度に対する評価も改善した。

◆3　生産計画

当院が採用している新調理システム（ニュークックチル）では，加熱後，急速冷却（90 分以内に 3℃以下）した料理は 5 日間保存可能とされている。当院では，調理後 2 日間程度で消費できるように調理計画を立てている（表 11.15）。

実際には，7 日分の料理を 5 日間で調理しているため，2 日間，調理および仕込み作業を行わない日があるが，この 2 日間は，市場の休業日に合わせて設定した。

ニュークックチルに基づいた調理計画によって，作業の平準化が可能となった。

5 施設・設備管理

◆1　調理機器

厨房内の熱源はオール電化である。主要な加熱機器はスチームコンベクションオーブン（3 台）であり，一度に 1,200 人分程度の加熱調理を行うことができる。スチームコンベクションオーブンによる調理は，調理業務の標準化につながった。

新調理システムに欠かせない急速冷却機器には，ブラストチラー（6 台）およびウォーターチラー（2 台）を採用した。

最終加熱には，再加熱カート（配膳車としても利用）を用いている。110℃の熱風で再加熱を行うが，料理乾燥などの指摘はこれまでにあがっていない。

◆2　給食管理・温度管理システム

ニュークックチルでの食事提供を安全に行うためには，温度管理が重要事項となる。温度管理は，集中温度管理システムおよび再加熱カート温度管理システムを活用して行っている。当院では，この 2 つのシステムを統合し，「給食温度管理システム」と位置づけている。

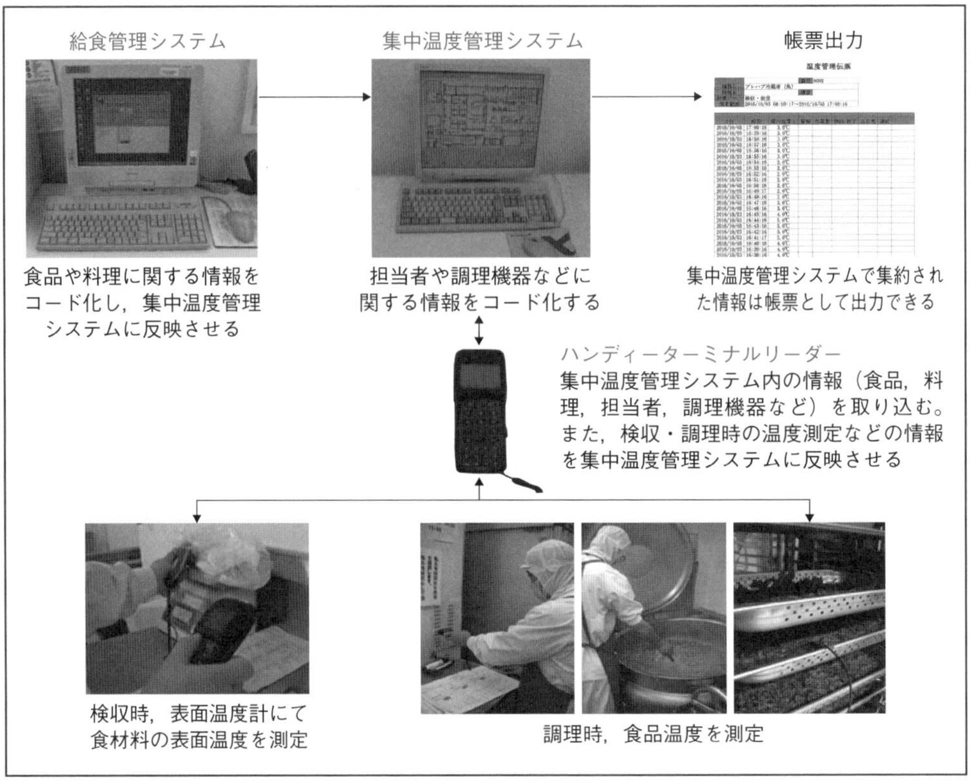

給食管理システム
集中温度管理システム
帳票出力
食品や料理に関する情報をコード化し，集中温度管理システムに反映させる
担当者や調理機器などに関する情報をコード化する
集中温度管理システムで集約された情報は帳票として出力できる
ハンディーターミナルリーダー
集中温度管理システム内の情報（食品，料理，担当者，調理機器など）を取り込む。また，検収・調理時の温度測定などの情報を集中温度管理システムに反映させる
検収時，表面温度計にて食材料の表面温度を測定
調理時，食品温度を測定

図11.8 集中温度管理システム

資料）杏林大学医学部付属病院

❶ 集中温度管理システム

集中温度管理システムでは，厨房環境の温度・湿度を1分ごとにモニタリングできる。厨房内の各エリアはもとより，プレハブ冷蔵庫や，スチームコンベクションオーブン，ブラストチラーなどもモニタリングの対象となる。異常があった場合は警報が作動するため，事務所内でも状況を把握し，速やかに対応できる。

集中温度管理システムを用いて，施設環境の温度管理のほか，食材料・料理の温度管理も行っている。検収時の表面温度や仕込み時に要した作業時間を記録するとともに，加熱調理では，十分な加熱が行われたか，また，適切な冷却が行われたかを記録し，確認を行っている。

集中温度管理システムでは，食材料および料理コードをバーコード化し，それに基づきデータ管理を行う。食材料・料理のコード情報は，給食管理システムから情報を移行することで一元管理を行う。検収から仕込みまでの過程は食材料コードで管理するが，調理過程（加熱・冷却）での温度管理は料理コードで行う。また，検収および調理過程では，温度のモニタリングを重視しているが，仕込み過程においては，仕込みに要した作業時間を重視している。

図11.8に集中温度管理システムの作業イメージを示す。

❷ 再加熱カート温度管理システム

再加熱カート温度管理システムでは，再加熱カートによる最終加熱が適正に実行されているか，事務所内でも確認することができる。図11.9に作業イメージを示す。

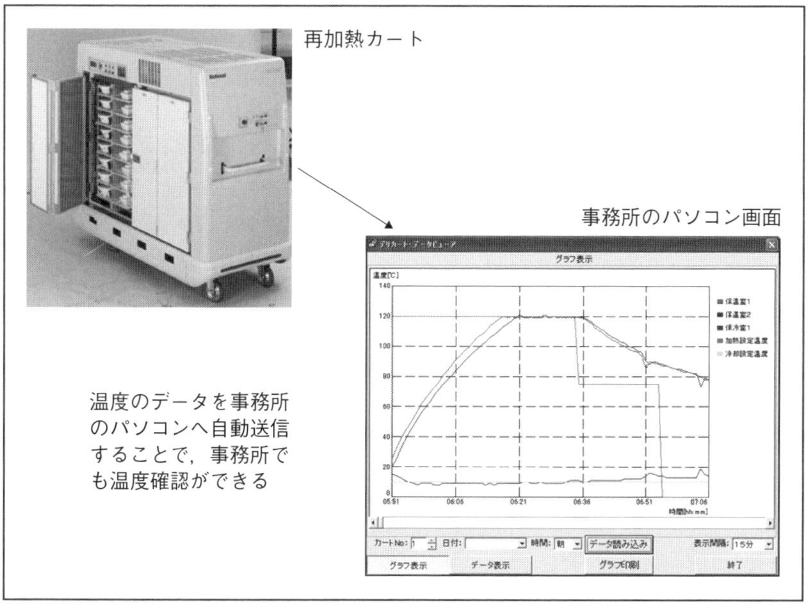

図11.9 再加熱カート温度管理システム

資料）杏林大学医学部付属病院

◆3　適温配膳

適温管理は，当院の場合，再加熱カートの運用にかかっている。

再加熱カートの稼働開始時刻はマニュアルで決められている。また，再加熱は一斉に行わず，配膳する順に 3 グループに分け，時間差を設けて開始している。

再加熱カートを適切な時間に稼働させ，適切な時間，十分な温度で加熱が行われたかを厨房内で確認するが，事務所でも統括管理できるシステムを構築している。再加熱カートの温度状況は事務所でもパソコンで確認することが可能となっており，何らかの不具合でエラーが生じた際は，事務所が先にエラーを発見し，厨房現場に対し確認を指示することもある。

◆4　施設・設備の保守管理

当院の給食運営は全面委託であるが，施設・設備管理は基本的に病院側が行っている。日常的な整備や保清は給食会社が行うが，それが適切に実施されているか否かを管理・監督する立場にあるのは病院側である。

当院では，週に 1 回，給食会社と共同で「清掃ラウンド」を実施しており，衛生面の確認のみに留まらず，施設・設備の異常を確認する場にもなっている。異常があれば，病院側の職員を通して，該当する厨房機器メーカーに修理を依頼する。

6 危機管理

当院では現在，「医療安全ルールブック」，「院内感染防止マニュアル」，「医療事故防止対策マニュアル」，「災害対策マニュアル」などのマニュアルが設定されている。また，給食会社従業員も含めた全職員に対し，毎年「医療安全マニュアル（ポケット版）」が配布され，勤務中は常時携帯するよう指導されている。それに加え近年，BCP（business continuity plan：事業継続計画）を作成した。当院は災害拠点病院であり，これらの基本的なマニュアルの充実は必要不可欠な課題である。

院内マニュアルの趣旨を踏まえ，栄養部では，「衛生管理実施マニュアル」，「標準作業書」，「食中毒発生時マニュアル」，「大規模災害時マニュアル」などを定めている。

「衛生管理実施マニュアル」では，当院における患者給食は新調理システム（ニュークックチル）で行っていること，また，そのためには，HACCP の概念に基づいた厳格な衛生管理が必須であることを示し，①食材料の受け入れおよび下処理段階における管理，②加熱調理食品の加熱温度管理，③二次汚染の防止などの視点からの衛生管理の方向性を提示し，「標準作業書」により，それを実行するに当たっての具体的な手法を明文化している。

また，「食中毒発生時マニュアル」，「大規模災害時マニュアル」では，災害時における院内の各部署や委託給食会社との連携や，備蓄食品の運用方法についてまとめている。

備蓄食品は，アルファ米や水，クラッカーをはじめ，魚・肉料理の缶詰を 3 日分ストックしている。当院は，ニュークックチルにて食事提供を行っていることから，常に 2 日分の調理済み食品を抱えている。非常時の対応は，こうしたチルド保管の食品も無駄なく活用できるよう計画することが重要であると考えている。また，常時，ランニングストックとして，米・みそ・ロングライフミルクや果物缶詰なども委託給食会社と協議の上，蓄えている。非常時には，備蓄食品に加え，チルド保管の食品，ランニングストック食品を状況に応じて柔軟に活用していく方針である。

4 管理栄養士・栄養士活動の課題と展望

1 新調理システムの導入に向けて

調理後の温度管理，個別対応，朝食提供に重要である温度管理，作業の効率化，労働環境の改善などの実施を目標として，厨房リニューアルの際に新調理システム（クックチル，ニュークックチル，真空調理）が導入されるケースが増えている。近年深刻化している朝食調理の人手不足の解消手段としても注目されている。また，院内調理だけではなく，一部の料理で院外調理システム（p.196）を活用する例も増加している。新調理システム導入に当たっては各医療機関の特徴を生かし，調理機器の選択，調理システムやメニュー構築が課題となる。

2 栄養管理とコストの問題

栄養状態の改善は，合併症の防止や在院日数短縮につながるほか，医療機関のトータルコストの削減に寄与する。医療機関全体に及ぼす利点も視野に入れた栄養管理が課題である。栄養管理業務には病棟における医師や看護師ほかの医療従事者との連携も必要となり，管理栄養士の病棟担当制や病棟配置も進められている。病棟担当管理栄養士の業務例を表 11.16に示す。マンパワーの関係もあり，1 名の管理栄養士が 2 ～ 3 病棟を担当しているケースも見られる。

表 11.16 病院管理栄養士業務および到達目標例（委託給食施設の例）

業務内容			到達目標	勤務年数				
				1年め	2年め	3年め〜	5年め〜	主任以上
給食マネジメント業務	給食運営管理		日常の給食管理上の問題点に対応できる	⇒				
	衛生管理		日常の衛生管理上の問題点に対応できる	⇒				
	機器管理（修理等）		調理機器の故障に際し，修理依頼や代替えの対応ができる	⇒				
	設備管理（補修等）		給食設備の補修に対し，給食従事者への作業の指示や補修の立ち会いなど管理ができる	⇒				
	機器購入計画		購入計画立案ができる					⇒
	設備補修計画		補修計画立案ができる					⇒
栄養管理業務	食事箋管理		個々の食事箋に対し，食種および形態等が適切であるか確認できる	⇒				
	献立管理	個別対応献立作成	個別対応の献立作成ができる	⇒				
		献立作成	全食種の献立作成ができる		⇒			
		献立管理	栄養給食管理ソフトのマスター管理ができる			⇒		
	病棟担当	入院診療計画書作成	特別な栄養管理の必要性について確認できる	⇒				
		栄養管理計画書作成	医師，看護師等と連携し，栄養アセスメント，プラン立案，モニタリング，評価ができる	⇒				
		病棟訪問	アレルギーや食欲不振など，栄養管理上の問題点に対し訪問・食事計画立案ができる	⇒				
		カンファレンス・回診参加	栄養評価，栄養計画立案，モニタリング，評価ができる	⇒				
		入院栄養指導（個別・集団）	退院（在宅，転院）に向けて，多職種と連携し栄養計画が立案できる	⇒				
	外来栄養指導	個別外来栄養指導	全疾患について栄養評価，栄養食事指導計画が策定できる	⇒				
		栄養教室	教室の企画，運営ができる			⇒		
		特定保健指導	※研修への参加			⇒		
	NST		※ NST 専門療法士の資格取得				⇒	

注）各業務内容について，⇒の勤務年数での到達を目標としている
　　※は，業務の実施に当たり，研修への参加や資格取得が必要としている
原表）佐藤敏子

3 チーム医療における人材として

栄養サポート以外にも，褥瘡対策，緩和ケアのほか，さまざまなチーム医療が行われている。

厚生労働省の**チーム医療の推進について**ならびに**医療スタッフの協働・連携によるチーム医療の推進について**において，チーム医療とは，多種多様な医療スタッフがそれぞれ高い専門性を前提に，目的と情報を共有し，業務を分担しつつも互いに連携・補完し合い，患者の状況に的確に対応した医療を提供することとされている。給食業務も含め，栄養管理をマネジメントできる専門性が求められているが，マンパワーとしては，ほかの病院職種と比較して限界がある。また，医療人としての人材の育成も必要である。

チーム医療の推進について：平成 22 年 3 月 19 日。チーム医療の推進に関する検討会報告書
医療スタッフの協働・連携によるチーム医療の推進について：平成 22 年 4 月 30 日医政発 0430 第 1 号

第12章
学校給食

神戸絹代

学校給食の意義・目的，現状を把握し，法的根拠を踏まえて給食運営について学ぶ。さらに具体的事例を通して，給食運営とこれからの課題について理解を深める。

本章の Key Words

学校給食法，栄養教諭，学校栄養職員，特別支援学校，学校給食実施基準，学校給食摂取基準，調理場における衛生管理＆調理技術マニュアル，食物アレルギー対応

1 概要

1 意義・目的

学校給食は，**学校給食法**に基づき運営され，義務教育諸学校（小学校，中学校，中等教育学校の前期課程または特別支援学校の小学部もしくは中学部）において，その児童または生徒に対し実施される給食である。

学校給食は，児童および生徒の心身の健全な発達に資するものであり，かつ，児童および生徒の食に関する正しい理解と適切な判断力を養う上で重要な役割を果たすものであることから，学校給食法において，学校給食および学校給食を活用した食に関する指導の実施に関し必要な事項が定められている。

学校給食法の中には，義務教育諸学校における教育の目的を実現するために，以下の７項目の学校給食の目標が掲げられている。

①適切な栄養の摂取による健康の保持増進を図ること。

②日常生活における食事について正しい理解を深め，健全な食生活を営むことができる判断力を培い，および望ましい食習慣を養うこと。

③学校生活を豊かにし，明るい社交性および協同の精神を養うこと。

④食生活が自然の恩恵の上に成り立つものであることについての理解を深め，生命および自然を尊重する精神ならびに環境の保全に寄与する態度を養うこと。

⑤食生活が食にかかわる人々のさまざまな活動に支えられていることについての理解を深め，勤労を重んずる態度を養うこと。

⑥わが国や各地域の優れた伝統的な食文化についての理解を深めること。

⑦食料の生産，流通および消費について，正しい理解に導くこと。

近年，食生活の変化により，栄養の偏り，不規則な食事，肥満や生活習慣病の増加，過度の痩身志向などに加えて，「食」の安全や，「食」の海外への依存など，「食」に関する課題が山積している。このような状況から学校給食は，バランスのとれた豊かな食事の提供はもちろん，実際の食事という「生きた教材」を通して健康教育の一環としての役割を果たしている。また，平成 17（2005）年に**食育基本法**が制定され，学校給食においては，地域の特色を生かした学校給食等の実施など，自ら「食」のあり方を学ぶことが求められている。

2 現状

◆1　学校給食の実施

学校給食の実施主体は設置者であり，公立小・中学校は市町村，公立特別支援学校は都道府県，私立学校は学校法人がこれに当たる。義務教育諸学校の設置者は，当該義務教育諸学校において学校給食が実施されるように努めなければならない（学校給食法第４条）とされている。

学校給食実施状況（完全給食・補食給食・ミルク給食）は，小学校，中学校，特別支援学校，夜間定時制高等学校全体で，95.6％であるが，特に小学校は 99.0％と実施率が高くなってい

学校給食法：昭和 29 年 6 月 3 日法律第 160 号，最終改正：平成 27 年 6 月 24 日法律第 46 号
食育基本法：平成 17 年 6 月 17 日法律第 63 号，最終改正：平成 27 年 9 月 11 日法律第 66 号

る（令和３年度学校給食実施状況等調査）。

◆2　学校給食栄養管理者

学校給食法第７条において，学校給食栄養管理者は，義務教育諸学校または共同調理場において学校給食の栄養に関する専門的事項をつかさどる職員とされている。主な職務内容は，学校給食に関する基本計画への参画，栄養管理，学校給食指導，衛生管理，検食，物資管理，調査研究などであり，栄養教諭，もしくは学校栄養職員を指す。また，**教育職員免許法**に規定する栄養教諭（下記参照）の免許状または**栄養士法**の規定による栄養士の免許を有する者で，学校給食の実施に必要な知識もしくは経験を有するものでなければならないと定められている。

◆3　栄養教諭制度

❶ 栄養教諭制度の創設

朝食欠食や夜食の増加など，食生活の乱れが深刻化する中で，学校における食に関する指導を充実させ，児童生徒が望ましい食習慣を身につけられるように，平成 17（2005）年より，教育に関する資質と栄養に関する専門性をもつ職員として栄養教諭の制度が施行されている。望ましい食習慣の形成は，今や国民的課題となっている。

学校教育法において，小・中学校には栄養教諭等の必要な職員を置くことができるとされ，栄養教諭は，「児童の栄養の指導及び管理をつかさどる」と定められている（第 37 条第 2，13 項，第 49 条）。また，高等学校においても配置が認められている（第 60 条）。特別支援学校についても同様の配置，職務内容が定められている（第 82 条）。

学校給食の歴史　Column

明治 5（1872）年に学制がしかれて以後の歴史の中で，学校給食を最初に実施したのは，明治 22（1889）年，山形県鶴岡市の忠愛小学校とされている。忠愛小学校は，鶴岡町各宗連合による私立学校で，開校と同時に恵まれない子どもたちに昼食を提供していた。それ以後も，わが国の社会情勢を背景に救済事業としての学校給食の歴史が続いた。その間，文部省が学校給食の実施を促すために動き，昭和 7（1932）年には初めて学校給食の助成に踏み切った。栄養状態，学習時の動作の改善などが報告されている。その後，戦時中は食糧事情が窮迫し，次第に給食提供が困難になっていった。

第二次世界大戦後，国土には未曾有の荒廃がもたらされたが，米国のアジア救援公認団体（LARA）による援助物資（ララ物資）を受け，文部次官，厚生次官，農林次官により「学校給食実施の普及奨励について」の通達が昭和 21（1946）年 12 月 11 日に出された。同年 12 月 24 日，試験的に学校給食が実施され，翌年には全国で開始された。昭和 25（1950）年に 8 大都市で完全給食が実施され，昭和 27（1952）年には全国で完全給食が始まった。

財源上の課題，学校給食運営体制の整備，教育の変遷等の歴史を通過し，学校給食法の制定（昭和 29（1954）年）により，現在の学校給食へとつながっている。

教育職員免許法：昭和 24 年 5 月 31 日法律第 147 号，最終改正：令和 4 年 6 月 17 日法律第 68 号
栄養士法：昭和 22 年 12 月 29 日法律第 245 号，最終改正：令和 4 年 6 月 17 日法律第 68 号
学校教育法：昭和 22 年 3 月 31 日法律第 26 号，最終改正：令和 4 年 6 月 22 日法律第 77 号

❷ 栄養教諭の職務内容

栄養教諭の職務内容として規定される栄養に関する指導および管理のうち，指導としては次の内容が求められている（平成16年6月30日16文科ス第142号「栄養教諭制度の創設に係る学校教育法等の一部を改正する法律等の施行について」）。

- 児童生徒に対する栄養に関する個別的な相談指導
- 学級担任，教科担任等と連携して関連教科や特別活動等において食に関する指導を行う
- 食に関する指導に係る全体的な計画の策定等への参画

また，管理については，次の内容が求められている。

- 学校給食を教材として活用することを前提とした給食管理
- 児童生徒の栄養状態等の把握
- 食に関する社会的問題等に関する情報の把握

◆4　学校における食に関する指導

学校給食法第3章「学校給食を活用した食に関する指導」において，栄養教諭は，児童または生徒が健全な食生活を自ら営むことができる知識および態度を養うため，学校給食において摂取する食品と健康の保持増進との関連性についての指導，食に関して特別の配慮を必要とする児童または生徒に対する個別的な指導，その他の学校給食を活用した食に関する実践的な指導を行うとされている。

また，栄養教諭の職務としての食に関する指導については，文部科学省の「食に関する指導体制の整備について（答申）」（平成16年1月20日）で，以下のように示されている。

①児童生徒への個別的な相談指導：偏食傾向や肥満傾向，食物アレルギーのある児童生徒等に対し，個別的な相談指導が必要とされるケースで，その専門性を生かしたきめ細かな指導・助言を行う，いわば食生活に関するカウンセラーとしての役割が期待される。

②児童生徒への教科・特別活動における教育指導：給食の時間や学級活動における指導は，学級担任と連携をとった上で，その一部を単独で行うことが期待されている。また，家庭科，技術・家庭科や体育科，保健体育科をはじめとして，関連する教科における食に関する領域や内容について，学級担任や教科担任と連携して行うことが重要とされている。

③食に関する教育指導の連携・調整：食に関する指導は，教職員の連携・協力により取り組む必要がある。また，広く家庭や地域社会との連携を図りつつ指導を充実させることが重要である。栄養教諭は，その専門性を生かして食に関する教育のコーディネーターとしての役割を担うことが期待されている。

3 学校給食の運営形態による施設の分類

学校給食の運営形態には，単独調理場方式と共同調理場方式がある。実施に当たっては，教育委員会の管理のもと，単独調理場方式では学校長，共同調理場方式では所長が責任者として運営・管理を行っている。

単独調理場方式と共同調理場方式の実施状況を表12.1に示す。

表 12.1 単独調理場方式と共同調理場方式の実施状況

	単独調理場方式		共同調理場方式		その他調理方式*	
	学校数（校）	比率（%）	学校数（校）	比率（%）	学校数（校）	比率（%）
令和 3（2021）年	10,779	39.1	15,244	55.3	1,525	5.5
平成 30（2018）年	11,324	40.4	15,463	55.2	1,220	4.4

注）公立小・中学校数の合計（中学校には中等教育学校前期課程を含む）
　*単独調理場方式および共同調理場方式に該当しない，民間の調理場等による調理方式
資料）文部科学省：令和 3 年度学校給食実施状況等調査

◆1　単独調理場方式

市町村の教育委員会の給食実施計画に基づき，各学校で調理場を設置して学校単位で調理が行われる。学校長が運営責任者として，職員を統括する。栄養士配置基準により，栄養士が配置されていない学校は，市町村の教育委員会に所属する栄養士が栄養管理を行う。

自校方式ともいい，特徴としては，施設が学校の敷地内にあり，調理から喫食までの時間・距離が短く，児童生徒が調理過程に接することが可能である。

◆2　共同調理場方式

市町村の教育委員会の指導のもと，所長が運営・管理を行う。複数の学校給食の調理を 1 つの調理場で行い，専用の配送車で各学校に配送する方式である。

センター方式ともいい，2 校規模から自治体全域の小中学校 2 万食を一括して調理する大規模調理場まで，規模はさまざまである。特徴としては，調理から喫食までの時間・距離が，単独調理場方式より長い。

◆3　親子方式

調理場をもつ単独調理場方式の学校が，調理場をもたない学校の給食調理も行う方式である。単独調理場方式と共同調理場方式の中間形態と言える。調理場をもつ学校が「親」，調理場をもたない学校が「子」となる。一般に，距離の近い学校間で行われている。

◆4　業者弁当方式

民間業者が自社の施設で調理して，学校に届ける方式である。自治体によって，「給食」と位置づけている場合と「昼食対策」などと位置づけている場合がある。「給食」と位置づけている自治体でも，「弁当併用」として，自宅からの弁当と「給食」としての弁当を自由選択させている場合もあり，形態はさまざまである。

4 法的根拠

◆1　学校給食法

昭和 29（1954）年に施行された学校給食法に基づき，給食は，教育の一環として，食事について正しい理解や望ましい食習慣や社会性をはぐくみ，学校生活を豊かにし，明るい社交性を養うことなどを目的に全国で行われている。学校給食法第 1 章には学校給食の目的など，第 2 章には学校給食の実施に関する基本的な事項，第 3 章には学校給食を活用した食に関する指導について示されている。

表12.2 栄養教諭・学校栄養職員の配置基準

単独実施校*1		共同調理場*2	
児童および生徒の数	学校栄養教諭・栄養職員の数	児童および生徒の数*3	学校栄養教諭・栄養職員の数
550人以上	1人	1,500人以下	1人
549人以下	4校に1人	1,501人から6,000人まで	2人
市町村に1～3校	市町村に1人	6,001人以上	3人

注）給食内容がミルクのみである給食を除く

*1 学校給食を実施する小学校，中学校，中等教育学校の前期課程で，専ら当該学校または当該課程の学校給食の実施に必要な施設を置くもの

*2 2以上の義務教育諸学校の学校給食の実施に必要な施設

*3 給食を実施する小学校，中学校，義務教育学校，中等教育学校の前期課程の児童生徒の数

資料）公立義務教育諸学校の学級編制及び教職員定数の標準に関する法律より作成

◆2 学校給食法施行令

義務教育諸学校の設置者（国立大学法人および都道府県を除く）は，学校給食を開設，または廃止しようとするときは，文部科学省令で定めるところにより，市町村立の学校は直接，私立学校は都道府県知事を経由して，都道府県の教育委員会にその旨を届け出ることが定められている（第1条）。

◆3 特別支援学校の幼稚部及び高等部における学校給食に関する法律

特別支援学校における教育の特殊性にかんがみ，特別支援学校の幼稚部および高等部において学ぶ幼児および生徒の心身の健全な発達に資し，併せて国民の食生活の改善に寄与するため，学校給食の実施に関し必要な事項を定め，かつ，その普及充実を図ることを目的として定められている。

◆4 公立義務教育諸学校の学級編制及び教職員定数の標準に関する法律

栄養教諭ならびに学校栄養職員の数は，表12.2のように定められている。

◆5 学校給食実施基準

学校給食法により，児童または生徒に必要な栄養量等や，学校給食を適切に実施する上で必要な事項について定められた基準である。

下記のような内容が示されている。

①**学校給食の実施対象**：学校給食を実施する学校においては，当該学校に在籍するすべての児童または生徒に対して実施される。

②**学校給食の実施回数**：年間を通じ，原則として週5回，授業日の昼食に実施される。

③**児童生徒の個別の健康状態への配慮**：児童または生徒の個々の健康および生活活動等の実態ならびに地域の実情等に配慮する。

④**学校給食に供する食物の栄養内容**：表12.3に掲げる児童または生徒1人1日当たりの学校給食摂取基準とする。

5 給食費

学校給食の経費の負担については，学校給食の実施に必要な施設および設備に要する経費な

表 12.3 幼児，児童または生徒1人1回当たりの学校給食摂取基準

	特別支援学校の幼稚部の幼児の場合	児童（6～7歳）の場合	児童（8～9歳）の場合	児童（10～11歳）の場合	生徒（12～14歳）の場合	夜間課程を置く高等学校および特別支援学校の高等部の生徒の場合	1日の摂取基準に対する学校給食の割合（参考）
エネルギー（kcal）	490	530	650	780	830	860	指定エネルギー必要量の1/3
たんぱく質（%）	学校給食による摂取エネルギー全体の13～20%						目標量
脂質（%）	学校給食による摂取エネルギー全体の20～30%						目標量
ナトリウム（食塩相当量）（g）	1.5未満	1.5未満	2未満	2未満	2.5未満	2.5未満	目標量の1/3未満
カルシウム（mg）	290	290	350	360	450	360	推奨量の50%
マグネシウム（mg）	30	40	50	70	120	130	推奨量の，小学生以下1/3程度，中学生以上40%
鉄（mg）	2	2	3	3.5	4.5	4	推奨量の40%程度（中学生1/3程度）
ビタミンA（μgRAE）	190	160	200	240	300	310	推奨量の40%
ビタミンB_1（mg）	0.3	0.3	0.4	0.5	0.5	0.5	推奨量の40%
ビタミンB_2（mg）	0.3	0.4	0.4	0.5	0.6	0.6	推奨量の40%
ビタミンC（mg）	15	20	25	30	35	35	推奨量の1/3
食物繊維（g）	3以上	4以上	4.5以上	5以上	7以上	7.5以上	目標量の40%以上

注）1　表に掲げるもののほか，次に掲げるものについてもそれぞれ示した摂取について配慮すること
亜鉛：幼児1mg（特別支援学校），児童（6～7歳）2mg，児童（8～9歳）2mg，児童（10～11歳）2mg，生徒（12～14歳）3mg，生徒（15～17歳）3mg，生徒（夜間課程，特別支援学校）3mg
2　この摂取基準は，全国的な平均値を示したものであるから，適用に当たっては，個々の児童生徒の健康状態および生活活動等の実態ならびに地域の実情等に十分配慮し，弾力的に運用すること
3　献立の作成に当たっては，多様な食品を適切に組み合わせるよう配慮すること。

資料）学校給食実施基準（平成21年3月31日文科告61，最終改正：令和3年2月12日文科告第10号），夜間学校給食実施基準（平成21年3月31日文科告62，最終改正：令和3年2月12日文科告第12号），特別支援学校の幼稚部及び高等部における学校給食実施基準（平成21年3月31日文科告63，最終改正：令和3年2月12日文科生第11号），学校給食実施基準の一部改正について（令和3年2月12日2文科初第1684号），学校給食摂取基準の策定について（令和2年12月）

らびに学校給食の運営に要する経費のうち政令で定めるものは，義務教育諸学校の設置者の負担と定められている（学校給食法第11条）。設置者と保護者の負担区分を**表 12.4**に示す。

経済的理由により就学が困難と認められる児童生徒の保護者に対しては，学用品や給食費等の就学に必要な経費の一部の援助を実施している市区町村がある。経済的理由には，①生活保

表12.4 給食費負担区分

設置者負担	労務費，施設・設備整備費，修繕費，運営費等
保護者負担（学校給食費）	食材料費等（設置者負担以外），水光熱費

資料）学校給食法（第11条）

護を受けている世帯，②児童扶養手当を支給されている世帯，③年金の免除者等があり，市区町村により内容が異なる。

また，市区町村により，自然災害による被災や家庭状況等による給食費の減免制度がある。

6 栄養・食事管理

◆1 学校給食の種類

学校給食の種類は，次の3つに区分されている（**学校給食法施行規則**第1条）。

- **完全給食**：給食内容がパンまたは米飯（これらに準ずる小麦粉食品，米加工食品その他の食品を含む），ミルクおよびおかず
- **補食給食**：完全給食以外の給食で，給食内容がミルクおよびおかず等
- **ミルク給食**：給食内容がミルクのみ

◆2 学校給食実施基準の概要

学校給食法第8条により，学校給食の実施は，学校給食摂取基準に照らして適切に実施することとされている。以下，「学校給食実施基準の一部改正について」（令和3年2月12日2文科初第1684号，令和3年4月1日施行）に基づいて述べる。

学校給食摂取基準（p.225，表12.3）は，厚生労働省が策定した「日本人の食事摂取基準（以下，食事摂取基準）（2020年版）」を参考とし，その考え方を踏まえるとともに，厚生労働科学研究費補助金により行われた循環器疾患・糖尿病等生活習慣病対策総合研究事業「食事摂取基準を用いた食生活改善に資するエビデンスの構築に関する研究」（食事状況調査）とその調査結果より算出した，小学3年生，5年生及び中学2年生が昼食である学校給食において摂取することが期待される栄養量（昼食必要摂取量）等を勘案して，児童生徒の健康の増進および食育の推進を図るために望ましい栄養量を算出したものである。

なお，学校給食実施基準は，日本人の食事摂取基準の改定のつど見直される。

2-1 学校給食摂取基準の基本的な考え方

児童生徒の1人1回当たりの学校給食摂取基準の基本的な考え方は，次のとおりである（学校給食摂取基準の策定について（報告），令和2年12月）。

❶ エネルギー

文部科学省が毎年度実施する学校保健統計調査の平均身長から求めた標準体重と身体活動レベルのレベルⅡ（ふつう）を用いて，推定エネルギー必要量の3分の1を算出したところ，昼食必要摂取量の中央値との差も少なく四分位範囲内であるため，学校保健統計調査により算出したエネルギーを基準値とした。

学校給食法施行規則：昭和29年9月28日文部省令第24号，最終改正：平成21年3月31日文部科学省令第10号

❷ たんぱく質

食事摂取基準の目標量を用いることとし，学校給食による摂取エネルギー全体の 13～20%を学校給食の基準値とした。

❸ 脂質

食事摂取基準の目標量を用いることとし，学校給食による摂取エネルギー全体の 20～30%を学校給食の基準値とした。

❹ ミネラル

4-1 ナトリウム（食塩相当量）

昼食必要摂取量で摂ることが許容される値の四分位範囲の最高値を用いても献立作成上味付けが困難となることから，食事摂取基準の目標量の 3 分の 1 未満を学校給食の基準値とした。なお，食塩の過剰摂取は生活習慣病の発症に関連しうるものであり，家庭においても摂取量をできる限り抑制するよう，学校給食を活用しながら，望ましい摂取量について指導することが必要である。

4-2 カルシウム

昼食必要摂取量の中央値は，食事摂取基準の推奨量の 50%を超えているが，献立作成の実情に鑑み，四分位範囲内で，食事摂取基準の推奨量の 50%を学校給食の基準値とした。

4-3 マグネシウム

昼食必要摂取量の中央値は，小学生は食事摂取基準の推奨量の 3 分の 1 以下であるが，中学生は約 40%である。このため，小学生以下については，食事摂取基準の推奨量の 3 分の 1 程度を，中学生以上については 40%を基準値とした。

4-4 鉄

昼食必要摂取量の中央値は，小学生は食事摂取基準の推奨量の約 40%であるが，中学生は 40%を超えている。献立作成の実情に鑑み，四分位範囲内で，食事摂取基準の推奨量の 40%を学校給食の基準値とした。

4-5 亜鉛

昼食必要摂取量の中央値は，食事摂取基準の推奨量の 3 分の 1 以下であるが，望ましい献立としての栄養バランスの観点から，食事摂取基準の推奨量の 3 分の 1 を学校給食において配慮すべき値とした。

❺ ビタミン

5-1 ビタミン A

昼食必要摂取量の中央値は，食事摂取基準の推奨量の 40%を超えているが，献立作成の実情に鑑み，四分位範囲内で，食事摂取基準の推奨量の 40%を学校給食の基準値とした。

5-2 ビタミン B_1

昼食必要摂取量の中央値は，食事摂取基準の推奨量の約 40%であり，食事摂取基準の推奨量の 40%を学校給食の基準値とした。

5-3 ビタミン B_2

昼食必要摂取量の中央値は，食事摂取基準の推奨量の約 40%であり，食事摂取基準の推奨量の 40%を学校給食の基準値とした。

5-4 ビタミンC

昼食必要摂取量の中央値は，食事摂取基準の推奨量の３分の１以下であるが，望ましい献立としての栄養バランスの観点から，四分位範囲内で，食事摂取基準の推奨量の３分の１を学校給食の基準値とした。

❻ 食物繊維

昼食必要摂取量の中央値は，小学３年生は食事摂取基準の目標量の約 40％，小学５年生は約３分の１であるが，中学２年生は 40％を超えている。献立作成の実情に鑑み，四分位範囲内で，食事摂取基準の目標量の 40％以上を学校給食の基準値とした。

2-2　学校給食における食品構成（令和３年２月12日２文科初第 1684 号）

・食品構成については，「学校給食摂取基準」を踏まえ，多様な食品を適切に組み合わせて，児童生徒が各栄養素をバランス良く摂取しつつ，様々な食に触れることができるようにする。また，これらを活用した食に関する指導や食事内容の充実を図る。

・多様な食品とは，食品群であれば，例えば，穀類，野菜類，豆類，果実類，きのこ類，藻類，魚介類，肉類，卵類及び乳類などであり，また，食品名であれば，例えば穀類については，精白米，食パン，コッペパン，うどん，中華めんなどである。

・各地域の実情や家庭における食生活の実態把握の上，日本型食生活の実践，我が国の伝統的な食文化の継承について十分配慮する。

・「食事状況調査」の結果によれば，学校給食のない日はカルシウム不足が顕著であり，カルシウム摂取に効果的である牛乳等についての使用に配慮する。なお，家庭の食事においてカルシウムの摂取が不足している地域にあっては，積極的に牛乳，調理用牛乳，乳製品，小魚等についての使用に配慮する。

2-3　学校給食の食事内容の充実等

❶ 学校給食の食事内容

学校における食育の推進を図る観点から，学級担任や教科担任と栄養教諭等が連携しつつ，給食時間はもとより，各教科等において，学校給食を活用した食に関する指導を効果的に行えるよう配慮する。また，食に関する指導の全体計画と各教科の年間指導計画等とを関連づけながら，指導が行われるよう留意する。

①献立に使用する食品や献立のねらいを明確にした献立計画を示す。

②各教科等の食に関する指導と意図的に関連させた献立作成とする。

③学校給食に地場産物を使用し，食に関する指導の「生きた教材」として使用することは，児童生徒に地域の自然，文化，産業等に関する理解や生産者の努力，食に関する感謝の念を育む上で重要であるとともに，地産地消の有効な手段であり，食料の輸送に伴う環境負荷の低減等にも資するものであることから，その積極的な使用に努め，農林漁業体験等も含め，地場産物に係る食に関する指導に資するよう配慮する。

④我が国の伝統的食文化について興味・関心をもって学び，郷土に関心を寄せる心を育むとともに，地域の食文化の継承につながるよう，郷土に伝わる料理を積極的に取り入れ，児童生徒がその歴史，ゆかり，食材などを学ぶ取組に資するよう配慮すること。また，地域の食文化等を学ぶ中で，世界の多様な食文化等の理解も深めることができるよう配慮する。

⑤児童生徒が学校給食を通して，日常または将来の食事作りにつなげることができるよう，献立名や食品名が明確な献立作成に努める。

⑥食物アレルギー等のある児童生徒に対しては，校内において校長，学級担任，栄養教諭，学校栄養職員，養護教諭，学校医等による指導体制を整備し，保護者や主治医との連携を図りつつ，可能な限り，個々の児童生徒の状況に応じた対応に努める。なお，実施に当たっては，公益財団法人日本学校保健会で取りまとめられた「学校生活管理指導表(アレルギー疾患用)」および「学校のアレルギー疾患に対する取り組みガイドライン」ならびに文部科学省が作成した「学校給食における食物アレルギー対応指針」を参考とする。

❷ 献立作成

常に食品の組み合わせ，調理方法等の改善を図るとともに，児童生徒のし好の偏りをなくすよう配慮する。

・魅力あるおいしい給食となるよう，調理技術の向上に努める。

・食事は調理後できるだけ短時間に適温で提供する。調理に当たっては，衛生・安全に十分配慮する。

・家庭における日常の食生活の指標になるように配慮する。

❸ 学校給食に使用する食品

食品衛生法第 11 条第 1 項に基づく食品中の放射性物質の規格基準に適合していること。

❹ 食器具

安全性が確保されたものとする。また，児童生徒の望ましい食習慣の形成に資するため，料理形態に即した食器具の使用に配慮するとともに，食文化の継承や，地元で生産される食器具の使用に配慮する。

❺ 喫食の場所

食事にふさわしいものとなるよう，改善工夫を行う。

❻ 給食の時間

給食の準備から片付けを通して，計画的・継続的に指導することが重要であり，そのために必要となる適切な給食時間を確保する。

❼ 望ましい生活習慣の形成

適度な運動，調和のとれた食事，十分な休養・睡眠という生活習慣全体を視野に入れた指導に配慮する。また，ナトリウム（食塩相当量）の摂取過剰や鉄の摂取不足など，学校給食における対応のみでは限界がある栄養素もあるため，望ましい栄養バランスについて，児童

全国学校給食週間　Column

全国学校給食週間は，昭和 25（1950）年の文部省の通知により，昭和 26（1951）年から実施されている。学校給食感謝の日が 12 月 24 日であるため，期間は冬期休業と重ならない 1 月 24 ～ 30 日である。全国学校給食週間には，学校給食の意義や役割について，児童生徒や教職員，保護者，地域住民の理解を深め，関心を高めて，学校給食のより一層の充実発展を図ることを目的として，全国でさまざまな行事が行われている。

生徒への食に関する指導のみならず，家庭への情報発信を行うことにより，児童生徒の食生活全体の改善を促すことが望まれる。

2-4 特別支援学校における食事内容の改善

❶ 学校給食摂取基準の適用

特別支援学校の児童生徒については，障害の種類と程度が多様であり，身体活動レベルも様々であることから，児童生徒の個々の健康や生活活動等の実態並びに地域の実情等に十分配慮し，弾力的に運用するとともに次の点に留意する。

- 障害のある児童生徒が無理なく食べられるような献立，調理について十分配慮する。
- 食に関する指導の教材として，学校給食が障害に応じた効果的な教材となるよう創意工夫に努める。

❷ 食事の管理

特別支援学校における児童生徒に対する食事の管理については，家庭や寄宿舎における食生活や病院における食事と密接に関連していることから，学級担任，栄養教諭，学校栄養職員，養護教諭，学校医，主治医及び保護者等の関係者が連携し，共通理解を図りながら，児童生徒の生活習慣全体を視野に入れた食事管理に努める。

◆3 学校給食の評価

学校給食の評価は次のように行われている。

- **月間栄養報告書**：単独調理場方式で実施された月ごとの給食内容について，毎月，各市町村の教育委員会に月間栄養報告書を提出する。教育委員会は，各学校から報告を受け，市町村全体としての実施状況を把握している。
- **学校給食栄養報告書**：各都道府県が定めた文部科学省への報告書の提出校は，5月と11月の2回（各5日間），栄養報告書を提出する（平成7年3月29日文体学第184号「学校給食栄養報告（週報）について」）。

7 衛生管理

平成8（1996）年度の腸管出血性大腸菌O157による食中毒事故後，文部省（現 文部科学省）では，平成9（1997）年4月に学校給食の衛生管理について，厚生省（現 厚生労働省）等の対応を踏まえた新規事項を盛り込んだ「学校給食衛生管理の基準」が作成され，平成21（2009）年には「学校給食衛生管理基準」が公布されている。各市町村教育委員会では，これに基づき衛生管理基準および作業基準を作成して，日常業務時の点検，報告書の作成を行っている。

調理場における衛生管理＆調理技術マニュアル（平成23年3月）には，学校給食衛生管理基準に基づいた，おいしく安全な給食の提供の具体例が示されているため，活用して効果的な衛生管理を行う。

2 単独調理場方式の事例

1 施設概要

静岡県三島市は人口11万人強の都市で，市内には小学校14校，中学校7校がある。小学校は単独調理場，中学校は3つの共同調理場で完全給食を実施している。

三島市の給食の重点項目として，地産地消への取り組みがあげられる。農業協同組合の協力のもと，地場産物を導入し，地場産物利用率は 40%前後であり，目標の 30%以上を毎月達成している。また，従来から給食に力を入れており，すべての小学校および共同調理場に栄養士を配置している。

本事例では，市内の小学校の中でも，市の中心にある三島市立北小学校の例を紹介する。

本校の児童数は 666 人で，教職員数は 48 人（うち教員数 44 人）である。給食関連の委員会として，①衛生管理委員会，②食育推進委員会，③献立委員会，④物資選定委員会，⑤学校保健委員会がある。給食経営は直営で行われている。

2 給食費

1 食当たりの食材料費は，小学校は 290 円で平均給食日数 193 回，中学校は 345 円で平均給食日数 180 回である。年間の食材料費を 4 期に分け市が徴収（令和 3 年より私費会計から公会計に変更）する公会計（下記，コラム 私費会計と公会計）となっている。

3 栄養・食事管理

◆1　栄養・食事計画

学校給食摂取基準を参考に，三島市の特徴である米飯給食を主体とした，市独自の食品構成を作成している。主食は麺・パンが月 1 回のみで，それ以外は米飯である。

◆2　栄養教育

栄養教育は，基本的に，1 年生は教室，2 年生以上はランチルームで実施している。栄養教育媒体として，ランチルームの入り口や室内の壁に，手洗い方法，はしの持ち方に関するポスター等を掲示し，いつでも見られるようにしている。

また，保護者向けの試食会を開催している。試食会のテーマは，①各学年（年 3 回），②新 1 年生，③家庭教育（全学年対象），④次年度入学生（幼稚園対象），⑤大人の食育，である。

栄養教諭は，社会科や家庭科で TT（ティーム・ティーチング）方式での授業を年 2 回ほど行っている。

◆3　給食だより

食育に関するさまざまな情報と献立紹介を掲載した給食だよりを毎月配布している（図 12.1）。各学校独自で作成しているが，市内教育研究会学校給食班が作成した給食だよりも，年 1 回，市内の全児童生徒に配布している。また，各学校のホームページでは，毎日「今日の献立」を掲載しているため，保護者は給食内容を目で見て確認できる（図 12.2）。

私費会計と公会計　Column

- **私費会計**：学校が団体から委任を受けて処理する会計および，保護者等から徴収する経費に係る経費の事務処理方法。
- **公会計**：利益の獲得を目的とせず，または，利益の多寡が成果の評価基準とはならない公共部門における経済主体の全般を対象とする会計技術・手法。学校給食では給食費の徴収が該当する。

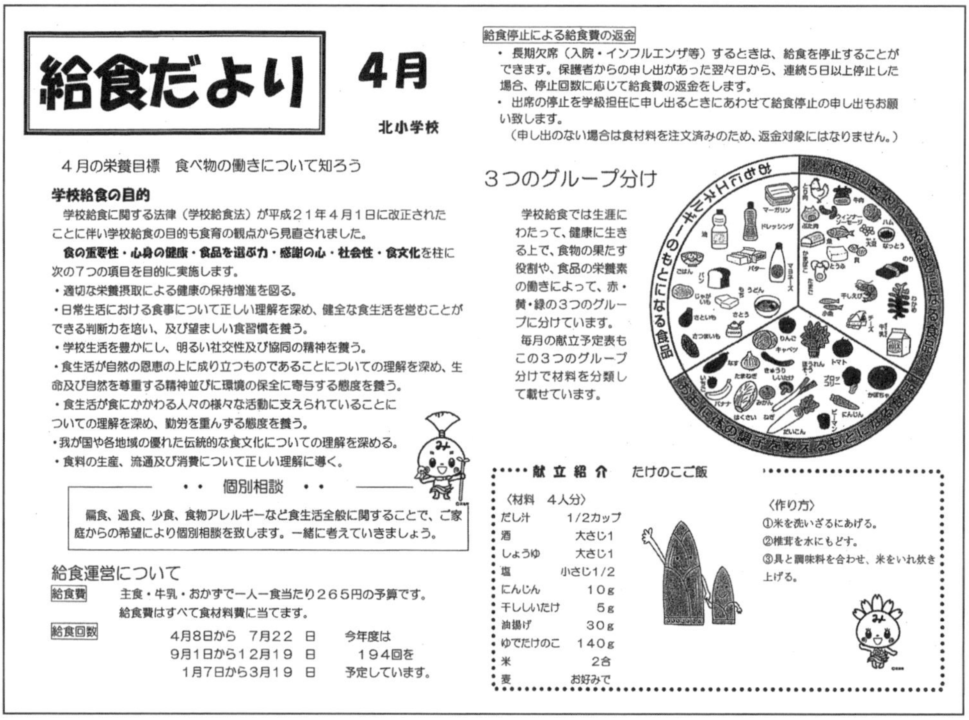

給食だより　4月

北小学校

４月の栄養目標　食べ物の働きについて知ろう

学校給食の目的

学校給食に関する法律（学校給食法）が平成２１年４月１日に改正されたことに伴い学校給食の目的も食育の観点から見直されました。

食の重要性・心身の健康・食品を選ぶ力・感謝の心・社会性・食文化を柱に次の７つの項目を目的に実施します。

・適切な栄養摂取による健康の保持増進を図る。
・日常生活における食事について正しい理解を深め、健全な食生活を営むことができる判断力を培い、及び望ましい食習慣を養う。
・学校生活を豊かにし、明るい社交性及び協同の精神を養う。
・食生活が自然の恩恵の上に成り立つものであることについての理解を深め、生命及び自然を尊重する精神並びに環境の保全に寄与する態度を養う。
・食生活が食にかかわる人々の様々な活動に支えられていることについての理解を深め、勤労を重んずる態度を養う。
・我が国や各地域の優れた伝統的な食文化についての理解を深める。
・食料の生産、流通及び消費について正しい理解に導く。

・・個別相談・・

偏食、過食、少食、食物アレルギーなど食生活全般に関することで、ご家庭からの希望により個別相談を致します。一緒に考えていきましょう。

給食運営について

給食費　主食・牛乳・おかずで一人一食当たり２６５円の予算です。
給食費はすべて食材料費に当てます。

給食回数　4月8日から　7月22　日
9月1日から12月19　日
1月7日から3月19　日
今年度は　１９４回を　予定しています。

給食停止による給食費の返金

・ 長期欠席（入院・インフルエンザ等）するときは、給食を停止することができます。保護者からの申し出があった翌々日から、連続５日以上停止した場合、停止回数に応じて給食費の返金をします。
・ 出席の停止を学級担任に申し出るときにあわせて給食停止の申し出もお願い致します。
（申し出のない場合は食材料を注文済みのため、返金対象にはなりません。）

３つのグループ分け

学校給食では生涯にわたって、健康に生きる上で、食物の果たす役割や、食品の栄養素の働きによって、赤・黄・緑の３つのグループに分けています。
毎月の献立予定表もこの３つのグループ分けで材料を分類して載せています。

献立紹介　たけのこご飯

〈材料　４人分〉

だし汁	1/2カップ
酒	大さじ1
しょうゆ	大さじ1
塩	小さじ1/2
にんじん	10g
干ししいたけ	5g
油揚げ	30g
ゆでたけのこ	140g
米	2合
麦	お好みで

〈作り方〉
①米を洗いざるにあげる。
②椎茸を水にもどす。
③具と調味料を合わせ、米をいれ炊き上げる。

図 12.1 給食だより（例）

資料）静岡県三島市

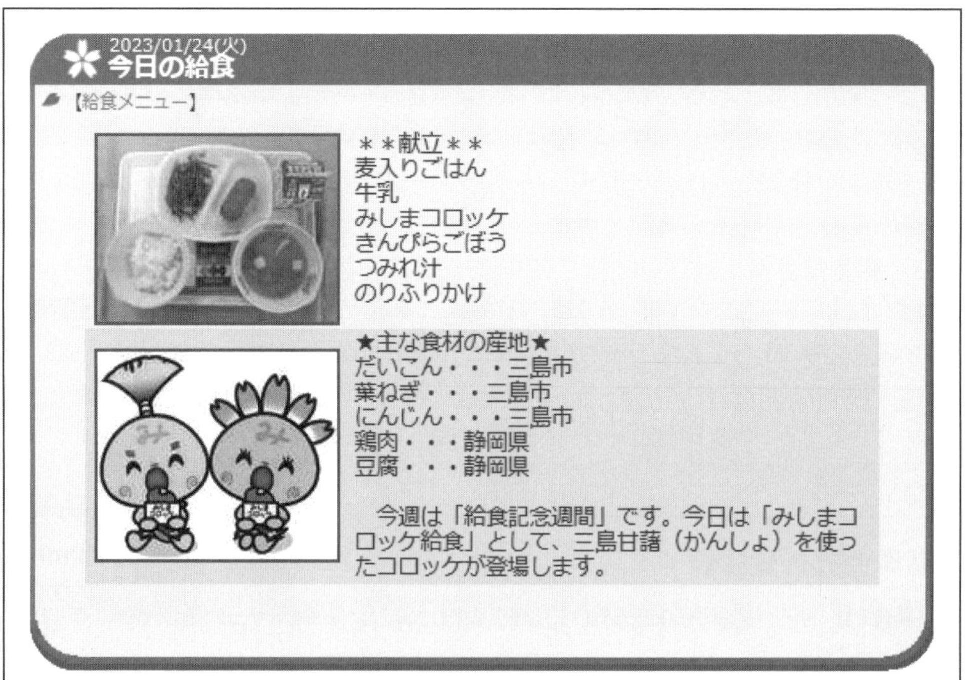

2023/01/24(火)
今日の給食

【給食メニュー】

＊＊献立＊＊
麦入りごはん
牛乳
みしまコロッケ
きんぴらごぼう
つみれ汁
のりふりかけ

★主な食材の産地★
だいこん・・・三島市
葉ねぎ・・・三島市
にんじん・・・三島市
鶏肉・・・静岡県
豆腐・・・静岡県

今週は「給食記念週間」です。今日は「みしまコロッケ給食」として、三島甘藷（かんしょ）を使ったコロッケが登場します。

図 12.2 小学校ホームページでの献立紹介（例）

資料）静岡県三島市

4 メニュー管理

三島市では，前年度に1年分の基本献立を作成している。基本献立の作成に当たり，7～9月に献立会議を実施し，新メニューは，夏休み期間に栄養士の研修会を開催して検討している。各学校では，年間の基本献立をもとに，1か月ごとに行事などを考慮して修正し，自校の献立としている。

地元の農業協同組合や食品会社（しょうゆ等）などと連携を図り，地場産物利用率は目標を上回っている。特に，故郷給食週間では地場産物100％の給食を提供している。本校の献立例を図12.3に示す。

5 生産管理

◆1　作業指示

献立表をもとに調理室手配表（食器，調味料も記載），釜割表，動線図を作成し，調理従事者に指示する。

◆2　食材料管理

物資選定委員会において食材料を選定する際には，基幹物資のパン，牛乳は学校給食会，そのほかの食材料は可能な限り地元小売業者から優先的に購入している。米は，農業協同組合（JAふじ伊豆）から，地元函南町の「あいちのかおり」を購入している。野菜は地場産物の利用率を高めるために，次の順番で注文をしている。

①生産者

②①で量が満たない場合は，市の農政課委託事業の三島西麓野菜デリバリー事業

③②で量が不足する場合は，八百屋

検収時に，納品時刻，期限表示，品質，品温，異物混入の有無，包装，メーカー，産地を確認・点検後，検収表に記入している。冷蔵庫での保管に当たっては，入庫時刻，品温，庫温，出庫時刻，担当者を記載する。牛乳は，配膳室内にある専用冷蔵庫，パンは専用収納庫に収納する。魚・肉・卵は，別室の専用冷蔵庫に収納する。

◆3　調理工程の管理

野菜類の下処理は汚染を持ち込まないよう，①洗浄・はく皮，②切さいに分け，それぞれ別の部屋で処理している（図12.4）。

衛生管理基準に基づき，温度・時間管理を行っている。釜割表には，担当者と調理開始時刻，冷却開始時刻を記入している。

◆4　配食

配膳室にて料理ごとに仕上がり重量を計量後，各クラスの重量を決定し，食缶に量り入れる。

6 施設・設備

給食室は，検収室，食品庫，野菜下処理室，魚肉処理室，野菜上処理室，加熱調理室，配膳室，パン・牛乳保管室，専用エレベーター，下膳・洗浄室からなり，隔壁もしくはシャッターで区分されている（図12.4，表12.5）。面積は220m^{2}で，オール電化厨房である。給食職員は，職員専用玄関から入り，更衣室，前室，エアーシャワーの順に通って給食室に入る。また，使用した作業着は洗濯室で洗い，自宅に持ち帰らないようにしている。

1がつ　こんだてよていひょう

三島市立北小学校

ひづけ	こんだて	おもなざいりょうとそのはたらき〈あかのなかま〉おもに体をつくるもとになる食品	〈みどりのなかま〉おもに体の調子を整えるもとになる食品	〈きいろのなかま〉おもにエネルギーのもとになる食品	エネルギー たんぱく質 脂質 食塩相当量
２３日～２７日は給食記念週間です。食べものや給食に関わっている人たちについて考える一週間にしましょう。					
２３ （月）	**給食のはじまり献立**	給食がなかった明治２２年ごろは、お昼ごはんを自分で持ってくるのが当たり前でした。おうちが貧しくてお昼ごはんを持ってくることができない子供たちへ「おにぎり」や「塩ざけ」、「漬け物」などを出してあげたことが、給食のはじまるきっかけとなりました。今日は栄養バランスを考えて、豚汁とヨーグルトを追加しています。			593 kcal 30.0 g 15.4 g 2.7 g
	むぎいりごはん			こめ・むぎ	
	ぎゅうにゅう	ぎゅうにゅう			
	さけのしおやき	さけ			
	きゅうりのつけもの		きゅうり・たくあん	ごま・ごまあぶら・さとう	
	とんじる	ぶたにく・とうふ・みそ	だいこん・にんじん・ごぼう・はねぎ	じゃがいも・こんにゃく	
	ヨーグルト	ヨーグルト			
２４ （火）	**みしまコロッケ給食**	「甘藷みしまコロッケ」が登場します。三島市でとれた三島甘藷（かんしょ）を使ったコロッケです。三島市の味を楽しんでください。			639 kcal 19.0 g 21.7 g 2.3 g
	むぎいりごはん			こめ・むぎ	
	ぎゅうにゅう	ぎゅうにゅう			
	かんしょみしまコロッケ	とうにゅう・だいずこ		さつまいも・あぶら・こむぎこ・こめこ	
	ごもくきんぴら	とりにく	ごぼう・にんじん・いんげん	こんにゃく・ごま・さとう・あぶら	
	つみれじる	とうふ・みそ・いわし・だいずこ・たら	だいこん・はねぎ	でんぷん・さとう	
	のりふりかけ	のり		ごま・さとう	
２５ （水）	**パンの給食**	戦後は食料が不足していたため、アメリカから送られた小麦粉を使用したパンが毎日給食で出されていました。また牛乳の代わりに「脱脂粉乳を水で溶かしたもの」が出されていました。			652 kcal 26.8 g 29.5 g 2.9 g
	セルフホットドッグ				
	コッペパン	だっしふんにゅう		こむぎこ・ショートニング・さとう	
	フランクフルト	ぶたにく			
	ごまいりケチャップソース			ごま・さとう	
	ぎゅうにゅう	ぎゅうにゅう			
	キャベツソテー		キャベツ・こまつな・にんじん	あぶら	
	クラムチャウダー	ぎゅうにゅう・あさり・チーズ だっしふんにゅう・しろはなまめ	たまねぎ・にんじん・パセリ	じゃがいも・こむぎこ・バター・あぶら	
２６ （木）	**静岡県の郷土料理**	静岡おでんは静岡県の郷土料理です。おでんの具に「黒はんぺん」が使用されていて、だし粉をかけて食べるのが特徴です。海に面していて水産物が豊富にとれる静岡県ならではのおでんです。			573 kcal 22.0 g 17.1 g 2.2 g
	むぎいりごはん			こめ・むぎ	
	ぎゅうにゅう	ぎゅうにゅう			
	しずおかおでん	いわしはんぺん・ちくわ・こんぶ	だいこん	さといも・こんにゃく・さとう	
	うずらのたまご 1～3年:2個　4～6年:3個	うずらたまご			
	だしこ	かつおけずりぶし・あおのり			
	れんこんサラダ	まぐろあぶらづけ	れんこん・キャベツ・きゅうり	マヨネーズ（たまご不使用）・ごま さとう	
２７ （金）	**世界の料理（韓国）**	韓国料理の「ビビンバ」が登場します。栄養をとることを目的としてはじまった給食は、食について学ぶためのものとしても考えられるようになり、日本各地の郷土料理や世界の料理を取り入れた給食が提供されるようになりました。			616 kcal 29.3 g 22.9 g 2.7 g
	ビビンバ				
	むぎいりごはん			こめ・むぎ	
	にくいため	ぎゅうにく・ぶたにく・みそ	たけのこ・にんにく・しょうが	ごまあぶら・あぶら・さとう	
	ナムル		もやし・こまつな・にんじん	ごま・ごまあぶら	
	ぎゅうにゅう	ぎゅうにゅう			
	わかめスープ	ベーコン・わかめ	たまねぎ・えのきたけ	あぶら	
	かこうこざかな	かたくちいわし		ごま・さとう	
３０ （月）	むぎいりごはん			こめ・むぎ	648 kcal 21.0 g 24.1 g 2.2 g
	ぎゅうにゅう	ぎゅうにゅう			
	ししゃもフリッター (1～3年:2本　4～6年:3本)	ししゃも・あおのり・おきあみ		こむぎこ・でんぷん・こめこ・さとう あぶら	
	はくさいのこんぶあえ	こんぶ	はくさい		
	おざく	あぶらあげ	だいこん・にんじん・ごぼう・ほししいたけ	さといも・こんにゃく・さとう	
	くだもの		ぽんかん		
３１ （火）	おやこどん				616 kcal 28.0 g 17.5 g 2.6 g
	むぎいりごはん			こめ・むぎ	
	おやこどんのぐ	たまご・とりにく・かまぼこ	たまねぎ・たけのこ・しめじ・にんじん グリンピース・ほししいたけ	さとう	
	ぎゅうにゅう	ぎゅうにゅう			
	みそしる	みそ・わかめ・あぶらあげ	はくさい・はねぎ	さといも	

＊都合により献立内容を変更する場合があります。

学校給食のはじまり

学校給食のはじまりとなった昼食です。おにぎり、焼き魚、漬け物の昼食を見てみなさんはどう思いましたか？今とくらべておかずが少ないと感じますが、食べるものが豊富になかった時代の子どもたちにとっては、ごうかな食事だったようです。

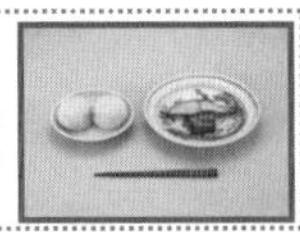

☆毎日、給食の写真を学校ホームページにのせています。ぜひご覧ください。
《検索方法》
三島市立北小学校ホームページ → 北小学校ブログ → メニュー 給食

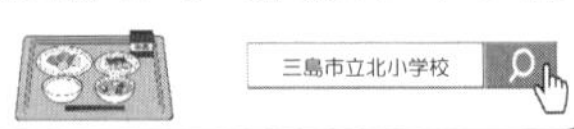

図12.3 小学校の献立（例）

注）6～20日は省略
資料）静岡県三島市

7 食事サービス管理

食缶はクラスごとの配膳車に乗せ，リフトで教室前もしくはランチルームまで運ぶ。配膳は，児童が当番制で行っている。給食当番の児童には，身支度，手洗いを徹底させている。

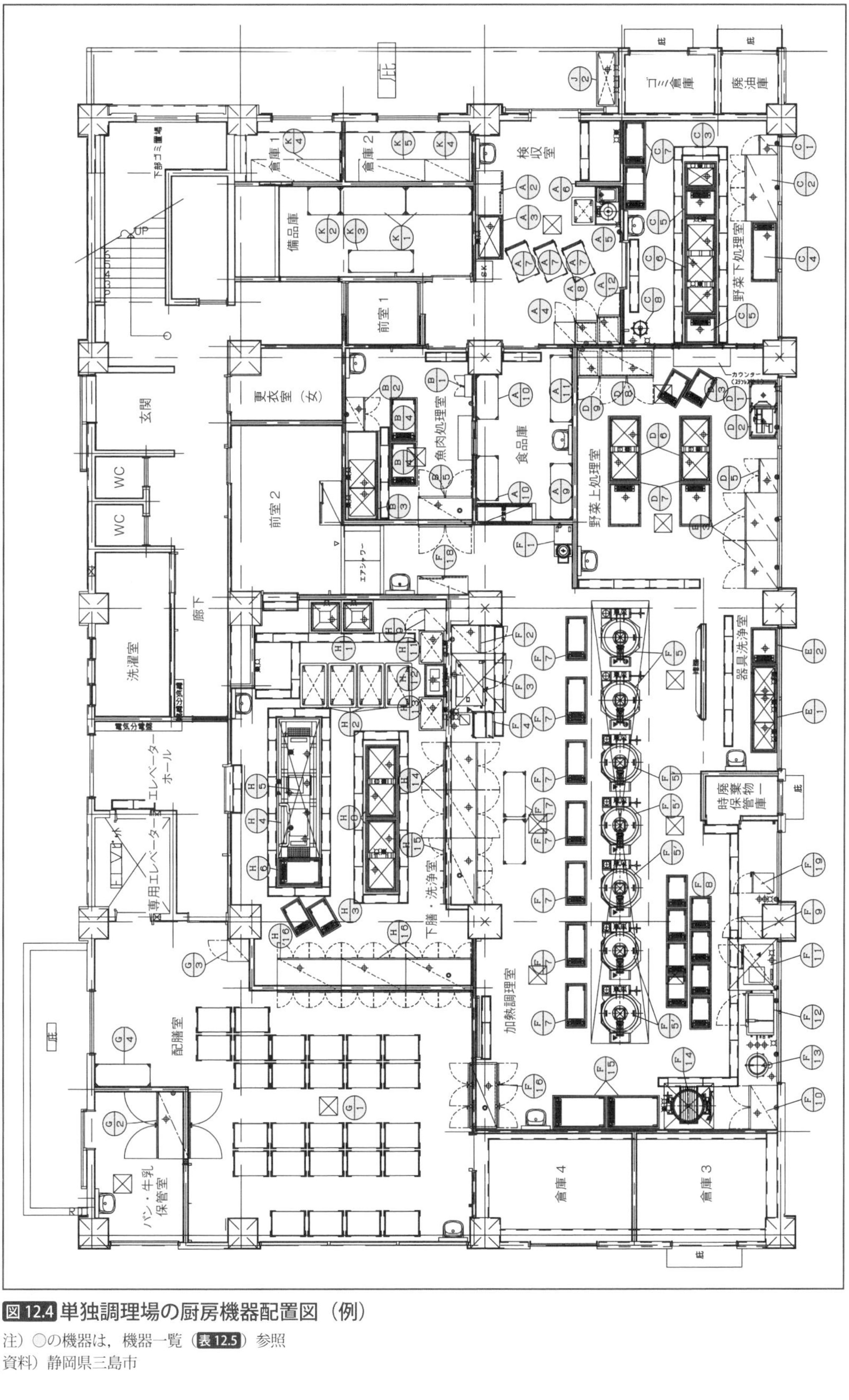

図 12.4 単独調理場の厨房機器配置図（例）

注）◯の機器は，機器一覧（**表 12.5**）参照

資料）静岡県三島市

表12.5 単独調理場の厨房機器一覧（例）

セクション	No.	品名	台数
A 検収室・食品庫	2	検収台（引き戸付き）	1
	3	一槽シンク	1
	4	掃除用具入れ	1
	5	ピーラー	1
	6	移動シンク	1
	7	L型運搬車	3
	8	検食用冷凍庫	1
	9	シェルフ	1
	10	シェルフ	2
	11	シェルフ	1
	12	冷凍冷蔵庫	1
B 魚肉処理室	1	包丁殺菌庫	1
	2	器具消毒保管庫	1
	3	水切り付き二槽シンク	1
	4	移動台	2
	5	パススルー冷蔵庫	1
C 野菜下処理室	1	包丁まな板殺菌庫	1
	2	器具消毒保管庫	1
	3	一槽シンク	1
	4	作業台	1
	5	作業台	2
	6	三槽シンク	1
	7	移動台	2
	8	ドラフト洗米器	1
D 野菜上処理室	1	スライサーシンク	1
	2	フードスライサー	1
		スライサー用架台	1
	3	移動台	2
	5	包丁まな板殺菌庫	1
	6	二槽シンク	2
	7	作業台	1
	8	冷蔵庫	1
	9	冷凍庫	1
E 器具洗浄室	1	三槽シンク	1
	2	水切り台	1
	3	器具消毒保管庫	2
F 加熱調理室	1	高速度ミキサー	1
	2	検食用冷凍庫	1
	3	スチームコンベクションオーブン	1
	4	スチコン用カート	1
	5	ガス回転釜	2
	5'	ガス回転釜	5
	7	食缶受け台	7
	8	移動台	8
	9	掃除用具入れ	1
	10	冷蔵庫	1
	11	スチームコンベクションオーブン	1
	12	真空冷却機	1
	13	脱水機	1
	14	和え物用回転釜	1
	15	移動台	2
	16	パススルー冷蔵庫	1
	17	移動シェルフ	2
	18	ステンレス戸棚	1
	19	真空冷却機	1
G 配膳室，パン・牛乳保管室	1	リフト用運搬車	27
	2	牛乳保管庫	1
	3	掃除用具入れ	1
	4	パンラック	1
H 下膳・洗浄室	1	ダストシンク	2
	2	モービルシンク	4
	3	移動台	2
	4	食器洗浄機	1
	5	ガスブースター	1
	6	移動台	1
	8	二槽シンク	2
	9	掃除用具入れ	1
	11	一槽シンク	1
	12	超音波洗浄機	1
	13	一槽シンク	1
	14	食缶消毒保管庫	2
	15	食缶消毒保管庫	1
	16	食器消毒保管庫	3
J ゴミ倉庫	2	外流し	1
K 備品庫	1	シェルフ	2
	2	シェルフ	1
	3	シェルフ	1
	4	スチール棚	3
	5	スチール棚	1

注）A1，D4，F6，H7，H10，J1は欠番。セクションの表記にIを用いていない。機器の配置は図12.4。
資料）静岡県三島市

8 危機管理

食物アレルギー対応では，代替食は実施していないが，牛乳アレルギー児には牛乳は出さない。また，卵やえびなどアレルギーの原因となる食品を使用している料理は，食缶を分けて配食し，盛りつけ時に担任が確認して食物アレルギーのある児童に誤って配膳しないようにしている。例えば，ドリアの場合，米飯と原因となる具材（しいたけ，えび等）は別々の食缶に入れている。

アレルギーのある児童は，県共通の「学校生活管理指導表（アレルギー疾患用）」に医師の診断書を添えて学校に提出する。これを受けて，養護教諭が個別の管理表を作成し，担任と栄養士に配付する。栄養士は個々の管理表に基づいてアレルギー対応が必要な料理を確認した上で調理手配表を作成している。

3 共同調理場方式の事例

1 施設概要

長泉町は人口4万3千人強の町で，令和3（2021）年の合計特殊出生率は1.80と，同年の全国平均の1.30をはるかに上回っており，子育て支援に力を入れている。町内には小学校が3校，中学校が2校ある。

給食は共同調理場からの配食である。長泉町は単独調理場方式の実績がほとんどなく，労務費を含めた経費を考え，共同調理場方式をとっている。長泉町の地形は細長いが，各学校までの配送時間は20～30分以内で，料理の温度低下のリスクは少ない。給食食数（日産）は，小学校2,890食，中学校1,387食，学校給食センターの職員食50食の合計4,327食である。

2 学校給食センターの組織

運営管理は町の直営で，職員は所長1人，栄養士3人（県費栄養教諭2人，町費1人：食物アレルギー専門栄養士），事務員1人である。調理・配送業務は給食会社に委託している。従業員は45人である。配送（5人），学校配膳業務（15人）は，給食会社がさらに委託している。

3 給食費

給食日数は各校183日，稼働日は191日で，給食費は，1食当たり小学校259円，中学校307円である。公会計（p.231，コラム 私費会計と公会計）のため，給食費は町が徴収している。

4 栄養・食事管理

◆1　栄養・食事計画

学校給食摂取基準に基づいて献立作成を行っている。また，食物アレルギー対応食は，毎月個別に食物アレルギー対応給食予定献立表を作成している（図12.5）。食物アレルギー対応給食予定献立表は各学校経由で保護者に配布し，対応内容を確認後，実施承諾書を学校給食センターに提出してもらっている。小麦粉と大豆は除去食対象外であるため，保護者と学校が管理している。令和4（2022）年6月現在の食物アレルギー対応給食対象者は76人（除去食合計は144食）であった。

◆2　栄養教育

給食時間に，県の栄養教諭による栄養教育を行っている。長泉町の小学校・中学校を合わせると145クラスあり，給食回数は年間183回で，各クラスの栄養教育実施回数は年1回である。内容は，マナー，食材料，はしの持ち方などである。このほか，食の細い児童生徒への個別指導も実施している。学校給食センターには栄養教諭が1人配置されている。県の方針で，家庭科，理科，学級活動などで栄養教諭の授業を実施している。また，毎月，県費栄養士が食育に関するさまざまな情報と献立紹介を掲載した給食だよりを作成し，配布している。

センター提出用

（別紙３）　　　　　　　　　　　　　　　　　　　　　　　　年　　月　　日

学校　　年　　組　　保護者様

≪アレルゲン：　　　　　　　　≫

長泉町学校給食センター

食物アレルギー対応給食予定献立表

年５月の献立について，下記のように対応しますのでご確認ください。

内容をご確認の上，長泉町学校給食食物アレルギー対応給食実施承諾書（様式第４号）にもれなく記入し，　月　　日（　）までに学級担任へ提出して下さい。なお，献立へのご質問等ありましたら学校を通じて給食センターまでご連絡下さい。

<表の見方について>

〇印→給食で対応可能

×印→ご家庭で準備をお願いします。

年５月　食物アレルギー対応給食予定献立表

日	曜日	献立名	対象食品	対応内容	
11	月	りんご入りロールパン			
		焼きハンバーグのトマトソースがけ			
		アスパラサラダ			
		じゃがいものコンソメスープ	うずら卵	〇	うずら卵を除去して提供します。
12	火	菜めし			
		しらすあおさ入り卵焼き	卵	×	卵を使用しています。 ご家庭より代替を持参してください。
		ひじきの炒め煮			
		新じゃがのみそ汁			
18	月	平うどん			
		ちゃんこうどん			
		かぼちゃの天ぷら	卵（天ぷら）	〇	卵を除去して提供します。
		五目金平			
		りんごヨーグルト	ヨーグルト	〇	乳製品不使用のゼリーに替えて提供します。
19	火	ごはん			
		揚げだし豆腐の桜えびあんかけ	えび	〇	桜えびを除去して提供します。
		たくあんもみ			
		いわしのつみれ汁			

図12.5 食物アレルギー対応給食予定献立表（例）

資料）長泉町学校給食センター

5 メニュー管理

献立は，主食・牛乳・主菜・副菜・汁物の組み合わせを基本としている。

主食のメニュー構成は，米飯は週 3.3 回（66％），パンは週 1.2 回（24％），麺は週 0.5 回（10％）である。

予定献立は，栄養教諭として任用されている県の栄養士２名が１月ごと交代で作成する。使用食材料の選定を終えると，予定献立表に基づき，栄養教諭２名，除去食担当の管理栄養士１名，委託会社の調理責任者，揚げ班，釜班，和え班のリーダー，下処理のリーダーの８名による献立会議を行う。

6 生産管理

◆1 作業指示

献立作成後には調理手配表を作成する。3日前までに作業工程表（図12.6），作業動線図（図12.7）を作成し，調理従事者に指示している。

◆2 食材料管理

パン，牛乳，ソフト麺は学校給食会，米は農業協同組合から購入し，野菜，肉類，魚介類は地元業者から，入札により決定している。地場産の食材料の使用は，生産農家の減少で量の確保が難しく，確保できる品目が少ないため利用率は低いが，年1回の「長泉の日」の給食は，地場産物利用率が高くなっている。使用食材料のうち，年間見積もりや半期見積もりで納入業者が決まっておらず，月見積もりが必要なものについて，試食の日を設け，価格や品質等により業者を決定する。その後，月見積もりを行っていない食材料について，各業者に取り寄せの連絡をする。

生鮮食品は当日，乾物・缶詰等は前日の午後に納品する。野菜と魚・肉は別々の荷受室で検収を行い，食品検収表に納品時刻，期限表示，品質，品温，異物混入の有無，包装，メーカー，生産地，保管場所，確認者を記入し，指定の保管場所に保管する。

◆3 下処理

野菜類の汚染を持ち込まないよう，下処理は①洗浄・はく皮（下処理室），②洗浄（中処理室），③切さい（上処理室）に分け，別々の部屋で処理する。この際，下処理作業記録票に食材料名，レーン，洗浄回数，担当者，下処理作業時間，注意点，カゴ数を記入する。

料理に合わせて切さいしたのちに，各校の人数重量に配分する。

◆4 調理

調理は小学校と中学校に分け，給食時間に合わせて2部制で行っている。中心温度は85℃に設定し，各調理において，調理温度表に料理名，調理時間，中心温度，配缶時間，配缶内訳，配缶者名を記入している。

調理内容により，下記のように部屋を分けている。

①**調理室**：蒸気回転釜を用いて，煮物，汁物，炒め物を調理する。

②**揚げ・焼き物室**：連続揚げ物機を用いて揚げ物，スチームコンベクションオーブンを用いて蒸し物，焼き物の調理を行う。

③**和え物室**：野菜は専用のスライサーで切さいし，専用の回転釜で和える。茹で野菜は回転釜で茹でてから，真空冷却機で冷却する。和え物室ではサラダも調理している。

④**対応給食調理室**：アレルギー食は，専用調理場で別途調理している。

◆5 配食

学校給食センターでは，配送車の出発時刻と車内温度を記録して各校に届ける。各校では，配膳業務担当者が配膳室からの出発時刻，到着時刻，配膳終了時刻，記入者名を配膳時刻記録表に記入する（図12.8）。

7 食事サービス管理

各校では，配膳業務担当者がダムウェーター（小荷物専用昇降機）にて配膳ワゴンを各階に上げ，教室の前まで運ぶ。各クラスでは，児童生徒が当番制で配膳している。

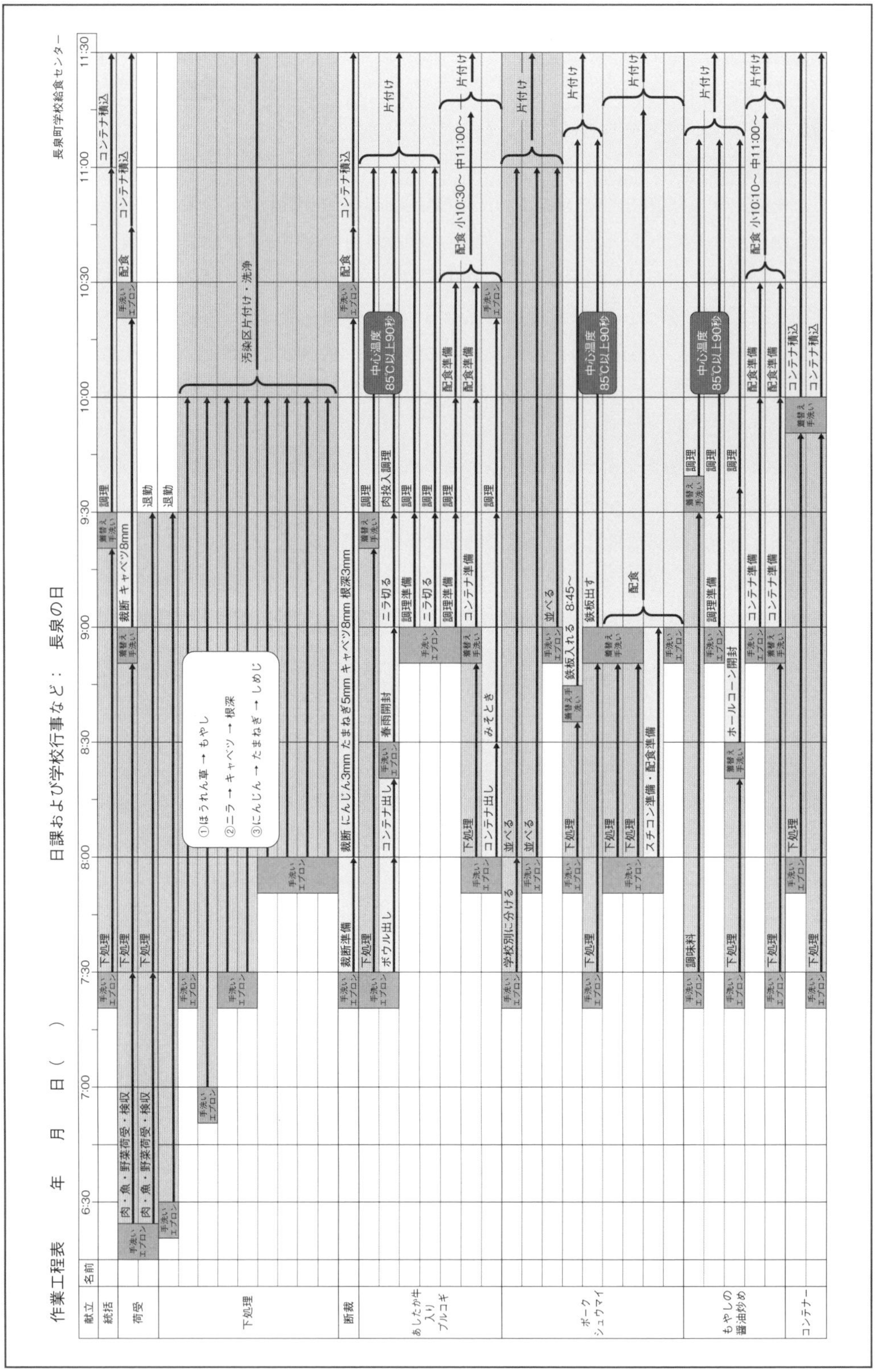

図 12.6 作業工程表（例）

資料）長泉町学校給食センター

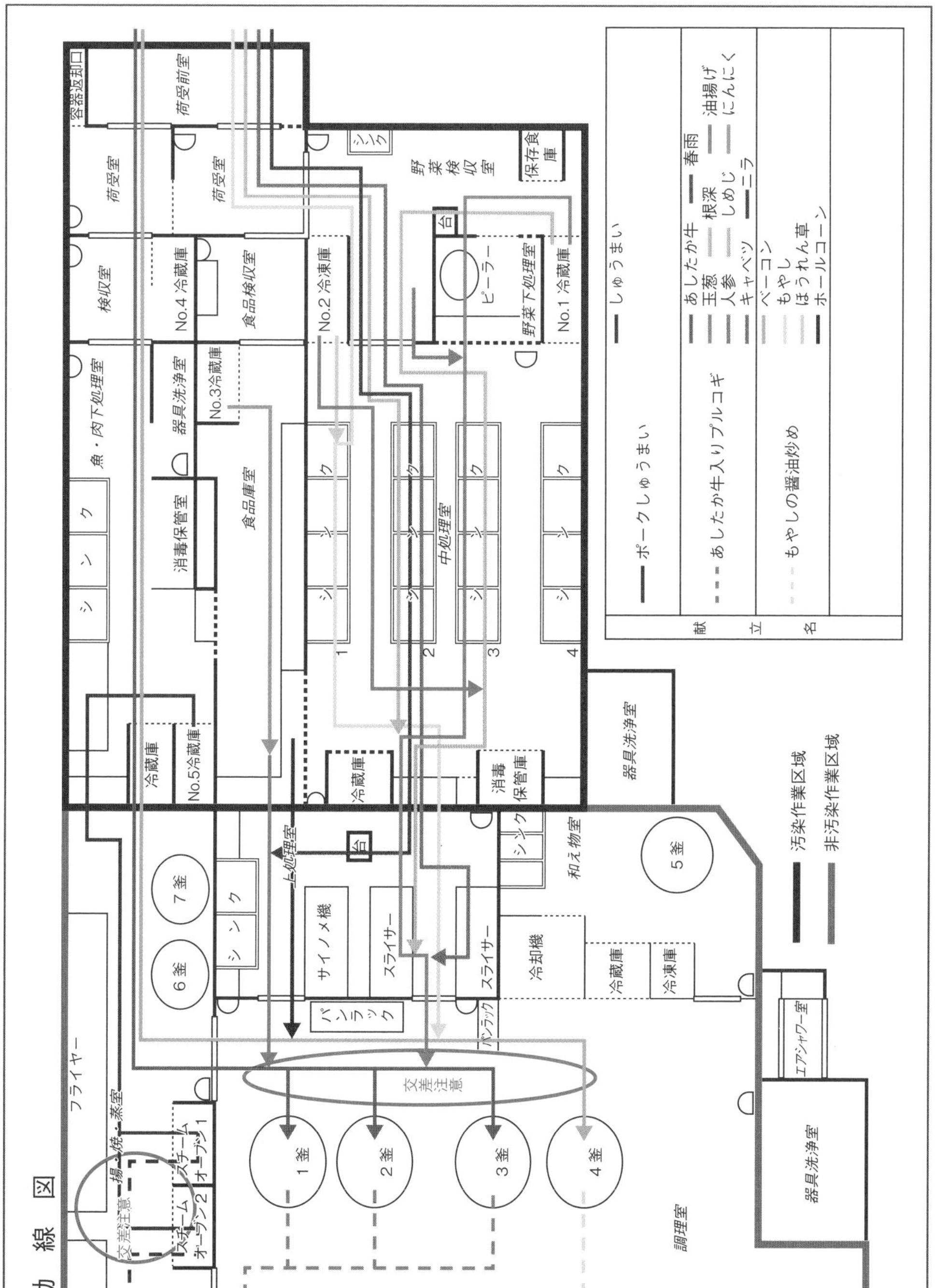

図 12.7 作業動線図（例）

資料）長泉町学校給食センター

配膳時刻記録表　＿＿月　＿＿小学校

日	曜日	出発時刻	到着時刻	配膳終了時刻	日課	記入者
1	月	10:47	11:02	11:50		A
2	火	10:46	10:58	11:45		B
3	水	10:44	10:57	11:45		C
4	木	10:48	11:02	11:50		A
5	金	10:47	11:01	11:45		B
8	月	10:37	10:50	11:45		C
9	火	10:46	10:57	11:46		D
10	水	10:59	11:13	11:55		A
11	木	10:49	11:02	11:50		C
12	金	10:46	11:01	11:50		C
15	月	10:36	11:00	11:50		E
16	火	11:01	11:15	11:55		F
17	水	10:49	11:02	11:50		G
18	木	10:49	11:02	11:50		H
19	金	10:44	10:57	11:46		A

図 12.8 配膳時刻記録表（例）

資料）長泉町学校給食センター

8 施設・設備管理

長泉町給食センターの建物本体延べ面積は 1410.83m² である。4,000 食以上の料理を調理するために，調理室に 500L の回転釜を 4 基，揚げ・焼き物室に 2 基，和え物室に 1 基と，合計 7 基を設置している。食数の増加に伴い，平成 27（2015）年度には 2 基を 600L に変更した。熱源は，大型の回転釜は蒸気を使用している。そのため，ボイラー室を設置している。スチームコンベクションオーブン，フライヤーの熱源はガスである。消毒保管庫は熱風乾燥のものである。

9 危機管理

給食会社側が，毎日，調理従事者の健康状態を確認し，学校給食従事者衛生チェック表に記録している。事故防止対策（異物混入，食中毒・ノロウイルス）と安全・衛生管理対策はマニュアルを作成して，項目ごとフローチャートに沿って点検・確認・記録を実施している。

食物アレルギー対応の対象食品は，えび，かに，くるみ，小麦，そば，卵，乳，落花生（ピーナッツ）である。除去食としては，①単品除去（牛乳など），②給食の献立から調理段階で対象となる原因食材料を除去して提供，の 2 通りである。また，食物アレルギー対象食品献立一覧表を作成し，料理ごとにアレルギーの原因となる食品と，製造過程で微量混入（コンタミネーション）の可能性のある食品について記号で表示している。また，アレルギー専用調理室である対応給食調理室には，特定原材料および特定原材料に準ずるものは持ち込み禁止としている。微量混入で発症する場合は，対応食の提供を行っていない。

4 管理栄養士・栄養士活動の課題と展望

栄養教諭の配置は，食育基本法が施行された平成 17（2005）年度の 34 人から令和 3（2021）年度の 6,752 人と，16 年間で 6,700 人強増加してきた。しかし，静岡県の場合，栄養教諭の授業は家庭科・理科や学級活動などの授業との連携で TT 方式で実施され，クラスごとの授業は，年に 1 ～ 2 回程度の実施状況である。食育の視点から，生涯を通じた健康教育のためには 1 教科としての位置づけが課題になる。静岡県の場合，団塊世代の退職により，ここ数年は毎年，学校栄養士としての管理栄養士・栄養士の募集がある。世代交代の中で，食育が授業として位置づけられて展開されることを期待する。

社会の変化とともに子ども達の「食」の問題も変化している現代において，学校給食は特定給食が目標とする栄養管理以外にも，文化の伝承，環境保全や勤労への感謝等，さまざまな目的を担っている。広い視野をもち，学校給食を食育の一環として展開していくことは，児童生徒だけでなく，異なる世代にも幅広く影響すると考えられる。

第13章
児童福祉施設給食

内田眞理子

給食を提供する児童福祉施設は，環境上養護を必要とする児童および心身に何らかの障害をもった児童を対象とする児童福祉施設と保育所に大別でき，給食の目的も制度も異なる。

本章では，それらの給食施設の概要，給食運営方法とマネジメントについて理解する。

本章の Key Words

保育所給食，障害児施設給食，外部委託，外部搬入，児童福祉施設最低基準

1 概要

1 意義・目的

児童福祉施設の食事提供は，利用者が発育期にあるため，健全な心身の発育・成長を目指すとともに，将来の食生活の自立を目標としている。したがって，栄養管理を行うだけでなく，食育という観点からも給食の果たす役割は大きい。

児童福祉施設給食の主要な目的を下記にあげる。

①**栄養の給与**：児童の健全な心身の発育，および健康の維持・増進に必要な栄養を給与する。

②**食生活習慣の形成**：将来の生活習慣病予防のために，正しい食生活習慣を形成する。また，健康を自ら管理するための好ましい食嗜好，食物選択基準の知識を教える。

③**社会性を育む**：他の児童や保育者と一緒に食事することで，食事のマナーを身につける。また，おいしく楽しい共食の体験により情緒を豊かにし，社会性を育む。

2 現状

保育所では，平成 20（2008）年に改定された保育所保育指針に「食育」が盛り込まれたことから，給食を含む食育計画が保育の一環として位置づけられ，その重要性が認識された。

また，児童養護施設等の入所施設では，虐待や養育環境の悪化により入所する児童が増えていることから，小規模で家庭的な環境での養育が求められるようになった。職員との個別的な関係性を重視したきめ細やかなケアの提供や，食事についても多人数の給食提供とは違った，さまざまな配慮が必要となってきている。

盲ろうあ，知的障害，自閉症，肢体不自由等の障害をもつ児童が入所する障害児施設の給食では，食事内容や使用食具，配膳等に，個別の対応が必要である。

障害児施設では，平成 21（2009）年 4 月より，個別の障害児の栄養健康状態に着目した栄養ケア・マネジメントの実施が「栄養マネジメント加算」として評価され，管理栄養士による適切な実施が求められている。

◆1 保育所給食の業務委託と外部搬入

平成 10（1998）年より，施設職員による調理と同等の質が確保されれば，調理業務の外部委託が可能となった（保育所における調理業務の委託について，平成 10 年 2 月 18 日児発第 86 号）。ただし，調理業務を委託する場合でも，保育所内の調理室で調理することとされていたが，平成 22（2010）年 6 月の**児童福祉施設の設備及び運営に関する基準**の「保育所の設備の基準の特例」（第 32 条の二）の改正により，公立，私立を問わず満 3 歳以上の児童に対する食事について，衛生面，栄養面，健康状態に応じた対応や食育計画への配慮等の要件を満たす場合に限り，外部搬入が認められた。外部搬入の場合でも，その保育所において行うことが必要な調理のための加熱，保存等の調理機能を有する設備を備えるものとされている。3 歳未満児の食事については，特区の認定を受けた場合に限り外部搬入が認められる。

◆2 認定こども園における給食

現在，**就学前の子どもに関する教育，保育等の総合的な提供の推進に関する法律**に基づき，文部科学省・厚生労働省により，幼保連携が進められており，**認定こども園**の認定が進んでいる。令和 4（2022）年 4 月 1 日現在で全国の認定件数は 9,220 件となっている。

この法律の規定に基づき，施設の設備および運営に関する基準が定められており（**認定こども園に関する国の指針**），認定こども園には保育室または遊戯室，屋外遊戯場および調理室を設けなければならないとされている。しかし，保育所型認定こども園以外では，調理室をもたない施設が多い。そのため，幼保連携型認定こども園，幼稚園型認定こども園，地方裁量型認定こども園では，満 3 歳以上の子どもに対する食事について，保育所給食と同様，園外で調理し搬入することができるとされた。外部搬入によることとしてもなお，園内で行うことが必要な調理のための加熱，保存等の調理機能を有する設備を備えるものとされている。

3 施設の種類

児童福祉施設の種類と根拠法令，施設の概要について表 13.1 に示す。入所施設では 1 日 3 食の食事を，通所施設では通常 1 日 1 食の食事（昼食）を提供する。

4 法的根拠

児童福祉法第 45 条の規定に基づいて，児童福祉施設の設備及び運営に関する基準が定められている。この規定により，都道府県が条例で定める基準を児童福祉施設最低基準といい，これが保育所の認可基準にもなっている。この基準は，児童福祉施設に入所している者が，明るく衛生的な環境において，素養があり，適切な訓練を受けた職員の指導により，心身ともに健

児童福祉施設の設備及び運営に関する基準：昭和 23 年 12 月 29 日厚生省令第 63 号，最終改正：令和 5 年 4 月 1 日内閣府令第 38 号

（保育所の設備の基準の特例） 第 32 条の二　次の各号に掲げる要件を満たす保育所は，第 11 条第 1 項の規定にかかわらず，当該保育所の満 3 歳以上の幼児に対する食事の提供について，当該保育所外で調理し搬入する方法により行うことができる。この場合において，当該保育所は，当該食事の提供について当該方法によることとしてもなお当該保育所において行うことが必要な調理のための加熱，保存等の調理機能を有する設備を備えるものとする。

1. 幼児に対する食事の提供の責任が当該保育所にあり，その管理者が，衛生面，栄養面等業務上必要な注意を果たし得るような体制及び調理業務の受託者との契約内容が確保されていること。
2. 当該保育所または他の施設，保健所，市町村等の栄養士により，献立等について栄養の観点からの指導が受けられる体制にある等，栄養士による必要な配慮が行われること。
3. 調理業務の受託者を，当該保育所における給食の趣旨を十分に認識し，衛生面，栄養面等，調理業務を適切に遂行できる能力を有する者とすること。
4. 幼児の年齢及び発達の段階並びに健康状態に応じた食事の提供や，アレルギー，アトピー等への配慮，必要な栄養素量の給与等，幼児の食事の内容，回数及び時機に適切に応じることができること。
5. 食を通じた乳幼児の健全育成を図る観点から，乳幼児の発育及び発達の過程に応じて食に関し配慮すべき事項を定めた食育に関する計画に基づき食事を提供するよう努めること。

就学前の子どもに関する教育，保育等の総合的な提供の推進に関する法律：平成 18 年 6 月 15 日法律第 77 号，最終改正：令和 5 年 6 月 16 日法律第 58 号

認定こども園：認定こども園には次の 4 つの類型がある。①幼保連携型認定こども園，②幼稚園型認定こども園，③保育所型認定こども園，④地方裁量型認定こども園。

認定こども園に関する国の指針：就学前の子どもに関する教育，保育等の総合的な提供の推進に関する法律第 3 条第 1 項第 4 号及び同条第 2 項第 3 号の規定に基づき，文部科学大臣と厚生労働大臣とが協議して定める施設の設備及び運営に関する基準。平成 18 年 8 月 4 日文部科学省・厚生労働省告示第 1 号

児童福祉法：昭和 22 年 12 月 12 日法律第 164 号，最終改正：令和 5 年 6 月 16 日法律第 63 号

第 1 条　全て児童は，児童の権利に関する条約の精神にのっとり，適切に養育されること，その生活を保障されること，愛され，保護されること，その心身の健やかな成長及び発達並びにその自立が図られることその他の福祉を等しく保障される権利を有する。

第 2 条　全て国民は，児童が良好な環境において生まれ，かつ，社会のあらゆる分野において，児童の年齢及び発達の程度に応じて，その意見が尊重され，その最善の利益が優先して考慮され，心身ともに健やかに育成されるよう努めなければならない。

②児童の保護者は，児童を心身ともに健やかに育成することについて第一義的責任を負う。

③国及び地方公共団体は，児童の保護者とともに，児童を心身ともに健やかに育成する責任を負う。

表 13.1 児童福祉施設の種類，根拠法令，施設の概要，栄養士の配置

施設の種類	根拠法令	施設の概要	栄養士の配置
助産施設	児童福祉法第36条	保健上必要があるにもかかわらず，経済的理由により，入院助産を受けることができない妊産婦を入所させて，助産を受けさせることを目的とする施設	医療法に準じる
乳児院	児童福祉法第37条	乳児（保健上，安定した生活環境の確保その他の理由により特に必要のある場合には，幼児を含む）を入院させて養育し，併せて退院した者について相談その他の援助を行うことを目的とする施設	必置（入所乳幼児10人以上）
母子生活支援施設	児童福祉法第38条	母子家庭の母と子を入所させて保護するとともに，自立の促進のためにその生活を支援し，併せて退所した者について相談その他の援助を行うことを目的とする施設	規定なし
保育所	児童福祉法第39条	保育を必要とする乳児・幼児を日々保護者のもとから通わせて保育を行うことを目的とする施設	規定なし*
幼保連携型認定こども園	児童福祉法第39条の二	保育を必要とする乳児・幼児に対する教育および保育を一体的に行い，これらの乳児または幼児の健やかな成長が図られるよう適当な環境を与えて，その心身の発達を助長することを目的とする施設	規定なし
児童厚生施設	児童福祉法第40条	児童遊園，児童館等，児童に健全な遊びを与えて，健康を増進し，または情操をゆたかにすることを目的とする施設	規定なし
児童養護施設	児童福祉法第41条	保護者のない児童，虐待されている児童，その他環境上養護を要する児童を入所させて養護し，併せて退所した者に対する相談その他の自立のための援助を行うことを目的とする施設	必置（入所児童41人以上）
福祉型障害児入所施設	児童福祉法第42条第1号	障害児を入所させて保護し，日常生活の指導および独立自活に必要な知識技能を与えることを目的とする施設	必置（入所児童41人以上）
医療型障害児入所施設	児童福祉法第42条第2号	障害児を入所させて保護し，日常生活の指導，独立自活に必要な知識技能の付与および治療を目的とする施設	医療法に準じる
福祉型児童発達支援センター	児童福祉法第43条第1号	障害児を日々保護者のもとから通わせて，日常生活における基本的動作の指導，独立自活に必要な知識技能の付与または集団生活への適応のための訓練を目的とする施設	必置（入所児童41人以上）
医療型児童発達支援センター	児童福祉法第43条第2号	障害児を日々保護者のもとから通わせて，日常生活における基本的動作の指導，独立自活に必要な知識技能の付与または集団生活への適応のための訓練および治療を目的とする施設	医療法に準じる(規定なし)
児童心理治療施設	児童福祉法第43条の二	家庭環境，学校における交友関係，その他環境上の理由により社会生活への適応が困難となった児童を，短期間，入所させ，または保護者のもとから通わせて，社会生活に適応するために必要な心理に関する治療および生活指導を主として行い，併せて退所した者について相談その他の援助を行うことを目的とする施設	必置
児童自立支援施設	児童福祉法第44条	不良行為をなし，またはなすおそれのある児童などを入所させ，または保護者のもとから通わせて，必要な指導を行い，自立を支援し，併せて退所した者について相談その他の援助を行うことを目的とする施設	必置（入所児童41人以上）
児童家庭支援センター	児童福祉法第44条の二	地域の児童の福祉に関する各般の問題につき，児童に関する家庭その他からの相談のうち，専門的な知識および技術を必要とするものに応じ，必要な助言を行うとともに，市町村の求めに応じ，技術的助言その他必要な援助を行うほか，要保護児童に対して指導を行い，併せて児童相談所，児童福祉施設等との連絡調整その他内閣府令の定める援助を総合的に行うことを目的とする施設。基本的に他の児童福祉施設に併設される	規定なし

注）栄養士の配置は，「児童福祉施設の設備及び運営に関する基準」に示されている
*栄養士による必要な配慮が行われること
原表）内田眞理子

やかに，社会に適応するように育成されることを保障するものである。

「児童福祉施設の設備及び運営に関する基準」では，衛生管理についてのほか，食事について，第11条に次のように規定されている。

①入所者に食事を提供するときは，施設内で調理すること。

②献立は，できる限り変化に富み，入所者の健全な発育に必要な栄養量を含むこと。

③食事は，食品の種類および調理法について，栄養ならびに入所者の身体的状況および嗜好を考慮したものであること。

④調理は，あらかじめ作成された献立に従って行うこと。ただし，少数の児童を対象として家庭的な環境のもとで調理するときは，この限りではない。

⑤児童の健康な生活の基本としての食を営む力の育成に努めること。

5 給食費

児童養護施設，乳児院等の入所施設の運営費は措置費として国が負担する。給食費についても，管理栄養士・栄養士，調理従事者等の労務費は事務費として，食材料費は一般生活費として計上される。

保育所，認定こども園については，令和元（2019）年10月に保育料が無償化され，3～5歳児の保育料の保護者負担はなくなった。しかし，給食費については副食料材料費・主食材料費ともに保護者から徴収する。

6 栄養・食事管理

児童福祉施設における栄養・食事管理は，成長の個人差が大きいため，一人ひとりの発育・発達状況，栄養状態，生活状況等に合わせ，養育環境も含めた実態を把握した上で，PDCAサイクルに基づいて行うことが重要である。

平成22（2010）年3月，厚生労働省により「**児童福祉施設における食事の提供ガイド**」が策定され，「日本人の食事摂取基準」の活用，実践例などとともに，食事の提供と食育を一体的な取り組みとして栄養管理を行うことの重要性が示された。児童福祉施設では，「心と体の健康の確保」，「安全・安心な食事の確保」，「豊かな食体験の確保」，「食生活の自立支援」を目指して，子どもの食事・食生活支援を行うことで，子どもの健やかな発育・発達に資することが大切である図13.1。

なお，「日本人の食事摂取基準」は5年おきに策定されるため，新しいものを活用する。

◆1　栄養管理の考え方

児童福祉施設における栄養管理は，給食すなわち食事を提供することが軸となる。施設で食べる食事そのものが栄養教育（食育）につながり，1回1回の食事が学習の場である。食事提供と食育を通じ，子どもと保護者を支援していく過程そのものが栄養管理である。

◆2　一人ひとりの子どもの発育・発達に対応

月齢や年齢で一律の対応や支援を行うのではなく，個々の発育・発達状態，健康状態・栄養

児童福祉施設における食事の提供ガイド：児童福祉施設における食事の提供及び栄養管理に関する研究会報告書（平成22年3月，厚生労働省雇用均等・児童家庭局母子保健課）。https://www.mhlw.go.jp/shingi/2010/03/dl/s0331-10a-015.pdf

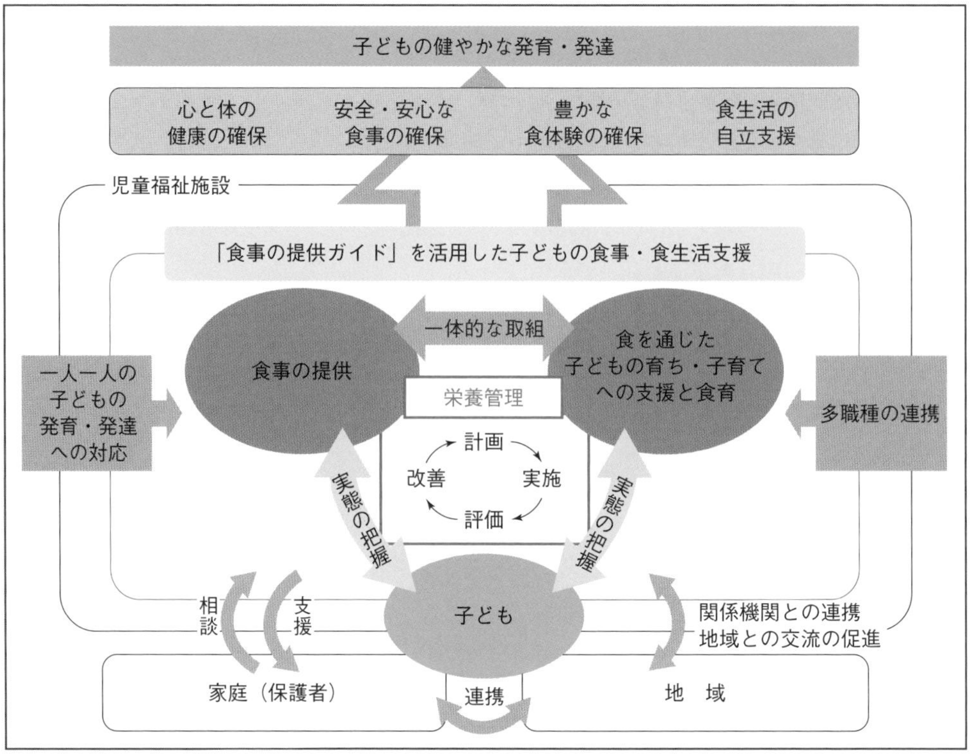

図13.1 子どもの健やかな発育・発達を目指した食事・食生活支援

資料）厚生労働省：児童福祉施設における食事の提供ガイド（平成22年3月）

状態を踏まえて，個人の状態に合わせた対応や支援を行う。また，体調不良や食物アレルギー，障害のある子ども，虐待を受けた子ども等，個々の状況に応じた配慮をすることが大切である。

◆3　多職種の連携

児童福祉施設では，食事への関わりは職種ごとに多様である。施設長をはじめとして，保育士，看護師，管理栄養士・栄養士等全職員が，一人ひとりの健康状態，生活状況，喫食状況等の情報を把握し，必要時に情報を共有し，活用できるようなシステムの構築が求められる。

◆4　家庭や地域との連携

食事の場は児童福祉施設のみでなく，家庭での食事も重要となることから，家庭と連携・協力して食事を考えていく必要がある。施設が子どもの食に対してどのように取り組んでいるかを家族に伝えることにより，家庭での食への関心を高め，食育の推進にもつながる。

また，施設に管理栄養士・栄養士が配置されていない場合には，地域や関係機関の栄養業務担当職員と連携を図ることも重要である。

◆5　PDCAサイクルを踏まえた食事の提供

施設における食事提供のPDCAサイクルは，以下のステップで進める。

①栄養管理の目標を明確にする。

②目標を明確にするために現在の状態を明らかにする（実態把握＝アセスメントの実施）。

③現在の状態について調べた結果を分析，判定する。

④判定結果をもとに具体的な目標を立てる。

⑤目標を実現するための計画を立てる（plan）。
⑥計画を実施する（do）。
⑦実施しながら適切に計画が進行しているか，途中の経過を観察する（モニタリング）。
⑧途中で適切に進んでいなかったら計画を修正する（check）。
⑨一定の期間で実施し得られた（変化した）結果を目標と照らし合わせて確認する（評価）。
⑩評価結果に基づき，次に改善することを明確にする（act）。

上記の 10 のステップを児童福祉施設にあてはめたものが 図 13.2 である。

◆6 食事の提供および調理実習（体験）等における衛生管理

乳幼児は，食中毒にかかると重症化しやすいことから，児童福祉施設における食事の提供では，衛生管理を向上させ，食中毒の発生防止に努める必要がある。1 回 300 食以上または 1 日 750 食以上を提供する大量調理施設の要件に該当しない児童福祉施設等でも，可能な限り，大量調理施設衛生管理マニュアル（p.146，341）に基づく衛生管理に努める。

また，クッキング保育や児童養護施設等での居室での調理等，調理施設以外での調理の際には，食中毒予防のための衛生面と安全面への十分な配慮が必要である。

7 栄養管理の評価

栄養管理の評価は，前述のように，PDCA サイクルを踏まえた食事提供により得られた結果（変化）を，目標と照らし合わせて行う。

食事提供の計画と評価における「日本人の食事摂取基準」の活用

施設で提供する食事のエネルギーおよび栄養素量は，子どもの必要量に見合うものでなければならず，そのため一人ひとりの栄養管理が必要となる。具体的には集団としてとらえながら必要に応じて個人対応できるように考えていくことが必要である。

評価と改善については，提供量と摂取量から計画値を見直していく。そのためにはできあがり量，盛りつけ量，摂取量の確認が必要となる。摂取量が把握できるように管理栄養士・栄養士，保育士等が協力していくことが大切である。1 日の習慣的な摂取量が把握できない場合でも，施設での摂取量を継続して見ることで，施設における食事提供の改善点を見つけることができる。継続的な摂取量の把握と定期的な身体発育状況の確認により，次の計画につなげていく。

児童福祉施設における栄養管理報告書の例を 表 13.2 に示す。また，**肥満・やせに該当する者の割合の評価方法**の例を 表 13.3 に示す。

肥満・やせに該当する者の割合の評価方法：下記のようなものがある。
・幼児の肥満度判定区分の簡易ソフト…「特定給食施設における栄養管理に関する指導・助言について」（平成 25 年 9 月 3 日，厚生労働省健康局がん対策・健康増進課栄養指導室）の別添「肥満並びにやせに該当する者の割合の評価方法について」に記載されている。https://www.niph.go.jp/soshiki/07shougai/hatsuiku/
・乳幼児身体発育評価マニュアル…平成 23 年度厚生労働科学研究費補助金（成育疾患克服等次世代育成基盤研究事業）「乳幼児身体発育調査の統計学的解析とその手法及び利活用に関する研究」（H23 －次世代－指定－ 005），（平成 24 年 3 月，令和 3 年 3 月改訂）。https://www.niph.go.jp/soshiki/07shougai/hatsuiku/
・児童生徒の健康診断マニュアル（平成 27 年度改訂）…日本学校保健会

	ステップ	施設長を中心とした施設全体 管理栄養士・栄養士，調理担当者，保育士，看護師等の業務	子ども
	1．施設としての栄養管理の目標を明確にする	・施設の目標を立てるための委員会（組織）をつくり，栄養管理および食育との関連も含め食事提供の目標を立てる	
	2．目標を明確にするために現在の状態を明らかにする（実態把握＝アセスメントの実施）	・施設での食事の摂取状況，摂取量を把握する。施設以外での食事の状況を把握する ・身長・体重などの発育状況を定期的に把握する。発育状況に配慮が必要な子ども，アレルギーなどを有する子どもを確認し，その数を明らかにする	
	3．現在の状態について調べた結果を分析，判定する	・発育·発達状況と食事の摂取状況とを併せて個別に配慮する子どもを明らかにする。施設としての特徴を明らかにする	
	4．判定結果をもとに具体的な目標を立てる	・施設の給食の給与栄養量，食事計画を立てる	
plan	5．目標を実現するための計画を立てる	・食事提供の計画と同時に保護者への情報提供，施設での盛りつけや食事時間中に注意すべきことについて検討する ・期間献立を作成する ・一定期間の予定献立をもとに行事や食べる支援をする立場の意見，作る立場の意見も取り入れ，最終的に施設全体で献立を決定する	
do	6．計画を実施する	・提供する食事の品質管理を行う（調理，盛りつけ，配膳） ・子どもの食べる行動の支援を行う。食べる様子の観察，状況の把握を行う ・食物アレルギーなど配慮が必要な子どもの状況の確認を行う	食事の準備 食事摂取 片づけ
	7．実施しながら適切に計画が進行しているか途中の経過を観察する(モニタリング)	・残菜量（食べ残し量）を確認する	食事の感想・意見・希望
check	8．途中で適切に進んでいなかったら計画を修正する	・摂取量や摂取状況の情報の共有および配慮が必要な子どもの確認，献立上の課題の検討をする ・提供量，残菜量（食べ残し量）の検討から給与栄養量や献立を見直す	
	9．一定の期間で実施し得られた（変化した）結果を目標と照らし合わせて確認する（評価）	・発育·発達状況を確認する	
act	10．評価結果に基づき，次に改善することを明確にする	・施設の食事提供に関わる目標や食事計画全体像を見直す	
		・栄養管理の水準を高めながら次のサイクルのステップに戻る	

※9～10 の業務は 1～4 と重なり，プロセスが繰り返されていることを意味している
※施設の職員の配置状況等により職種間の業務分担等は異なることが考えられるが，一例を示した

図 13.2 児童福祉施設における PDCA サイクルを踏まえた食事提供の進め方（例）

資料）厚生労働省：児童福祉施設における食事の提供ガイド（平成 22 年 3 月）を一部加筆

表 13.2 児童福祉施設における栄養管理報告書（例）

施 設 名
施設所在地 〒　　　　　　　　　　電話
fax
管 理 者 職名　　　　氏名

施設種類	□幼稚園　□保育所（園）　□認定こども園　□児童福祉施設					
運営方法	□直営　□委託（委託契約書　□有　□無）					
委託先	名称			代表者氏名		
	所在地 〒　TEL					
委託内容	□献立作成　□材料購入　□材料検収　□調理　□配膳　□下膳					
	□保存食の採取　□食器の洗浄・消毒　□施設外調理　□その他（　　　）					
管理栄養士必置施設指定	□無　□有		有の場合，管理栄養士（代表者）氏名 登録番号			
給食対象者の把握（10 月 1 日現在）	入所者数	人（定員　　人）				
	区分	男	女	食物アレルギーへの対応（該当するもの全てにチェック） □有（□除去　□代替　□その他） □無		
	0 歳児	人	人			
	1 ～ 2 歳児	人	人			
	3 ～ 5 歳児	人	人			
	6 ～ 11 歳児	人	人	喫食量の把握状況	□有　把握方法（　　　） □無	
	12 ～ 17 歳児	人	人			
給食数（10 月中の 1 日当たりの平均給食数）	区分	朝食	昼食	夕食	合計	おやつ等
	0 歳児	食	食	食	食	食
	1 ～ 2 歳児	食	食	食	食	食
	3 ～ 5 歳児	食	食	食	食	食
	6 ～ 11 歳児	食	食	食	食	食
	12 ～ 17 歳児	食	食	食	食	食
	計	食	食	食	食	食
	職員等	食	食	食	食	食
3 歳児以上の肥満・やせの者の割合の把握	【3 歳児以上の肥満・やせの者の割合の把握】□有（　　年　　月現在） 計算式＝肥満（やせ）に該当する者の人数 **A** ÷ 3 歳児以上の人数 **B** × 100（%） **B**：3 歳児以上の人数（　　）人 **A**：肥満の者（　　）人　割合（　　）% **A**：やせの者（　　）人　割合（　　）% ※割合は小数点第一位まで記入					
給食従事者数（10 月 1 日現在）	職種	施設側	委託側	計	非常時危機管理対策	
	管理栄養士	（　　）人	（　　）人	（　　）人	食中毒発生時マニュアル □有　□無	
	栄養士	（　　）人	（　　）人	（　　）人	災害時マニュアル □有　□無	
	調理師（有資格者）	（　　）人	（　　）人	（　　）人	食品の備蓄 □有　□無	
	調理員	（　　）人	（　　）人	（　　）人	他施設との連携 □有　□無	
	事務員	（　　）人	（　　）人	（　　）人	災害時の給食供給訓練の実施 □有　□無	
	その他	（　　）人	（　　）人	（　　）人		
	合計	（　　）人	（　　）人	（　　）人		
栄養量（10 月中の平均）①1 人 1 日当たり ②1 人 1 日（□朝，□昼，□夕）食当たり		栄養目標量		給与栄養量		給食形態
		1 ～ 2 歳児	（　歳～　歳）	1 ～ 2 歳児	（　歳～　歳）	（保育所の 3 歳児以上） □完全給食 □副食給食
	エネルギー（kcal）					
	たんぱく質（g）					
	脂質（g）					
	カルシウム（mg）					
	鉄（mg）					
栄養計算に用いた成分表 □成分表 2015 年版（七訂） □成分表 2020 年版（八訂）	ビタミン A（μgRAE 当量）					
	ビタミン B_1（mg）					
	ビタミン B_2（mg）					
	ビタミン C（mg）					
	食塩相当量（g）					
	食物繊維（g）					
食育の取組状況	主な取組内容					
報告担当者	職種：管理栄養士・栄養士・調理師・その他（　　　） 所属：　　　氏名： 【問合せ先】TEL：　　　E-mail：					

資料）京都市保健福祉局（令和 4 年度）を一部改変

表 13.3 小児の肥満・やせに該当する者の割合の評価方法

●幼児（3 歳以上 6 歳未満）

幼児身長体重曲線（性別・身長別標準体重）を用いた評価方法

肥満度＝[実測体重（kg）－身長別標準体重（kg）]/身長別標準体重（kg）× 100（%）

【平成 22 年度乳幼児身体発育調査の結果に基づく身長別標準体重の算出式】

男児　**標準体重＝ 0.002226×身長^2 － 0.1471×身長＋7.8033**

女児　**標準体重＝ 0.002091×身長^2 － 0.1139×身長＋5.7453**

判　定	ふとりすぎ	ややふとりすぎ	ふとりぎみ	ふつう	やせ	やせすぎ
肥満度	＋ 30%以上	＋ 20%以上 ＋ 30%未満	＋ 15%以上 ＋ 20%未満	－ 15%超 ＋ 15%未満	－ 20%超 － 15%以下	－ 20%以下

●児童・生徒

学校保健統計調査方式（性別・年齢別・身長別標準体重による肥満度判定方法）

肥満度＝[実測体重（kg）－身長別標準体重（kg）]/身長別標準体重（kg）× 100（%）

身長別標準体重（kg）＝ a ×実測身長（cm）－ b

年齢	男		女		年齢	男		女	
	a	b	a	b		a	b	a	b
5	0.386	23.699	0.377	22.750	12	0.783	75.642	0.796	76.934
6	0.461	32.382	0.458	32.079	13	0.815	81.348	0.655	54.234
7	0.513	38.878	0.508	38.367	14	0.832	83.695	0.594	43.264
8	0.592	48.804	0.561	45.006	15	0.766	70.989	0.560	37.002
9	0.687	61.390	0.652	56.992	16	0.656	51.822	0.578	39.057
10	0.752	70.461	0.730	68.091	17	0.672	53.642	0.598	42.339
11	0.782	75.106	0.803	78.846					

出典）日本学校保健会：児童生徒の健康診断マニュアル（改訂版），（平成 18 年）

判　定	やせ傾向（－ 20%以下）		普通	肥満傾向（20%以上）		
	高度やせ	軽度やせ		軽度肥満	中等度肥満	高度肥満
肥満度	－ 30%以下	－ 30%超 － 20%以下	－ 20%超 ＋ 20%未満	＋ 20%以上 ＋ 30%未満	＋ 30%以上 ＋ 50%未満	＋ 50%以上

資料）特定給食施設における栄養管理に関する指導・助言について（平成 25 年 9 月 3 日，厚生労働省健康局），別添 肥満並びにやせに該当する者の割合の評価方法について

8 生産管理

保育所における食事の提供は，保育所内の調理施設での調理が中心であるが，業務委託や外部搬入が認可され，多様化してきている。食事提供に関わる管理栄養士・栄養士，調理従事者のみならず，施設長や保育士が協働して，より良い食事サービスとなるよう，平成 24（2012）年 3 月に「**保育所における食事の提供ガイドライン**」が策定された。

保育所における食事の提供ガイドライン：厚生労働省。https://www.mhlw.go.jp/bunya/kodomo/pdf/shokujiguide.pdf

このガイドラインには，平成 23（2011）年に行われた「保育所における食事の提供に関する全国調査」の結果を踏まえて，①子ども・保護者の食をめぐる現状と保育所の食事の提供をめぐる現状，②保育所における食事の提供の意義，③保育所における食事の提供の具体的なあり方と留意事項，④保育所における食事の提供の評価，⑤好事例集が掲載されており，食事サービス向上のための参考資料となっている。

9 危機管理

◆1　食中毒，感染症への対応

乳幼児は特に免疫力が未熟なことから，小規模施設においても大量調理施設衛生管理マニュアルに沿った衛生管理が必要である。保育所では管理栄養士・栄養士，調理従事者のみでなく，保育士も調乳や盛りつけ，配食・配膳を行うことも多いため，給食に関わる者全員で，日常の衛生管理や，食中毒や感染症が疑われる場合の対応を協議し，万が一発生した場合に感染拡大を防ぐためのマニュアルを作成しておく必要がある。

◆2　アレルギー対応

平成 31（2019）年 4 月に厚生労働省から「**保育所におけるアレルギー対応ガイドライン**」が発表されているので参照するとよい。

アレルギー除去食を提供する場合には専門医の指示書の確認と，保護者との十分な話し合いが必要である。特に，**アナフィラキシー**のようなショック症状を引き起こす可能性がある場合は，厳密に除去すると同時に，職員全員に周知し，誤配膳や誤食のないよう，細心の注意を払う。

また，食品の除去や代替食品を使用する場合には，ほかの幼児と同じものを食べたいという気持ちを大切にして，できるだけ見ためが同様になるよう配慮する。

◆3　自然災害発生時の対応

災害が保育時間中に発生した場合，保護者が園児を迎えに来るまでの間，園で保護する必要がある。大災害の場合には，外部からの支援物資などが供給されない場合も予想されるため，熱源や水道等の調理設備が使えなくても提供できる食品を，少なくとも 1 日分（3 食分，おやつを含む）備蓄しておくとよい。

災害時に一時的に保育を中止しても，地域の被害が大きい場合には，保護者は自宅や職場の対応に追われるため，保育所の早期再開が求められる。熱源や水道が使用できなくても提供できる給食献立について，日頃から検討しておく必要がある。

2　保育所給食の事例

1 組織

保育所給食を運営するための組織は，保育所の規模等によって異なるが，施設長をはじめと

保育所におけるアレルギー対応ガイドライン：2019 年 4 月，厚生労働省。
https://www.mhlw.go.jp/content/000511242.pdf
アナフィラキシー：食物アレルギーの症状がいくつか同時に生じ，急激に悪化する状況をアナフィラキシーと呼ぶ。特に呼吸困難や血圧低下によるショック状態は生命に関わることもある。

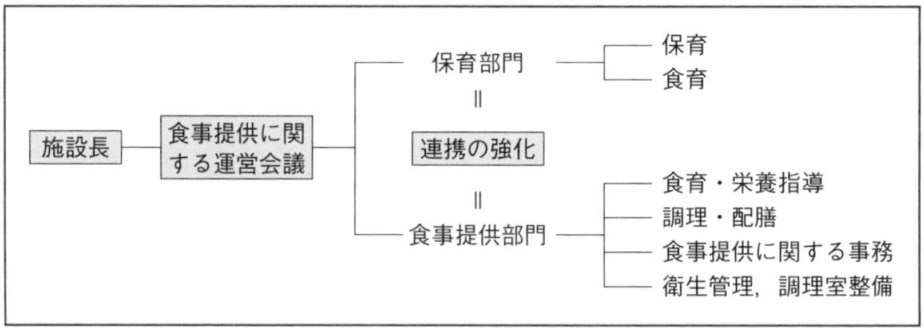

図13.3 保育所の組織図（例）

資料）長崎県：保育所・認定こども園における「食事の提供に係る業務」実施要領（改訂２版）（平成28年１月）

して，全職員が連携・協力していくものでなければならない（図13.3）。児童福祉施設最低基準で，保育所には保育士，嘱託医および調理員を置かなければならないとされている（調理業務を委託する施設にあっては，調理員を置かないことができる）。栄養士の配置規定はないが，保育所給食の果たす役割の重要性を考えると，管理栄養士・栄養士の配置が望ましい。

計画的な食事提供を行うためには，給食運営会議（給食委員会）等の，食事提供に関わる業務について全体で話し合う会議の場をもち，下記のような項目について，情報を共有し，検討，評価，改善していく体制が必要である。

①栄養給与目標や栄養管理に関する基準
②献立や食事内容，調理・配膳方法
③アレルギー等，個別対応が必要な子どもへの対応
④子どもたちの喫食状況
⑤食育活動の効果的な計画と実施

給食運営会議は，管理栄養士・栄養士，調理責任者，調理員等だけでなく，施設長，主任保育士，保育士等，施設職員全体で構成し，必ず会議の議事録や資料の整理を行う。会議内容を食事提供に活用していくことが重要である。

2 栄養・食事管理

保育所給食では０～１歳児（離乳期前，離乳期，離乳完了期），１～２歳児，３～５歳児に分けて食事内容を組み立てる。

保育所における食事区分と食事時間の例を表13.4に示す。

０歳児は成長・発達の個人差が大きく，また離乳の進行によって乳汁と離乳食の配分が変化していくため，基本的には個別対応とし，「**授乳・離乳の支援ガイド**」を参照する。離乳食の進め方の目安を表13.5に示す。

１～２歳児，３～５歳児の給与栄養目標量の算出例を表13.6に示す。

幼児期は成長が著しく，１年間の体重変化（増加）に伴って給与栄養目標量が増加するため，

授乳・離乳の支援ガイド：2019年３月，子ども家庭局母子保健課。離乳食の進め方の目安は月齢で示され，咀嚼機能の発達に応じた調理形態や，「手づかみ食べ」で摂食機能の発達を促すことなどの指針が示された。
https://www.mhlw.go.jp/content/11908000/000496257.pdf

表 13.4 保育所の食事区分と食事時間（例）

区分		家庭			保育所									家庭				
		6:00	7:00	8:00	9:00	10:00	11:00	12:00	13:00	14:00	15:00	16:00	17:00	18:00	19:00	20:00	21:00	22:00
離乳期前	0～3か月	ミルク			ミルク			ミルク			ミルク			ミルク			ミルク	
	4～5か月	ミルク				ミルク				ミルク				ミルク				ミルク
離乳期	6～8か月	ミルク				離乳食+ミルク				ミルク				離乳食+ミルク				ミルク
	9～11か月		離乳食+ミルク				離乳食+ミルク				ミルク			離乳食+ミルク			ミルク	
離乳完了期	12～17か月		離乳食				離乳食+ミルク				おやつ+ミルク			離乳食			ミルク*	
1～2歳児	18か月～		幼児食			おやつ		幼児食			おやつ			幼児食				
3～5歳児	3歳～		幼児食					幼児食			おやつ			幼児食				

注）*必要に応じて与える
原表）内田眞理子

表 13.5 離乳の進め方の目安

	離乳の開始 ──→ 離乳の完了 以下に示す事項は，あくまでも目安であり，子どもの食欲や成長・発達の状況に応じて調整する。			
	離乳初期 生後5～6か月頃	離乳中期 生後7～8か月頃	離乳後期 生後9～11か月頃	離乳完了期 生後12～18か月頃
食べ方の目安	・子どもの様子をみながら1日1回1さじずつ始める。 ・母乳や育児用ミルクは飲みたいだけ与える。	・1日2回食で食事のリズムをつけていく。 ・いろいろな味や舌ざわりを楽しめるように食品の種類を増やしていく。	・食事リズムを大切に，1日3回食に進めていく。 ・共食を通じて食の楽しい体験を積み重ねる。	・1日3回の食事リズムを大切に，生活リズムを整える。 ・手づかみ食べにより，自分で食べる楽しみを増やす。
調理形態	なめらかにすりつぶした状態	舌でつぶせる固さ	歯ぐきでつぶせる固さ	歯ぐきで噛める固さ
1回当たりの目安量				
Ⅰ 穀類（g）	つぶしがゆから始める。 すりつぶした野菜等も試してみる。 慣れてきたら，つぶした豆腐・白身魚・卵黄等を試してみる。	全粥 50～80	全粥 90～軟飯 80	軟飯 80～ご飯 80
Ⅱ 野菜・果物（g）		20～30	30～40	40～50
Ⅲ 魚（g） または肉（g） または豆腐（g） または卵（個） または乳製品（g）		10～15 10～15 30～40 卵黄1～全卵 1/3 50～70	15 15 45 全卵 1/2 80	15～20 15～20 50～55 全卵 1/2～2/3 100
歯の萌出の目安		乳歯が生え始める。	1歳前後で前歯が8本生えそろう。 離乳完了期の後半頃に奥歯（第一乳臼歯）が生え始める。	
摂食機能の目安	口を閉じて取り込みや飲み込みができるようになる。	舌と上あごでつぶしていくことができるようになる。	歯ぐきでつぶすことができるようになる。	歯を使うようになる。

※衛生面に十分に配慮して食べやすく調理したものを与える。
資料）厚生労働省：授乳・離乳の支援ガイド（2019年3月）より抜粋

表 13.6 保育所給食の給与栄養目標量の算出（例）

	エネルギー（kcal）	たんぱく質（g）	脂　質（g）	カルシウム（mg）	鉄（mg）	ビタミン A（μgRAE）	ビタミン B_1（mg）	ビタミン B_2（mg）	ビタミン C（mg）	食塩相当量（g）	食物繊維（g）
●1～2歳児											
食事摂取基準（1日当たり）	925	13～20%（16.5%）38.2	20～30%（25%）25.7	425	4.5	375	0.50	0.55	40	3.0 未満	6.6
昼食＋おやつの比率（45%）	420	17.2	11.6	191	2.0	169	0.23	0.25	18	1.4 未満	3.0
保育所給食の給与栄養目標量	420	17.0	11.5	190	2.0	170	0.23	0.25	18	1.4 未満	3.0
●3～5歳児											
食事摂取基準（1日当たり）	1,275	13～20%（16.5%）52.6	20～30%（25%）35.4	575	5.5	475	0.70	0.80	50	3.5 未満	8 以上
昼食＋おやつの比率（45%）	574	23.7	15.9	259	2.4	214	0.32	0.36	23	1.6 未満	3.6 以上
保育所給食の給与栄養目標量	570	23.5	16.0	260	2.4	200	0.32	0.36	23	1.6 未満	3.6 以上
●3～5歳児：主食（ごはん 110g）持参の場合											
主食ごはん 110g	185	2.8	0.3	3	0.1	0	0.02	0.01	0	0	0.3
副食＋おやつ	390	20.9	15.6	256	2.3	200	0.30	0.35	18	1.9 未満	3.8

注）「日本人の食事摂取基準（2020年版）」より試算
　食事摂取基準の数値は，男女の中央値
　エネルギーは参照体重より算出された推定エネルギー必要量を使用
　たんぱく質は16.5%エネルギー比のg換算値，脂質は25%エネルギー比のg換算値
　カルシウム，鉄，ビタミン類は推奨量，食塩相当量は目標量を使用
　食物繊維は平成28年国民健康・栄養調査における摂取量の中央値
資料）京都市保健福祉局：京都市保育所業務ハンドブック（2015）より抜粋改変

年度末には1つ上の月齢・年齢の量に近づくことが望ましい。実際の運用では，年度後半には喫食状況を見ながら主食の飯の量を増やすなどして対応する。また，同じ月齢・年齢でも個人差があることを配慮して配食・配膳を行うことが大切である。

栄養摂取量の最終的な評価は，個々の成長曲線と，**乳幼児身体発育曲線**（図 13.4）とで判断する。

3 メニュー管理

保育所給食では，乳幼児の身体的な発育を支えるだけでなく，味覚や情緒の成長も考慮した献立が求められる。おいしく季節感があり，地域の産物を使った郷土料理や行事食などを取り入れる。また，子どもたちが栽培・収穫した食材料を計画的に献立に取り入れるよう工夫する。

保育所の献立例を図 13.5に示す。

保育所給食には保護者支援の役割もあるため，メニュー表を含めた給食だよりには，旬の食

乳幼児身体発育曲線：上が97パーセンタイル，下が3パーセンタイルで示され，上下2本の曲線の間に94%の子どもが含まれるようになっている。母子健康手帳等にも記載されている。この曲線は，10年ごとに行われる乳幼児身体発育調査のデータにより作成される。

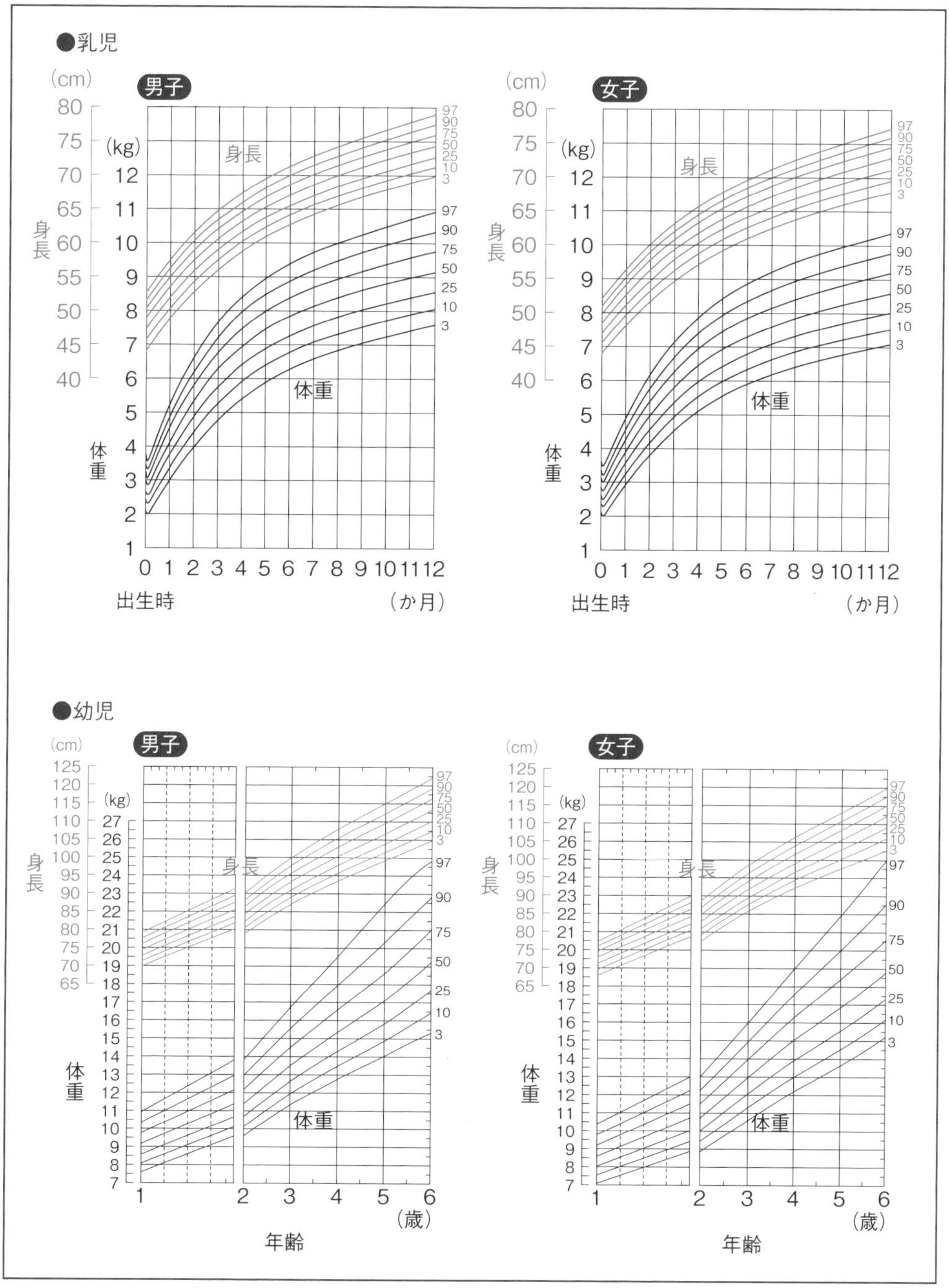

図 13.4 乳幼児身体発育曲線

資料）厚生労働省：乳幼児身体発育調査（平成 22 年）

材料や栄養に関する一口メモなどを載せるとよい。また，食材料を 3 色の食品群に分けて表示するなど，食育への工夫も考慮する。

2019年度

4月の献立表

日	曜日	献立名	材料 力の元になる	材料 血や肉になる	材料 体の調子を整える	おやつ	材料
1	月	麦ごはん 野菜の肉巻き カレーじゃが すまし汁	こめ むぎ じゃがいも	ぶたにく あぶらあげ	にんじん だいこん いんげん たまねぎ しめじ あおねぎ	米粉蒸しパン 牛乳	こめこ さくらのしおづけ
2	火	大豆ごはん 鮭の塩焼き 大根サラダ みそ汁	こめ	だいず さけ とうふ みそ	だいこん きゅうり にんじん たまねぎ ほうれんそう	ホットドック 牛乳	ぱん（無乳無卵） きゃべつ ういんなー
3	水	ごはん 照り焼きチキン ポテトサラダ スープ	こめ じゃがいも まよどれ	とりにく つな ういんなー	にんじん きゅうり ぶろっこりー きゃべつ こーん	花見団子 お茶	じょうしんこ しらたまこ とうふ いちごじゃむ よもぎ
4	木	麦ごはん 白身魚の蒸し焼き ひじきの煮物 みそ汁	こめ むぎ	かれい ひじき あぶらあげ とうふ みそ	たまねぎ にんじん えのき しめじ れもん にんじん いんげん こまつな たまねぎ しめじ	ふかしいも 牛乳	さつまいも
5	金	大豆ごはん 肉じゃが けんちん汁	こめ じゃがいも こんにゃく	だいず ぶたにく とうふ	たまねぎ にんじん すなっぷえんどう しめじ ごぼう あおねぎ	梅おにぎり 片口いわし お茶	こめ ごま うめ
6	土	ひじきチャーハン スープ	こめ ごま じゃがいも	ちりめんじゃこ ひじき ういんなー	にんじん たまねぎ あおねぎ きゃべつ えのき	バナナ せんべい お茶	
8	月	麦ごはん 厚揚げの野菜あん さつま芋の甘煮 すまし汁	こめ むぎ さつまいも	とりにく あつあげ だいず とうふ	たまねぎ ぴーまん ぱぷりか にんじん しめじ こまつな えのき	ツナおにぎり 片口いわし お茶	こめ つなかん あおねぎ
9	火	春野菜カレー ピクルス	こめ むぎ	だいず ぶたみんち	たまねぎ にんじん すなっぷえんどう あすぱらがす しめじ ぱぷりか きゅうり だいこん	オートミールクッキー 牛乳	おーとみーる れーずん こむぎこ
10	水	大豆ごはん 鰆の西京焼き 高野豆腐の煮物 すまし汁	こめ こんにゃく	だいず さわら みそ こうやとうふ あぶらあげ	にんじん しめじ いんげん ほうれんそう たまねぎ えのき	抹茶もちもち 牛乳	まっちゃ しらたまこ こめこうじあまざけ
11	木	麦ごはん 筑前煮 みそ汁	こめ むぎ こんにゃく	とりにく あつあげ みそ	れんこん にんじん ごぼう いんげん あおねぎ たまねぎ かぼちゃ	五平餅 片口いわし お茶	こめ もちごめ みそ
12	金	大豆ごはん 鮭のトマトソースかけ ゆかりあえ スープ	こめ	だいず さけ	とまと たまねぎ しめじ とまとかん きゃべつ ゆかり きゅうり にんじん ぶろっこりー えのき にんじん こーん	さつまスティック 牛乳	さつまいも
13	土	マーボー丼 中華スープ	こめ ごま	とうふ ぶたみんち みそ わかめ	なす あおねぎ ぱぷりか もやし こーん	昆布おにぎり 片口いわし お茶	こめ こんぶ ごま
15	月	麦ごはん 鶏肉と野菜の煮物 酢の物 ごまみそ汁	こめ むぎ じゃがいも ねりごま ごま	とりにく わかめ みそ とうふ	たまねぎ にんじん しめじ いんげん きゅうり えのき とまと きゃべつ にんじん あおねぎ	チヂミ お茶	こめこ くりーむこーん さくらえび ちりめんじゃこ にら
16	火	ごはん 白身魚のとろろ焼き さつま芋の胡麻和え みそ汁	こめ さつまいも ごま ふ	すずき とろろ	ぶろっこりー にんじん もやし ほうれんそう しめじ たまねぎ	コーントースト 牛乳	ぱん（無乳無卵） まよどれ こーん
17	水	大豆ごはん 鶏の柔らか煮 青梗菜と桜えびの和え物 若竹汁	こめ ねりごま ごま	だいず とり（てばもとにく） さくらえび わかめ	ちんげんさい にんじん もやし たけのこ	セサミフィッシュ お茶	こざかな ごま さつまいも
18	木	麦ごはん 鮭のゴママヨ焼き アスパラのおかか和え すまし汁	こめ むぎ ごま まよどれ	さけ かつおぶし あぶらあげ	あすぱらがす にんじん きりぼしだいこん こまつな だいこん	じゃがもっちり 牛乳	じゃがいも あおのり こーん
19	金	大豆ごはん 回鍋肉 わかめスープ	こめ ごま	だいず ぶたにく わかめ	たまねぎ にんじん ぴーまん ぱぷりか たけのこ ちんげんさい きゃべつ しめじ もやし	おかかおにぎり 片口いわし お茶	こめ ごま かつおぶし
20	土	根菜丼 スープ	こめ こんにゃく じゃがいも	ぶたにく	たまねぎ ごぼう れんこん にんじん あおねぎ れたす しめじ	米粉蒸しパン お茶	こめこ こめこうじあまざけ
22	月	麦ごはん カレイの生姜煮 人参しりしり さつま汁	こめ むぎ さつまいも	かれい かつおぶし ぶたにく みそ	しょうが にんじん たまねぎ だいこん にんじん あおねぎ しめじ	かりかりごぼう 牛乳	ごぼう かたくりこ
23	火	麦ごはん 松風焼き のりあえ すまし汁	こめ むぎ ごま	とりみんち ぶたみんち みそ のり とうふ わかめ	ごぼう あおねぎ にんじん もやし ほうれんそう えのき かぼちゃ	クラッカーサンド 牛乳	くらっかー いちごじゃむ
24	水	大豆ごはん 豚肉のオイスターソース炒め すまし汁	こめ ふ	だいず ぶたにく	たまねぎ にんじん ぴーまん ぱぷりか ぶろっこりー もやし きゃべつ こまつな しめじ	鮭おにぎり 片口いわし お茶	こめ さけ あおねぎ ごま
25	木	麦ごはん 鶏のつくね 若竹煮 みそ汁	こめ むぎ	とりみんち ひじき わかめ こうやとうふ あぶらあげ みそ	れんこん ごぼう たけのこ きゃべつ にんじん あおねぎ	大根もち お茶	だいこん しらたまこ あおねぎ こめこ ほしえび
26	金	大豆ごはん 鰆の照り焼き 切干大根の梅サラダ みそ汁	こめ じゃがいも	だいず さわら かつおぶし みそ	きりぼしだいこん にんじん きゅうり うめ たまねぎ あおねぎ	お誕生ケーキ （誕生児のみクリーム）	こむぎこ たまご ばたー
27	土	タコライス スープ	こめ	とりみんち ぶたみんち	きゃべつ にんじん きゅうり とまと とまとぴゅーれ ほうれんそう たまねぎ しめじ	りんご せんべい お茶	

☆ご入園・ご進級おめでとうございます☆
　春の暖かな陽ざしの中、新年度がスタートしました。新しいお友だちや先生に囲まれ、新たな環境の中で子どもたちは毎日わくわくドキドキしていることと思います。今年度も子どもたちが心身ともに成長できるように、美味しく楽しい食事づくりやサポートをしていきたいと思いますので、どうぞよろしくお願い致します。
　また、食生活で困っていること、知りたいことなどがございましたら、いつでもご相談ください。

今月の旬野菜
きゃべつ
あすぱらがす
さやえんどう

※事情により材料が変更する場合がありますので、ご了承ください。

図13.5 保育所給食献立表（例）

資料）稲荷砂川保育園

表 13.7 哺乳ビンを用いた粉ミルクの調乳方法

・Step1：粉ミルクを調乳する場所を清掃・消毒します。
・Step2：石鹸と水で手を洗い，清潔なふきん，又は使い捨てのふきんで水をふき取ります。
・Step3：飲用水*を沸かします。電気ポットを使う場合は，スイッチが切れるまで待ちます。なべを使う場合は，ぐらぐらと沸騰していることを確認しましょう。
・Step4：粉ミルクの容器に書かれている説明文を読み，必要な水の量と粉の量を確かめます。加える粉ミルクの量は説明文より多くても少なくてもいけません。
・Step5：やけどに注意しながら，洗浄・殺菌した哺乳ビンに正確な量の沸かした湯を注ぎます。湯は 70℃以上に保ち，沸かしてから 30 分以上放置しないようにします。
・Step6：正確な量の粉ミルクを哺乳ビン中の湯に加えます。
・Step7：やけどしないよう，清潔なふきんなどを使って哺乳ビンを持ち，中身が完全に混ざるよう，哺乳ビンをゆっくり振るまたは回転させます。
・Step8：混ざったら，直ちに流水をあてるか，冷水又は氷水の入った容器に入れて，授乳できる温度まで冷やします。このとき，中身を汚染しないよう，冷却水は哺乳ビンのキャップより下に当てるようにします。
・Step9：哺乳ビンの外側についた水を，清潔なふきん，又は使い捨てのふきんでふき取ります。
・Step10：腕の内側に少量のミルクを垂らして，授乳に適した温度になっているか確認します。生暖かく感じ，熱くなければ大丈夫です。熱く感じた場合は，授乳前にもう少し冷まします。
・Step11：ミルクを与えます。
・Step12：調乳後 2 時間以内に使用しなかったミルクは捨てましょう。

*①水道水，②水道法に基づく水質基準に適合することが確認されている自家用井戸等の水，③調製粉乳の調製用として推奨される，容器包装に充填し，密栓又は密封した水のいずれかを念のため沸騰させたものを使用する。

注意：ミルクを温める際には，加熱が不均一になったり，一部が熱くなる「ホット・スポット」ができ乳児の口にやけどを負わせる可能性があるので，電子レンジは使用しない。

資料）厚生労働省：乳児用調製粉乳の安全な調乳，保存及び取扱いに関するガイドラインについて 概要（平成 19 年 6 月 4 日）（出典：How to Prepare Formula for Bottle-Feeding at Home（FAO/WHO）より抜粋）

4 生産管理

保育所では，月齢，年齢によって，離乳食や幼児食の提供時間を少しずつずらして設定している場合が多い。例えば 6 ～ 8 か月の離乳食は 10 時半，9 ～ 11 か月は 11 時，完了期は 11 時半，1 ～ 2 歳，3 ～ 5 歳の幼児食は 12 時提供といった具合である。この間に調乳やおやつの提供も加わる。したがって，生産管理としては，衛生管理とともに，提供時間に合わせて計画的に作業を行う必要がある。

◆1　調乳

育児用調製粉乳の衛生的な取り扱いについては，国連食糧農業機関（FAO）および世界保健機関（WHO）により，**「乳児用調製粉乳の安全な調乳，保存及び取扱いに関するガイドライン」**が作成・公表されている。

乳児用調製粉乳の調乳に当たっては，使用する湯は 70℃以上に保つこと，また，調乳後 2 時間以内に使用しなかったミルクは廃棄することとされている。

乳児用調製粉乳の哺乳ビンを用いた調乳方法を**表 13.7**に示す。

乳児用調製粉乳の安全な調乳，保存及び取扱いに関するガイドライン：平成 19 年，世界保健機関 / 国連食糧農業機関共同作成。https://www.mhlw.go.jp/topics/bukyoku/iyaku/syoku-anzen/qa/dl/070604-1b.pdf

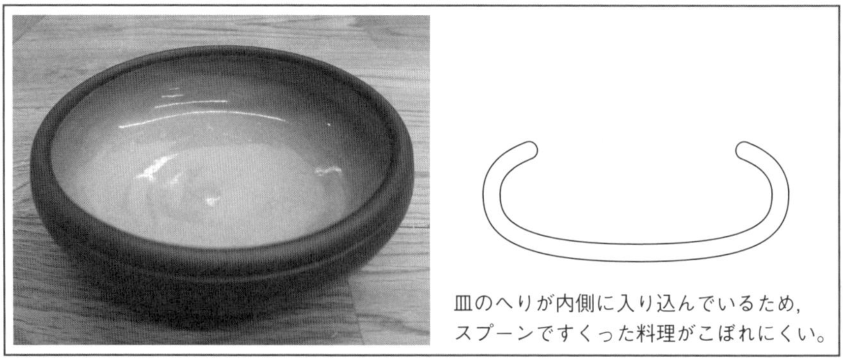
皿のへりが内側に入り込んでいるため，
スプーンですくった料理がこぼれにくい。

図13.6 すくいやすい皿

資料）内田眞理子

◆2 離乳食

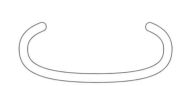

離乳食調理では，加熱後にすりつぶすなどの作業を行うことが多い。その場合は，再度加熱して盛りつける。離乳食用の調理器具の取り扱いについても，衛生管理に特に注意を払う。

離乳食は水分含量が多く，形状もどろどろ状など通常の食形態ではないため，1人当たりの盛りつけ量が分かりにくい。栄養管理のためには，適正な盛りつけ量を確認し，喫食量を把握する。

離乳期は食の自立に向かって，口に運んで取り込み，舌で押しつぶしたり，噛むことを練習する時期である。月齢に応じた形状に調理することのほか，食具を使って自分で食べられるように，すくいやすい食器やスプーンを使用することも大切である（図13.6）。

◆3 幼児食

離乳完了後の19ヵ月頃から2歳までと，3歳以上児とで，量，切り方（大きさ）等は異なるが，基本的には同一献立を提供する。

盛りつけは個人差やその日の体調にもよるため，保育士が担当することが多い。そのため，基準となる量を担当者全員にわかりやすく示す必要がある。おかわりや食べ残しの量の把握も重要である。

◆4 おやつ

幼児期は，体格の割にエネルギーや栄養素の必要量が多い。しかし，幼児の消化器は小さく，消化機能も未熟なため，1日3回の食事のみでは必要量を摂取できない。そのため，間食を食事の一部と考え，食事で不足する栄養素を補う必要がある。

具体的には，1～2歳児は午前と午後，3歳以上児は午後におやつを提供する。

おやつの内容としては，季節の果物やふかしいも，おにぎりやパンなど，エネルギーやビタミンを補給できるものを選ぶとよい。同時に，水分補給として牛乳やジュース，お茶を提供する。市販品を利用する場合もある。

5 施設・設備管理

保育所調理室の図面を図13.7，機器一覧を表13.8に示す。

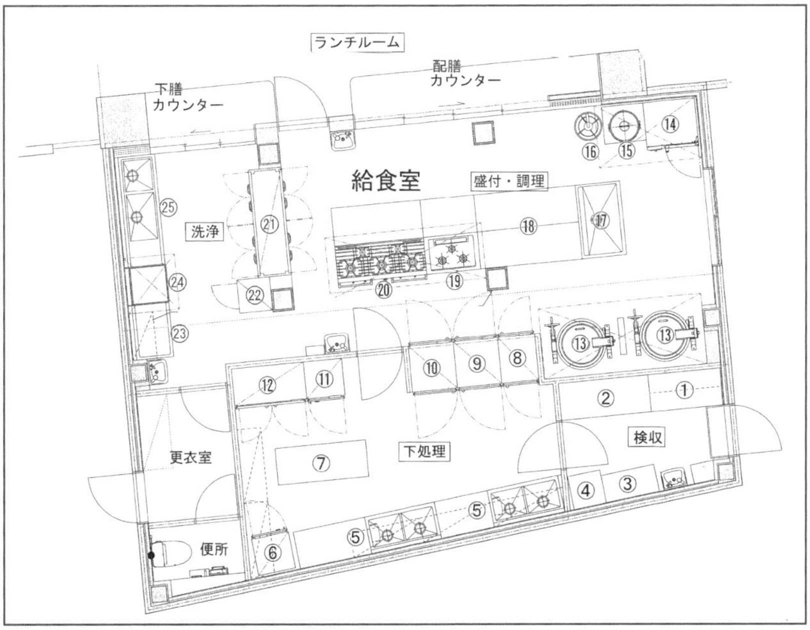

図 13.7 保育所の厨房機器配置図

注）図中に番号で示された厨房機器は，表 13.8 参照
資料）蜂ヶ岡保育園

表 13.8 保育所の厨房機器一覧

No.	機器名	No.	機器名
①	検収台	⑭	スチームコンベクションオーブン
②	食材料庫	⑮	ガス炊飯器×２台（上下２段で配置）
③	シェルフ	⑯	洗米機
④	食材料保管棚	⑰	一槽シンク
⑤	作業台付き二槽シンク	⑱	調理台
⑥	検食用冷凍庫	⑲	家庭用ガスコンロ
⑦	作業台	⑳	ガステーブル＋下部：オーブン
⑧	パススルー冷凍庫	㉑	パススルー食器消毒保管庫
⑨	パススルー冷蔵庫（肉・魚用）	㉒	食器消毒保管庫
⑩	パススルー冷蔵庫（野菜用）	㉓	クリーンテーブル
⑪	包丁まな板殺菌庫	㉔	食器洗浄機
⑫	冷凍冷蔵庫	㉕	ソイルドテーブル
⑬	回転釜		

注）厨房機器の配置は 図 13.7 参照
資料）蜂ヶ岡保育園

3 管理栄養士・栄養士活動の課題と展望

健康日本21（第二次）において，特定給食施設の栄養管理向上に関する目標が示され，給食利用者の肥満・やせに該当する者の割合の変化状況が評価指標の1つとされている。保育所のような児童福祉施設の給食も，1日のうち1食のみの給食であっても，健康維持増進への影響が大きいことから，肥満・やせに該当する者の割合の把握対象施設となっている。管理栄養士・栄養士の配置により，より利用者の状況に応じた食事の提供や，食育の観点からも，児童が自身の食事への関心を深め，自分で食事管理ができるように働きかけることが，今まで以上に求められる。

乳児用液体ミルク　Column

平成30（2018）年8月に乳児用調製液状乳（乳児用液体ミルク）の製造・販売等を可能とするための改正省令等が公布され，事業者が乳児用液体ミルクの許可基準に適合した乳児用液体ミルクを国内で製造・販売することが可能となった。

●液体ミルクとは

・乳児用液体ミルクは，液状の人工乳を容器に密封したものであり，常温での保存が可能なもの。

・調乳の手間がなく，消毒した哺乳瓶に移し替えて，すぐに飲むことができる。

・地震等の災害によりライフラインが断絶した場合でも，水，燃料等を使わず授乳することができるため，災害時の備えとしての活用が可能である。

●使用上の留意点

製品により，容器や設定されている賞味期限，使用方法が異なる。使用する場合は，製品に記載されている使用方法等の表示を必ず確認することが必要である。

参考文献

・厚生労働省：授乳・離乳の支援ガイド（2019）

・厚生労働省：児童福祉施設における食事の提供ガイド（2010）

・厚生労働省：保育所における食事の提供ガイドライン（2012）

・上田玲子編著：子どもの食生活 第6版（2022）ななみ書房

・（財）こども未来財団：保育所における食育の計画づくりガイド（2007）

・厚生労働省：保育所におけるアレルギー対応ガイドライン2019年改訂版（2019）

・（一社）日本保育園保健協議会：保育保健における食育実践の手引き（2012）

第14章
高齢者福祉施設給食

影山光代

高齢者人口の増加に伴い，高齢者福祉施設・介護保険施設等に加えて高齢者向け住まい等，高齢者が入所する施設やサービスが多様化している。施設の目的や経営に違いはあっても，食事は栄養管理の手段であり，生活の中の楽しみとなっている。高齢者福祉施設給食の意義・目的，現状を把握し，法的根拠を踏まえて給食運営について学ぶ。さらに具体的事例を通して，給食運営とこれからの課題について理解を深める。

本章の Key Words

老人福祉法，介護保険法，介護保険施設，栄養ケア・マネジメント，食形態

1 概要

1 意義・目的

高齢者福祉は，長い間社会で活躍し，知識と経験を有している高齢者が安心して生活できるよう社会全体で支えていくことを目標に，昭和 38（1963）年に公布された**老人福祉法**に基づいて発展してきた。老人福祉法は，「老人の福祉に関する原理を明らかにするとともに，老人に対し，その心身の健康の保持及び生活の安定のために必要な措置を講じ，もって老人の福祉を図ること」を法の目的とし，「老人は，多年にわたり社会の進展に寄与してきた者として，かつ，豊富な知識と経験を有する者として敬愛されるとともに，生きがいを持てる健全で安らかな生活を保障されるものとする」と法の理念が規定されている。

高齢化，少子化，核家族化の進行や，介護する家族の高齢化などにより，家族のみでの介護が困難になり，従来の老人福祉制度による対応に限界が見られる中，平成 12（2000）年，介護保険制度が創設された。介護保険制度は，介護が必要になっても安心して生活できるよう，高齢者の介護を社会全体で支え合う仕組みである。介護保険制度では介護が必要な高齢者の世話だけでなく，高齢者の自立支援を行うこととなっており，利用者が自らサービスの種類や事業者を選択し，多様な主体からの保健医療サービス，福祉サービスを総合的に受けられる。

このような経緯から，高齢者福祉施設は，老人福祉法と介護保険法で対応されている。介護保険法の導入により，提供するサービスは従来の措置から契約に移行し，利用者本位のサービスの提供がされるようになった。

介護保険法の特徴をまとめると次のようになる[1]。

①介護費用を安定的に確保するため，負担と給付の関係が明確な社会保険方式で対応する。
②高齢者自身がサービス内容や提供事業者を選択できる，利用者本位の制度とする。
③高齢者に保険･医療･福祉にわたる介護サービスを提供できるよう，介護支援サービス（ケアマネジメント）を導入する。
④介護サービスの利用を利用者と事業者との契約とし，市場機能と民間活力を活用する。
⑤高齢者本人を「被保険者」として位置づける。
⑥地方分権の観点から，「保険者」を市町村とする。

介護老人福祉施設の利用者数は増加しているが（図 14.1），介護保険制度には，認知症高齢者の増加等，さまざまな課題がある。これらの課題への対応として，予防を重視するサービスの拡充，認知症高齢者に対するサービスの充実等の見直しが進められている。また，利用者の介護サービス負担は一律 1 割負担であったが，平成 27（2015）年 8 月より，制度の持続可能性を高めるため，相対的に負担能力のある一定以上の所得の利用者の自己負担割合は 2 ～ 3 割になった（表 14.1）。また，食費は利用者負担であるため，食事やサービスの質が問われることとなった。

老人福祉法：昭和 38 年 7 月 11 日法律第 133 号，最終改正：令和 4 年 6 月 17 日法律第 68 号。「老人の福祉に関する原理を明らかに」し，「老人の福祉を図ること」を目的とした法律。個人差が大きいという理由から対象となる老人の明確な定義がなく，社会通念にゆだねるとされている。また，措置の実施に当たっては老人保健法（p.266，コラム 老人保健法の成立参照）との連携・調整につとめることとされ，平成 12（2000）年の介護保険法施行に伴い，平成 14（2002）年に老人保健法，老人福祉法も大幅に改正された[2]。

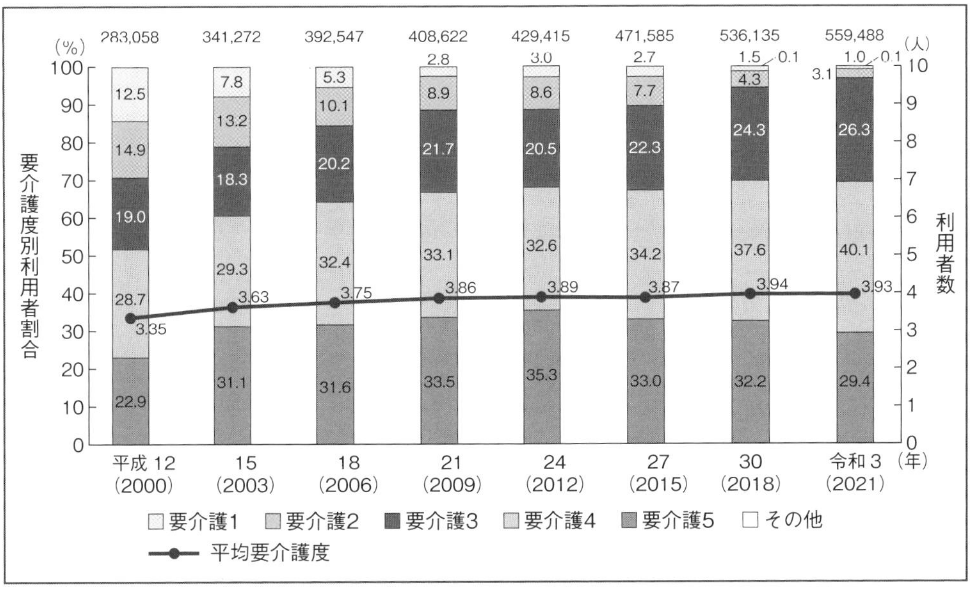

図 14.1 介護老人福祉施設の要介護度別利用者の割合

注）平成 24 年調査からは，調査方法の変更などにより回収率が変動している
資料）厚生労働省：介護サービス施設・事業所調査より作成

表 14.1 利用者負担割合（要介護認定を受けている第 1 号被保険者）

本人の合計所得金額が 220 万円以上　かつ 同一世帯の第 1 号被保険者の年金収入＋その他の合計所得金額 ・単身は 340 万円以上　　・2 人以上は 463 万円以上	3 割負担
本人の合計所得金額が 160 万円以上　かつ 同一世帯の第 1 号被保険者の年金収入＋その他の合計所得金額 ・単身は 280 万円以上　　・2 人以上は 346 万円以上	2 割負担
上記以外の場合	1 割負担

注）要支援・要介護認定を受けている第 2 号被保険者は一律 1 割負担
第 1 号被保険者：65 歳以上の被保険者　　第 2 号被保険者：40 歳以上 65 歳以下の被保険者
原表）影山光代

高齢者福祉施設の給食は，健康の保持・増進，および QOL の向上を目的としている。少子・高齢化の進展，家庭機能の変化に伴って，人々のニーズは多様になってきた。それらのニーズに応えるためには，利用者の嗜好を考慮した食事の提供，栄養補給の役割のみならず，嚥下機能低下に伴う食事摂取量の減少による低栄養の改善等の栄養管理が求められる。

2 現状

わが国の 65 歳以上の高齢者人口が総人口に占める割合（高齢化率）は，介護保険制度が導入された平成 12（2000）年当時は 17.3％であったが，年々増加して令和 3（2021）年の高齢化率は 28.9％となっている[3]。

介護報酬改定（平成 27 年度）

口腔・栄養管理に係る取り組みの充実を図るべく，施設入所者が認知機能や摂食・嚥下機能の低下等により食事の経口摂取が困難となっても，自分の口から食べる楽しみを得られるよう，多職種協働による支援の充実を図ることとされた。具体的には，経口維持加算の充実，経口移行加算の充実，「口腔機能維持加算」，「口腔機能維持管理体制加算」の「口腔衛生管理加算」，「口腔衛生管理体制加算」への名称変更，療養食加算の見直しが行われた。

・**経口維持加算**：摂食・嚥下障害を有する入所者や食事摂取に関する認知機能の低下が著しい入所者の経口維持支援のための適正なサービスの提供およびその内容を充実させる観点から，現行のスクリーニング手法による評価区分を廃止し，多職種による食事観察（ミールラウンド）やカンファレンス等の取り組みのプロセスおよび咀嚼能力等の口腔機能を踏まえた経口維持管理を評価することとなった。

・**口腔機能維持加算，口腔機能維持管理体制加算**：入所者の適切な口腔衛生管理の普及を推進するため，口腔衛生管理加算，口腔衛生管理体制加算に名称が変更された。

介護報酬改定（平成30年度）

主なものとして，栄養スクリーニング加算，低栄養リスク改善加算が新設された。

・**栄養スクリーニング加算**：管理栄養士以外の介護職員等でも実施可能な栄養スクリーニングを行い，介護支援専門員に文書で情報共有した場合に評価される。

・**低栄養リスク改善加算**：低栄養リスクの高い入所者に対して，他職種が共同して低栄養状態の改善に取り組んだ場合に評価される。

介護報酬改定（令和3年度）

栄養マネジメント加算，低栄養リスク改善加算が廃止され，栄養マネジメント強化加算が新設された。栄養ケア・マネジメントが未実施の場合は減算となる。

・**栄養マネジメント加算**：低栄養状態のリスクが高い入所者に対して，医師，管理栄養士，看護師等が協働して作成した栄養ケア計画に従い，食事の観察（ミールラウンド）を週3回以上行い，入所者ごとの栄養状態，嗜好等を踏まえた食事の調整等を実施した場合に評価される。

3 介護保険サービスの体系と種類

介護保険サービスには，①居宅サービス，②地域密着型サービス，③施設サービスがある。

◆1　居宅サービス

居宅サービスは，高齢者介護をめぐる福祉系，医療系のサービスが介護保険の居宅サービスに位置づけられている（表14.2）。これらのサービスの利用を支援するため，要介護者は「居宅介護支援」，要支援者は「介護予防支援」により，ケアマネジャー（介護支援専門員）によ

老人保健法（現 高齢者の医療の確保に関する法律）の成立　Column

「老人保健法」は，老後における健康の保持と適切な医療の確保のため，疾病の予防，治療，機能訓練などの保険事業を総合的に実施し，国民保健の向上と老人福祉の増進を図ることを目的として，昭和57（1982）年に公布された。また，国民は，自助と連帯の精神に基づき，自ら加齢に伴って生ずる心身の変化を自覚して，常に健康の保持増進に努めるとともに，高齢者の医療に要する費用を公平に負担するものと，法の理念が規定された[4]。

平成20（2008）年の改正により，「高齢者の医療の確保に関する法律」に名称変更された。

表 14.2 居宅サービスおよび介護予防サービスの種類

訪問介護 介護予防訪問介護	一般的には，ホームヘルプサービスといわれる。食事や排泄，入浴，衣類の着脱，通院介助などの「身体介護」と，掃除，洗濯，買い物などの「生活援助」に区分される
訪問入浴介護 介護予防訪問入浴介護	利用者宅に，浴槽や必要な機材を持ち込んで，入浴の介護を行うサービス。介助があっても自宅の浴槽に入れない人や，通所による入浴もできないような重度の人が対象となる
訪問看護 介護予防訪問看護	看護師や保健師などが利用者宅を訪問し，医師の指示のもと，療養上の世話や診療の補助を行うサービス
訪問リハビリテーション 介護予防訪問リハビリテーション	理学療法士や作業療法士が利用者宅を訪問し，医師の指示に基づいて，理学療法や作業療法などのリハビリテーションを行うサービス
居宅療養管理指導 介護予防居宅療養管理指導	医師，歯科医師，看護師，薬剤師，管理栄養士などの医療従事者が利用者宅を訪問し，療養上の管理および指導を行うサービス
通所介護 介護予防通所介護	一般的には，デイサービスといわれる。利用者は，老人デイサービスセンターや施設などに日帰りで通所し，入浴や食事，健康維持や機能訓練などのサービスを受ける
通所リハビリテーション 介護予防通所リハビリテーション	一般的には，デイケアといわれる。利用者は，介護老人保健施設や病院，診療所などに通所し，理学療法士や作業療法士などによるリハビリテーションを受ける
短期入所生活介護 介護予防短期入所生活介護	一般的には，ショートステイといわれる。利用者が介護老人保健施設などに短期間（数日から 1 週間程度）入所し，入浴や排泄，食事，機能訓練などのサービスを受ける
短期入所療養介護 介護予防短期入所療養介護	一般的には，ショートステイといわれる。医学的な管理のもとで介護，機能訓練，日常生活上のサービスを提供する
特定施設入居者生活介護 介護予防特定施設入居者生活介護	介護保険の指定を受けた介護付有料老人ホームなどに入所している要介護者または要支援者が受けられるサービス。入浴や排泄，食事，機能訓練や療養上の世話などを行う
福祉用具貸与 介護予防福祉用具貸与	要介護者等が自立した生活を送れるように，車椅子や特殊ベッドなど 13 種目の福祉用具をレンタルするサービス
特定福祉用具販売 特定介護予防福祉用具販売	福祉用具のうち，入浴や排泄など，レンタルになじまないものについて，購入費の 9 割または 8 割が給付される
住宅改修費支給	要介護者等が自宅で安全に快適に過ごせることを目的とした一定の工事に対し，住宅改修費の 9 割が支給される。対象工事内容は，手すりの取り付け，段差の解消，床材や扉の変更など

原表）影山光代

るケアプランの作成，サービスに必要な連絡，調整を受けられる。利用者はケアプランに基づき，サービスを組み合わせて利用する。要介護度・要支援度ごとの利用限度額が定められている。

◆ 2 地域密着型サービス

地域密着型サービスの種類を **表 14.3** に示す。市町村が事業者の指定，指導，監督を行うサービスであり，市町村は地域の特性に応じて日常生活圏域を定め，必要なサービスを整備する。このサービスは原則，当該市町村の住民しか利用できない。平成 23（2011）年の法改正によ

表14.3 地域密着型サービスおよび地域密着型介護予防サービスの種類

認知症対応型共同生活介護 介護予防認知症対応型共同生活介護	一般的には，グループホームといわれる。認知症の高齢者が，少人数（5～9人）で共同生活をする住まい。一人ひとりの能力を生かして家事などを共同で行う。予防給付を受けられるのは要支援2の人のみ
認知症対応型通所介護 介護予防認知症対応型通所介護	認知症の利用者のみを対象とする通所介護（デイサービス）。認知症高齢者に配慮した日常生活上の介護や機能訓練を提供する
小規模多機能型居宅介護 介護予防小規模多機能型居宅介護	利用者は身近な地域の施設に通所または短期間入所して介護や機能訓練を受けたり，居宅で訪問介護を受ける
夜間対応型訪問介護	訪問介護員などが，夜間に利用者宅を定期的に訪問したり，緊急の通報に随時対応するなど，包括的な夜間訪問介護を提供するサービス
定期巡回・随時対応型訪問介護看護	日中や夜間を通じて，訪問介護員などが定期的に利用者宅を巡回したり，緊急の通報に随時対応したりして，夜間訪問介護を提供するとともに，看護師などが利用者宅を訪問して療養上の世話や診療の補助などを行う
地域密着型特定施設入居者生活介護	利用者は介護保険の事業者指定を受けた，小規模な有料老人ホームやケアハウスなど（定員30人未満）で生活しながら介護を受ける
地域密着型介護老人福祉施設入所者生活介護	常時介護が必要で家庭での生活が困難な人が入所する，小規模な特別養護老人ホーム（定員30人未満）
複合型サービス（看護小規模多機能型居宅介護）	通所を中心に訪問介護や泊まりのサービスを組み合わせて，食事や入浴，機能訓練などの複数のサービスを提供する。また，看護師などが利用者宅を訪問し，療養上の世話や診療の補助などを行う
地域密着型通所介護（小規模デイサービス）	小規模の老人デイサービスセンター（利用定員18人以下）などで，食事，入浴など，必要な日常生活上の支援や生活機能訓練などを日帰りで提供するサービス

原表）影山光代

り，平成24（2012）年の介護報酬改定では，「定期巡回・随時対応型訪問介護看護」，「複合型サービス（小規模多機能型居宅介護と訪問看護の機能を組み合わせたもの）」が新たに創設されている。

◆3　施設サービス

高齢者福祉施設には，老人福祉法に規定される老人デイサービスセンター，老人短期入所施設，養護老人ホーム，特別養護老人ホーム，軽費老人ホーム，老人福祉センターおよび老人介護支援センターがある。このうち，介護保険サービスを行う施設は，介護老人福祉施設（特別養護老人ホーム），介護老人保健施設，介護療養型医療施設である（介護保険施設）。それぞれ，介護に重点を置いているか，医療的なケアが充実しているかにより役割に違いがある。

4 施設の種類と法的根拠

介護保険サービスには，施設サービスと居宅サービスがある。

◆1　施設サービス

施設サービスには，介護保険施設と高齢者向け住まいがある。

❶ 介護保険施設

介護保険施設は，次の4施設である（表14.4）。

表 14.4 介護保険施設の概要・法的根拠

	介護老人福祉施設（特別養護老人ホーム）	介護老人保健施設	介護療養型医療施設	介護医療院
基本的特徴	要介護高齢者のための生活施設	要介護高齢者にリハビリ等を提供し在宅復帰を目指す施設	医療の必要な要介護高齢者の長期療養施設	医療の必要な要介護高齢者の長期療養施設
根拠法	介護保険法第8条第27項，老人福祉法第20条の5	介護保険法第8条第28項	旧介護保険法第8条第26項	介護保険法第8条第29項
定義	65歳以上の者であって，身体上または精神上著しい障害があるために常時の介護を必要とし，かつ，居宅においてこれを受けることが困難な者を入所させ，養護することを目的とする施設	要介護者に対し，施設サービス計画に基づいて，看護，医学的管理のもとにおける介護および機能訓練その他必要な医療ならびに日常生活上の世話を行うことを目的とする施設	療養病床等を有する病院または診療所であって，当該療養病床等に入院する要介護者に対し，施設サービス計画に基づいて，療養上の管理，看護，医学的管理のもとにおける介護その他の世話および機能訓練その他必要な医療を行うことを目的とする施設	要介護者に対し，施設サービス計画に基づいて，療養上の管理，看護，医学的管理のもとにおける介護および機能訓練その他必要な医療ならびに日常生活上の世話を行うことを目的とする施設
栄養士の人員基準	1以上 ただし，入所定員が40人を超えない施設にあっては，他の社会福祉施設等の栄養士との連携を図ることにより当該施設の効果的な運営を期待することができる場合であって，入所者の処遇に支障がないときは，置かないことができる	入所定員100人以上の場合，1以上配置 （100人未満の施設においても常勤職員の配置に努めるべき。同一敷地内にある病院等の栄養士がいることにより，栄養指導等の業務に支障がない場合には，兼務職員をもって充てても差し支えない）	病床数100以上の場合，1以上配置	入所定員が100人以上の場合，1以上配置 （100人未満の施設においても常勤職員の配置に努めるべき。併設型小規模介護医療院の併設医療機関に配置されている栄養士によるサービス提供が，当該介護医療院の入所者に適切に行われるときは，置かないことができる）

原表）影山光代

①**介護老人福祉施設**：入浴，排泄，食事等の介護など，日常生活の世話，機能訓練，健康管理と療養上の世話を行うことを目的とする施設。定員が29人以下の施設は，地域密着型介護老人福祉施設（地域密着型特別養護老人ホーム）と呼ばれている。1人当たりの居住面積は10.65m^{2}以上とされている。

②**介護老人保健施設**：1人当たり居住面積は8m^{2}以上で1部屋の定員は4人以下とされている。ユニット型介護老人保健施設では，1人当たりの居住面積は10.65m^{2}以上，原則個室とされている。

③**介護療養型医療施設**：1人当たり居住面積は6.4m^{2}以上で1部屋の定員は4人以下とされている。ユニット型介護療養型医療施設では，1人当たりの居住面積は10.65m^{2}以上，原則個室とされている。なお，介護療養病床は老人保健施設等へ転換することとされ，現在，新設は認められていない（経過措置期間は2018年3月末までであったが，2017年の法改正により，2024年3月末までに延長されている）。

④**介護医療院**：平成30（2018）年度の介護報酬改定により創設された，日常的な医学管

理が必要な重介護者の受け入れや，看取り・ターミナル等の機能と，生活施設としての機能を兼ね備えた施設。1床あたりの面積は $8m^2$ 以上で，1部屋の定員は4名以下とされている。

❷ 高齢者向け住まい

高齢者向け住まいには，①サービス付き高齢者向け住宅，②有料老人ホーム，③養護老人ホーム，④軽費老人ホーム，⑤認知症高齢者グループホームがある（表 14.5）。

①**サービス付き高齢者向け住宅**：少なくとも安否確認，生活相談サービスを提供する。そのほかのサービスの例として，食事の提供，清掃・洗濯等の家事援助などがあげられる。入所費用は自費である。

②**有料老人ホーム**：老人福祉法に基づき，老人の福祉を図るため，その心身の健康保持および生活の安定のために必要な措置として設けられた制度である。入所費用は自費である。設置に当たっては都道府県知事等への届けが必要である。

介護保険制度における「特定施設入居者生活介護」の対象施設に位置づけられている。給付に当たっては，設置の際の届出とは別に，一定の基準を満たした上で，都道府県知事の指定を受けなければならない。

なお，法令上の基準はないが，自治体の指導指針の標準モデルである「有料老人ホーム設置運営標準指導指針」では，居室面積等の基準を定めている。

③**養護老人ホーム**：老人福祉法に基づく措置施設で，下記の場合に入所が認められる。

・家族の住居の状況などから，その者が現在置かれている環境のもとでは，居宅において生活することが困難であると認められる場合。

・本人の属する世帯が生活保護を受けているか，市町村民税の所得割を課されていない場合等。

④**軽費老人ホーム**：家庭環境，住宅事情等の理由により居宅において生活することが困難な老人を入所させる，老人福祉法に基づく施設である。入所費用は自費である。

軽費老人ホームには，次の種別がある。

・ケアハウス：高齢者が車いす生活となっても自立した生活が送れるように配慮された施設。

・都市型：都市部における低所得高齢者に配慮した小規模なホーム。

・A型：食事の提供や日常生活上必要な便宜を供与する。経過措置でケアハウスに移行予定。

・B型：自炊を原則とする。経過措置でケアハウスに移行予定。

⑤**認知症高齢者グループホーム**（認知症対応型共同生活介護，介護予防認知症対応型共同生活介護）：能力に応じ自立した日常生活を営めるようにする，介護保険適用の住居である。認知症と診断され，要介護と認定されている人（要支援2～要介護5で共同生活ができ，常時医療を必要としない人）が入所できる。入所費用は自費である。

◆2 居宅サービス

「**指定居宅サービス等の事業の人員，設備及び運営に関する基準**」に示される「指定居宅サー

指定居宅サービス等の事業の人員，設備及び運営に関する基準：平成11年3月31日厚生省令第37号，最終改正：令和3年1月25日厚生労働省令第9号

表 14.5 高齢者向け住まい・施設の概要・法的根拠

	サービス付き高齢者向け住宅	有料老人ホーム	養護老人ホーム	軽費老人ホーム	認知症高齢者グループホーム
基本的特徴	高齢者のための住居	高齢者のための住居	環境的，経済的に困窮した高齢者の入所施設	低所得高齢者のための住居	認知症高齢者のための共同生活住居
根拠法	高齢者の居住の安定確保に関する法律第 5 条	老人福祉法第 29 条第 1 項	老人福祉法第 20 条の 4	社会福祉法第 65 条 老人福祉法第 20 条の 6	老人福祉法第 5 条の 2，第 6 項 介護保険法第 8 条第 20 項，第 8 条の 2 第 15 項
定義	状況把握サービス，生活相談サービス等の福祉サービスを提供する住居	①入浴，排泄または食事の介護，②食事，③洗濯，掃除等の家事，④健康管理のうち，いずれか（複数も可）を提供する施設	入居者を養護し，その者が自立した生活を営み，社会的活動に参加するために必要な指導および訓練その他の援助を行うことを目的とする施設	無料または低額な料金で，食事の提供その他日常生活上必要な便宜を供与することを目的とする施設	入浴，排泄，食事等の介護その他の日常生活上の世話・支援および機能訓練を行う共同生活の住居
対象者	次のいずれかに該当する単身・夫婦世帯 ・60 歳以上の人 ・要介護／要支援認定を受けている 60 歳未満の人	老人 ※老人福祉法上，老人に関する定義がないため，解釈においては社会通念による	65 歳以上で，環境上および経済的理由により居宅において養護を受けることが困難な人	身体機能の低下等により自立した日常生活を営むことに不安があると認められ，家族による援助を受けることが困難な，60 歳以上の人	要介護者／要支援者であって認知症である人（認知症の原因となる疾患が急性の状態にある人を除く）
栄養士の人員基準			1 以上 ただし，入所定員が 50 人未満の施設では，併設する特別養護老人ホームの栄養士と連携を図ることができる場合であって，入所者の処遇に支障がないときは，置かないことができる	1 以上 ただし，入所定員が 40 人以下または他の社会福祉施設等の栄養士と連携を図ることができる場合であって，入所者の処遇に支障がないときは，置かないことができる	
1 人当たりの面積	原則 25m² 以上	13m² 以上（参考値）	10.65m² 以上	21.6m² 以上（単身） 31.9m² 以上（夫婦）	7.43m² 以上

原表）影山光代

ビスの事業の一般原則」を，表 14.6 に示す。

居宅サービスには，訪問系サービスと通所系サービスがある。

❶ 訪問系サービス

訪問系サービスには，表 14.2（p.269），表 14.7 に示すように，訪問介護，訪問入浴介護，

表 14.6 指定居宅サービスの事業の一般原則

- 指定居宅サービス事業者は，利用者の意思および人格を尊重して，常に利用者の立場に立ったサービスの提供に努めなければならない（第３条）
- 指定居宅サービス事業者は，指定居宅サービスの事業を運営するに当たっては，地域との結び付きを重視し，市町村（特別区を含む），他の居宅サービス事業者その他の保健医療サービスおよび福祉サービスを提供する者との連携に努めなければならない（第３条の２）
- 指定居宅サービス事業者は，利用者の人権の擁護，虐待の防止等のため，必要な体制の整備を行うとともに，その従業者に対し，研修を実施する等の措置を講じなければならない（第３条の３)。
- 指定居宅サービス事業者は，指定居宅サービスを提供するに当たっては，法第118条の２第一項に規定する介護保険等関連情報（従業者，設備，備品および会計に関する諸記録）その他必要な情報を活用し，適切かつ有効に行うよう努めなければならない（第３条の４)。

資料）指定居宅サービス等の事業の人員，設備及び運営に関する基準（平成11年３月31日厚生省令第37号，最終改正：令和３年１月25日厚生労働省令第９号）

表 14.7 訪問系サービスの基本方針

訪問介護	指定居宅サービスに該当する訪問介護（指定訪問介護）の事業は，要介護状態となった場合も，利用者が可能な限り居宅において，有する能力に応じ自立した日常生活を営むことができるよう，入浴，排泄，食事の介護その他の生活全般にわたる援助を行うものでなければならない（第４条）
訪問入浴介護	指定居宅サービスに該当する訪問入浴介護（指定訪問入浴介護）の事業は，要介護状態となった場合も，利用者が可能な限り居宅において，有する能力に応じ自立した日常生活を営むことができるよう，居宅における入浴の援助を行うことによって，利用者の身体の清潔の保持，心身機能の維持等を図るものでなければならない（第44条）
訪問看護	指定居宅サービスに該当する訪問看護（指定訪問看護）の事業は，要介護状態となった場合も，利用者が可能な限り居宅において，有する能力に応じ自立した日常生活を営むことができるよう，療養生活を支援し，心身の機能の維持回復および生活機能の維持または向上を目指すものでなければならない（第59条）
訪問リハビリテーション	指定居宅サービスに該当する訪問リハビリテーション（指定訪問リハビリテーション）の事業は，要介護状態となった場合も，利用者が可能な限り居宅において，有する能力に応じ自立した日常生活を営むことができるよう生活機能の維持または向上を目指し，利用者の居宅において，理学療法，作業療法その他必要なリハビリテーションを行うことにより，利用者の心身の機能の維持回復を図るものでなければならない（第75条）

資料）指定居宅サービス等の事業の人員，設備及び運営に関する基準（平成11年３月31日厚生省令第37号，最終改正：令和３年１月25日厚生労働省令第９号）

訪問看護，訪問リハビリテーションがある。

❷ 通所系サービス

通所系サービスには，表 14.8 に示すように，通所介護（デイサービス），地域密着型通所介護，通所リハビリテーションがある。地域密着型通所介護は，難病等を有する重度要介護者またはがん末期の者で，常時，看護師による観察が必要な対象者に行うものである。

5 栄養・食事管理

◆1　高齢者の栄養・食事管理の課題

高齢者は個人差が大きく，外見だけでは判断することができない。加齢に伴って身体機能が

表 14.8 通所系サービスの基本方針

通所介護[*1]	指定居宅サービスに該当する通所介護（指定通所介護）の事業は，要介護状態となった場合においても，利用者が可能な限り居宅において，有する能力に応じ自立した日常生活を営むことができるよう生活機能の維持または向上を目指し，必要な日常生活上の世話および機能訓練を行うことにより，利用者の社会的孤立感の解消および心身の機能の維持ならびに利用者の家族の身体的および精神的負担の軽減を図るものでなければならない（第 92 条）
地域密着型通所介護[*2]	指定地域密着型サービスに該当する地域密着型通所介護（指定地域密着型通所介護）の事業は，要介護状態になった場合においても，利用者が可能な限り居宅において，有する能力に応じ自立した日常生活を営むことができるよう生活機能の維持または向上を目指し，必要な日常生活上の世話および機能訓練を行うことにより，利用者の社会的孤立感の解消および心身の機能の維持ならびに利用者の家族の身体的および精神的負担の軽減を図るものでなければならない（第 19 条）
通所リハビリテーション[*1]	指定居宅サービスに該当する通所リハビリテーション（指定通所リハビリテーション）の事業は，要介護状態となった場合においても，利用者が可能な限り居宅において，有する能力に応じ自立した日常生活を営むことができるよう生活機能の維持または向上を目指し，理学療法，作業療法その他必要なリハビリテーションを行うことにより，利用者の心身の機能の維持回復を図るものでなければならない（第 110 条）

資料）[*1]指定居宅サービス等の事業の人員，設備及び運営に関する基準（平成 11 年 3 月 31 日厚生省令第 37 号，最終改正：令和 3 年 1 月 25 日厚生労働省令第 9 号）
[*2]指定地域密着型サービスの事業の人員，設備及び運営に関する基準（平成 18 年 3 月 14 日厚生労働省令第 34 号，最終改正：令和 3 年 8 月 16 日厚生労働省令第 141 号）

低下すると低栄養状態（PEM；protein energy malnutrition）に陥りやすく，日常生活動作（ADL；activities of daily living）や生活の質（QOL；quality of life）の低下を引き起こす。これに伴い，要介護状態となるリスクも高まる。また，要介護状態になる要因として注目されている**虚弱（フレイル）**と**サルコペニア**は，栄養素としてたんぱく質摂取量が重要とされている。そのほかにも摂食・嚥下障害，脱水，褥瘡等のリスクが高まる。高齢者の栄養状態を良好に保ち，健康寿命の延伸を支援することが必要である。高齢者の代表的な低栄養の要因を**表 14.9**に示す。

介護保険施設では，栄養ケア・マネジメントが実施されている。栄養ケア・マネジメントは，栄養スクリーニングによってリスクを把握し，栄養アセスメントの結果から栄養ケア計画，食事計画，生産計画を作成して食事を提供し，その後，モニタリング，チェック，評価を行う PDCA サイクルで実施する。

栄養アセスメントには，性別，年齢階級，身体活動レベル，BMI と摂食機能の情報が必要であり，可能であれば臨床・生化学検査値も入手する。栄養状態の評価・判定の際には，高齢者では加齢により，唾液分泌量の減少，摂食・嚥下機能や消化・吸収機能の低下があることを考慮する。また，味覚や嗅覚などの感覚機能が低下し，食事摂取量の低下が見られる。そのため，高齢者の栄養状態は食事摂取量の把握のみならず，体重変化や体格（BMI）等により評価・

虚弱（フレイル）：老化に伴う種々の機能低下（予備能力の低下）を基盤とし，さまざまな健康障害に対する脆弱性が増加している状態，すなわち健康障害に陥りやすい状態を指す。体重減少，主観的疲労感，日常生活活動量の減少，身体能力（歩行速度）の減弱，筋力（握力）の低下の 5 項目のうち，3 項目以上該当すればフレイルとされる（Fried らの定義）。

サルコペニア：加齢に伴う筋力の減少，または老化に伴う筋肉量の減少を指す。Rosenberg により提唱された比較的新しい造語。

表 14.9 高齢者低栄養の要因

社会的要因	独居，介護力不足・ネグレクト，孤独感，貧困
精神的心理的要因	認知機能障害，うつ，誤嚥・窒息の恐怖，虐待
加齢の関与	嗅覚・味覚障害，食欲低下
疾病要因	臓器不全，炎症・悪性腫瘍，疼痛，義歯など口腔内の問題，薬物副作用，咀嚼・嚥下障害，日常生活動作障害，消化管の問題（下痢・便秘）
その他	不適切な食形態の問題，栄養に関する誤認識，医療者の誤った指導

資料）葛谷雅文：低栄養，新老年学，第3版 / 大内尉義，秋山弘子編集代表，p.585，表5（2010）東京大学出版会より一部改変

判定することが重要となる。

◆2 給与栄養目標量の設定

エネルギー，栄養素の給与栄養目標量は「日本人の食事摂取基準（2020年版）」[5]の「活用に関する基本的事項」に示された，「食事摂取状況のアセスメント」により評価する。しかし，食事調査による過小申告・過大申告と日間変動による誤差があるため留意する。

高齢者施設の利用者は個人差が大きいため，個人ごとに推定エネルギー必要量を算出することが望ましいが，疾患の種類が多く，身体機能低下の状況もさまざまであるため，個別対応の食事の提供は不可能である。そのため，性別，年齢階級，身体活動レベル別の構成で，何段階かの給与栄養目標量を設定する。

❶給与エネルギー量

高齢者施設利用者は身体機能が低下しており，摂食・嚥下障害等を原因とする食事摂取量の低下が見られる。そのため，低栄養の予防のためにも，実際の体重でアセスメントするのではなく，参照体重を目標として推定エネルギー必要量を算定する。

推定エネルギー必要量の設定

推定エネルギー必要量の設定は，個人の体重，身体活動レベルを把握できるか否かで以下の２つの方法に大別できる。

①個人別の体重，身体活動レベルが明らかな場合：対象者の１日当たりの推定エネルギー必要量を算出する。基礎代謝基準値（表 14.10）を用い，体重を考慮して基礎代謝量を求める。この基礎代謝量に身体活動レベル（表 14.11）の係数をかけて推定エネルギー必要量を算定する。

基礎代謝量（kcal/日）＝基礎代謝基準値（kcal/kg 体重 / 日）×体重（kg）

推定エネルギー必要量＝基礎代謝量×身体活動レベル

②個人別の体重，身体活動レベルが不明な場合：個人別の体重の情報が得られない場合は，標準体重（BMI＝22の体重），あるいは食事摂取基準の参照体位（表 14.12）を用いて１日当たりの推定エネルギー必要量を算定する。身体活動レベルはⅡ（ふつう）が基準となるが，施設利用者の場合は表 14.13の値を参考にする。

推定エネルギー必要量の設定に当たっては，次の点に留意する。

表 14.10 参照体重における基礎代謝量

年齢（歳）	男性			女性		
	基礎代謝基準値（kcal/kg 体重/日）	参照体重（kg）	基礎代謝量（kcal/日）	基礎代謝基準値（kcal/kg 体重/日）	参照体重（kg）	基礎代謝量（kcal/日）
50～64	21.8	68.0	1,480	20.7	53.8	1,110
65～74	21.6	65.0	1,400	20.7	52.1	1,080
75 以上	21.5	59.6	1,280	20.7	48.8	1,010

資料）文献 5

表 14.11 身体活動レベル

年齢（歳）	レベルⅠ（低い）	レベルⅡ（ふつう）	レベルⅢ（高い）
50～64	1.50	1.75	2.00
65～74	1.45	1.70	1.95
75 以上	1.40	1.65	—

資料）文献 5

表 14.12 参照体位（参照身長，参照体重）*

年齢（歳）	男性		女性	
	参照身長（cm）	参照体重（kg）	参照身長（cm）	参照体重（kg）
50～64	169.0	68.0	155.8	53.8
65～74	165.2	65.0	152.0	52.1
75 以上	160.8	59.6	148.0	48.8

注）*食事摂取基準において，性および年齢に応じ，日本人として平均的な体位をもった人を想定し，健全な発育ならびに健康の保持・増進，生活習慣病の予防を考える上での参照値として提示されたもの
資料）文献 5

表 14.13 病院入院患者の身体活動レベル

ベッド上安静*1	ベッド外活動*2	リハビリテーション中*3
1.2	1.3	1.4

注）*1 ほとんど横になっている人，*2 ベッド近辺で座位時間が長い人，*3 室内を中心によく動く人
資料）食事摂取基準の実践・運用を考える会編：日本人の食事摂取基準（2020年版）の実践・運用，p.24（2020）第一出版より作成

①**エネルギー収支バランス**：「エネルギー摂取量－エネルギー消費量」と定義されている。その結果が体重の変化と体格（BMI；body mass index）である。エネルギー摂取量がエネルギー消費量を上回る状態（正のエネルギー収支バランス）が続けば体重は増加し，逆に，エネルギー消費量がエネルギー摂取量を上回る状態（負のエネルギー収支バランス）では体重が減少する。多くの成人では，長期間にわたって体重・体組成は比較的一

表14.14 目標とするBMIの範囲

年齢（歳）	目標とするBMI（kg/m^2）
50～64	20.0～24.9
65～74	22.5～27.4
75以上	22.5～27.4

注）観察疫学研究において報告された総死亡率が最も低かったBMIの範囲
資料）文献5

定でエネルギー収支バランスがほぼゼロに保たれた状態にある。肥満者や低栄養の者でも，体重，体組成に変化がなければエネルギー摂取量とエネルギー消費量は等しい。したがって，健康の保持・増進，生活習慣病予防の観点からは，エネルギー摂取量が必要量を過不足なく充足するだけでは不十分であり，望ましいBMIを維持するエネルギー摂取量，エネルギー消費量であることが望ましい。目標とするBMIの範囲を表14.14に示す。

②**基礎代謝量**：覚醒状態で必要な最小限のエネルギーであり，早朝空腹時に快適な室内（室温など）において安静仰臥位・覚醒状態で測定される。

一方，直接測定ではなく，性，年齢，身長，体重などを用いて推定する方法もある。一般的に多く用いられている，Harris-Benedictの推定式を示す。

男性：$66.4730 + 13.7516 \times W + 5.0033 \times H - 6.7550 \times A$

女性：$655.0955 + 9.5634 \times W + 1.8496 \times H - 4.6756 \times A$

また，国立健康・栄養研究所の推定式を示す（Ganpuleの式）。これは，18～79歳の集団で妥当性が確認されている。

男性：$(0.0481 \times W + 0.0234 \times H - 0.0138 \times A - 0.4235) \times 1{,}000/4.186$

女性：$(0.0481 \times W + 0.0234 \times H - 0.0138 \times A - 0.9708) \times 1{,}000/4.186$

（W：体重（kg），H：身長（cm），A：年齢（歳））

③**身体活動レベル**：高齢者は，他の年代とは身体活動レベルが異なる可能性がある。平均年齢75歳前後までの健康で自立した高齢者について身体活動レベルを測定した結果から，レベルⅠ，レベルⅡ，レベルⅢが定められている[5)]。高齢者施設入所者の場合は，病院入院者と同様に，ベッド上安静1.2，ベッド外活動1.3，リハビリテーション中1.4とする（p.277，表14.13）。

❷ たんぱく質，脂質，炭水化物の給与目標量

たんぱく質，脂質，炭水化物は，いずれも目標量が％エネルギー比で策定されている。したがって，熱量素は％エネルギー比で設定する（エネルギー産生栄養素バランス）。

たんぱく質

高齢者では，たんぱく質摂取量が少ないと3年後の筋力の低下と関連し，高齢女性では，たんぱく質摂取量が少ないと虚弱（フレイル）出現のリスクが増加することが確認されている。また，高齢者ではたんぱく質の同化抵抗性があり，アミノ酸が筋肉に供給されても，成人に比較して筋肉たんぱく質同化作用が弱い可能性がある。しかし，高齢者の筋肉細胞もアミノ酸供給を増やすことにより，たんぱく質同化作用は十分に惹起される。このことから，

表14.15 たんぱく質の食事摂取基準

年齢（歳）	男性			女性		
	推定平均必要量（g/日）	推奨量（g/日）	目標量*（%エネルギー）	推定平均必要量（g/日）	推奨量（g/日）	目標量*（%エネルギー）
50～64	50	65	14～20	40	50	14～20
65～74	50	60	15～20	40	50	15～20
75以上	50	60	15～20	40	50	15～20

注）*おおむねの値を示したもの
資料）文献5

表14.16 脂質の食事摂取基準

年齢（歳）	男性	女性
	目標量*（%エネルギー）	目標量*（%エネルギー）
50～64	20～30	20～30
65～74	20～30	20～30
75以上	20～30	20～30

注）*おおむねの値を示したもの
資料）文献5

表14.17 炭水化物の食事摂取基準

年齢（歳）	男性	女性
	目標量*（%エネルギー）	目標量*（%エネルギー）
50～64	50～65	50～65
65～74	50～65	50～65
75以上	50～65	50～65

注）*おおむねの値を示したもの
アルコールを含む。ただし，アルコールの摂取を勧めるものではない
資料）文献5

骨格筋でたんぱく質合成を誘導するには，高齢者では成人以上にアミノ酸の血中濃度を上げる。10～15g/食の不可欠アミノ酸の摂取で，成人と同様に筋肉でたんぱく質合成が誘導されるため，十分なたんぱく質摂取が必要となる。したがって，少なくとも毎食良質なたんぱく質を25～30g程度摂取しなければ，骨格筋で有効なたんぱく質合成が1日を通して維持できない可能性がある。

高齢者の場合，腎機能との関連が懸念されるが，軽度～中等度の慢性腎臓病（G3a）では，健康な人の推奨量以下のたんぱく質制限を行うことは，末期腎不全に至るリスクを減らすという意義が乏しいため推奨されていない。たんぱく質は推定平均必要量と推奨量が，重量で策定されている。たんぱく質エネルギー比率は14～20%の範囲である（表14.15）。

脂質

脂質エネルギー比は，エネルギー比20～30%の範囲である（表14.16）。

炭水化物

炭水化物エネルギー比率は，エネルギー比50～65%の範囲である（表14.17）。

❸ ビタミン，ミネラル類の給与栄養目標量

ビタミンA，ビタミンB1，ビタミンB2，ビタミンC，カルシウム，鉄

推定平均必要量を下回る人がほとんどいなくなるように設定する。摂取量のアセスメントが実施できていない場合には，推奨量に近い摂取量になるように給与目標量を決定する。

表 14.18 ユニバーサルデザインフードの区分

区 分		容易にかめる	歯ぐきでつぶせる	舌でつぶせる	かまなくてよい
かむ力の目安		かたいものや大きいものはやや食べづらい	かたいものや大きいものは食べづらい	細かくてやわらかければ食べられる	固形物は小さくても食べづらい
飲み込む力の目安		普通に飲み込める	ものによっては飲み込みづらいことがある	水やお茶が飲み込みづらいことがある	水やお茶が飲み込みづらい
かたさの目安 ※食品のメニュー例で商品名ではありません	ごはん	ごはん～やわらかごはん	やわらかごはん～全がゆ	全がゆ	ペーストがゆ
	調理例（ごはん）	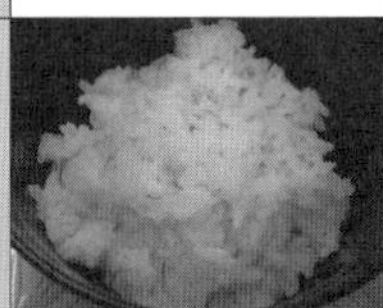	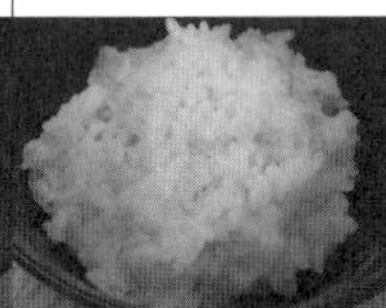	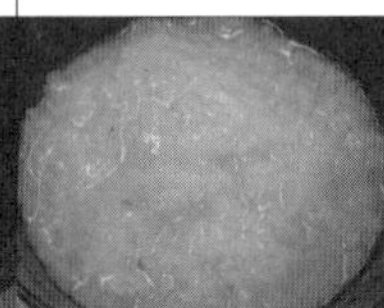	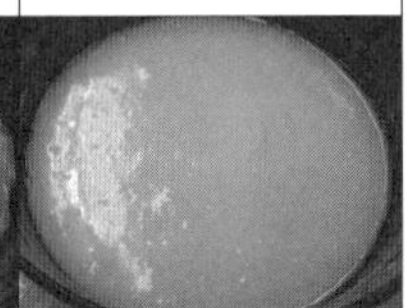
	肉じゃが	やわらか肉じゃが	具材小さめやわらか肉じゃが	具材小さめさらにやわらか肉じゃが	ペースト肉じゃが
	たまご	厚焼き卵	だし巻き卵	スクランブルエッグ	やわらかい茶わん蒸し（具なし）
物性規格	かたさ上限値 N/m^2	5×10^5	5×10^4	ゾル：1×10^4 ゲル：2×10^4	ゾル：3×10^3 ゲル：5×10^3
	粘度下限値 mPa・s			ゾル：1500	ゾル：1500

注）ゾル：液体，もしくは固形物が液体中に分散しており，流動性を有する状態。
　　ゲル：ゾルが流動性を失いゼリー状に固まった状態。
資料）日本介護食品協議会ホームページ

食物繊維，食塩相当量

いずれも生活習慣病の一次予防と生活習慣病（高血圧，脂質異常症，糖尿病，慢性腎臓病）の重症化予防を目的に策定された目標量である。目標量の範囲外の摂取量の人を減らすようにする。摂取可能な目標量を考慮する。

◆3　食形態

加齢とともに，唾液分泌量の減少，摂食・嚥下障害等の原因により飲み込みが困難になる。飲み込みに関しても個人差があるため，食形態もさまざまである。食形態が合わなければ食事摂取量が低下する要因となるため，利用者個人に対応した食形態で提供する。

食形態については施設によってそれぞれ呼び名が異なり，統一されていない。ここでは，ユニバーサルデザインフードについて紹介する。

ユニバーサルデザインフード

介護食品は，メーカーによって製造に関する規格や表示方法が異なり不便であった。そこで，食品メーカーを中心に日本介護食品協議会が設立され，介護食品の規格が統一された。

ユニバーサルデザインフードには，かたさ・粘度の規格によって，「容易にかめる」，「歯ぐきでつぶせる」，「舌でつぶせる」，「かまなくてよい」の4つの食品区分が設けられている（表 14.18）。各区分の対象者を次に示す。

・区分 1：義歯などを装着し，ある程度の咀嚼・嚥下機能が維持されている人
・区分 2：咀嚼機能が低下し，硬い物・大きい物が食べられず，あるいは，はしなどが持ちにくくなった人
・区分 3：ほとんど噛まずに丸飲みしてしまい，食塊の形成が難しい人
・区分 4：食塊の形成が難しい人で，しかも時々むせるような人

また，ユニバーサルデザインフードには，とろみ調整食品もある。飲み物や食べ物にとろみをつけて飲み込みやすくするもので，あんかけ料理のあんや，飲み物をゼリー状に調整する食品等もある。日本介護食品協議会では，とろみの状態の表示を統一し，「フレンチドレッシング状」，「とんかつソース状」，「ケチャップ状」，「マヨネーズ状」の 4 段階のイメージで表現している。

◆4　栄養・食事管理の評価

給与エネルギー量や摂取エネルギー量が妥当であるかは，摂取量と体重変化，BMI から判断する。食事摂取状況の把握には，以下のパターンがある。いずれの方法でも，1 人分の盛りつけ量の計量が必要である。

①食べ残した量（残菜量）を個別に計量できる場合

1 人分の盛りつけ量（g）－実測残菜量（g）＝食事摂取量（g）

②残菜量を個別に計量できない場合

・施設の場合は，介護士・看護師が目測で何割摂取したかを記録しているため，この記録を用いて計算する。

1 人分の盛りつけ量（g）×目測での摂取量（割）＝食事摂取量（g）

・全体の残菜量から推定する場合は，全体の残菜量を喫食者数で割って 1 人分の残菜量を計算する。

1 人分の盛りつけ量（g）－平均の残菜量（g）＝食事摂取量（g）

体重変化から給与エネルギー量が適切でないと判断したときは，給与エネルギー量の再検討が必要である。集団では，BMI が 21.5 以上 24.9 未満の範囲に入る人が増えるように設定する。

6 栄養・食事サービスに関する収益

◆1　介護保険施設の食費

平成 17（2005）年に行われた介護保険制度の見直しで，介護予防を重視することを目的として，要支援者への給付が介護予防給付として導入された。また，在宅と施設の利用者負担の公平性の観点から施設給付が見直され，食費・居住費は保険給付の対象外となった。低所得者の負担軽減の観点から，補足給付が取り入れられた（表 14.19）。

◆2　介護保険施設の栄養管理に関する加算

加齢に伴う生理的，社会的，経済的問題は高齢者の栄養状態に影響を与える。介護保険施設では，低栄養状態のリスクの有無にかかわらず，栄養ケア・マネジメントは入所者全員に行われる。介護保険施設では栄養管理を行うことによって，介護保険から栄養マネジメント強化加算が認められる。そのほかにも，再入所時栄養連携加算，経口移行加算，経口維持加算（Ⅰ・Ⅱ），療養食加算（療養食加算は短期入所生活・療養介護においても算定できる），口腔・栄養スクリーニング加算，栄養アセスメント加算，栄養改善加算（厚生労働大臣の定める基準に適合してい

表 14.19 低所得者の負担軽減（補足給付）

利用者負担段階	対象者	預貯金等	食費の負担限度額（日額）
第１段階	・市区町村民税非課税世帯（世帯を分離している配偶者を含む）の老齢福祉年金受給者 ・生活保護受給者	単身1,000万円以下 夫婦2,000万円以下	300 円
第２段階	市区町村民税非課税世帯であって，合計所得金額，課税年金収入額，非課税年金収入額の合計が年間 80 万円以下の人	単身650万円以下 夫婦1,650万円以下	390 円
第３段階	市区町村民税非課税世帯であって，合計所得金額，課税年金収入額，非課税年金収入額の合計が 80 万円超 120 万円以下の人	単身550万円以下 夫婦1,550万円以下	650 円
	市区町村民税非課税世帯であって，合計所得金額，課税年金収入額，非課税年金収入額の合計が 120 万円超の人	単身500万円以下 夫婦1,500万円以下	1,360 円
第４段階	利用者負担第１～３段階該当者以外の人		なし

注）食費・居住費について，利用者負担第１～３段階の人を対象に，所得に応じた負担限度額が設定されている
　　標準的な費用の額（基準費用額）と負担限度額との差額が，介護保険から特定入所者介護サービス費として給付される
資料）厚生労働省：食費・部屋代の負担軽減の見直し（非課税年金勘案）より作成

る指定通所・介護予防通所介護事業所に限る）が算定される（表 14.20）。

栄養ケア・マネジメントの実施において，栄養状態の評価方法として身体計測が広く用いられている。しかし高齢者においては身長，体重測定には多くの問題がある。

一般に，身長は立位で測定するが，寝たきりや，立位困難な高齢者の場合は臥位で行われる。立位保持ができたとしても，成人の場合と比較して，明らかに身長の短縮が起こる。また，要介護高齢者では極度の猫背や，筋肉，関節の拘縮のため身長が測定できない場合がある。体重に関しても，要介護高齢者では測定が困難なケースがある。このように，さまざまな要因が高齢者の栄養管理を困難にしている。

2 介護老人福祉施設（特別養護老人ホーム）の事例

1 組織

当施設は在宅部門を併設している介護老人福祉施設であり，管理栄養士は通所部門の給食提供も行っている。

施設内組織図を図 14.2，栄養部門組織図を図 14.3 に示す。当施設では外部の給食会社に委託しているが，栄養部門の組織は運営形態（直営・委託）により異なる。

2 栄養・食事管理・評価

◆1　入所から食事内容決定までの流れ

介護老人福祉施設への入所を希望する場合，行政の行う要介護認定により，要介護度が原則３以上の 65 歳以上の高齢者に対して，ケアプランを作成したケアマネジャーや家族からの依頼により，受け入れ施設側の相談員や看護師等による事前調査を経て，施設内の入所判定会議の後，入所が決定する。入所後は，事前調査時の食事に関する情報をもとに検討し，一般食ま

表 14.20 介護福祉施設サービス・通所サービスの加算の概要

	算定要件	単 位
再入所時栄養連携加算	・入所者が退所し，病院等に入院したのち，再度入所する際，必要となる栄養管理が以前の入所時と大きく異なる場合に，施設の管理栄養士と病院等の管理栄養士が連携して栄養ケア計画を作成した場合に対象となる。 ・入所者１人につき１回を限度として所定単位数を加算する。 ・栄養ケアマネジメント加算を未実施の場合は算定できない。	200 単位/回
栄養マネジメント強化加算*	・低栄養状態のリスクが高い入所者に対し，①医師，管理栄養士，看護師等が共同して作成した栄養ケア計画に従い，食事の観察（ミールラウンド）を週３回以上行い，入所者ごとの栄養状態，嗜好等を踏まえた食事の調整等を実施すること。②入所者が，退所する場合において，管理栄養士が退所後の食事に関する相談支援を行うこと。 ・管理栄養士を常勤換算方式で入所者の数を 50（施設に常勤栄養士を１人以上配置し，給食管理を行っている場合は 70）で除して得た数以上とすること。 ・低栄養状態のリスクが低い入所者にも，食事の際に変化を把握し，問題がある場合は，早期に対応すること。 ・入所者ごとの栄養状態等の情報を厚生労働省に提出し，継続的な栄養管理の実施に当たって，当該情報その他継続的な栄養管理の適切かつ有効な実施のために必要な情報を活用していること（CHASE へのデータ提出とフィードバックの活用）。 *３年の経過措置期間を設ける	11 単位/日
栄養マネジメント加算の未実施	３年の経過措置期間を設ける	14単位/日減算
低栄養リスク改善加算	廃止（３年の経過措置期間を設ける）	
経口移行加算	医師の指示に基づき，医師，歯科医師，管理栄養士その他の職種が共同して，現に経管により食事を摂取している入所者ごとに経口による食事の摂取を進めるための経口移行計画を作成し，計画に従い医師の指示を受けた管理栄養士または栄養士等が，栄養管理等を行った場合（原則として計画作成日から 180 日以内に限る）	28 単位/日
経口維持加算	（Ⅰ）医師または歯科医師の指示に基づき，医師，歯科医師，管理栄養士その他の職種が共同し，摂食機能障害を有し誤嚥が認められる入所者の栄養管理をするための食事の観察および会議等を行い，入所者ごとに，経口による継続的な食事の摂取を進めるための経口維持計画を作成し，計画に基づき，医師または歯科医師の指示を受けた管理栄養士または栄養士が栄養管理を行った場合	400 単位/月
	（Ⅱ）協力歯科医療機関を定めている施設で，経口維持加算（Ⅰ）において行う食事の観察および会議等に，医師（人員基準に規定する医師を除く），歯科医師，歯科衛生士または言語聴覚士が加わった場合に，経口維持加算（Ⅰ）に加えて算定する	100 単位/月
療養食加算	・疾病治療の直接手段として，医師の発行する食事箋に基づき療養食を提供した場合 ・食事の提供が管理栄養士または栄養士によって管理されていること ・年齢，心身の状況によって適切な栄養量・内容の食事を提供していること ・１日３回を限度とする ・上記の療養食とは，以下の通り（経口，経管の別を問わない） 　腎臓病食，肝臓病食，糖尿病食，胃潰瘍食（流動食は除く），貧血食，膵臓病食，脂質異常症食，痛風食，特別な場合の検査食（潜血食など） 　減塩食を心臓疾患等に対して行う場合は，腎臓病食に準じて取り扱う（総量 6.0g 未満の減塩食）。高血圧症に対して行う場合は，加算対象にならない。高度肥満症（肥満度が＋70％以上または BMI が 35 以上）に対しての食事療法は，脂質異常症食に準じて取り扱う ・経口維持加算の併算が可能	6 単位/回

	算定要件	単 位
口腔・栄養スクリーニング加算	(Ⅰ) ①事業所の従業者が，利用開始時および利用中6月ごとに利用者の口腔の健康状態を確認し，その情報を担当の介護支援専門員に提供している。および②事業所の従業者が，同様に利用者の栄養状態を確認し，その情報（低栄養状態の場合には改善に必要な情報を含む）を担当の介護支援専門員に提供している。	20単位/回
	(Ⅱ) ①または②に適合してする。併算定の関係で（Ⅰ）が取得できない場合	5単位/回
【通所サービス】栄養アセスメント加算 栄養改善加算	・事業所の従業者または外部との連携により管理栄養士を1名以上配置している ・利用者ごとに管理栄養士，看護・介護職員，生活相談員その他の職種の者が共同して栄養アセスメントを実施し，利用者や家族に結果を説明し，相談等に必要に応じて対応する ・利用者ごとの栄養状態等の情報を厚生労働省に提出し，栄養管理の実施に当たってその情報その他栄養管理の適切・有効な実施に必要な情報を活用している（CHASEへのデータ提出とフィードバックの活用） ・栄養アセスメント加算は，口腔・栄養スクリーニング加算（Ⅰ），栄養改善加算との併算定は不可 ・栄養改善加算は，栄養改善サービスの提供に当たって必要に応じ居宅を訪問することを求める	50単位/月 200単位/回
【認知症グループホーム】栄養管理体制加算	・外部との連携を含める管理栄養士が，日常的な栄養ケアに係る介護職員への技術的助言や指導を行う	30単位/月

(表14.20)

資料）指定施設サービス等に要する費用の額の算定に関する基準（平成12年2月10日厚生省告示第21号，最終改正：令和3年3月15日厚生労働省告示第73号），指定介護予防サービスに要する費用の額の算定に関する基準（平成18年3月14日厚労省告示第127号，最終改正：令和3年3月15日厚労省告示第73号）

たは療養食を提供する。療養食については，医師の発行する食事箋に基づいて提供する（図14.4）。

◆2　栄養管理

高齢者は咀嚼・嚥下能力の低下，消化・吸収能力の低下，生活活動量の低下により，食事摂取量が低下してくる。加えて，他の年代と比べて個人差が大きい。そのため，高齢者施設では目標栄養量を定めていても，栄養ケアについては，個々に配慮しなければならない（図14.5）。

◆3　食事管理

高齢者施設給食は一般食と療養食（医師の発行する食事箋に基づく）に区分される。さらに，食形態には常食・刻み食・極刻み食・ソフト食・ミキサー食・ゼリー食・流動食などがある。喫食量や喫食状況などを把握し，適宜利用者の状態に合わせて提供する。

高齢者には軟らかい料理が好まれるが，硬い食材料でも圧力鍋を使用したり，軟化剤や酵素を利用して軟らかくするなどの工夫も必要になる。また，わかめや葉物類のように薄い形状の食材料は咽喉に貼りつく危険性があるため，嚥下機能が低下している高齢者に提供する際には特に注意を要する。

◆4　栄養管理の評価

給食業務の評価とは，それぞれの管理業務の目標達成に向けて計画を立て，実施したものについて目標の達成度合いを調べることをいう。したがって，アセスメントした項目に従い立案

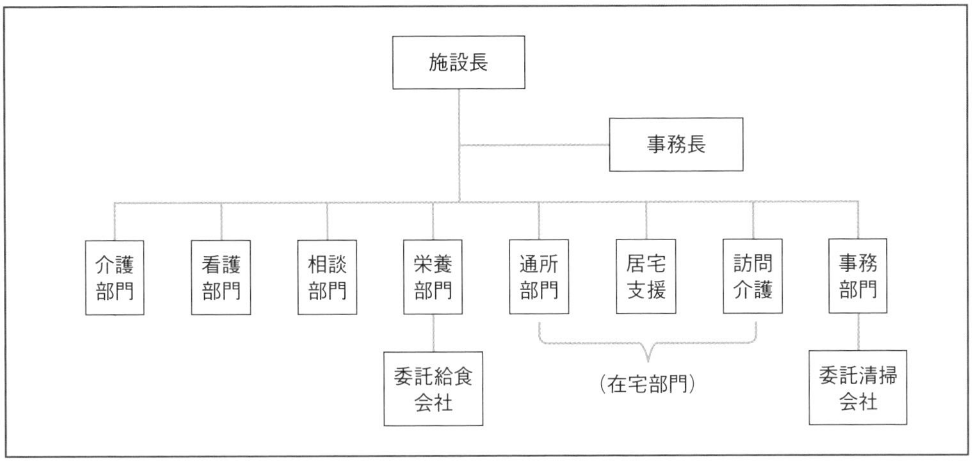

図 14.2 施設内組織図
資料）社会福祉法人豊笑会 ライフヒルズ舞岡苑

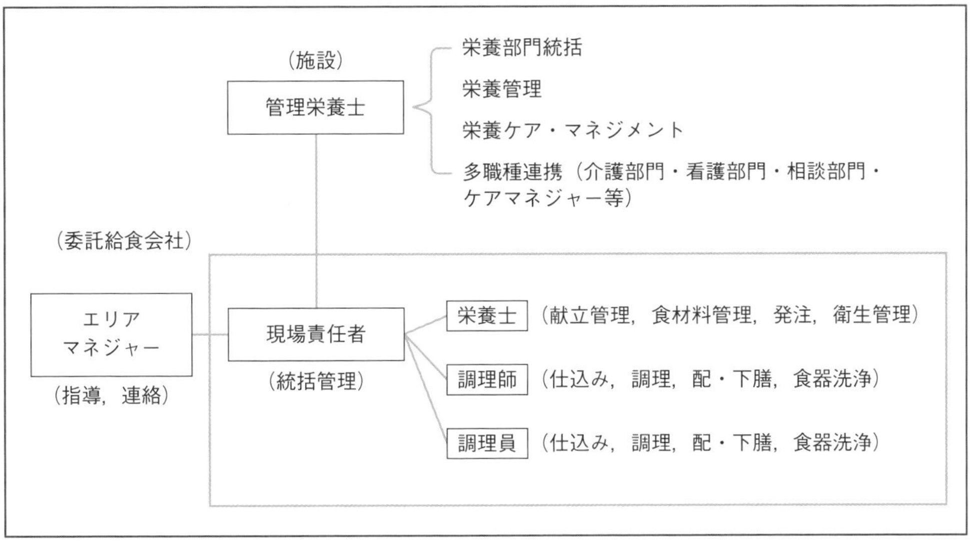

図 14.3 栄養部門組織図（外部委託の例）
資料）社会福祉法人豊笑会 ライフヒルズ舞岡苑

した栄養・食事計画の目標が，達成されたかどうかを確認する。この結果が，個々の計画，実施方法等や，施設で実施する栄養・食事管理全体の評価にもつながる。

3 メニュー管理

高齢者施設給食は，1日3回の食事と間食とで構成されている。高齢者は1回の食事摂取量が少ないため，間食も含めて栄養バランスを考え，献立を作成する。また，個人の嗜好にも配慮し，日本に古くからある行事などを取り入れることで食事に変化をつけ，それぞれが満足できるような食事の提供を心がける。

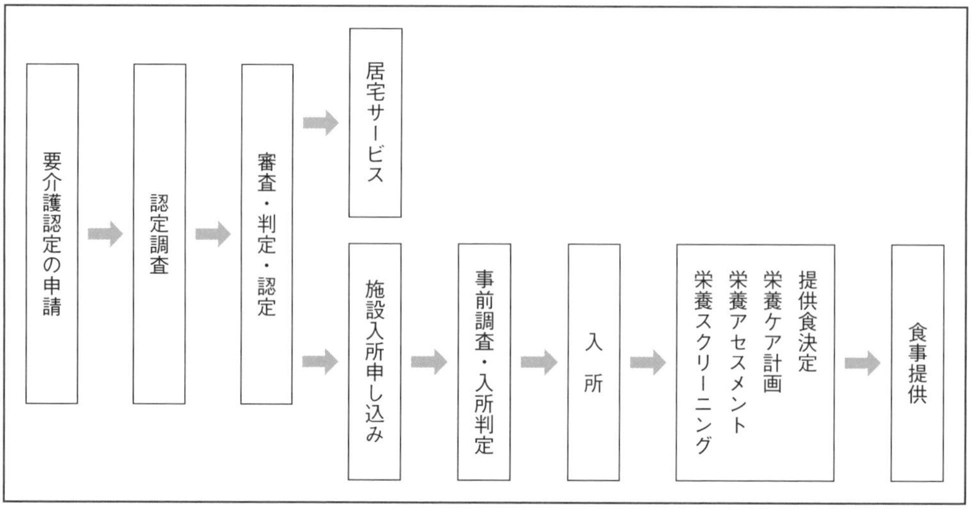

図 14.4 要介護認定から施設での食事提供までの流れ（例）
資料）社会福祉法人豊笑会 ライフヒルズ舞岡苑

◆1　献立計画

献立とは，1 回に提供する食事における料理の構成である。献立は，栄養・食事計画と献立作成基準に基づき，施設利用者の嗜好，季節，行事，食事環境などの諸条件を考慮して作成する。利用者には事前に献立表を提示する。献立表には，エネルギーのほか，健康増進法に提示されている栄養素（熱量およびたんぱく質，脂質，ナトリウム等）を示すことが望ましい。

献立作成に当たっては，利用者にとって，給与栄養目標量，嗜好，季節感，量，食形態，価格が適正であることが必要であるが，調理従事者の人数や技術，施設・設備の能力，食材料等の価格も考慮しなくてはならない。

◆2　一般食から形態食への展開

一般食から**形態食**への展開は療養食への展開と重なり，マトリックスのように表される。多くの場合，形態食の献立を構成する料理は一般食（あるいは療養食）と変わらない。ただし，ソフト食やミキサー食・ゼリー食にする場合，すべての食材料を一緒にミキサーにかけると色合いが悪くなるため，できあがりをイメージしながら，彩り良く分けて盛りつけると良い。

◆3　行事食・イベント食

高齢者福祉施設は高齢者にとって終の棲家であるが，食事は変化に乏しくなりがちである。そこで，当施設では日本古来からの節や旬を食事に取り入れることにより，春夏秋冬を感じられるようにしている（表 14.21）。

また，ハレの日という概念を取り入れて普段とは違うご馳走の日を設け，食生活にメリハリをつけることも欠かせない。

イベントでは，高齢者の目の前で，そば打ちをしたり，まぐろ一本を解体したり，寿司バイキングでオーダーにより好みの具を握ったりなど，メニューを変えるだけでなく提供方法を工

形態食：嚥下機能が低下し，食事をそのままの形で食べることができない人に対して，最も適した状態（大きさ，軟らかさ，水分量，粘性）に調整した食事。

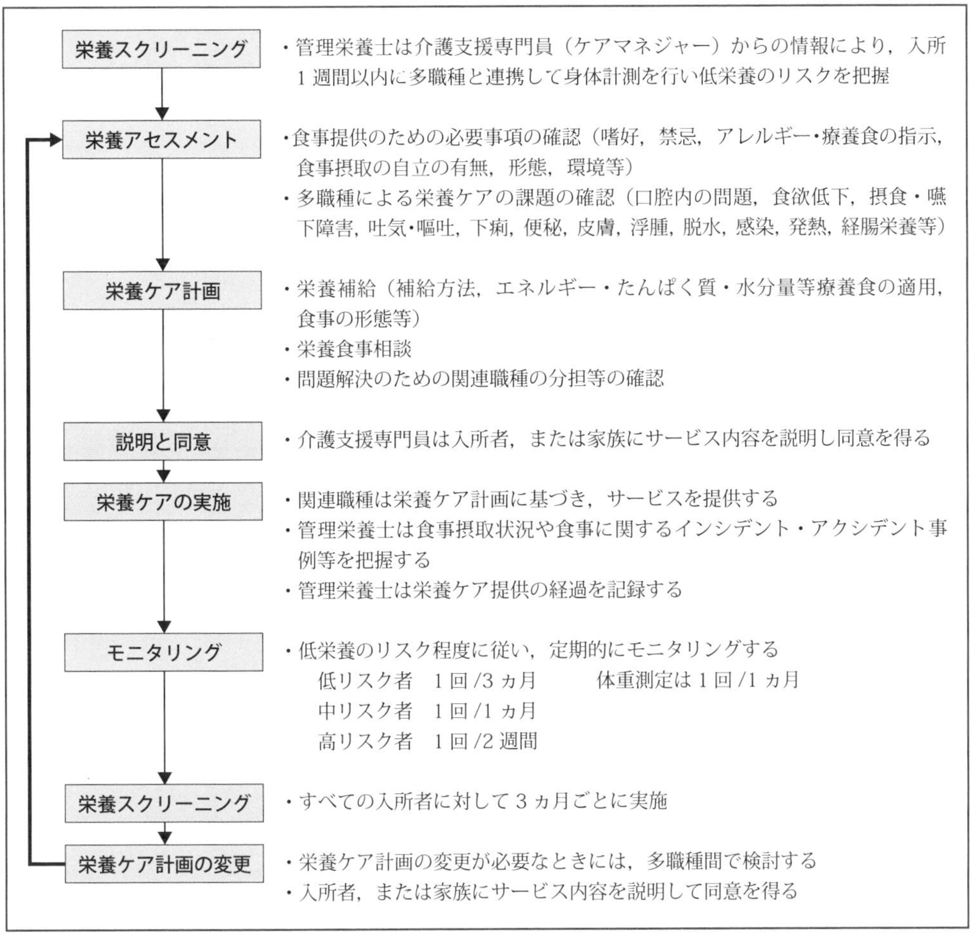

図 14.5 栄養ケア・マネジメントの流れ

資料）松月弘恵：高齢者福祉施設給食，給食マネジメント論 / 鈴木久乃，太田和枝，定司哲夫編，p.298（2014）第一出版

夫することにより，食の楽しみを感じてもらうことが大切である。

4 生産管理

給食における生産管理とは，献立計画⟶発注⟶納品⟶検収⟶仕込み⟶調理⟶盛りつけ⟶提供，という一連の工程を管理することをいう。高齢者施設の給食では，一般食と療養食を提供するため食種や形態等の種類が多く，決められた時間・限られた人員・既存設備を考慮しつつ生産管理することが求められる。

◆ 調理工程・作業管理

高齢者施設では，複数の調理を同時進行で行うため，作業人員・調理作業時間等の標準化を図ることが重要である。

形態食については，食材料を加熱前に刻む方法と加熱後に刻む方法がある。野菜等は加熱前に刻むと水につけたときに細胞壁が残り，その後加熱しても口当たりが悪くなってしまう。加熱後に刻んだ方がなめらかで食べやすい。ただし，その場合はカッターやミキサー等の調理器具による二次汚染のリスクが高いため，洗浄や消毒等，十分に注意する。

高齢者施設給食の配膳は，一般食と療養食の別があり，食種と形態の多さや，主食の種類と分量，アレルギーの有無，内服薬との関係などの個人対応により，複雑な作業となる。

一度の配膳ミスが高齢者の命に関わる場合もあるため，配膳作業では二重三重のチェックを行うことが重要である。

5 食事サービス管理

管理栄養士・栄養士は，計画し提供した食事を，高齢者が問題なく摂取できているかを把握しなければならない。そのためには，実際に食事現場に出かけて食事状況を観察し，関係者に話を聞く。このように，摂食・嚥下状況を管理栄養士・栄養士が把握することで，利用者に合った食事を提供できる。また，食の進む快適な食事環境（食卓の配置や照明，音楽等）も併せて考えるとよい。利用者の目前で料理を取り分けるなど，提供方法を変えることも，利用者の満足度向上に効果的である（表 14.21）。

6 施設・設備管理

栄養部門における施設・設備管理の範囲は，厨房内だけでなく，配膳・下膳に使用するエレベーターや食堂ホール，残菜等の廃棄場所までである。

給食提供を効果的に行うためには，給食のシステム化・効率化・省力化・標準化が重要になってくる。それには，施設内の他職種との連携強化が不可欠である。

◆ 調理機器管理

主要機器では，炊飯器・鍋・釜・コンビオーブン等のほか，真空包装器・ブラストチラー・タンブルチラー等があると便利である。また，普段から機器のメンテナンスを行い，最良の状態にしておくことが重要である。

高額の機器を購入する場合は，施設予算に組み入れて購入計画を立てておくとよい。

7 危機管理

◆1　衛生管理

大量調理施設衛生管理マニュアル（p.146）を参考にして，各施設に合った衛生管理マニュアルを作成しておく（表 14.22）。

食事の提供に際しては，食器の衛生的な取り扱いはもちろんのこと，食事介助をする場合，食事介助者が事前の手洗い・うがい等，衛生管理を徹底することが重要である。

◆2　災害対策

災害時（主に天災），電気・水道・ガス等のライフラインが止まった場合の食事提供では，非常食を活用することになる（表 14.23, 24）。

そのまま食べられる非常食を使用した献立は，表 9.16（p.166）例 1 参照。

非常食の必要量

食数×１人当たりの必要量×日数＝必要量

・食数：利用者数＋職員数（最大勤務人数）＋外部者最大数＝備蓄の必要食数

・１人当たりの必要量：１日に必要なエネルギー量および基礎代謝量を考慮する。１食 500 ～ 600kcal を目安にする。

表 14.21 一般食および行事食献立（例）

	一般食	ひなまつり	七　夕	まぐろの解体ショー*
朝食	ごはん みそ汁（麩・いんげん） ツナ入り野菜炒め（ツナ・たまねぎ・キャベツ・にんじん・もやし） ブロッコリーサラダ（ブロッコリー・チーズ） 漬け物 牛乳	ごはん みそ汁（ほうれんそう・長ねぎ） だいこんの煮物（だいこん・かにかまぼこ・にんじん・きぬさや） 煮やっこ（豆腐・長ねぎ・花かつお） 漬け物 牛乳	ごはん みそ汁（豆腐・わかめ） はんぺんと野菜の煮物（はんぺん・いんげん・だいこん） コールスローサラダ（キャベツ・にんじん） 漬け物 牛乳	ごはん みそ汁（なめこ・長ねぎ） ソーセージのケチャップ炒め（ソーセージ・たまねぎ・にんじん・ケチャップ） コーンサラダ（キャベツ・コーン・きゅうり） 漬け物 牛乳
昼食	ごはん すまし汁（そうめん・小ねぎ） さばとたまねぎの揚げ煮（さば・たまねぎ） スパゲティサラダ（スパゲティ・にんじん・きゅうり・たまねぎ） 酢の物（だいこん・きゅうり・錦糸卵）	にぎり寿司（ごはん・まぐろ・甘えび・いくら・サーモン・厚焼き卵・のり・甘酢しょうが・わさび） すまし汁（生麩・小ねぎ・ゆず） うどの酢みそかけ（うど・わかめ） いちごババロア（牛乳・いちご・ホイップクリーム）	太巻き寿司（厚焼き卵・しいたけ・三つ葉・桜でんぶ・甘酢しょうが・のり） 七夕そうめん（そうめん・にんじん・小ねぎ・みょうが） 天ぷら盛り合わせ（えび・なす・さつまいも・だいこん） 茶わん蒸し（卵・しいたけ・みつば・花麩） ミルク寒天（牛乳・寒天・メロン） フルーツ（すいか）	ごはん すまし汁（花麩・みつば） 刺し身（まぐろ・だいこん・大葉） 鶏の信田巻（油揚げ・鶏ひき肉・いんげん・にんじん・しいたけ・きぬさや） りんごのコンポート（りんご・ワイン・砂糖・シナモン）
間食	いもようかん（さつまいも・砂糖・寒天） お茶	練りきり お茶	カステラ 紅茶	ミルクゼリー（牛乳・みかん缶・砂糖・寒天） お茶
夕食	ごはん かき玉汁（卵・長ねぎ） 炒り鶏（鶏もも肉・さといも・にんじん・こんにゃく・いんげん・れんこん・しいたけ・きぬさや） さつま揚げとほうれんそうの煮びたし（さつま揚げ・にんじん・ほうれんそう・油揚げ） 浅漬け（白菜・きゅうり）	ごはん みそ汁（たまねぎ・わかめ） 豚肉のオレンジ焼き（豚ロース・いんげん・カリフラワー・オレンジママレード） 小松菜の菜種和え（小松菜・卵） 煮豆（金時豆）	ごはん みそ汁（じゃがいも・たまねぎ） 牛肉ときのこの炒め煮（牛肉・ぶなしめじ・えのき・たまねぎ・長ねぎ・もやし） 高野豆腐の煮物（高野豆腐・だいこん・にんじん・しいたけ・きぬさや） 白菜のごま和え（白菜・白ごま）	ごはん みそ汁（豆腐・油揚げ） さけのグラタン（さけ・マカロニ・ほうれんそう・牛乳・チーズ・パン粉） もやしのソテー（もやし・にんじん・ロースハム・ピーマン） ポテトサラダ（じゃがいも・にんじん・きゅうり・たまねぎ・コーン）

注）*まぐろの解体ショー：利用者の目の前でまぐろの頭や尾を解体し，三枚に下ろしさくを取る（所要時間約 20 分）。厨房で調理し，当日の昼食に刺し身メニューとして提供する。非日常の行事として大好評の催しである

資料）社会福祉法人豊笑会 ライフヒルズ舞岡苑

・日数：3 日分（最低限）。

水の備蓄

・飲料水：1 人 1 日 3 L

・調理水：水を使用する非常食があれば，その使用量に合わせた備蓄が必要。

表 14.22 高齢者施設における衛生管理マニュアル（例）

項　目	内　容
個人衛生	検便の受検，身だしなみ，作業着着用順序，粘着ローラー使用方法，トイレ使用時の身だしなみ，厨房外に出るときの身だしなみ，手洗い設備，衛生手袋の着用
食品の取り扱い	検収記録，食材料の保管方法，冷凍品の解凍方法，食品の消毒・保管記録，食品の加熱工程・保管記録，調理済み・仕掛品
保存食	保存食の採取・保管
調理機器・器具管理	冷蔵庫・冷凍庫温度記録，冷蔵庫・冷凍庫清掃，冷蔵庫内の区分保管，まな板・包丁等調理器具の区分，布巾の区分
施設・設備・環境衛生	ゾーニング，使用水点検記録，シンクの用途別区分，掲示物の管理，厨房内温度・湿度記録，清掃計画表，ゴミの管理，異物混入防止対策，鼠族・昆虫対策，薬剤管理
清掃用具	タワシ・スポンジ等の管理，モップ・デッキブラシの管理
管理面	営業許可証（外部委託の場合），食品衛生管理者

資料）社会福祉法人豊笑会 ライフヒルズ舞岡苑

非常食備蓄の留意事項

飲料水・調理水以外は極力水を使用しない方法を考える。また，普段の給食での使いやすさを考慮し，少数食種に注意する。さらに，コスト，代替加熱機器，賞味期限，ディスポ食器の確保，ゴミ処理等についても検討しておく。

非常食の購入・保管

- 非常食はあらかじめ，どのような種類があるか検討し，献立表を作成してから購入する。その際，賞味期限が重ならないように分けて購入するとよい。
- 保管場所は2か所以上に分散させるとともに，高温多湿を避ける。
- 保管場所には，すべての人が分かるように献立表と提供順を掲示しておく。
- 賞味期限に留意するとともに，期限内に通常の食事に計画的に利用して，無駄にならないようにする。

3 管理栄養士・栄養士の活動と課題

高齢者・介護施設では，入所者一人ひとりに栄養ケア・マネジメントを実施するため常勤の管理栄養士が必要である。しかし，管理栄養士必置規定がないため，施設入所者数に関係なく管理栄養士の配置が1人のみの場合が多い。この場合，運営管理，栄養・食事管理等，すべての業務を1人で実施することになる。

身体機能の低下や認知症の見られる高齢者が増加していることから，摂食・嚥下障害が増加し，食事摂取量の低下による低栄養のリスクが高まる中で，食形態や食事摂取量などの管理が重要となり，個人を対象とした栄養ケア・マネジメントが求められている。

地域福祉の推進は，平成12（2000）年の社会福祉法改正において，第4条に「地域福祉の推進」が新たに設けられ，「地域住民，社会福祉を目的とする事業を経営する者および社会福祉に関する活動を行う者は，相互に協力し，福祉サービスを必要とする地域住民が地域社会

表 14.23 備蓄食の種類（例）

そのまま食べられる	主食	パン缶詰，粥缶詰
	主菜	魚缶詰，肉缶詰，レトルトカレー・シチュー ＊温めの必要がない製品を選ぶ
	副菜	野菜の水煮缶詰，野菜のおかず缶詰，乾燥野菜（フリーズドライ）
	その他	果物缶詰，ジュース，ゼリー，佃煮缶詰
調理水が必要	主食	アルファ化粥，アルファ化ごはん，アルファ化餅
	その他	フリーズドライ加工食品（非常時備蓄用），スキムミルク

資料）神奈川県秦野保健福祉事務所地域食生活対策推進協議会：災害に備えた非常備蓄食の考え方（平成 26 年 3 月）

表 14.24 災害時の食事で注意すべき特殊な食品（例）

とろみ剤	嚥下配慮食品	経管栄養剤	栄養機能食品
食物アレルギー対応食品		特別用途食品（病者用，高齢者用）	

資料）神奈川県秦野保健福祉事務所地域食生活対策推進協議会：災害に備えた非常備蓄食の考え方（平成 26 年 3 月）

を構成する一員として日常生活を営み，社会，経済，文化その他あらゆる分野の活動に参加する機会が与えられるように，地域福祉の推進に努めなければならない」[6]と規定された。このことにより，施設を設置する福祉事業経営者の責務が法律にも明確にされた。

地域福祉の推進機関である高齢者施設には，在宅サービスや施設の活用が重要となることから，地域支援の拠点としての役割がある。そのため，高齢者施設の管理栄養士には，施設での栄養管理，地域での栄養管理の指導など多くの課題があり，組織や施設全体に対する視点をもち，栄養管理だけではなく包括的医療・介護・在宅をとらえていく能力が必要である。こうした課題を解決するために，給食運営の委託化が進んでいる。委託化により管理栄養士業務における給食運営業務の軽減化を図り，給食経営全体をとらえたマネジメントを行っていくことが求められていく。

参考文献

1）藤井健一郎監修：介護保険制度とは…（2019）（東京都社会福祉協議会）
2）三浦辰哉，2013「老人福祉法」山縣・柏女編集委員代表〔2013：390〕
3）内閣府：令和 4 年版高齢社会白書
4）鬼崎信好編：コメディカルのための社会福祉概論，講談社（2023）
5）厚生労働省：日本人の食事摂取基準（2020 年版）
6）厚生労働省社会・援護局地域福祉課：地域福祉計画について
7）厚生労働省老健局総務課：公的介護保険制度の現状と今後の役割（平成 30 年）
8）厚生労働省：高齢者虐待防止の基本　https://www.mhlw.go.jp/file/06-Seisakujouhou-12300000-Roukenkyoku/1.pdf（2023. 3. 25 アクセス）

第15章
事業所給食

佐藤愛香

事業所給食の栄養管理の目的は健康増進にある。健康的に食生活を営むためにモデルとなる食事と情報の提供が求められている。

一方，事業所で働く従業員の働き方が変化する中，事業所給食に求められることも多様化してきている。

本章では，事業所給食の概要，給食運営方法とマネジメントについて理解する。

本章の Key Words

特定健康診査・特定保健指導，モデル献立，スマートミール

1 概要

1 意義・目的

事業所給食とは，企業や団体で働く勤労者のために提供する給食を指す。事業所給食には，勤労者の健康の保持・増進や生活習慣病の予防を目的として栄養管理された食事の提供が必要であり，労働生産性の向上にも寄与し，福利厚生の一環として実施されることが求められる。食事環境の整備やサービス向上には営業給食（食堂･レストラン）と同様のレベルが求められ，円滑な人間関係の構築や気分転換を図るための快適な食事環境づくりに多くの事業所が注力している。また，食事の提供を通して適切な食事の選択方法を学ぶための健康情報の提供，栄養教育の役割も課されている。

事業所においては，平成 20（2008）年度から特定健康診査・特定保健指導が始まったことを受け，従業員のための健康施策の試みが行われている。

さらに，平成 25（2013）年から開始された健康日本 21（第二次）の推進に当たり，「利用者に応じた食事の提供とともに，特定健診・特定保健指導等の実施もあわせ，利用者の身体状況の改善が図られるよう，指導・支援等を行うこと」と施設の設置者の果たすべき役割が明確に記された（特定給食施設における栄養管理に関する指導・支援等について，令和 2 年 3 月 31 日健健発 0331 第 2 号）。厚生労働省が推奨する「心とからだの健康づくり」（THP；Total Health promotion Plan）や，経済産業省による「健康経営銘柄」の選定なども，事業所給食を後押しする試みである。

2 現状

◆1　事業所給食の社会的環境

事業所給食の意義が認識されるとともに，顧客志向を優先した食事の提供が求められている。さらに，食生活の多様化や国際化の進展が加速し，利用者の食生活や食習慣の変化とともに，事業所給食には，価格やスピードはもとより，一般の外食店と同様，食事の質やサービスの向上，メニューの多様化，食事環境の整備が求められるようになっている。

事業所給食は，対象となる企業や組織体の経営理念や経営目標のもとに給食の形態を決定することが大きな特徴である。しかし，同じ企業や組織体であっても画一的な食事やサービスの内容で給食を実施することはできない。さらに 2000 年代に入り，日本社会を取り巻く景気の低迷を受け，福利厚生のあり方が見直される中で，運営コストの合理化と高品質な食事提供が求められた。さらに，2020 年からの新型コロナウイルス感染症流行の影響により，テレワーク導入など勤労者の働き方が変化し，事業所給食施設も今までとは異なるニーズに応えていくことが求められている。特に，都心部のオフィス事業所においてその傾向が強く，新たな食やサービス，またデジタル導入などが推進されている。

◆2　事業所給食の市場規模と施設数

食の安全・安心財団および日本フードサービス協会による事業所給食市場規模の推定値推移を 図 15.1 に示した。事業所給食の市場規模の推計値は約 1 兆 4 千億円，うち対面給食が約 1 兆円，弁当給食は約 4 千億円である〔令和 2（2020）年〕。事業所給食は平成 22 年（2010）年に比してほぼ横ばいといった傾向であったが，同年は新型コロナウイルスの影響により，前

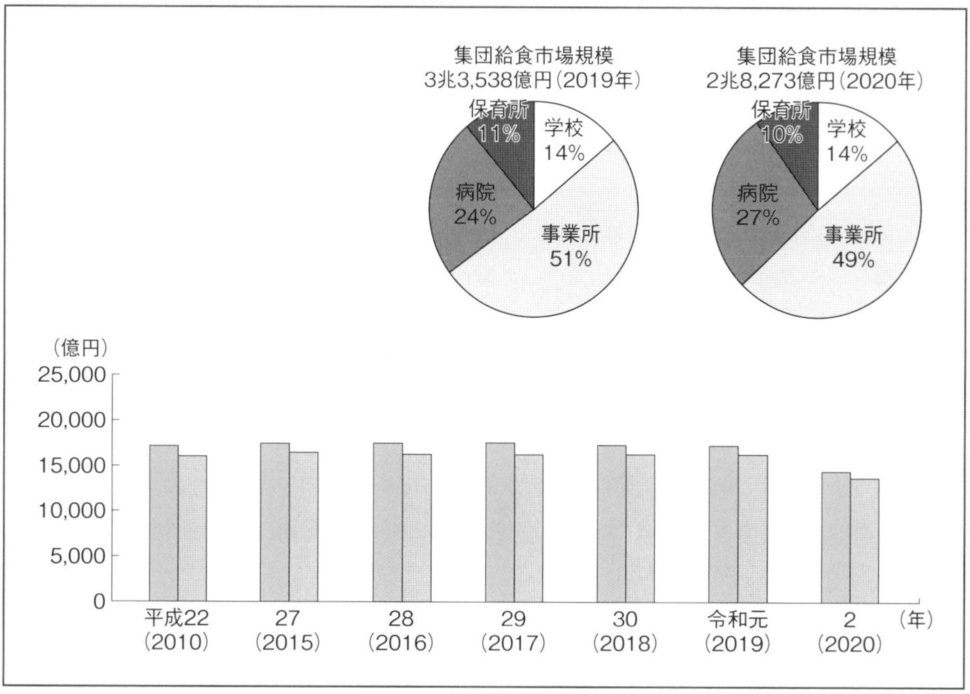

図 15.1 事業所給食の市場規模の推移（推計）

注）▭事業所給食，▭その他の給食（学校給食，病院給食，保育所給食）
資料）食の安全・安心財団および日本フードサービス協会：外食産業市場規模推移より作成

表 15.1 事業所給食施設数の推移

（施設）

	22(2010)年度	27(2015)年度	令和2(2020)年度	令和3(2021)年度
事業所	6,035	5,607	5,212	5,051
特定給食施設	46,761	49,744	51,005	51,087

注）各年度末現在
資料）厚生労働省：衛生行政報告例

年比 80％と大きく減少した。事業所給食市場規模の集団給食全体における割合は，2019 年の 51％から 2％減少しているものの 2020 年も 49％と半数近くを占めている。

事業所給食施設数の推移は **表 15.1** に示した。

3 利用者の特性とニーズ

利用者の年齢層は 18 ～ 65 歳前後と幅広く，男女比率，年齢構成，職種や就業形態，食習慣や栄養状態が施設ごとに異なる。また，生活環境，食習慣，食に対する価値観の変化から食事とサービスに対する期待も多様化しているため，マーケティング手法を導入して利用者のニーズを的確に把握し，周辺の飲食環境などを考慮して運営計画を立てる必要がある。

ファストフード（FF）ショップなど，安価に利用できる外食店，コンビニエンスストアなどが事業所給食の競合店であり，同じ建物内で競合するケースも多くなっている。

4 経営および運営

◆1 事業所給食の経営形態

事業所給食の経営形態は，直営と委託に分類される。

民間企業70社を対象とした労務研究所の「職場給食の経営指標」から見た実態調査の結果を表15.2に示した。経営形態では，委託方式がほとんどである。委託給食の契約方式の主なものとして，食単価契約と管理費契約がある（表15.3）。食単価契約は，食事の単価（主として販売価格）で契約する方法であり，大規模で食数変動の少ない施設に多い。なお，食単価には食材料費，労務費，経費など一切の費用が含まれる。管理費契約は，管理費（食材料費以外の費用）を委託する企業や組織体が受託給食会社に支払い，食材料費を販売価格として利用者が支払う方法である。管理費は企業や組織体が負担するため，中・小規模施設や寮給食に多く見られる契約方式である。また，委託する企業や組織体が食材料費以外の費用の一部を補助金として負担する補助金契約もある。

表15.2によると，委託の契約方式は平成においては，食単価契約が多かったが，令和になると，食単価契約（単価制）と管理費契約（管理費制）がともに同程度になってきている。食単価契約では経営的に採算がとれない施設においては，補助金契約を導入する場合もある。近年，さまざまな企業が同居した複合施設では，テナント料（施設賃貸料）を支払う形態も見られ，このような施設の運営は一般外食店に近付いている。

給食業務の労働生産性を示す1日当たりの従業員持ち食数の推移は平均35食程度で，小規模施設においては労働生産性が低くなる構造を示しているが，1,000食以上提供する給食施設においても45食程度にとどまり，多品種メニュー提供等の影響やマスメリット効果が出しにくい環境が推察される。

◆2 事業所給食の運営組織

「◆1 事業所給食の経営形態」で示したように，事業所給食においては90％程度が委託化されている状況で，実務的な給食のマネジメントについては受託給食会社が担っている。委託側である組織体の管理部門は人事労務部門，総務部門などで，こうした部門と受託側の密接な連携が重要である。

管理栄養士・栄養士は，受託給食会社の組織内の多くの部門に配置されている。事業所給食における，給食会社本部の管理栄養士・栄養士の一般的な業務内容を表15.4に示す。近年は，管理職などの重責を担うことも少なくない。入社から数年間は，さまざまな特定給食施設において給食運営の実務に携わり，その後，施設の責任者，エリア担当マネジャー，本部部門などにキャリアアップしていく場合が多い（図15.2）。

5 法的根拠

◆1 事業所給食の関連法規

事業所給食の関連法規として，労働基準法，労働安全衛生法，労働安全衛生規則，事業附属寄宿舎規程などの法規がある（表15.5）。

表 15.2 事業所給食の経営実態（民間企業 70 事業所対象※）

		平成 24（2012）年	令和 2（2020）年	3（2021）年	4（2022）年
経営形態（%）	委託	97.4	94.4	90.1	88.6
	直営	2.6	5.6	9.9	11.4
委託給食の契約方式（%）	単価制	55.4	49.3	47.6	44.4
	単価制＋補助金	4.1	―	―	1.6
	管理費制	39.2	46.4	49.2	49.2
	施設賃貸のみ	1.4	4.3	3.2	4.8
給食形態（%）	カフェテリア方式	45.0	41.7	32.4	47.1
	定食中心方式	49.7	50.0	54.9	40.0
	弁当給食	5.3	8.3	12.7	12.9
1 日当たり総供給数別食堂従業員数（人）	平均	24.5	19.5	14.0	11.7
	299 食以下	6.6	7.4	5.5	5.5
	300 ～ 499 食	12.6	15.2	11.3	13.2
	500 ～ 999 食	23.1	25.2	26.0	19.2
	1,000 食以上	44.3	43.6	44.0	35.2
1 日当たり総供給数別食堂従業員 1 人当たり持ち食数（食）	平均	44.6	34.6	35.3	34.9
	299 食以下	26.5	22.2	25.8	27.9
	300 ～ 499 食	31.0	25.2	33.7	28.0
	500 ～ 999 食	31.6	27.4	27.9	36.8
	1,000 食以上	53.8	46.7	42.5	44.6
喫食率（昼食数 / 利用者数）（%）		55.4	35.5	37.1	35.7
回転数（昼食数 / 席数）（回）		2.0	1.3	1.2	1.2

注）※70 事業所は同一企業とは限らない。特に 2020 年より新型コロナウイルスの影響が大きく，対象事業所の入れ替えによって結果が左右されている。
資料）労務研究所：旬刊福利厚生「職場給食の経営指標」（2022 年 10 月上旬号）

表 15.3 委託給食の契約方式

食単価契約	食事単価を決めて契約する方式
管理費契約	食事単価を食材料費と管理費*に区分して契約する方式

注）*管理費は人件費，保健衛生費，現場経費，本社経費などであるが，詳細は施設ごとの契約条件により異なる
資料）日本給食経営管理学会監修：給食経営管理用語辞典，p.10（2020）第一出版

表 15.4 給食会社本社における部門別管理栄養士業務（例）

	企画開発部門	事業所管理部門	事業所サポート部門
項目	・給食システムの構築 ・各種プランニング ・セールス活動とプレゼンテーション ・契約の締結 ・オープニング準備 ・関連部門との連携	・委託給食施設の運営管理 ・委託給食施設の巡回指導 ・契約遂行の運営管理 ・従業員の人員配置	・栄養管理・指導 ・食材料・食品購入管理 ・安全・衛生管理 ・人事・労務管理 ・教育・訓練 ・顧客管理
内容	・経営方針の確認 ・戦略策定事前打ち合わせ ・給食施設の環境分析 ・給食システムのプランニング ・給食システムのセールスとプレゼンテーション ・契約の締結 ・関係諸官庁等の諸手続き ・業務管理部門との引き継ぎ	・給食施設の運営管理と全般指導 ・顧客の満足度分析 ・メニュー管理 ・生産（調理）管理 ・安全・衛生管理 ・品質管理 ・品質保証管理 ・危機管理 ・財務・原価管理 ・人事・労務管理	・メニュー，レシピの作成（新メニュー・レシピ開発含む） ・栄養管理・指導（栄養教育・食教育） ・食材料アイテムの把握 ・取引業者選定および管理 ・食材料の動向分析および購入折衝（価格含む） ・食材料のチェック（価格・品質・衛生・規格等） ・衛生基準およびマニュアル作成 ・従業員の衛生教育・訓練 ・施設の衛生チェックと指導 ・教育・訓練カリキュラムの作成と推進 ・職場内外の教育計画と実施 ・従業員の健康診断の計画と実施 ・顧客のクレーム処理と対応 ・各種法令・通知・改定等の伝達と指導・対策 ・品質保証システムの構築とISO等の取得・管理 ・対外的業務（給食委員会への出席，衛生協会・官庁等への協力と会合参加） ・全社の経営管理への参加

資料）太田和枝，照井真紀子：給食経営のアウトソーシング，給食マネジメント論 / 鈴木久乃，太田和枝，定司哲夫編，p.93（2014）第一出版

◆2　管理栄養士・栄養士の配置基準

事業所給食における管理栄養士・栄養士の配置規定を表 15.6 に示し，各種特定給食施設の配置状況を表 15.7 に示した。事業所における管理栄養士・栄養士の配置率は他の特定給食施設に比べ低い状況にある。

6 給食費

◆1　給食費の内訳

労務研究所の調査による，令和 4（2022）年の直営・委託施設の実態を表 15.8 に示す。事業所給食 1 食当たりの給食費は，委託給食の場合で食材料費である直接費 333 円，運営経費である間接費 273 円，合計 606 円（本人負担 406 円，会社負担 200 円）となっている。

◆2　会計システム

会計方式には，提供コーナーごとに精算するセルフチェック方式と，一括会計のレジ方式がある。レジ方式には，レジチェック（有人）とオートレジ（無人）がある。オートレジの場合は，食器に IC タグを装着しタグを読み取るシステムや，食器画像を識別するシステムが必要

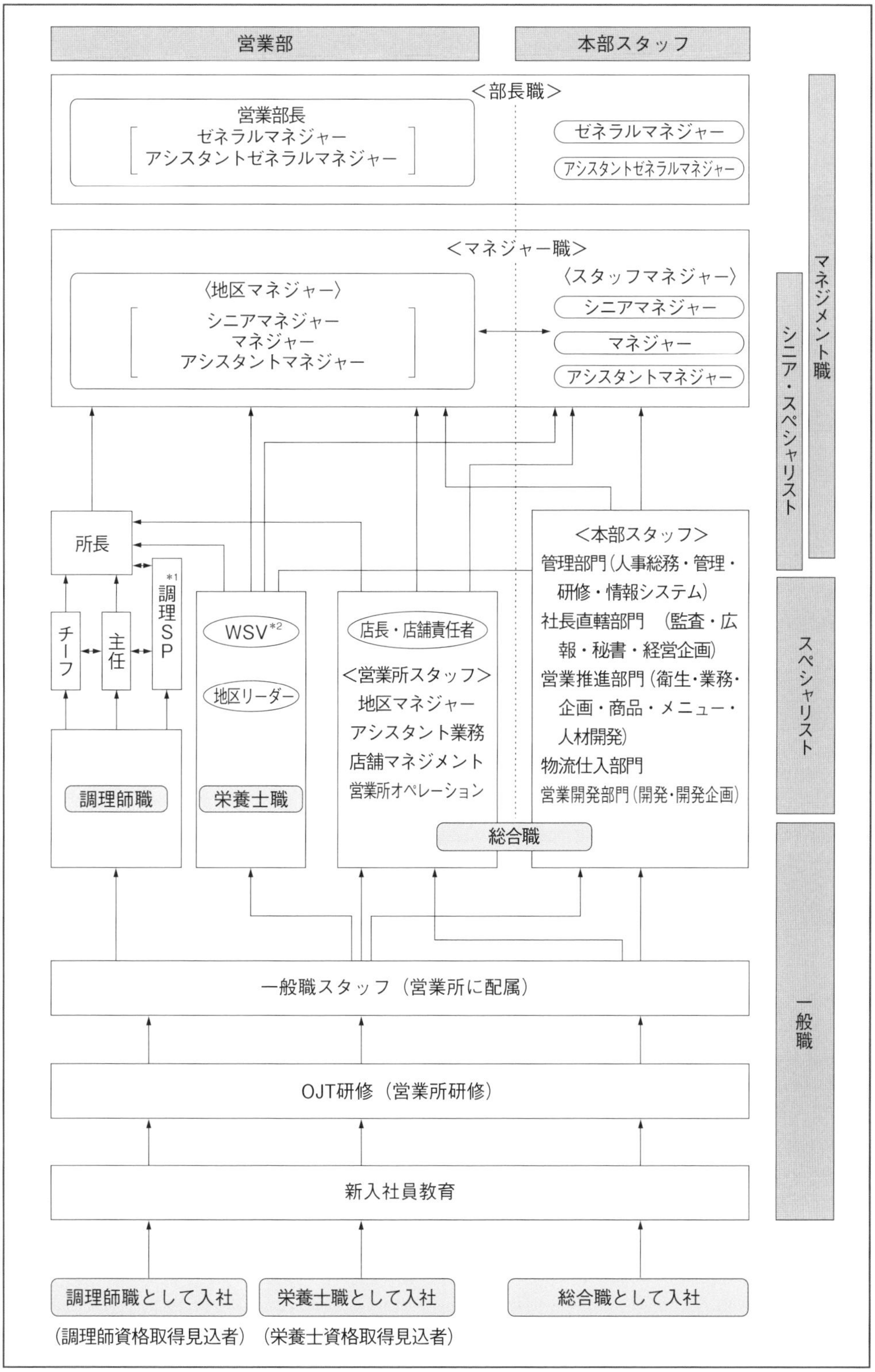

図 15.2 給食会社におけるキャリアアッププラン(例)

注) *1 SP:スペシャリスト　*2 WSV:ウェルネススーパーバイザー

原図)髙城孝助

表15.5 事業所給食の関連法規

関連法規	関連内容
労働基準法 (昭和22年4月7日法律第49号,最終改正:令和4年6月17日法律第68号)	〈第5章　安全及び衛生〉 第42条　労働者の安全及び衛生に関しては，労働安全衛生法の定めるところによる。 〈第10章　寄宿舎〉 第95条（寄宿舎生活の秩序） 3．食事に関する事項 4．安全及び衛生に関する事項 第96条(寄宿舎の設備および安全衛生。使用者は労働者の健康，生命の保持に必要な措置を講じる)
労働安全衛生法 (昭和47年6月8日法律第57号,最終改正:令和4年6月17日法律第68号)	〈第1章　総則〉 〈第4章　労働者の危険又は健康障害を防止するための措置〉 〈第7章　健康の保持増進のための措置〉
労働安全衛生規則 (昭和47年9月30日労働省令第32号，最終改正：令和4年5月31日厚生労働省令第91号)	《第3編　衛生基準》 〈第8章　食堂及び炊事場〉 第629，630条（食堂の設置および食堂，炊事場の設備） 第631条（栄養の確保および向上） 第632条（栄養士配置の努力基準）
事業附属寄宿舎規程 (昭和22年10月31日労働省令第7号，最終改正：令和2年12月22日厚生労働省令第203号)	〈第2章　第一種寄宿舎安全衛生基準〉 第24，25条（食堂の設置および食堂，炊事場の設備） 第26条（栄養士の必置基準） 第31条（栄養状態および伝染性疾患の検査）

原表）平澤マキ

表15.6 事業所給食の管理栄養士・栄養士の配置規定

	配置規定法令	配置規定条文
管理栄養士	健康増進法第21条第1項 健康増進法施行規則第7条	管理栄養士による特別な栄養管理を必要とする特定給食施設であって，継続的に1回500食以上または1日1,500食以上の食事を供給するもの（医学的な管理を必要とする者に食事を供給する特定給食施設以外）の設置者は，当該特定給食施設に管理栄養士を置かなければならない
栄養士	労働安全衛生規則第632条	1回100食以上または1日250食以上の給食を行うときは，栄養士を置くように努めなければならない
	事業附属寄宿舎規程第26条	1回300食以上の給食を行う場合には，栄養士を置かなければならない

注）健康増進法：平成14年8月2日法律第103号，最終改正：令和4年6月22日法律第77号，健康増進法施行規則：平成15年4月30日厚生労働省令第86号，最終改正：令和4年3月30日厚生労働省令第48号，労働安全衛生規則：昭和47年9月30日労働省令第32号，最終改正：令和4年5月31日厚生労働省令第91号，事業附属寄宿舎規程：昭和22年10月31日労働省令第7号，最終改正：令和2年12月22日厚生労働省令第203号

原表）平澤マキ

表 15.7 各種特定給食施設の管理栄養士・栄養士の配置率の推移

（%）

	平成 15（2003）年度	20（2008）年度	25（2013）年度	30（2018）年度	令和 3（2021）年度
総数	67.1	70.0	71.4	74.2	75.6
病院	100.0	99.9	100.0	100.0	－
老人福祉施設	97.7	98.9	98.7	99.0	98.7
児童福祉施設	42.1	49.4	56.6	64.9	68.4
学校	64.6	68.6	67.5	69.5	71.2
介護老人保健施設	99.6	99.1	99.9	99.7	99.8
事業所	50.2	49.8	47.1	48.1	47.4
社会福祉施設	97.2	91.2	93.7	92.4	90.4
一般給食センター	71.2	74.1	76.5	77.9	77.0
寄宿舎	62.7	58.4	59.7	59.4	56.5
自衛隊	97.3	96.4	97.9	96.8	94.5
矯正施設	44.2	59.0	51.2	50.9	50.5
介護医療院	—	—	—	—	91.3
その他	61.1	62.4	65.8	71.0	65.7

資料）厚生労働省：衛生行政報告例

表 15.8 事業所給食の昼食費の内訳（令和 4 年）

（円/食）

	直営施設			委託施設		
	合　計	本人負担	会社負担	合　計	本人負担	会社負担
総コスト	576	281	295	606	406	200
直接費	267	195	72	333	271	62
間接費	309	86	223	273	135	138

注）総コスト：直接・間接費の合計
　　直接費：給食の調製に必要な食材料費
　　間接費：労務費，水光熱費，消耗品費，事務費などの，直接費以外の一切の経費
資料）労務研究所：旬刊福利厚生「職場給食の経営指標と価格」（2022 年 10 月上旬号）

になる。また，レジ方式には食前精算と食後精算があり，混雑緩和のメリットのある食後方式でオートレジを採用する施設が増えている。

精算方法としては，労務研究所の調査によると ID カード，プリペイドカード，電子マネーなどのカード方式のほか，食券方式，給与控除方式などが採用されている（表 15.9）。

表 15.9 給食費の精算方式

区分	平成 20 (2008)年	28 (2016)年	30 (2018)年	令和元 (2019)年	2 (2020)年	4 (2022)年
ID カード	13.5	17.0	18.9	18.9	25.7	21.7
ID カード＋その他	15.5	14.2	12.9	12.6	14.3	8.7
プリペイドカード	17.6	9.9	11.4	9.4	11.4	5.8
プリペイドカード＋その他	5.4	7.8	7.6	6.3	10.0	4.3
ID カード＋プリペイドカード＋その他	6.8	12.8	15.2	18.1	10.0	15.9
電子マネー	2.0	7.1	9.1	9.4	8.6	10.1
食券	17.6	9.2	5.3	6.3	4.3	11.6
食券＋現金・給与控除	11.5	14.2	12.1	7.9	7.1	2.9
現金	1.4	1.4	1.5	1.6	—	—
給与控除	8.8	6.4	6.1	9.4	8.6	18.8
カード方式計（併用含む）	60.8	68.8	75.1	74.8	80.0	66.5

資料）労務研究所：旬刊福利厚生「職場給食の経営指標と価格」(2018 年 10 月下旬号)，給食費の精算方式（2022 年 10 月上旬号）

7 栄養・食事管理

◆1 栄養・食事管理

❶ 栄養・食事計画

利用者の性別，年齢，身体活動レベル，習慣的な食事の摂取状況などを考慮し，「日本人の食事摂取基準」に基づいて事業所ごとに給与栄養目標量を設定する。利用者の性別，年齢等が大きく異なる場合は，複数の目標量を設定する必要がある。

事業所給食の運営では，食事回数は 1 日 1 回から，5 回以上提供するところまで，組織，企業の業種，業態によってさまざまである。24 時間稼働の工場やテレビ局などでは，早朝食，深夜食などの提供もある。これらの状況を踏まえ，集団を対象としたアセスメントの結果を活用して，利用者の性・年齢別の人員構成，身体活動レベルなどの情報から給与栄養目標量を設定し，利用者に合わせた食事を提供する。また，健康診断の有所見率などの情報を考慮する場合もある。

❷ 給与栄養目標量の設定

昼食のみを提供する場合の給与栄養目標量設定の事例を示す。

①**給与エネルギー目標量の設定**：人員構成と，それぞれの推定エネルギー必要量を確認する（表 15.10）。1 食（昼食）当たりの推定エネルギー必要量と対象人数を確認し，エネルギー分布から給与エネルギー目標量を設定する。給与栄養目標量の算出方法を，表 15.11 に示す。単一メニューの場合は，最頻値を考慮して決定する。複数メニューの場合は，利用者の推定エネルギー必要量の幅を考慮して設定する。表 15.12 に，700±

表 15.10 人員構成および推定エネルギー必要量の確認（例）

身体活動レベル	低い（I）				ふつう（II）			
性　別	男　性		女　性		男　性		女　性	
	推定エネルギー必要量（kcal/日）	人　数（人）	推定エネルギー必要量（kcal/日）	人　数（人）	推定エネルギー必要量（kcal/日）	人　数（人）	推定エネルギー必要量（kcal/日）	人　数（人）
18～29歳	2,300	80	1,700	55	2,650	150	2,000	60
30～49歳	2,300	230	1,750	85	2,700	260	2,050	50
50～64歳	2,200	160	1,650	10	2,600	170	1,950	40
人数小計（人）	—	470	—	150	—	580	—	150
人数合計（人）	1,350							

資料）厚生労働省：日本人の食事摂取基準（2020年版）に基づいて作成

表 15.11 エネルギー分布の確認と給与栄養目標量の設定（1食（昼食）当たりの推定エネルギー必要量と対象人数の確認）（例）

1日当たりのエネルギー階級（kcal/日）	昼食*（kcal/回）	丸め値（a）（kcal/回）	対象人数		
			男性（人）	女性（人）	合計（b）（人）
1,650	578	600	—	10	150
1,700	595		—	55	
1,750	613		—	85	
1,950	683	700	—	40	150
2,000	700		—	60	
2,050	718		—	50	
2,200	770	800	160	—	470
2,300	805		310	—	
2,600	910	900	170	—	580
2,650	928		150	—	
2,700	945		260	—	
合　計			1,050	300	1,350

注）*昼食を1日の35%とした場合
資料）厚生労働省：日本人の食事摂取基準（2020年版）に基づいて作成

100kcal（A定食），900±100kcal（B定食）の2パターンを設定した例を示す。この例において，カフェテリア給食の場合は，600～1,000kcalの幅の中で組み合わせ可能な料理を設定する。

②**給与栄養目標量の設定**：複数定食の場合は，給与エネルギー量に差があるため，A定食，B定食などの2パターンを設定する。この例において，A定食では，女性を中心に，中高年の男性およびエネルギーコントロールを目的とする利用者を想定している。B定食では男性向けメニューを計画している。たんぱく質，脂質，炭水化物はそれぞれのエネルギー量を参照し，エネルギー産生栄養素バランスから算出する。そのほかのビタミン・

表 15.12 1 食（昼食）当たりの給与栄養目標量の設定（例）

栄養素	設定の目安	エネルギー（kcal / 回） 700 ± 100 A 定食 女性（18 ～ 29 歳）対象	エネルギー（kcal / 回） 900 ± 100 B 定食 男性（30 ～ 49 歳）対象
たんぱく質（%エネルギー）	目標量（範囲内）	15	15
たんぱく質（g）	推奨量の 35%	26.3	33.8
脂質（%エネルギー）	目標量（中央値）	25	25
脂質（g）	推奨量の 35%	19.4	25
炭水化物（%エネルギー）	目標量（範囲内）	60	60
炭水化物（g）	推奨量の 35%	105	135
ビタミン A（μgRAE）	推奨量の 35%	245	315
ビタミン B_1（mg）	推奨量の 35%	0.4	0.5
ビタミン B_2（mg）	推奨量の 35%	0.4	0.6
ビタミン C（mg）	推奨量の 35%	35	35
カリウム（mg）	目安量の 35%	700	875
カルシウム（mg）	推奨量の 35%	228	228
鉄（mg）	推奨量の 35%	3.7	2.6
食物繊維（g）	目標量の 35%	6	7
食塩相当量（g）	目標量の 35%	2.5	2.8

資料）厚生労働省：日本人の食事摂取基準（2020 年版）に基づいて作成

ミネラル類は各定食利用者の推奨量または目標量より算出する。

③給与栄養目標量の評価：

・栄養管理報告書を作成し，給与状況を把握する。

・肥満ややせの割合，健康診断の有所見率の変化を確認する。

2　メニュー計画

メニュー計画はメニューのコンセプト，提供品目数，栄養基準，販売価格，原価，計画食数，食器などの設定を考慮して作成される。健康増進法で示されている栄養管理を適切に行うための基準として「健康な食事・食環境（スマートミール）」認証制度の考え方を，コラム「健康な食事・食環境（スマートミール）」認証制度（次頁）に示す。

さらに事業所給食では，カフェ，売店，テイクアウト，パーティーといった多機能の食事サービスを提供する場合も多く，その機能に対応するメニューおよび商品計画も必要になる。

メニューは，受託給食会社の本社でマスターメニュー（標準メニュー）としてシステム管理されている場合も多く，各施設では利用者の特性，ニーズ，施設の設備などに合わせて独自の

「健康な食事・食環境（スマートミール）」認証制度 Column

健康寿命延伸に向けた食環境整備の一環として，平成 30（2018）年に「健康な食事・食環境」認証制度がスタートした。これは，外食・中食・事業所給食の 3 部門で構成されており，「スマートミール」を継続的に，健康的な空間（栄養情報の提供や受動喫煙防止等に取り組んでいる環境）で提供している店舗や事業所を認証する制度である。

認証は複数の学協会*1 からなる「健康な食事・食環境」コンソーシアムが行う。

*1 日本栄養改善学会，日本給食経営管理学会，日本高血圧学会，日本糖尿病学会，健康経営研究会など 11 団体（2023 年 5 月現在）。

●「スマートミール」の料理・食品の構成基準[1)]

スマートミールの料理・食品の 1 食当たりの基準を下記に示す。**表**は，組合せパターンの例である。

①エネルギー量は，1 食当たり 450 ～ 650kcal 未満（通称「ちゃんと」）と 650*2 ～ 850kcal（通称「しっかり」）の 2 段階とする。

②料理の組合せの目安は，①「主食＋主菜＋副菜」パターン，②「主食＋副食（主菜，副菜）」パターンの 2 パターンを基本とする。

③ PFC バランスが，食事摂取基準 2020 年版に示された，18 ～ 49 歳のエネルギー産生栄養素バランス（たんぱく質エネルギー比率 13 ～ 20%，脂質エネルギー比率 20 ～ 30%，炭水化物エネルギー比率 50 ～ 65%）の範囲に入ることとする。

④野菜等（野菜，きのこ，海藻，いも）の重量は，140g 以上とする。

⑤食塩相当量は，「ちゃんと」3.0g 未満，「しっかり」3.5g 未満とする。

⑥牛乳・乳製品，果物は，基準を設定しないが，適宜取り入れることが望ましい。

⑦特定の保健の用途に資することを目的とした食品や素材を使用しないこと。

*2〔日本食品標準成分表 2015 年版（七訂）を用いて栄養計算する場合。2020 年版（八訂）を用いる場合は 620〕

表 1 食あたりの提供エネルギー量（2 段階）による分類

①「主食＋主菜＋副菜」パターン

項　目	食品等	「ちゃんと」 450 ～ 650kcal 未満 栄養バランスを考えて「ちゃんと」食べたい女性や中高年男性の方向け	「しっかり」 650 ～ 850kcal （八訂の場合，620 ～ 850kcal） 栄養バランスを考えて「しっかり」食べたい男性や身体活動量の高い女性の方向け
主　食	飯，めん類，パン	飯の場合 150 ～ 180 g（目安）	飯の場合 170 ～ 220 g（目安）
主　菜	魚，肉，卵，大豆製品	60 ～ 120 g（目安）	90 ～ 150 g（目安）
副菜 1（付合せ等） 副菜 2（小鉢・汁）	野菜，きのこ，いも，海藻	140g 以上	140g 以上
食　塩	食塩相当量	3.0g 未満	3.5g 未満

注）副菜は，副菜 1 を主菜の付合わせ等とし副菜 2 を独立した小鉢とする方法，副菜 1 と副菜 2 を合わせて 1 つの大きな副菜とする方法など，メニューにより自由に工夫をしてもよい

②「主食＋副食（主菜，副菜）」パターン

項　目	食品等	「ちゃんと」450 〜 650kcal 未満	「しっかり」650 〜 850kcal（八訂の場合，620 〜 850kcal）
主　食	飯，めん類，パン	飯の場合 150 〜 180 g（目安）	飯の場合 170 〜 220 g（目安）
副　食	魚，肉，卵，大豆製品	70 〜 130 g（目安）	100 〜 160 g（目安）
主菜，副菜（汁）	野菜，きのこ，いも，海藻	140 g 以上	140 g 以上
食　塩	食塩相当量	3.0g 未満	3.5g 未満

メニューも取り入れながら，メニュー計画を立案する。この流れがIT管理され，計画メニューに食数情報が入力されると食材料の購買管理につながるシステムも多くの受託給食会社で採用されている。メニューのIT管理により，販売状況が数値管理され，次のメニュー計画に反映されるといった，PDCAサイクルが循環するシステムも活用されている。

◆3　給食の場を通じての健康・栄養施策

事業所給食における健康・栄養教育活動として，ヘルシーメニューの提供，モデル献立（おすすめの食事の組み合わせ事例）の提示，健康的な副菜（小鉢）の提供，地産地消メニュー等の提供が行われている。また，食品ロス対策やプラントベースフードなど，SDGsの観点からの食情報の提供も重要である。健康セミナー，血管年齢の測定などの健康度チェックイベント，栄養情報の発信など，職場での健康・栄養教育活動に寄与する活動も行われている。

健康増進法施行規則において，栄養管理の基準として「献立表の掲示並びに熱量及びたんぱ

食品表示に関する法律　Column

平成27（2015）年4月，食品表示について定めた「食品表示法」が施行された。農林物資の規格化等に関する法律（JAS法），食品衛生法，健康増進法の食品表示に関わる規程を一元化したものである。

食品表示法では，原則として原材料ごとにアレルゲンを個別表示すること，「熱量」，「たんぱく質」，「脂質」，「炭水化物」，「食塩相当量」の5項目を義務表示とすることなどが定められている。

上記の義務表示は，外食や中食などの対面販売の場合は適用外になっている。また，給食も同様に適用外ではあるが，特定給食施設においては，健康増進法施行規則の栄養管理の基準（第9条）で「熱量」，「たんぱく質」，「脂質」，「食塩」等の表示が栄養管理の基準として定められている。

POPなどの作成については，実際のものより著しく優良であると誤認される表示をしたり，健康保持増進効果等について著しく事実に相違する表示を行うと，景品表示法および健康増進法上問題となる。栄養情報に関する媒体作成の際には十分配慮し，事実が確認されている範囲で表示する必要がある。

日本給食サービス協会，日本給食経営管理学会による『給食施設における栄養情報提供ガイド（2022年）』に詳細な考え方や対応方法が示されている。

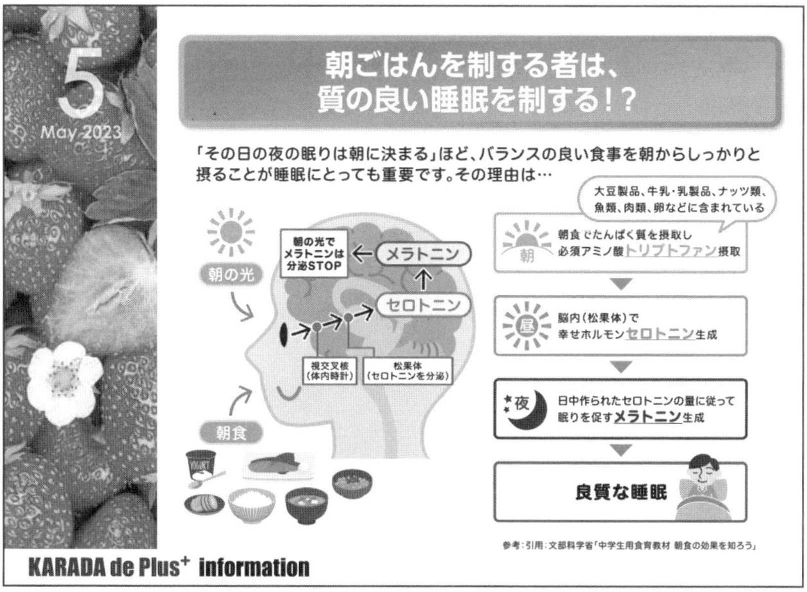

図 15.3 栄養一口メモ（例）
資料）コンパスグループ・ジャパン

く質，脂質，食塩等の主な栄養成分の表示等により，利用者に対して，栄養に関する情報の提供を行うこと」が明記されている（第 9 条）。これについては，メニュー表の掲示，メニュー表へのエネルギーおよび栄養素等の記載，プライスカードによる栄養情報の表示，食材料の原産地表示，アレルゲンの表示，栄養一口メモの設置（**図 15.3**），デジタルサイネージを活用した情報発信，栄養情報のアプリやメールによる提供など，さまざまな施策が推進されている。

◆ 4　栄養・食事管理の評価

栄養・食事管理の評価を行う上では，販売食数などを基に，提供後に栄養摂取状況を確認し，メニュー計画に反映させることが必要である。その手段として，食習慣の改善につながる情報提供などがあげられる。

評価報告としては，保健所長に提出する栄養管理報告書がある。「日本人の食事摂取基準（2015 年版）」の策定より，成人におけるエネルギー摂取量の過不足の評価に BMI または体重変化量を用いるとされたことから，年 1 回以上施設が把握しているものとして肥満者・やせの者の数，割合の記載が管理項目に加えられた。今後，肥満者ややせの者の数，割合によって給与栄養目標量の設定軸を調整する方法が考えられる。

健康日本 21 が第二次から第三次へと推進される中，今後ますます健康な勤労者を増加させ，健康寿命延伸を推進する役割が事業所給食には求められる。

8 生産管理

◆ 1　調理方式

調理システムはクックサーブ方式が主流となっている。しかし，大規模施設，厨房スペースに制限のある施設等は加工度を高めた食材料，カット野菜，調理済み食品の導入などにより効率化，省力化を図っている。利用者のニーズに合わせたメニュー数の提供や，さまざまな食事サービスの提供を優先した施設はますます多様化し，施設ごとの生産システムの構築が必要になっている。

◆2 提供方式

提供方式は，定食方式，カフェテリア方式，弁当方式，**ブランディング**方式，バイキング（ビュッフェ）方式等に分かれ，提供方式によってメニューや施設設計が異なる。また，セルフサービスのカフェテリアのほか，フルサービスのレストラン等を併設する施設もある。

◆3 予定食数の決定

日々の販売食数情報がメニューシステムや会計システムを通してデータ管理され，出数の基礎データとなる。この情報に天候，施設のスケジュールに伴う利用者の動き，施設のイベント情報，給与支給日など，影響を及ぼす情報を加味し，食数決定を行う。

◆4 発注システム

物流センター機能を有する受託給食会社は，メニュー管理と食材料管理などがコンピュータ化され，決定食数を入力すると自動発注，自動納品されるシステムになっている。また，各施設ごとに発注書を作成し，ファクシミリ等で送る従来どおりの方式をとるところもある。

◆5 追加生産

提供メニュー数が多い施設での販売食数の予測は，困難かつ重要な業務である。天候など，さまざまな要因で予測から乖離することも多い。予測違いは顧客クレームや食品ロスにつながるため，最小限で抑えることが望ましい。そのため，方策として売り切れ対策用のメニューおよび食材料をあらかじめ準備しておき，売り切れの際は短時間で準備し販売する。あるいは予定食数の8割程度を調理し，残りを食材料で残し，売れ行きを見て追加調理をするなどの対策を立てる。

◆6 廃棄物処理

事業所においては，食品循環資源の再生利用等の促進に関する法律（p.121）への対応として業務用生ゴミ処理装置などを設置し，給食関連の生ゴミを飼料や堆肥原料に再生利用化している施設もある。近年はサステナビリティの概念が社会に浸透し，企業や組織体はそれぞれの目標を掲げての事業展開が広がってきている。事業所給食においても，委託者・受託給食会社がともにフードロス削減を中心としたSDGsの取り組みを推進しており，今後もこの取り組みはさらに広がっていくことが推測される。

9 災害時対応

災害時の対応として，各業種・企業でBCP（business continuity plan；事業継続計画）の取り組みが推進されている中，事業所給食においてもBCPへの取り組みが求められている。

BCP

BCPとは，災害や事故等が発生して操業が一時的に低下または停止した場合でも，中核となる事業については可能な限り最短の時間で回復させ，損失を最小に抑え，事業を復活，

ブランディング：利用者数が多い事業所の食堂などで用いられる店舗戦略。「和食店○○」，「麺店○○」，「ベーカリーカフェ○○」のように明確な店舗コンセプトのもとに専門店化させ，顧客が店名と販売商品をすぐにイメージでき，その店に行ってその商品を買いたい，食べたいという欲求を起こさせる。店名と販売商品がパッケージ化され，商品の品質の良さ，価値が認知され，信頼性が高まった専門店を組み合わせて店舗展開を行う。

継続させるためのリスクマネジメントである。事前に事業が継続できるように計画しておくことが必要であるため，そのための対策として大規模震災時の対応マニュアルのフローを作成し，安全の確保，二次災害の防止，早期復旧などを目指す。

取り組みにおいては，災害発生時の対策本部設置などの計画を策定し，マニュアルに基づいて迅速な行動ができるよう，不測の事態を予測して対応を準備する必要がある。

非常食の対応としては，3日分程度の飲用水と食材料の確保が必要と思われるが，保管のためのコストとスペースの課題もあるため，事前に委託者である組織体や企業と受託給食会社で協議の上，準備を進める。非常食の内容については被災時の状況を予測し，種類や味といった視点で品ぞろえを検討する。また，ローリングストック（p.100）での備蓄も進められている。ローリングストックでは，レトルト食品，フリーズドライ食品，缶詰など，1年程度の賞味期限の食品を非常食として選定する。

2 事業所給食の事例

1 施設概要

- **組織**：受託給食会社における管理栄養士・栄養士の業務内容の例を表15.13に示す。
- **業態**：電気機器の製造（半導体，電子デバイスなど）
- **利用者の特性**：男女比8対2，中心年齢層30～40代
- **利用者数**：480人
- **営業時間**：朝食7：00～8：30，昼食11：40～14：00，夕食17：00～20：00
- **委託契約**：補助金制

2 栄養・食事管理

- **利用者人員構成および身体活動レベル**：表15.14に示す。
- **栄養基準（昼食定食）**：エネルギー800kcal，たんぱく質30g（たんぱく質エネルギー比率15%），脂質22g（脂質エネルギー比率25%），食塩相当量2.8g

健康管理部門との連携として3か月に1回定例会議を実施し，社員食堂の利用率向上とともに，給食を介した利用者の健康づくりを目指している。

3 メニュー管理

朝食，昼食，夕食を提供している。昼食の提供内容は定食2，丼・カレー（バラエティー）1，そば・うどん1，ラーメン1，小鉢11，サラダ2，デザート1，弁当1である。

- **ウイークリーメニュー**：図15.4に示す。

4 食事サービス管理

精算方式は，IDカードおよび電子マネーによる食前のセルフチェック方式を採用している。

表 15.13 事業所給食における管理栄養士・栄養士の業務内容（例）

業　務	内　容
栄養管理	・栄養計画　・食事計画　・評価
メニュー計画	・ウイークリー・マンスリーメニュー作成　・イベント・フェアメニュー計画 ・食数予測
仕入管理	・食材料購入計画　・食材料購入量の決定　・食材料の仕入（発注，検収） ・食材料保管管理　・在庫管理
調理管理	・調理システム　・従事者の業務分担　・調理作業の指示，指導　・検食
安全衛生管理	・調理環境　・人，食材料，設備の管理（洗浄，消毒，清掃）　・検査用保存食　・水質検査
品質管理	・料理別品質基準設定　・調理方法，時間の標準化　・温度，時間の管理 ・料理の品質（味，重量，温度）　・提供
生産管理	・調理操作の種類　・調理工程　・作業工程　・温度・時間の管理
施設・設備管理	・厨房設備計画　・機器類の性能と使用方法　・施設の立地条件 ・機器の点検および保守管理
危機管理	・災害時管理（非常時備蓄品・施設・設備・労働力の確保・食材料，調理，衛生管理） ・安全管理マニュアルの作成と訓練　・ネットワークづくり
事務管理	・各種帳票管理　・コンピュータ処理
労務管理	・人員配置（勤務計画）　・稼働管理　・人事査定　・従業員の健康管理（検便含む）
収支管理	・予算管理（設定と進捗）　・計数管理（食数料，売上，食材料費，労務費，諸経費） ・収支報告
顧客管理	・顧客，関係者との渉外　・苦情処理　・品質保証システム
栄養教育	・常時教育（メニュー表掲示，卓上メモ，ポスター，デジタルサイネージ・アプリ） ・機会教育（社内行事，展示会，セミナー，給食委員会等）
そのほか	・厨芥・ゴミ等廃棄物処理 ・評価（利用者，調理作業，料理の品質，栄養状態，収支等）

資料）太田和枝，照井真紀子：給食経営のアウトソーシング，給食マネジメント論 / 鈴木久乃，太田和枝，定司哲夫編，p.93（2014）第一出版を一部改変

表 15.14 事例施設の利用者人員構成

（人）

身体活動レベル	低い（I）		ふつう（II）	
性　別	男　性	女　性	男　性	女　性
18～29歳	40	20	80	30
30～49歳	180	20	110	30
50～69歳	85	5	80	20
人数小計	305	45	270	80
人数合計	700			

資料）コンパスグループ・ジャパン

	5月23日（月）	5月24日（火）	5月25日（水）	5月26日（木）	5月27日（金）
Aセット（小鉢・ライス・味噌汁付き）	ナス肉詰めフライとかぼちゃコロッケ 410円 E: 722kcal P: 15.0g F: 22.6g C: 112.0g S: 2.6g	鯖の竜田揚げ 410円 E: 714kcal P: 37.3g F: 25.8g C: 4.5g S: 4.5g	蒸し野菜と鶏ささみの柚子みそだれ 410円 E: 573kcal P: 25.9g F: 7.9g C: 1.9g S: 3.0g	白身魚とトマトのオーブン焼き 450円 E: 587kcal P: 26.8g F: 13.0g C: 2.8g S: 2.8g	豚バラと豆腐のトマト旨煮 410円 E: 759kcal P: 27.3g F: 29.6g C: 5.1g S: 5.1g
Bセット（小鉢・ライス・味噌汁付き）	縞ほっけ味噌漬け焼き 550円 E: 562kcal P: 33.6g F: 4.1g C: 80.6g S: 2.4g	牛肉とチンゲン菜の黒胡椒炒め 510円 E: 623kcal P: 20.3g F: 14.7g C: 101.0g S: 3.1g	かつ煮 510円 E: 827kcal P: 28.9g F: 27.4g C: 112.8g S: 5.3g	イベントメニュー 中津からあげ 550円 E: 878kcal P: 34.9g F: 33.4g C: 103.7g S: 3.7g	鮭のねぎ味噌焼き 510円 E: 598kcal P: 25.1g F: 12.2g C: 95.0g S: 3.6g
バラエティー（スープ付き）	ゆで豚と葱のピリ辛丼 360円 E: 576kcal P: 17.6g F: 17.9g C: 82.6g S: 2.8g	麻婆豆腐飯 360円 E: 731kcal P: 26.0g F: 16.5g C: 113.9g S: 5.2g	10品目のビビンバ丼 360円 E: 815kcal P: 24.5g F: 29.4g C: 106.9g S: 5.6g	五穀ご飯の豚とろろ丼 360円 E: 597kcal P: 22.8g F: 15.9g C: 86.3g S: 1.9g	中華丼 360円 E: 702kcal P: 21.8g F: 15.8g C: 114.5g S: 5.1g
和麺	そば・うどん（山菜・きつね・たぬき）210円				
麺トッピング	かき揚げ 100円 / 天ぷら各種 100円				
ラーメン	札幌味噌ラーメン 350円 E: 671kcal P: 25.8g F: 21.6g C: 89.5g S: 10.3g	ワンタン麺 350円 E: 536kcal P: 22.1g F: 8.2g C: 89.5g S: 8.2g	四川黒胡麻坦々麺 400円 E: 594kcal P: 23.5g F: 14.9g C: 87.8g S: 6.6g	広東麺 350円 E: 604kcal P: 24.8g F: 15.6g C: 87.6g S: 6.5g	とんこつ野菜ラーメン 350円 E: 599kcal P: 26.1g F: 14.1g C: 88.8g S: 9.6g
	冷奴 40円 / 納豆 40円 / ほうれん草のお浸し 40円 / ゆでたまご 40円 / おにぎり 50円 / いなり 90円 / ミニサラダ 40円				
小鉢	オクラの梅おかか和え 50円 E: 25kcal P: 1.8g F: 0.1g C: 5.0g S: 0.5g	さつま揚げとぜんまいの炒め煮 50円 E: 96kcal P: 3.3g F: 6.1g C: 6.6g S: 0.9g	バンサンスー(中華和え物) 50円 E: 104kcal P: 1.3g F: 5.6g C: 12.1g S: 0.8g	茹で豚となめ茸のみぞれ和え 50円 E: 63kcal P: 4.3g F: 3.5g C: 4.6g S: 0.7g	ごぼうのピリ辛和え 50円 E: 82kcal P: 1.7g F: 3.8g C: 10.9g S: 0.5g
	ハムと野菜のカレー炒め 50円 E: 77kcal P: 2.7g F: 4.4g C: 7.2g S: 0.7g	チャーシューと野菜の和え物 50円 E: 51kcal P: 3.5g F: 2.4g C: 4.7g S: 1.0g	絹さやと玉子のソテー 50円 E: 133kcal P: 7.6g F: 9.5g C: 3.8g S: 0.5g	厚揚げとキャベツの味噌炒め 50円 E: 126kcal P: 5.6g F: 8.7g C: 6.6g S: 0.7g	エリンギ炒め 50円 E: 41kcal P: 1.4g F: 2.4g C: 5.2g S 0.4g
	白身魚フライ 100円 E: 143kcal P: 6.9g F: 7.8g C: 10.9g S: 1.2g	オニオンフライ 100円 E: 283kcal P: 2.0g F: 21.3g C: 20.0g S: 0.5g	焼き餃子 100円 E: 98kcal P: 3.8g F: 4.7g C: 10.2g S: 0.5g	春巻 100円 E: 277kcal P: 3.8g F: 19.6g C: 21.0g S: 0.9g	鶏唐揚げ 100円 E: 204kcal P: 12.0g F: 13.2g C: 7.0g S: 0.4g
	カレーコロッケ 100円 E: 178kcal P: 3.0g F: 9.1g C: 21.3g S: 0.8g	ミートコロッケ 100円 E: 142kcal P: 2.5g F: 7.7g C: 16.1g S: 0.5g	肉じゃがコロッケ 100円 E: 198kcal P: 3.4g F: 11.0g C: 21.3g S: 0.7g	野菜コロッケ 100円 E: 149kcal P: 3.0g F: 7.7g C: 16.6g S: 0.4g	クリーミーコロッケ 100円 E: 149kcal P: 3.0g F: 7.7g C: 16.6g S: 0.4g
サラダ	スパゲティサラダ 80円 E: 77kcal P: 1.7g F: 3.7g C: 9.7g S: 0.4g	タマゴサラダ 80円 E: 106kcal P: 3.5g F: 7.4g C: 7.2g S: 0.7g	マカロニサラダ 80円 E: 77kcal P: 1.8g F: 3.5g C: 10.1g S: 0.4g	ポテトサラダ 80円 E: 67kcal P: 1.5g F: 2.8g C: 9.7g S: 0.4g	豆サラダ 80円 E: 52kcal P: 2.6g F: 0.8g C: 9.3g S: 0.5g
	ボウルサラダ(蒸し鶏) 180円 E: 55kcal P: 5.7g F: 0.7g C: 8.0g S: 0.1g	ボウルサラダ(和風大根) 180円 E: 42kcal P: 2.2g F: 0.5g C: 8.7g S: 0.0g	ボウルサラダ(ベーコン) 180円 E: 101kcal P: 3.9g F: 6.6g C: 8.0g S: 0.3g	ボウルサラダ(海草) 180円 E: 40kcal P: 2.1g F: 0.5g C: 9.1g S: 0.2g	ボウルサラダ(ゆで卵) 180円 E: 116kcal P: 3.3g F: 5.8g C: 8.1g S: 0.2g
デザート	愛玉子(オウギョウチィ) 100円 E: 72kcal P: 0.1g F: 0.0g C: 18.6g S: 0.0g	コーヒーゼリー 100円 E: 78kcal P: 2.7g F: 1.8g C: 13.2g S: 0.1g	杏仁豆腐 100円 E: 108kcal P: 0.4g F: 1.6g C: 23.1g S: 0.0g	あずきミルクプリン 100円 E: 154kcal P: 3.8g F: 7.1g C: 18.9g S: 0.1g	ビネガー風味のフルーツカクテル 100円 E: 106kcal P: 0.6g F: 0.1g C: 26.8g S: 0.0g
クイック弁当	日替わり弁当 410円				

図 15.4 事業所給食におけるウィークリーメニュー（例）

注）月～日曜日の朝食，昼食，夕食からなるメニュー表から，月～金曜日の昼食を取り出している

資料）コンパスグループ・ジャパン

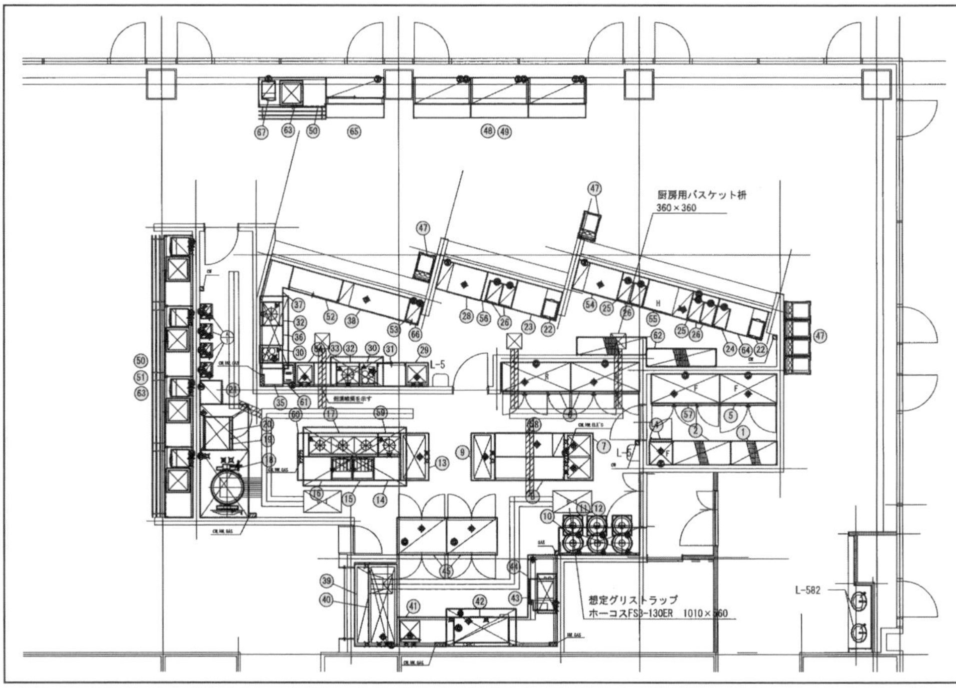

図15.5 事業所給食施設の厨房機器配置図（例）

注）①～㊼の機器名は 表15.15 参照

資料）コンパスグループ・ジャパン

表15.15 事業所給食施設の厨房機器一覧（例）

番号	品　名	番号	品　名	番号	品　名	番号	品　名
1	ネオシェルフ	18	ガス回転釜	34	一槽シンク	51	ティーサーバー
2	ネオシェルフ	19	コンビオーブン	35	台	52	台下戸棚
4	検食用冷凍庫	20	コンビオーブン専用架台スタンド型	36	台	53	台下戸棚
5	冷凍庫	21	殺菌庫	37	台	54	コールドテーブル
6	冷蔵庫	22	ライスコンテナ	38	コールドテーブル	55	温蔵庫
7	二槽シンク	23	台	39	シャワーシンク	56	台
8	台下戸棚	24	フードウォーマー	40	上棚	57	冷凍庫
9	一槽シンク	25	台	41	ソイルドテーブル	58	コールドテーブル
10	台	26	フードウォーマー	42	コンベアタイプ洗浄機	59	ローレンジ
11	ガス炊飯器	28	コールドテーブル	43	ガスブースター	60	台
12	炊飯カート	29	1槽シンク	44	クリーンテーブル	61	冷凍ストッカー
13	一槽シンク	30	ガス茹で麺器	45	電気消毒保管庫	62	シェルフ
14	台	31	台下戸棚	47	トレイディスペンサー	63	ラックディスペンサー
15	ガスフライヤー	32	ガスローレンジ	48	台	64	台
16	台	33	台	49	冷蔵オープンショーケース	65	ショーケース
17	ガステーブル			50	台下戸棚	66	フードウォーマー
						67	ティーサーバー

注）3，27，46は欠番。機器の配置は 図15.5 参照

資料）コンパスグループ・ジャパン

5 施設・設備管理

- **施設**：6階建ての2階。厨房機器配置図と厨房機器一覧を 図15.5，表15.15 に示す。
- **客席数**：406席
- **特徴**：コンパクトな厨房を実現させることにより，席数を多く確保している（図15.6）。営業時間外は，会議やミーティングスペースとして有効活用している。

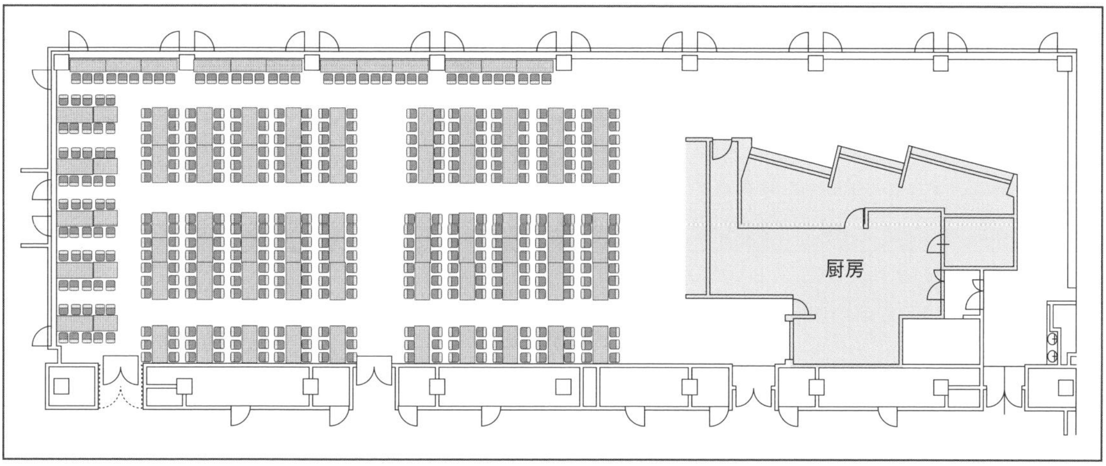

図 15.6 事業所給食施設全体の図面（例）

注）厨房内の機器配置については図 15.5（p.312）参照

資料）コンパスグループ・ジャパン

3 課題と展望

1 管理栄養士・栄養士の役割

継続的に給食を利用する利用者の健康，体力の維持を図れる食事環境および食事の提供を行っていくために，管理栄養士・栄養士には，費用対効果も考慮しながら栄養情報の提供・食育活動を活性化させ，内容を充実させることが求められる。委託者である組織体や企業が，受託給食会社と密接なパイプをつくり，連携していくことが重要である。

2 給食の評価と顧客満足度

日常的に利用者が求めるライフスタイルやニーズに合った価値観をとらえ，外食・中食市場と差別化を図り，品質管理することが求められる。これに応えるためには従来，給食マネジメントで行われてきた衛生管理，残菜調査，嗜好調査などはもとより，科学的な視点やマーケティングを用いた管理手法が必要となる。精算機器から得られる利用者数・販売食数などのデータ，あるいは売り切れ時間，天候などの情報を管理し，給食マネジメントや栄養教育活動などにつなげる取り組みも今後さらに進展すると思われる。

3 これからの事業所給食

事業所給食は，利用者の人生の半分，約 40 年にわたって食事を担う施設である。国が健康寿命の延伸を目指しているが，延伸率の増加は，事業所給食に携わる管理栄養士・栄養士が担う役割と言っても過言ではないと考えられる。そのためには，管理栄養士・栄養士の配置を推し進めることが重要である。また，近年，企業においては社員の健康を重要な経営資源ととらえる健康経営が注目されており，事業所給食においても社員の健康維持・改善への期待が高まっている。

事業所給食における管理栄養士がこのような役割を再認識し，今まで構築が不十分であった給食分野のエビデンスの蓄積に努力し，科学的なデータのもとに，利用者への食育活動を含めた給食マネジメントを行っていくことは，当然の役割と考えられる。さらには，サステナビリティの視点からの給食施設の運営能力も求められる。

おいしく，楽しい食事，快適な食事空間，整った食生活は，生活習慣病の予防・改善のみならず，ストレスなどに対するメンタルヘルスケアにも良い影響を及ぼす。当然の役割を担え，給食マネジメントを実践する能力が今，事業所給食では求められている。

参考文献

1)「健康な食事・食環境」認証制度 http://smartmeal.jp/（2023.3.25 アクセス），「スマートミール　Smart Meal」の基準 http://smartmeal.jp/smartmealkijun.html（2023.8.15 アクセス）

新型コロナウイルス感染症　Column

新型コロナウイルス感染症（COVID-19）は，2019 年 12 月に確認され，2020 年 3 月 11 日に世界保健機関（WHO）がパンデミック（世界的な大流行）を宣言した。

わが国では，2023 年 3 月 25 日 0 時 00 分現在，新型コロナウイルス感染症の検査陽性者数は 33,415,461 例，死亡者数は 73,725 例と報告されている。新型コロナウイルス感染症は，主に飛沫・接触感染するため，3 密（密閉・密集・密接）の環境で感染リスクが高まることが指摘されている。食事場面での感染リスクも高いとされ，給食での対応が迫られた。学校給食は，一時休校によりストップしたが，その後パン・牛乳からスタートし，献立内容・給食時間・座席の配置などの工夫により通常の献立内容に戻している。どのような状況でも 3 食の食事を提供しなければならない施設では，①調理従事者の健康管理，②調理から利用者へ届けるまでのプロセスの衛生管理，③食事環境の整備等について取り組みが行われた。②は，従来の給食の衛生管理とも共通する部分であるが，サービス，食事介助など，通常なら会話が人と人を仲介する場面でのコミュニケーションが難しくなっている。食事時間中の会話禁止については“黙食”という言葉がルールとして定着した。契約により給食を提供している事業所給食では，政府が推奨しているテレワークが定着した企業において出社社員数の激減による売り上げ減少の影響から給食経営が逼迫している。新たな働き方に対応する食ニーズにどう向き合っていくかがこれからの課題である。

第16章 配食サービス

宮﨑吉昭

国の医療制度が施設から在宅にシフトしている。在宅医療を推進するためにも，配食サービスが求められている。配食サービスの意義・目的，現状を把握し，法的根拠や事例を通して配食サービスの運営とこれからの課題について理解を深める。

本章の Key Words

特別用途食品（病者用食品：糖尿病組合せ食品，腎臓病用組合せ食品），地域高齢者等の健康支援を推進する配食事業の栄養管理に関するガイドライン（配食ガイドライン），景品表示法，健康増進法，地域連携，訪問栄養指導，個人情報保護，栄養ケア・ステーション

1 概要

1 意義・目的・現状

配食サービスは独居高齢者などの食支援や孤立防止を目的に，行政サービスや福祉的補助金事業の「日常生活自立支援事業」の一環として全国的に普及した。平成12（2000）年以降，景気低迷の影響から，補助金などを活用した配食サービスは縮小傾向にあるものの，以下のような食を取り巻く社会環境の急速な変化により，新たなビジネスチャンスとして，さまざまな業種・業態の企業や組織が注目・参入するようになった。

①少子高齢化やライフスタイルの多様化により単身世帯が増加し，「中食」の需要が高まった（図16.1）。

②介護保険制度が創設され，要介護高齢者の在宅での療養環境が整備された。

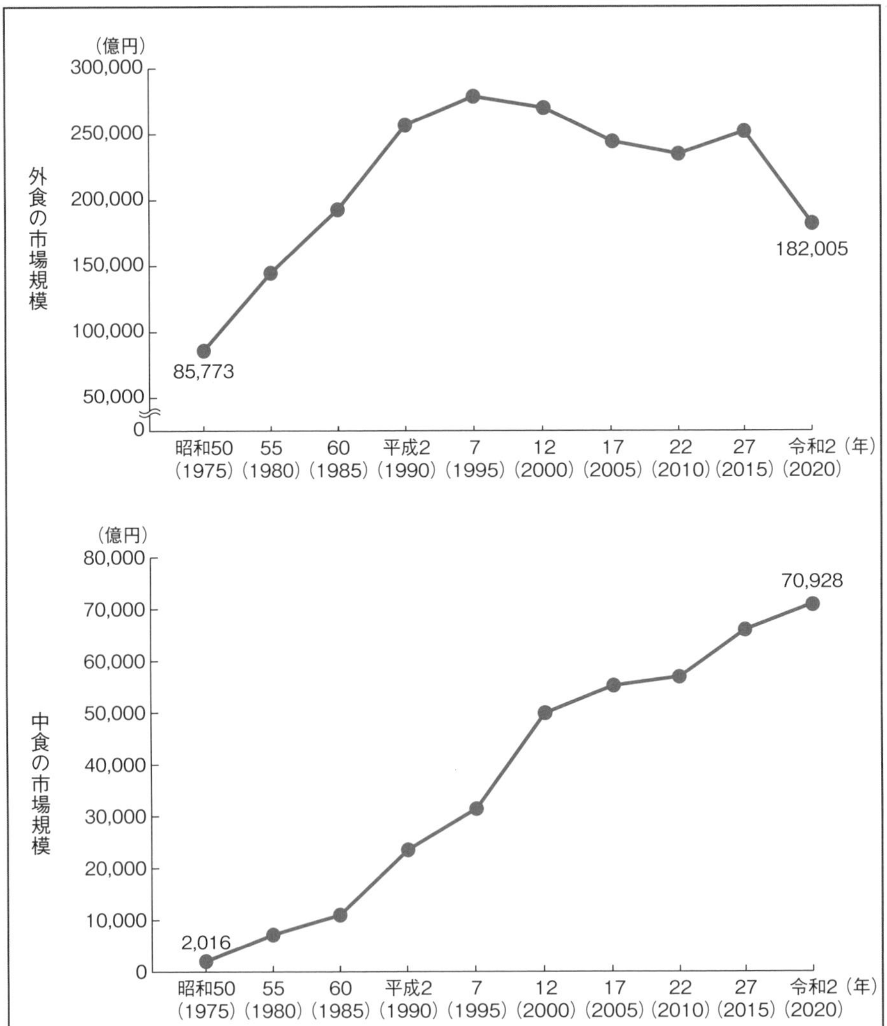

図16.1 外食と中食の市場規模

注）中食：料理品小売業（弁当給食を除く）の値

資料）食の安全・安心財団，日本フードサービス協会：令和2年（2020年）外食産業市場規模推計値（令和3年12月）

③社会保障費が逼迫する中，食事が医療・介護保険の適用から外れた。

④国の規制緩和が進み，配食サービスを民間事業者が担うようになった。

⑤クックチル，クックフリーズ，真空調理などの調理システムと調理機器などが進歩した。

⑥インターネットと物流が急速に発達した。

上記の結果，配食サービスには，利用者のニーズに合わせたさまざまなサービス形態が生まれた。その特性は，表16.1に示すような生産・物流・サービスといった，配食サービスを構成する要素の組み合わせによって定まる。

さらに，平成28（2016）年に閣議決定された「ニッポン一億総活躍プラン」では，「元気で豊かな老後を送れる健康寿命の延伸に向けた取り組み」の施策として配食事業が盛り込まれ，平成29（2017）年，地域高齢者等の健康支援を推進する配食事業において望まれる栄養管理について，**事業者向けのガイドライン**が定められた（p.323）。これにより，配食事業はより一層栄養支援という視点が強く求められることとなった。

2 経営と生産から見た配食サービスモデルの分類

代表的な配食サービスを生産・物流・サービスの組み合わせから，以下の6つのモデルに大別する。これらのサービスモデルの理解は，利用者のニーズに対する管理栄養士・栄養士の役割を考える上で重要である。各セクションの役割は，p.320（◆ 生産と物流における各セクションの役割）参照。

❶ 直販モデル（図16.2）

- 旧来の仕出し弁当スタイルと同様であるため，地域になじみやすい。
- 調理方式はクックサーブであるため，消費期限は短く，営業エリアは狭い。
- クックチルやクックフリーズのような設備・技術を必要としないため参入しやすいが，規模の拡大は難しい。

❷ フランチャイズ（FC）モデル（図16.3）

- **フランチャイズ**は，配食サービスにおける標準的なモデルである。

表16.1 配食サービスの特性

構成要素		具体例
生産	食種 形態 調理システム	普通食，病態食，嚥下訓練食，食物アレルギー対応食，行事食・特別食 常食，やわらか食，ムース食，流動食 クックサーブ，クックチル，クックフリーズ，真空調理，レトルト
物流	提供先 物流 温度帯	自宅，高齢者住宅，デイサービスセンター，グループホーム等 自社便，宅配便，ボランティア等 常温，チルド，フリーズ，レトルト
サービス	コミュニケーション 付加サービス	電話，インターネット，対面 栄養指導，安否確認，服薬管理，買い物代行

原表）宮﨑吉昭

事業者向けのガイドライン：厚生労働省。地域高齢者等の健康支援を推進する配食事業の栄養管理のページ参照。https://www.mhlw.go.jp/stf/seisakunitsuite/bunya/0000158814.html

フランチャイズ：権利や商標，ノウハウなどを本部（フランチャイザー）が加盟店（フランチャイジー）に提供し，同一イメージで営業を行う事業形態。加盟店は本部に対して対価（ロイヤリティー）を支払う。

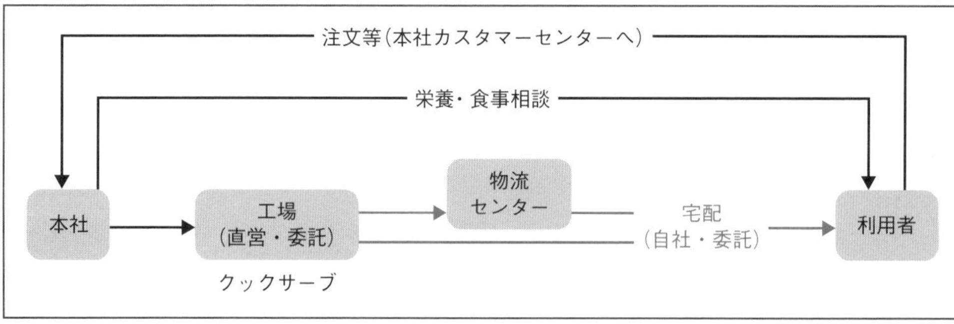

図16.2 直販モデル（ローカルエリア）

注）──▶：物の流れ，──▶：情報の流れ
原図）宮﨑吉昭

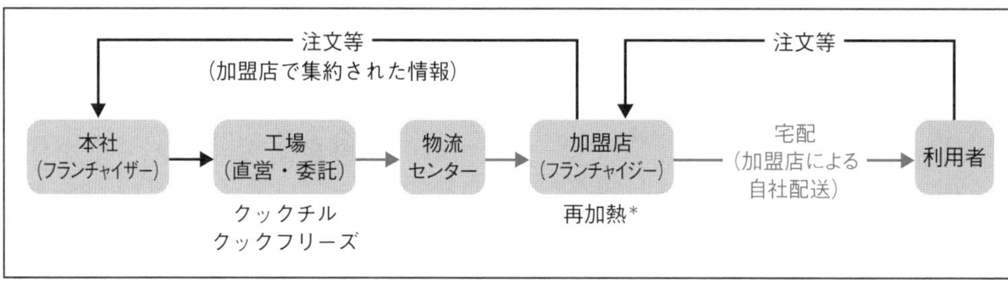

図16.3 フランチャイズ（FC）モデル（広域エリア）

注）──▶：物の流れ，──▶：情報の流れ
　*利用者には，再加熱された食事が届けられる
原図）宮﨑吉昭

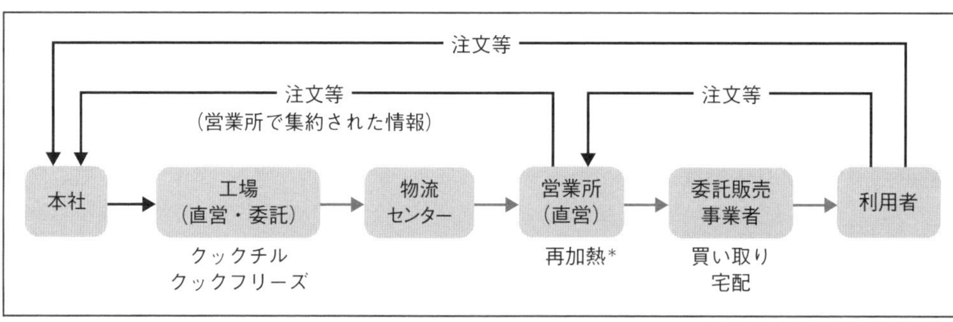

図16.4 直営＋委託販売モデル（広域エリア）

注）──▶：物の流れ，──▶：情報の流れ
　*利用者には，再加熱された食事が届けられる
原図）宮﨑吉昭

- クックチルもしくはクックフリーズで実施する。チルドまたはフリーズで加盟店まで届け，加盟店で再加熱し，加盟店が利用者宅まで届ける。
- 生産方法がクックチルまたはクックフリーズであるため保存性が高く，加盟店を地域に配置することで広域展開が可能となる。

❸ 直営＋委託販売モデル（図16.4）

- FCモデル（❷）の変形である。

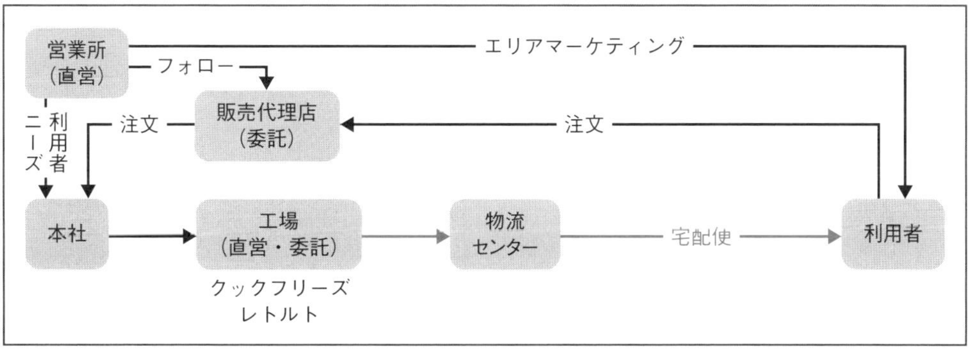

図 16.5 メーカー直販＋通販モデル（広域エリア）

注）→：物の流れ，→：情報の流れ
フリーズの場合は，利用者が再加熱を行う
原図）宮﨑吉昭

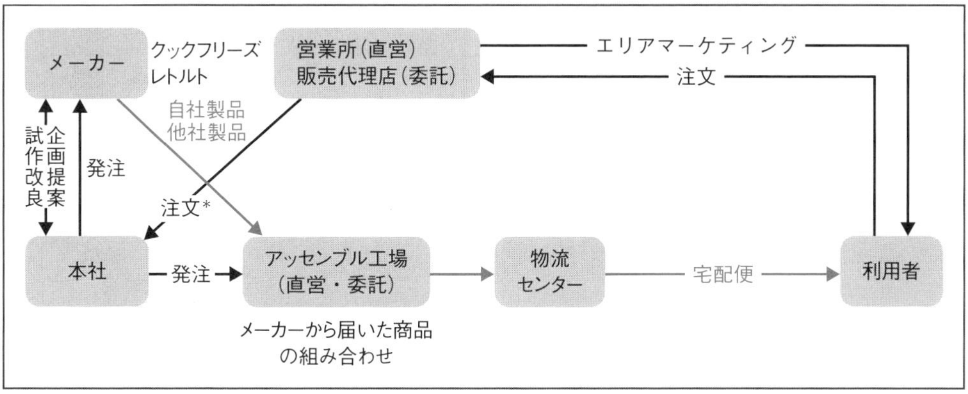

図 16.6 販売会社＋通販モデル（広域エリア）

注）→：物の流れ，→：情報の流れ
*注文：営業所，販売代理店で集約された情報
フリーズの場合は，利用者が再加熱を行う
原図）宮﨑吉昭

・本社から地域の営業所までは直営で管理・運営し，利用者宅までは食事の販売事業者に委託して届ける（委託販売）。運送事業者に委託して利用者宅に届ける場合（委託配送）と比較してコストが抑えられる反面，品質管理などに対する責任があいまいになる。

❹ メーカー直販＋通販モデル（図 16.5）

・Web や**イーコマース**（EC）を活用したモデル。営業所はエリアマーケティングと販売代理店のフォローを担当する。
・いわゆるネットショッピングと同様のスタイルであるため，EC などを使い慣れた世代が高齢化してくる今後，利用者の購買行動が変化すると考えられる。

❺ 販売会社＋通販モデル（図 16.6）

・メーカー直販＋通販モデル（❹）の変形である。

イーコマース：電子商取引（electronic commerce）。コンピュータネットワーク上で，電子的な情報通信により商品やサービスを売買・分配する。

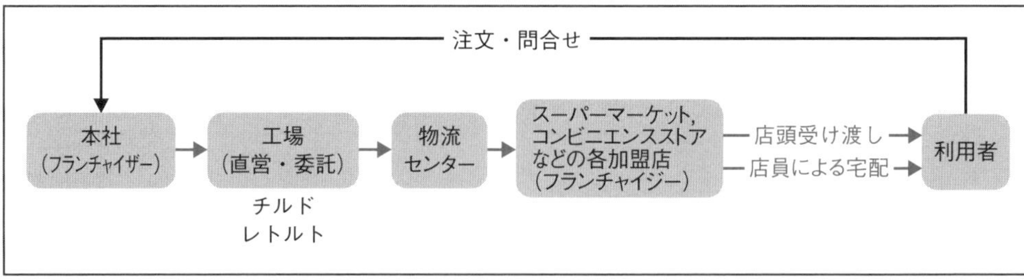

図16.7 スーパーマーケット・コンビニエンスストアモデル（広域エリア）

注）→：物の流れ，→：情報の流れ
基本的に再加熱は行わない
原図）宮﨑吉昭

・企画は本社で行い，調理製造はメーカーに委託したクックフリーズやレトルトの製品を組み合わせて行い（アッセンブル），自社製品として販売する。利用者からの受注は営業所もしくは販売代理店が行う。営業所，販売代理店はエリアマーケティングを行う。
・物流センターから利用者までの配送は宅配便にて，フリーズまたはレトルトで行われる。

❻スーパーマーケット・コンビニエンスストアモデル（図16.7）
・工場で製造した店舗商品を，コンビニエンスストアやスーパーマーケットが店頭で販売，もしくは宅配する。
・配食サービスを本業としないため，商品やサービスは，そのほかの商品やサービスと同様の扱いとなる。

◆ 生産と物流における各セクションの役割

①**本社**：フランチャイズ契約の場合は，フランチャイザーにあたる。一般的な役割は下記に示すが，ビジネスモデルにより異なる。
・商品開発（メニュー・レシピの開発，食材料の調達，調理マニュアルの作成）
・インターネットによる食材料，栄養成分，アレルゲンなどの情報提供
・マスマーケティング（テレビコマーシャル，新聞広告，通販カタログ，イーコマースなど。一般消費者，利用者，利用者の家族に対して行う）
・カスタマーセンターでの利用者対応
・注文受付

②**工場**：生産管理，品質管理，衛生管理

③**物流センター**：在庫管理，出荷管理

④**加盟店（フランチャイジー）**：フランチャイズ契約の場合のみ置かれる。再加熱機能を備える。エリアマーケティングを行う場合もある。

⑤**営業所**：本社と同一企業である。エリアマーケティング（折り込みチラシ，通販カタログの配布，訪問営業など。利用者の家族，ケアマネジャー，かかりつけ医，一般消費者に対して行う）を行う。地域の介護事業者や医療機関への，食事や商品の開発技術者や栄養の専門家の派遣，勉強会の主催など，販売店をサポートする。

⑥**販売代理店**：本社とは別企業である。エリアマーケティングと販売を行う。

⑦**アッセンブル工場**：複数メーカーから多品種の商品を集めて組み合わせ，自社オリジナル製品を製造する（例：主菜A社，副菜B社，副副菜C社，添え物D社）。

表 16.2 配食ガイドライン

献立作成	・献立作成の技能を十分に有する者が担当する。 ・事業規模が一定以上の場合，栄養管理が特に適切に行われる必要があるため，以下の献立作成については，管理栄養士または栄養士（栄養ケア・ステーション等，外部の管理栄養士・栄養士を含む）が担当する。 継続的な（利用者 1 人につき，おおむね 2 食 / 週以上の配食を継続して提供しているもの）提供食数がおおむね 1 回 100 食以上または 1 日 250 食以上の事業者で，提供食数の全部または一部が栄養素等調整食または物性等調整食であるもの 栄養素等調整食：在宅療養者等向けの食種としてエネルギー・たんぱく質・食塩相当量等を 1 つまたは複数調整したもの 物性等調整食：摂食嚥下機能が低下した者に対する食種として硬さ，付着性，凝集性等に配慮して調理したもの
栄養価のばらつき等の管理	・エネルギー・たんぱく質・脂質・炭水化物量および食塩相当量は，栄養価計算（日本食品標準成分表またはこれに準じる食品成分データベース等による栄養価算出）または分析で得られた 1 食当たりの値が，事業者で設定された献立作成基準の栄養価の± 20％以内。 ・栄養素等調整食の食塩相当量は，栄養価計算または分析で得られた 1 食当たりの値が，事業者で設定された献立作成基準の栄養価を上回らないよう管理（例：1 食当たりの食塩相当量を 2.0g 未満と設定して管理）。 ・行事食を栄養素等調整食利用者に提供する場合は，注文時のアセスメント，継続時のフォローアップでの確認事項，その行事食の栄養価等を踏まえた管理栄養士（栄養ケア・ステーション等，外部の管理栄養士を含む）の判断が必要。 ・利用者の配食利用頻度や利用者の声を踏まえ，飽きの来ないメニューサイクルとし，口から食べる楽しみを支援する観点からできる限り季節感を踏まえる。
栄養素等調整食への対応	・エネルギー・たんぱく質量等の調整として①主食の量または種類，②主食以外（主菜，副菜等）の量または種類で調整，③①および②を組み合わせた調整　がある。 ・量を減らして調整を行う場合には，必須栄養素等の量が不足しないよう献立作成を工夫する。
物性等調整食への対応	・「嚥下調整食分類 2013」（日本摂食嚥下リハビリテーション学会）ではコード 2 から 4 までの取扱いがあると望ましい。 ・コード 2 ではミキサーを使ったペースト・ムース食が望ましい。 ・コード 3・4 ではソフト食または軟菜の工夫による対応が望ましい。

資料）地域高齢者等の健康支援を推進する配食事業の栄養管理に関するガイドライン（平成 29 年 3 月 30 日健発 0330 第 6 号）

3 関連法規・ガイドライン

◆1　栄養管理を目的として配食する場合の関連法規・ガイドライン

❶ 地域高齢者等の健康支援を推進する配食事業の栄養関連に関するガイドライン（配食ガイドライン）

栄養管理された食事が居宅に届けられることにより，在宅療養を推進する目的で「**配食ガイドライン**」（**表 16.2**）が作成された。対象となる食種は糖尿病や腎臓病等であり，栄養基準や献立の作成について示されている。また，栄養管理を目的とするため，栄養管理体制や情報提供，帳簿の整理が求められている。

❷ 医療法人の付帯業務の拡大

医療法人の開設する病院，診療所，介護老人保健施設または介護医療院の医師が，当該施設に入院していた者や通院している者に対して栄養・食事管理が必要と認めた場合，その施

医療法人の附帯業務の拡大について：平成 30 年 3 月 30 日医政発 0330 第 33 号別添

設からの配食が認められている。

それまで病院や社会福祉施設の給食はその入院患者・入所者への提供が原則であったが，これにより，規制緩和の時流の中で，栄養管理の必要性など，一定要件を満たすことを前提に，病院・施設外への提供が可能になった。

◆2　衛生管理の関連法規

配食サービスは，その飲食物の製造販売を行う場合，食品衛生法第52条の規定により，飲食店として，都道府県からの営業許可が必要である。申請，審査機関は管轄の保健所である。主に衛生面と管理面について基準が設定されており，例えば，施設内の区画が明確にされているか，十分な洗浄設備があるかなどの要件についての審査を受けることになる。また，すべての食品等事業者は，「HACCPに基づく衛生管理」もしくは「HACCPの考え方を取り入れた衛生管理」を遵守しなければならない。

◆3　食品表示の関連法規

配食サービスを実施する上で食品表示には注意を要する（p.331，「◆3 表示」）。食品表示に関する法令は以下のとおりである。

①**食品表示法**：食品表示基準の策定等（第4条）において，名称，アレルゲン，保存の方法，消費期限，原材料，添加物，栄養成分の量および熱量，原産地等の表示すべき事項が定められている。

②**健康増進法**：誇大表示の禁止（第65条）等

③**食品衛生法**：食品，添加物，器具または容器包装における虚偽の，または誇大な表示・広告の禁止（第20条）等

④**日本農林規格等に関する法律（JAS法）**：日本農林規格の制定（第3条）等

◆4　その他の関連法規

道路運送法，個人情報の保護に関する法律（個人情報保護法）などがある。

また，近年，製造業や配送の委託に対して，管理責任が強く問われる傾向にある（**民法**第719条「**共同不法行為者の責任**」）。

4 費用と利用者の負担

配食サービスは原則，全額利用者負担である。

ただし，**日常生活自立支援事業**における配食サービスとして費用の一部を補助金で負担する市区町村もある。その場合，付加サービスとして，配達時の手渡しによる安否確認が条件となることが多い。

費用の内訳としては，製造費，運送費，管理費，その他サービス費（栄養指導，安否確認など）で構成される。

道路運送法：昭和26年6月1日法律第183号，最終改正：令和4年6月17日法律第68号

民法：明治29年4月27日法律第89号，最終改正：令和4年12月16日法律第102号

共同不法行為者の責任：民法第719条に，「数人が共同の不法行為によって他人に損害を加えたときは，各自が連帯してその損害を賠償する責任を負う。共同行為者のうちいずれの者がその損害を加えたかを知ることができないときも，同様とする。2　行為者を教唆した者及び幇助した者は，共同行為者とみなして，前項の規定を適用する」と定められている。

日常生活自立支援事業：認知症高齢者，知的障害者，精神障害者等で，判断能力が不十分な者が地域で自立した生活を送れるよう，都道府県・指定都市社会福祉協議会が，利用者との契約に基づき，福祉サービスの利用援助等を行う。

5 栄養・食事管理

栄養管理を目的として栄養・食事管理を行う場合，**地域高齢者等の健康支援を推進する配食事業の栄養管理に関するガイドライン**（p.321，表 16.2）に沿って提供する。

2 配食サービスの事例

1 配食企業の概要

A 配食会社は，栄養・食事管理を目的とした配食企業である。ビジネスモデルは直販モデル（p.318，図 16.2）で，稼働日数は 365 日，食種としては，病態食 32 食種（p.325，表 16.4），やわらか食 3 食種を提供しており，1 日当たり 1,500 食を生産している。

2 組織と役割

A 配食会社では地域連携を重視しており，地域連携室を設けて，かかりつけ医，訪問看護ステーション，地域包括支援センター等と連携をとり，在宅療養者の栄養・食事管理の一部と配食サービスを担っている。

在宅の食事療養を具体的に支援していくために，本社機能として，以下の体制を整備している（図 16.8）。

①**品質管理室**：製造委託先の指導監督（衛生管理，品質管理），メニュー開発，管理栄養士の教育，栄養・食事管理のエビデンス取得（症例研究）

②**カスタマーセンター（CC）**：受注発注処理，クレーム・相談対応，顧客情報管理，配送のスケジュール管理，管理栄養士のスケジュール管理，地域連携

③**地域連携室**：訪問栄養指導，顧客栄養・食事管理，顧客サポート，地域連携

④**物流センター**：保管・配送（冷凍・冷蔵・常温），在庫管理，顧客サポート，顧客情報収集

3 栄養・食事管理（評価）

A 配食会社にとっての食事提供の目的は栄養・食事管理である。つまり，提供される食事は食事療養のための教材として栄養ケア・マネジメントの一部を担うものである（表 16.3）。

栄養・食事管理は，成分栄養別に行っている。栄養基準の例を表 16.4 に示す。

4 メニュー管理

表 16.5 に，糖尿病性腎症対応のエネルギー・食塩相当量・たんぱく質調整食のメニュー表の例を示す。

配食で提供される食事は，利用者が自分に適した食習慣を学ぶ教材でなければならない。味，量，献立，栄養バランスなどを体験学習できるよう，1 食単位で栄養管理し，一般的な食材料を使い，家庭で再現可能な料理であることが重要となる。

地域高齢者等の健康支援を推進する配食事業の栄養管理に関するガイドライン：厚生労働省，地域高齢者等の健康支援を推進する配食事業の栄養管理のページ参照。
https://www.mhlw.go.jp/stf/seisakunitsuite/bunya/0000158814.html

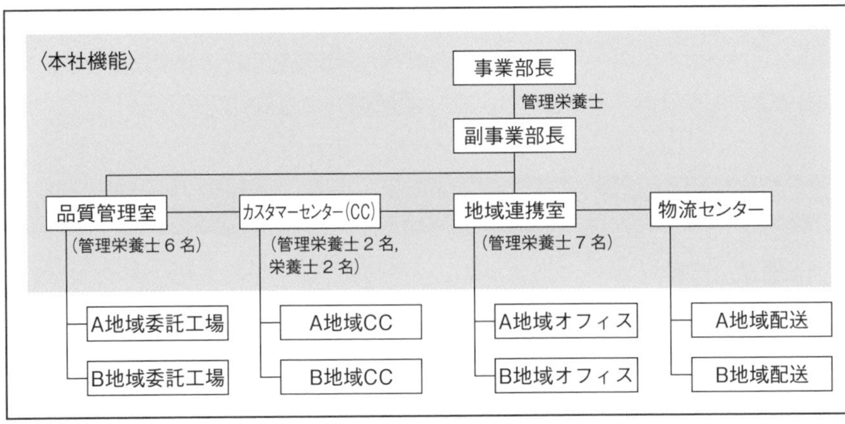

図 16.8 組織と主な役割

原図）宮﨑吉昭

表 16.3 栄養・食事管理の流れ（A 配食会社の例）

	内　容	実施者
①栄養スクリーニング	かかりつけ医，訪問看護師，ケアマネジャーが栄養スクリーニングを行い，食事箋や検査結果等をもとに，A 配食会社へ栄養・食事管理を依頼する。調剤薬局や本人，家族などが依頼する場合もある。	かかりつけ医等
②栄養アセスメント ③栄養ケア計画（食事提供，栄養指導，地域連携）	自宅訪問を行い，かかりつけ医等から入手した各種データと食生活アセスメント（栄養アセスメント）をもとに食種を決定する（栄養ケア計画）。 ・データの入手：食事箋，検査結果（血液検査データなど），心身の状況（身長，体重，筋肉量，握力，歩行速度，動脈血酸素飽和度，認知度）など。 ・食生活アセスメント：オリジナルのヒアリングシート等を用いて食習慣，嚥下の状況，栄養状態，本人と家族の要望を把握する。 ・栄養ケア計画：提供する食事（配食）の食種・利用頻度，当面（おおむね３か月）の目標，栄養指導（サービス）内容を決定する。さらに，地域連携として，関係機関への情報提供を行う。	A 配食会社
④実施・チェック	配食と，管理栄養士による電話・訪問などのフォローを行う（1 週間後，2 週間後，1 か月後，3 か月後，随時・不定期）	
⑤モニタリング	上記②と同様の栄養アセスメントを行い，改善状況を確認する。	A 配食会社
⑥評価	かかりつけ医の指示により，目標が達成されていれば栄養・食事管理を終了する。 引き続き栄養・食事管理が必要な場合は，評価結果を踏まえて，再度，栄養スクリーニング・栄養アセスメントを行う（PDCA サイクル）。	A 配食会社

原表）宮﨑吉昭

- **病態食**：多食種のメニューを極力統一しており，ポーションごとに盛りつけた料理を組み合わせて完成させる。メニュー統一は，エネルギー調整食（エネルギー 1,400kcal が基準）を基準とし，ポーションサイズと食品の種類，調味により調整している。ビーフカレーの例を **表 16.6** に示す。
- **やわらか食**：重曹や酵素を使い，調理法を工夫している（**図 16.9**）。

表 16.4 栄養基準一覧表（病態食の例）

<table>
<tr><th colspan="4">食　種</th><th>エネルギー（kcal/日）</th><th>たんぱく質（g/日）</th><th>脂質*</th><th>食塩相当量（g/日）</th></tr>
<tr><td colspan="3" rowspan="4">エネルギー調整食
（糖尿病，肥満症等）</td><td>①</td><td>1,200</td><td>50</td><td rowspan="10">20～25%</td><td>7～8</td></tr>
<tr><td>②</td><td>1,400</td><td>55</td><td>7～8</td></tr>
<tr><td>③</td><td>1,600</td><td>65</td><td>7～8</td></tr>
<tr><td>④</td><td>1,800</td><td>75</td><td>7～8</td></tr>
<tr><td colspan="3" rowspan="3">エネルギー・脂質調整食
（脂質異常症，脂肪肝，肥満症等）</td><td>⑤</td><td>1,400</td><td>55</td><td>7～8</td></tr>
<tr><td>⑥</td><td>1,600</td><td>65</td><td>7～8</td></tr>
<tr><td>⑦</td><td>1,800</td><td>75</td><td>7～8</td></tr>
<tr><td colspan="3" rowspan="3">塩分調整食
（心疾患，脳血管疾患等）</td><td>⑧</td><td>1,400</td><td>55</td><td>5～6</td></tr>
<tr><td>⑨</td><td>1,600</td><td>65</td><td>5～6</td></tr>
<tr><td>⑩</td><td>1,800</td><td>75</td><td>5～6</td></tr>
<tr><td rowspan="12">塩分・たんぱく質調整食
（腎臓病，透析等）</td><td rowspan="6">A</td><td rowspan="3">I</td><td>⑪</td><td>1,400</td><td>40</td><td rowspan="12">25～30%</td><td>7</td></tr>
<tr><td>⑫</td><td>1,600</td><td>50</td><td>7</td></tr>
<tr><td>⑬</td><td>1,800</td><td>55</td><td>7</td></tr>
<tr><td rowspan="3">II</td><td>⑭</td><td>1,400</td><td>40</td><td>5～6</td></tr>
<tr><td>⑮</td><td>1,600</td><td>50</td><td>5～6</td></tr>
<tr><td>⑯</td><td>1,800</td><td>55</td><td>5～6</td></tr>
<tr><td rowspan="6">B</td><td rowspan="3">I</td><td>⑰</td><td>1,400</td><td>45</td><td>7</td></tr>
<tr><td>⑱</td><td>1,600</td><td>55</td><td>7</td></tr>
<tr><td>⑲</td><td>1,800</td><td>65</td><td>7</td></tr>
<tr><td rowspan="3">II</td><td>⑳</td><td>1,400</td><td>45</td><td>5～6</td></tr>
<tr><td>㉑</td><td>1,600</td><td>55</td><td>5～6</td></tr>
<tr><td>㉒</td><td>1,800</td><td>65</td><td>5～6</td></tr>
<tr><td colspan="3" rowspan="4">たんぱく質・脂質調整食
（肝臓疾患，膵炎・胆嚢炎回復期等）</td><td>㉓</td><td>1,400</td><td>60</td><td rowspan="4">20～25%</td><td>7～8</td></tr>
<tr><td>㉔</td><td>1,600</td><td>70</td><td>7～8</td></tr>
<tr><td>㉕</td><td>1,800</td><td>75</td><td>7～8</td></tr>
<tr><td>㉖</td><td>2,000</td><td>80</td><td>7～8</td></tr>
<tr><td colspan="3">脂質制限食（慢性膵炎，慢性胆嚢炎等）</td><td>㉗</td><td>1,400</td><td>50</td><td>25g</td><td>7～8</td></tr>
<tr><td colspan="3">軟菜食（胃切除，潰瘍，術後回復期等）</td><td>㉘</td><td>1,600</td><td>65</td><td>20～25%</td><td>7～8</td></tr>
<tr><td colspan="2" rowspan="4">エネルギー・塩分・たんぱく質調整食
（糖尿病性腎症等）</td><td rowspan="2">I</td><td>㉙</td><td>1,400</td><td>40</td><td rowspan="2">25～30%</td><td>7</td></tr>
<tr><td>㉚</td><td>1,600</td><td>50</td><td>7</td></tr>
<tr><td rowspan="2">II</td><td>㉛</td><td>1,400</td><td>40</td><td rowspan="2">25～30%</td><td>5～6</td></tr>
<tr><td>㉜</td><td>1,600</td><td>50</td><td>5～6</td></tr>
</table>

注）*総摂取エネルギー量に対する比率で表示。脂質制限食は総摂取量で表示
原表）宮﨑吉昭

表 16.5 メニュー表（糖尿病性腎症対応の例）

1・日	昼：米飯 200g（軟 280g）粥 400g，豚肉のケチャップ炒め，野菜の炒め煮，きゅうりとじゃこの酢の物，ひじき煮 夕：赤飯 215g（軟 295g）粥 400g，赤魚のゆずあんかけ 50g，さつまいもの甘煮，筑前煮（油揚げ），春菊のおかか和え，キャベツのしょうが和え	8・日	昼：米飯 200g（軟 280g）粥 400g，回鍋肉風，かぶとふきの炊き合わせ，春菊の和え物，きゅうりとたまねぎの酢の物 夕：米飯 200g（軟 280g）粥 400g，メルルーサのムニエル 60g，アスパラの和え物，塩焼きそば，れんこんの炒り煮，キャベツの和え物
2・月	昼：米飯200g(軟280g)粥400g，えびと野菜のケチャップ煮 50g，炊き合わせ（がんも），なすのごま和え，きんぴらごぼう 夕：米飯 200g（軟 280g）粥 400g，若鶏南蛮漬け（揚），豚肉とだいこんの炒め煮，小松菜のマヨネーズ和え，いんげん当座煮	9・月	昼：米飯 200g（軟 280g）粥 400g，豆腐と牛肉のオイスター風味炒め，鶏と野菜の炊き合わせ，コールスロー 夕：米飯 200g（軟 280g）粥 400g，からすがれいの揚げ煮，ブロッコリーのフレンチサラダ，豚肉と野菜のしょうが炒め，きんぴらごぼう，ほうれんそうの和え物
3・火	昼：米飯 200g（軟 280g）粥 400g，牛肉のマスタード炒め 40g，彩りサラダ（大豆），春菊の和え物，しらたきの真砂和え 夕：米飯 200g（軟 280g）粥 400g，スパニッシュオムレツ，野菜とこんにゃくの炊き合わせ，ほうれんそうの和え物，れんこんのごま酢和え	10・火	昼：米飯 200g（軟 280g）粥 400g，さんまのしょうゆ焼き 40g，だいこんの煮物，こんにゃくの炒め煮，きゅうりのごま酢和え，小松菜のしょうが和え 夕：米飯 200g（軟 280g）粥 400g，鶏とねぎのかわり煮，スパゲティサラダ，いんげんのごま和え，京菜のおかか和え
4・水	昼：米飯 200g（軟 280g）粥 400g，煮奴のマーボーあんかけ，だいこんのきんぴら，春雨サラダ，小松菜の和え物 夕：米飯 200g（軟 280g）粥 400g，揚げさばの味噌煮 50g，さといもの煮物，野菜炒め，白菜の和え物，もずくとなめこの中華風和え	11・水	昼：米飯 200g（軟 280g）粥 400g，えびとえんどう豆の卵とじ，さといもの煮物，いんげんのナムル，カリフラワーのケチャップ煮 夕：菜めし 215g（軟 295g）粥 400g，きすのフライ，トマト，筑前煮，春菊の和え物，白菜の酢の物
5・木	昼：米飯 200g（軟 280g）粥 400g，からすがれいの利休焼き 50g，粉ふきいも，プルコギ風サラダ 20g（キャベツ），なすの煮付け，春菊のしょうが和え 夕：米飯 200g（軟 280g）粥 400g，ハンバーグソースかけ，炒り卵と野菜の炒め物，ほうれんそうの和え物，きゅうりのオーロラソース和え	12・木	昼：米飯 200g（軟 280g）粥 400g，すき焼き風，3色炒め，海藻の酢の物，ほうれんそうのおかか和え 夕：米飯 200g（軟 280g）粥 400g，さばのマヨネーズ焼き 40g，ながいもの梅しそ和え，もやしと青梗菜のピリ辛炒め，きゅうりと春雨のサラダ，小松菜のごま和え
6・金	昼：米飯 200g（軟 280g）粥 400g，卵とじ，コーンとたまねぎのかき揚げ，ブロッコリーサラダ，京菜とにんじんのごま和え 夕：米飯 200g（軟 280g）粥 400g，ビーフカレー 40g，野菜ソテー，白菜の煮物，きゅうりとカリフラワーのサラダ	13・金	昼：米飯 200g（軟 280g）粥 400g，揚げさばの煮付け，さつまいもの煮付け，もやし炒め，おろしスパサラダ，春菊の和え物 夕：米飯 200g（軟 280g）粥 400g，揚げ鶏の梅風味，にんじんといんげんの煮付け，オニオンスープ煮（ハム），京菜の和え物，カリフラワーのオーロラ和え
7・土	昼：米飯 200g（軟 280g）粥 400g，ホキバターしょうゆ焼き 40g，グラッセ，かぼちゃの天ぷら，春雨の酢の物 夕：米飯 200g（軟 280g）粥 400g，擬製豆腐，コロッケ，小松菜の煮浸し，さといものゆずみそかけ，いんげんの和え物	14・土	昼：米飯 200g（軟 280g）粥 400g，ミートローフ，野菜ソテー，千切り野菜の和え物，ほうれんそうの白和え，れんこんの煮物 夕：米飯 200g（軟 280g）粥 400g，からすがれいのフライ，ブロッコリーとトマト，小松菜のソテー，さといもの煮物，なすのしょうが和え

注）1,600kcal，たんぱく質 50g，食塩相当量 5 ～ 6g
　　実際には，1 か月分のメニュー表を作成している
原表）宮﨑吉昭

●新メニュー開発，献立修正

調理指示書（図 16.10）に基づく生産と利用者の声を製品に反映させる仕組みを構築し，メニューの改善にも取り組んでいる（図 16.11）。

メニューの作成・改善は，毎日行う検食と，随時利用者から寄せられるクレーム・要望をもとに月 1 回の献立会議で検討する。

献立会議はメニュー開発責任者，献立担当者，製造責任者によって構成され，調理指示の

表 16.6 基本献立から病態食への展開（ビーフカレーの例）

食　種*	料　理	内　容	エネルギー (kcal)	たんぱく質 (g)	脂質 (g)	食塩相当量 (g)
エネルギー調整食③	ビーフカレー 40（糖尿病対応）	もも肉の赤身 40g を使用して，エネルギーを抑える。	582	18.7	12.1	2.5
エネルギー調整食④	ビーフカレー 50（エネルギー量付加）	もも肉 50g を使用して，エネルギーを付加する。	631	21.5	12.9	2.5
塩分調整食⑨	ビーフカレー 40・減（減塩食）	ルーの使用量を 2/3 として香辛料を増やし，減塩にする。	570	18.6	11.4	2.0
塩分調整食⑩	ビーフカレー 50・減（エネルギー量付加・減塩食）	もも肉 50g を使用する。ルーの使用量を 2/3 として香辛料を増やし，減塩にする。	619	21.3	12.3	2.1
塩分・たんぱく質調整食⑪	ビーフカレー A30（腎臓病対応）	ばら肉 30g を使用して，たんぱく質制限に対応し，エネルギーを付加する。	489	15.1	11.7	2.3
塩分・たんぱく質調整食⑫	ビーフカレー A40（腎臓病対応）	ばら肉 40g を使用して，たんぱく質制限の基準に対応する。	610	18.9	13.0	2.3
塩分・たんぱく質調整食⑭	ビーフカレー A30・減（腎臓病対応＋減塩食）	ルーの使用量を 2/3 として香辛料を増やし，減塩にする。ばら肉 30g を使用する。	480	15.0	11.1	2.0
軟菜食㉘	えびのクリームシチュー（慢性膵炎・胃切除後対応）	えび以外の食材料はカレーと同様。香辛料を使用しない。	560	20.0	9.1	2.6

注）基本献立：ビーフカレー（ルーと米飯），野菜ソテー，白菜の煮物，きゅうりとカリフラワーのサラダ
　＊：表 16.4（p.325）
原表）宮﨑吉昭

変更も行っている。

5 生産管理

調理システムはクックサーブである。

◆1　調理

下記の点に注意し，料理ごとに，病態に対応した方法で調理を行う。

- 料理ごとに調理量が異なるため，使用する鍋・釜を分け，適切な仕上がりになるように調整する。
- 調理量により火の通り具合，味のしみ込み具合が異なるため，同時に仕上がるよう，時間差で調理する。
- 盛りつけ作業の効率を上げるため，同じ時間帯に料理が仕上がるように調整する。

◆2　盛りつけ，セットアップ

確定した食数（確定数）に基づき，料理ごとに 1 食分の盛りつけを行う。

やわらか食調理指示書

作成日	年 月 日

マスタ番号：

カテゴリー	メニュー	調理量	
主菜	鮭のカレーパン粉焼き	1ﾊﾞｯﾁ量＝ 10人分	2/3 焼皿
焼き物		仕込み量＝ 6人分	計1ﾊﾞｯﾁ

【材料】純使用量

食材	1食当たり	1バッチ量	仕込み量	カット・下処理等
（冷）秋鮭	60.00 g	600.00 g	360.00 g	
塩	0.30 g	3.00 g	1.80 g	鮭の下味（塩・胡椒）
胡椒	少々 g	g	g	
┌ カレー粉	0.80 g	8.00 g	4.80 g	A（カレー粉～ドライパセリ）
パン粉	8.00 g	80.00 g	48.00 g	
サラダ油	4.50 g	45.00 g	27.00 g	
└ ドライパセリ 少々	0.05 g	0.50 g	0.30 g	
（冷）ブロッコリー	15.00 g	90.00 g	90.00 g	1人1個になるように
マヨネーズ	4.00 g	24.00 g	24.00 g	添え
小麦粉	適量		g	衣
卵（全卵）	適量		g	目安1:1の比率（卵・水）
水	適量		g	
総量	92.65 g	850.50 g	555.90 g	

【使用機器、備品】

使用調理機器		スチームコンベクションオーブン使用備品		
☑ ｽﾁｰﾑｺﾝﾍﾞｸｼｮﾝｵｰﾌﾞﾝ	□ ＩＨ調理器	□ 2/3ﾎﾃﾙﾊﾟﾝ	□ ﾎﾃﾙﾊﾟﾝ蓋	□ 2/3穴あきﾎﾃﾙﾊﾟﾝ
□ ブラストチラー	□ ｽｰﾋﾞｰｸｯｶｰ	☑ 2/3焼皿	□ 2/3波焼皿	☑（ ｵｰﾌﾞﾝｼｰﾄ ）

【作業工程】

作業工程	調理手順
下準備	① 鮭を解凍する
	② 鮭を酵素FJ1%に一晩浸漬する
	③ 翌日、鮭を液切りして水気を切り、皮を取り除く （身が崩れやすいので、丁寧に皮をひく）
調味料計量	④ 調味料を計量する
下拵え	⑤ ボウルに＜Ａ＞カレーパン粉の材料を入れ、混ぜ合わせる
	⑥ ③に塩、胡椒をふり、30分程度冷蔵庫にて休ませる
	⑦ 小麦粉、溶き卵、⑤＜Ａ＞（厚くしない 軽く押さえる）の順に付ける
	⑧ ブロッコリーを穴あきホテルパンに入れ加熱する モード：スチーマー ／ 温度：98 ℃ ／ 時間：8 分 加湿：－ ／ 風量：強 ／ 芯温：－
	⑨ 焼皿にオーブンシートを敷き、鮭を並べる
加熱調理	⑩ 立ち上げたスチームコンベクションオーブンに⑦を入れ、加熱する モード：自動加湿オーブン ／ 温度：160 ℃ ／ 時間：10 分 加湿：90 ／ 風量：強 ／ 芯温：85 ℃
盛り付け	⑪ 鮭とブロッコリーを器に盛り付け、マヨネーズを添える
喫食	⑫ 提供する ＊芯温75℃以上　＊2時間以内に提供

図16.9 やわらか食の調理指示書（例）

原図）宮﨑吉昭

2月4日（昼）　**調理指示書**

仕掛品名	煮奴のマーボーあんかけ（減）

1 前準備

	材料	指示
1	絹ごし豆腐	豆腐はサイコロ状にカットする
2	豚肉 ひき肉	濃口醤油、酒を振り15分程度おく
3	玉ねぎ	0.5cm程度の角切り
4	人参	幅0.2cmのいちょう切り（指示一覧になし）
5	葉ねぎ	幅0.2cmの小口切り
6	合わせ調味料	赤味噌　濃口醤油　酒　鳥がらだし　水　を混ぜ合わせる

2 加熱

1. 鍋に分量の油を入れ、おろししょうが、トウバンジャンを炒める。豚肉ひき肉、玉ねぎ、人参を入れ炒める。野菜が軟らかくなれば、あわせ調味料を加え更に加熱する。葉ねぎ、水溶き片栗粉を加えマーボーあんを作る。
2. 鍋にかつお・昆布だしを入れ、絹ごし豆腐を炊く。

※中心温度85℃以上確認の後、加熱停止

3 冷却　※中心温度20℃以下

4 盛付　煮奴を盛り付けマーボーあんをかけ、中蓋をする

絹ごし豆腐	150 g
かつお・昆布だし	40 g
醤油・濃口	1 g
豚肉ひき肉	20 g
醤油・濃口	1 g
合成清酒	0.4 g
玉ねぎ	12.5 g
人参	6 g
葉ねぎ	1.5 g
しょうが・おろし	0.5 g
調理油	1 g
赤味噌	3.5 g
醤油・濃口	2.3 g
合成清酒	1.8 g
トウバンジャン	0.25 g
鳥がらだし	0.5 g
水	10 g
水溶き片栗粉	0.5 g

※1食当たりの重量

図 16.10 調理指示書（例）

注）調理方式はクックサーブ
原図）宮﨑吉昭

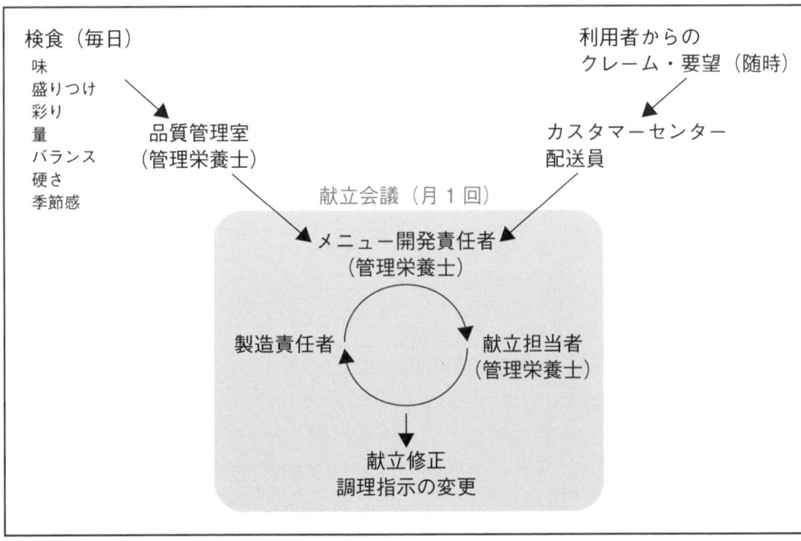

図16.11 メニュー改善の業務フロー（例）

原図）宮﨑吉昭

通常の献立は5品で構成され，食種により，セットアップする品目が異なる（表16.7）。

6 危機管理とコンプライアンス

危機管理マニュアルの整備と定期的な訓練を行う。「事故は必ず起こる」を前提に，その対応をマニュアル化するのが望ましい。危機管理マニュアルの内容例として，食中毒，異物混入，異臭・食材料の劣化，交通事故，システムに関する危機管理があげられる。

訓練は，二次災害防止，迅速な意思決定，緊急指示命令系統の確認と運用，広報，部門間連携，円滑な災害時業務，協力会社との連絡体制・復旧支援・代替調達などを想定して，机上と実地の両面で行う。危機管理訓練の種類を表16.8に示す。

◆1　個人情報保護

主に高齢者を対象としたサービスという性格上，サービスは地域連携を進めるほど充実する。そのため，複数のサービス事業者や行政・医療機関との情報ネットワークが重要になるが，個人情報漏えい事故の確率が高まるため，注意が必要である。

◆2　食中毒・異物混入・誤配

配食サービスには，製造から納品までの距離が長いため時間がかかるという特徴がある。その間，複数の事業者が関わることが多いため，品質管理（温度と時間の管理）の体制と法的・社会的責任を明確にする契約が重要である。

特に製造を業務委託している場合，衛生・品質保持のための現場介入を確実に実行できる契約を締結する必要がある。なお，製造元の衛生管理については「製造元巡回結果報告書」を作成して把握している。報告書は大量調理施設衛生管理マニュアルに沿ったチェックシートであり，管理栄養士が衛生管理状況を確認している。

また，利用者宅への納品後は，夕食に届けた食事の残りを翌朝喫食する，食べ残しを何日も冷蔵庫に保管する，食事を常温放置するなど，一般的な家庭では考えられない事例が多く見受

表 16.7 セットアップの種類（例）

食　種*	主食	主　菜	副菜 1	副菜 2	副菜 3
エネルギー調整食③	米飯	ビーフカレー 40	野菜ソテー	白菜の煮物	きゅうりとカリフラワーのサラダ
エネルギー調整食④	米飯	ビーフカレー 50	野菜ソテー	白菜の煮物	きゅうりとカリフラワーのサラダ
塩分調整食⑨	米飯	ビーフカレー 40・減	野菜ソテー	白菜の煮物	きゅうりとカリフラワーのサラダ
塩分調整食⑩	米飯	ビーフカレー 50・減	野菜ソテー	白菜の煮物	きゅうりとカリフラワーのサラダ
塩分・たんぱく質調整食⑪	米飯	ビーフカレー A30	野菜ソテー	白菜の煮物	きゅうりとカリフラワーのサラダ
塩分・たんぱく質調整食⑭	米飯	ビーフカレー A30・減	野菜ソテー	白菜の煮物	きゅうりとカリフラワーのサラダ
軟菜食㉘	米飯	えびのクリームシチュー	野菜ソテー	白菜の煮物	きゅうりとカリフラワーのサラダ
軟菜食㉘	米飯	えびのクリームシチュー	野菜ソテー・軟	白菜の煮物	きゅうりとカリフラワーのサラダ

注）主食（分量の異なる 5 種類），主菜（8 種類），副菜 3 品（1 ～ 2 種類）を組み合わせる。
ビーフカレー，えびのクリームシチュー：表 16.6（p.327）
野菜ソテー：炒め油は計量して使用する。
野菜ソテー・軟：慢性膵炎・胃切除後対応。消化の良い野菜を使用する。
白菜の煮物：減塩。かつお昆布だしをきかせ，減塩しょうゆを使用する。
きゅうりとカリフラワーのサラダ：エネルギー量制限。エネルギー量をおさえたマヨネーズを使用する。
*：表 16.4（p.325）。
原表）宮﨑吉昭

表 16.8 危機管理訓練の種類

	開催頻度	メリット	デメリット
机上訓練（意思決定・指揮命令訓練）	1 回 /1 年	・特異事例を扱える ・想定の精度が上がる ・マニュアルの抜け落ち，漏れを発見できる ・経過時間の長い事例を扱える	・臨場感が低い
仮想訓練（広報対応訓練）	1 回 /2 年	・疑似体験ができる ・緊急対応力向上が期待できる	・周到な準備が必要 ・経過時間の長い事例は不向き
実地訓練	1 回 /2 年	・臨場感のある体験ができる	・周到な準備が必要 ・経過時間の長い事例は不向き ・特異事例は不向き

原表）宮﨑吉昭

けられる。そのため，消費期限や食事の取り扱いなどに関しては，利用者と契約を結ぶ際に説明し，食事ごとに，注意書きのある食札（図 16.12）を添付している。さらに声かけなども行う。昼食配食の場合，「消費期限　午後 2 時」と大きな文字で印字するとともに，口頭でも注意喚起を行っている。また，食事の栄養価は利用者ごとに異なるため，誤配は厳禁である。食札には，配送者の誤配を未然に防ぐ効果もある。

◆ 3　表示（広告等の標記を含む）

消費者保護の観点から，食品表示や広告等をとりまく状況は今後ますます厳しくなるため，消費者保護の視点を重視することが大切である。また，食品表示法等の法令の改訂に伴う解釈

3　1月22日　（木）　昼食　消費期限　午後　2　時

様　利用者ID:

3）エネルギー調整食1600常・米

米飯200(軟280)粥400／ホキ利休焼き80／添）玉ねぎしそ風味／大豆と小松菜の炒め煮（減）／★白菜の和えもの／★さつま芋の甘煮

※アレルギー対応のある方は、献立が変わることがあります。

熱量	蛋白	脂質	食塩相当量	炭水化物	保管は10℃以下でお願いします。
529kcal	23.5g	5.1g	2.1g	88.2g	

問合せ先

図 16.12 食札（例）

原図）宮﨑吉昭

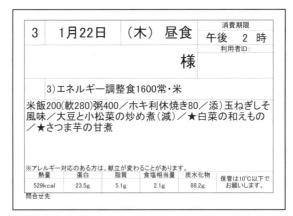

はたびたび発表されるため，消費者庁のホームページ等を頻繁に確認することが危機管理につながる。

例えば，誇大表示および表示もれも責任が問われる。また，「糖尿病・腎臓病の方のための」や「糖尿病食・腎臓病食」といった表示は使用できない（特別用途食品参照）。

◆4　システムエラー

膨大な個人情報が情報処理システムによって管理されているため，災害やシステムダウンに備えてデータのバックアップをとる。専門家によるサポートを受けるとよい。

◆5　交通事故等の関係法令違反

交通違反，交通事故はもちろんのこと，配達業務中の危険運転に対する住民からのクレームが会社の信用を大きく損う。

3　管理栄養士・栄養士の課題と展望

管理栄養士・栄養士にとって配食サービスは地域（在宅）の食事療養を支援するためのツールである。そのため，利用者の在宅療養を深く理解し，より役立つツールにする必要がある。

また，地域にはさまざまな食生活の悩みがあり，そうした悩みに対して栄養情報は氾濫している。管理栄養士・栄養士には，この個人的・具体的な悩みに応えるために，医学的科学的根拠に基づき栄養情報を取捨選択する力が必要である。取捨選択した栄養情報を利用者に合わせた改善計画に反映させ，責任をもって提案し，改善や悪化予防などの結果を出すことも重要である。

1 配食サービスにおける栄養・食事管理の課題

配食サービスにおける栄養・食事管理には，次のような課題がある。

①利用者の生活状況，病状を含む心身の状況，食習慣の把握が難しい。

②残飯量等の喫食状況や，配食サービス以外の食事や間食の内容把握が難しい。

③経済力や生活環境が個人により異なる。

2 課題への対策

◆1　管理栄養士が介入できる仕組み（ビジネスモデル）の構築

一律に設定した給与栄養量の食事を提供（宅配）するだけでは，配食サービスにおける栄養・食事管理とはならない。在宅では一人ひとりの生活環境が大きく異なるため，管理栄養士・栄養士が中心となって個人の生活状況やQOLニーズの把握に努め，一人ひとりに合った食事療養のPDCAサイクルをデザインし，動かしていくことが大切である。また，それらの栄養・食事管理に基づく栄養食事相談は，医療保険制度による「在宅患者訪問栄養食事指導」や介護保険制度による「居宅療養管理指導」と異なり全額利用者負担となるため，利用者の満足が得られる支援とすることが重要であり，管理栄養士・栄養士の質が問われる。

◆2　地域連携（スクリーニング，マーケティングの仕組み）の構築

配食ガイドライン（p.321）にも示されているように，配食サービスにおける栄養・食事管理を行う場合は，医療施設での「栄養管理体制の基準」（p.188，◆1 栄養管理体制）に準じた取り組みが必要である。これには，かかりつけ医，訪問看護師，ケアマネジャー，調剤薬局の薬剤師，ホームヘルパーなどの在宅系他職種との連携が重要である。

栄養ケア・ステーションとの連携も課題である。

◆3　顧客満足

栄養・食事管理を目的に配食サービスを提供する場合，利用者を満足させるためにはアウトカム（アセスメントに基づく個別の計画と目標の達成，成果）が必要となるが，満足度の高いアウトカムを出すためには，アセスメント（食事箋などによる医師の指示内容，血液検査データ，心身の状況のほか，趣味，嗜好，生きがいを含む生活習慣など），計画，目標を利用者と共有することが重要である。特に，目標の質がアウトカムを左右する。目標は，利用者，家族，地域（かかりつけ医等）が納得できる，達成可能なものとする。「それならできそうだ」と思える目標を，数字で示すことが望ましい。

3 求められる能力

◆1　アセスメント力

実施した栄養介入の成果が顧客満足につながることが重要である。そのためには，まず，しっかりとしたアセスメントが求められる。アセスメントができなければ，改善に向けての計画や目標設定，実施は，利用者や関係者の納得が得られないものになる。

◆2　コミュニケーションスキル

成果を出すために管理栄養士・栄養士に必要なスキルは，栄養の知識と言葉である。そのため，カウンセリング，コーチング，ヒアリング，プレゼンテーションなどの技術を学ぶことが重要である。また，在宅の食事療養支援には，家族，かかりつけ医，介護支援専門員，訪問看護師など，関係者のネットワーク（地域連携）が必須である。こうしたネットワークの構築にもコミュニケーションが必要である。

◆3　ビジネスセンス

顧客満足を利益に変える仕組み，これがビジネスである。自分が提供したサービスによって顧客が満足し，その結果，利益を得るという流れが重要である。利益は，再投資することでサービスを向上させ，新しい価値を生む原動力になるためである。

◆4　探究心

管理栄養士・栄養士として提供しようとする情報は，流行に左右されず，常に医学的科学的根拠のあるものでなければならない。そのためには，専門分野の新しい知見を取り入れるため，論文を検索し，読み，書く力を身につけることが大切である。また，関連学会に所属し，日常業務の中からテーマを見つけ，症例などを報告する努力が必要である。

巻末資料

Contents

1．健康増進法（抜粋）

平成14年8月2日法律第103号
最終改正：令和4年6月22日法律第77号

第5章　特定給食施設

（特定給食施設の届出）

第20条　特定給食施設（特定かつ多数の者に対して継続的に食事を供給する施設のうち栄養管理が必要なものとして厚生労働省令で定めるものをいう。以下同じ。）を設置した者は，その事業の開始の日から1月以内に，その施設の所在地の都道府県知事に，厚生労働省令で定める事項を届け出なければならない。

2　前項の規定による届出をした者は，同項の厚生労働省令で定める事項に変更を生じたときは，変更の日から1月以内に，その旨を当該都道府県知事に届け出なければならない。その事業を休止し，又は廃止したときも，同様とする。

（特定給食施設における栄養管理）

第21条　特定給食施設であって特別の栄養管理が必要なものとして厚生労働省令で定めるところにより都道府県知事が指定するものの設置者は，当該特定給食施設に管理栄養士を置かなければならない。

2　前項に規定する特定給食施設以外の特定給食施設の設置者は，厚生労働省令で定めるところにより，当該特定給食施設に栄養士又は管理栄養士を置くように努めなければならない。

3　特定給食施設の設置者は，前2項に定めるもののほか，厚生労働省令で定める基準に従って，適切な栄養管理を行わなければならない。

（指導及び助言）

第22条　都道府県知事は，特定給食施設の設置者に対し，前条第1項又は第3項の規定による栄養管理の実施を確保するため必要があると認めるときは，当該栄養管理の実施に関し必要な指導及び助言をすることができる。

（勧告及び命令）

第23条　都道府県知事は，第21条第1項の規定に違反して管理栄養士を置かず，若しくは同条第3項の規定に違反して適切な栄養管理を行わず，又は正当な理由がなくて前条の栄養管理をしない特定給食施設の設置者があるときは，当該特定給食施設の設置者に対し，管理栄養士を置き，又は適切な栄養管理を行うよう勧告をすることができる。

2　都道府県知事は，前項に規定する勧告を受けた特定給食施設の設置者が，正当な理由がなくてその勧告に係る措置をとらなかったときは，当該特定給食施設の設置者に対し，その勧告に係る措置をとるべきことを命ずることができる。

（立入検査等）

第24条　都道府県知事は，第21条第1項又は第3項の規定による栄養管理の実施を確保するため必要があると認めるときは，特定給食施設の設置者若しくは管理者に対し，その業務に関し報告をさせ，又は栄養指導員に，当該施設に立ち入り，業務の状況若しくは帳簿，書類その他の物件を検査させ，若しくは関係者に質問させることができる。

2　前項の規定により立入検査又は質問をする栄養指導員は，その身分を示す証明書を携帯し，関係者に提示しなければならない。

3　第1項の規定による権限は，犯罪捜査のために認められたものと解釈してはならない。

第6章　受動喫煙防止

（国及び地方公共団体の責務）

第25条　国及び地方公共団体は，望まない受動喫煙が生じないよう，受動喫煙に関する知識の普及，受動喫煙の防止に関する意識の啓発，受動喫煙の防止に必要な環境の整備その他の受動喫煙を防止するための措置を総合的かつ効果的に推進するよう努めなければならない。

（関係者の協力）

第26条　国，都道府県，市町村，多数の者が利用する施設（敷地を含む。以下この章において同じ。）及び旅客運送事業自動車等の管理権原者（施設又は旅客運送事業自動車等の管理について権原を有する者をいう。以下この章において同じ。）その他の関係者は，望まない受動喫煙が生じないよう，受動喫煙を防止するための措置の総合的かつ効果的な推進を図るため，相互に連携を図りながら協力するよう努めなければならない。

（喫煙をする際の配慮義務等）

第27条　何人も，特定施設及び旅客運送事業自動車等（以下この章において「特定施設等」という。）の第29条第1項に規定する喫煙禁止場所以外の場所において喫煙をする際，望まない受動喫煙を生じさせることがないよう周囲の状況に配慮しなければならない。

2　特定施設等の管理権原者は，喫煙をすることができる場所を定めようとするときは，望まない受動喫煙を生じさせることがない場所とするよう配慮しなければならない。

（定義）

第28条　この章において，次の各号に掲げる用語の意義は，当該各号に定めるところによる。

一　たばこ　たばこ事業法（昭和59年法律第68号）第2条第三号に掲げる製造たばこであって，同号に規定する喫煙用に供されるもの及び同法第38条第二項に規定する製造たばこ代用品をいう。

二　喫煙　人が吸入するため，たばこを燃焼させ，又は加熱することにより煙（蒸気を含む。次号及び次節において同じ。）を発生させることをいう。

三　受動喫煙　人が他人の喫煙によりたばこから発生した煙にさらされることをいう。

四　特定施設　第一種施設，第二種施設及び喫煙目的施設をいう。

五　第一種施設　多数の者が利用する施設のうち，次に掲げるものをいう。

イ　学校，病院，児童福祉施設その他の受動喫煙により健康を損なうおそれが高い者が主として利用する施設として政令で定めるもの

ロ　国及び地方公共団体の行政機関の庁舎（行政機関がその事務を処理するために使用する施設に限る。）

六　第二種施設　多数の者が利用する施設のうち，第一種施設及び喫煙目的施設以外の施設をいう。

七　喫煙目的施設　多数の者が利用する施設のうち，その施設を利用する者に対して，喫煙をする場所を提供することを主たる目的とする施設として政令で定める要件を満たすものをいう。

八　旅客運送事業自動車等　旅客運送事業自動車，旅客運送事業航空機，旅客運送事業鉄道等車両及び旅客運送事業船舶をいう。

九　旅客運送事業自動車　道路運送法（昭和26年法律第183号）による旅客自動車運送事業者が旅客の運送を行うためその事業の用に供する自動車をいう。

十　旅客運送事業航空機　航空法（昭和27年法律第231号）による本邦航空運送事業者（旅客の運送を行うものに限る。）が旅客の運送を行うためその事業の用に供する航空機をいう。

十一　旅客運送事業鉄道等車両　鉄道事業法（昭和61年法律第92号）による鉄道事業者（旅客の運送を行うものに限る。）及び索道事業者（旅客の運送を行うものに限る。）並びに軌道法（大正10年法律第76号）による軌道経営者（旅客の運送を行うものに限る。）が旅客の運送を行うためその事業の用に供する車両又は搬器をいう。

十二　旅客運送事業船舶　海上運送法（昭和24年法律第187号）による船舶運航事業者（旅客の運送を行うものに限る。）が旅客の運送を行うためその事業の用に供する船舶（船舶法（明治32年法律第46号）第1条に規定する日本船舶に限る。）をいう。

十三　特定屋外喫煙場所　第一種施設の屋外の場所の一部の場所のうち，当該第一種施設の管理権原者によって区画され，厚生労働省令で定めるところにより，喫煙をすることができる場所である旨を記載した標識の掲示その他の厚生労働省令で定める受動喫煙を防止するために必要な措置がとられた場所をいう。

十四　喫煙関連研究場所　たばこに関する研究開発（喫煙を伴うものに限る。）の用に供する場所をいう。

2. 健康増進法施行規則（抜粋）

平成15年4月30日厚生労働省令第86号
最終改正：令和4年3月30日厚生労働省令第48号

（特定給食施設）

第5条　法第20条第1項の厚生労働省令で定める施設は，継続的に1回100食以上又は1日250食以上の食事を供給する施設とする。

（特定給食施設の届出事項）

第6条　法第20条第1項の厚生労働省令で定める事項は，次のとおりとする。

一　給食施設の名称及び所在地

二　給食施設の設置者の氏名及び住所（法人にあっては，給食施設の設置者の名称，主たる

事務所の所在地及び代表者の氏名）
三　給食施設の種類
四　給食の開始日又は開始予定日
五　１日の予定給食数及び各食ごとの予定給食数
六　管理栄養士及び栄養士の員数

（特別の栄養管理が必要な給食施設の指定）

第７条　法第 21 条第１項の規定により都道府県知事が指定する施設は，次のとおりとする。
一　医学的な管理を必要とする者に食事を供給する特定給食施設であって，継続的に１回 300 食以上又は１日 750 食以上の食事を供給するもの
二　前号に掲げる特定給食施設以外の管理栄養士による特別な栄養管理を必要とする特定給食施設であって，継続的に１回 500 食以上又は１日 1,500 食以上の食事を供給するもの

（特定給食施設における栄養士等）

第８条　法第 21 条第２項の規定により栄養士又は管理栄養士を置くように努めなければならない特定給食施設のうち，１回 300 食又は１日 750 食以上の食事を供給するものの設置者は，当該施設に置かれる栄養士のうち少なくとも１人は管理栄養士であるように努めなければならない。

（栄養管理の基準）

第９条　法第 21 条第３項の厚生労働省令で定める基準は，次のとおりとする。
一　当該特定給食施設を利用して食事の供給を受ける者（以下「利用者」という。）の身体の状況，栄養状態，生活習慣等（以下「身体の状況等」という。）を定期的に把握し，これらに基づき，適当な熱量及び栄養素の量を満たす食事の提供及びその品質管理を行うとともに，これらの評価を行うよう努めること。
二　食事の献立は，身体の状況等のほか，利用者の日常の食事の摂取量，嗜好等に配慮して作成するよう努めること。
三　献立表の掲示並びに熱量及びたんぱく質，脂質，食塩等の主な栄養成分の表示等により，利用者に対して，栄養に関する情報の提供を行うこと。
四　献立表その他必要な帳簿等を適正に作成し，当該施設に備え付けること。
五　衛生の管理については，食品衛生法（昭和 22 年法律第 233 号）その他関係法令の定めるところによること。

3．医療法（抜粋）

昭和 23 年７月 30 日法律第 205 号
最終改正：令和５年６月７日法律第 47 号

第４章　病院，診療所及び助産所

第２節　管理

（病院の法定人員及び施設等の委任）

第 21 条　病院は，厚生労働省令（第一号に掲げる従業者（医師及び歯科医師を除く。）及び第十二号に掲げる施設にあっては，都道府県の条例）の定めるところにより，次に掲げる人員及び施設を有し，かつ，記録を備えて置かなければならない。
一　当該病院の有する病床の種別に応じ，厚生労働省令で定める員数の医師及び歯科医師のほか，都道府県の条例で定める員数の看護師その他の従業者
二　各科専門の診察室
三　手術室
四　処置室
五　臨床検査施設
六　エックス線装置
七　調剤所
八　給食施設
九　診療に関する諸記録
十　診療科名中に産婦人科又は産科を有する病院にあっては，分べん室及び新生児の入浴施設
十一　療養病床を有する病院にあっては，機能訓練室
十二　その他都道府県の条例で定める施設

2　療養病床を有する診療所は，厚生労働省令（第一号に掲げる従業者（医師及び歯科医師を除く。）及び第三号に掲げる施設にあっては，都道府県の条例）の定めるところにより，次に掲げる人員及び施設を有しなければならない。
一　厚生労働省令で定める員数の医師及び歯科医師のほか，都道府県の条例で定める員数の

看護師及び看護の補助その他の業務の従業者
二　機能訓練室
三　その他都道府県の条例で定める施設
3　都道府県が前２項の条例を定めるに当たっては，病院及び療養病床を有する診療所の従業者及びその員数（厚生労働省令で定めるものに限る）については厚生労働省令で定める基準に従い定めるものとし，その他の事項については厚生労働省令で定める基準を参酌するものとする。
（略）
第22条の2　特定機能病院は，第21条第１項（第一号及び第九号を除く。）に定めるもののほか，厚生労働省令の定めるところにより，次に掲げる人員及び施設を有し，かつ，記録を備えて置かなければならない。
一　厚生労働省令で定める員数の医師，歯科医師，薬剤師，看護師その他の従業者
二　集中治療室
三　診療に関する諸記録
四　病院の管理及び運営に関する諸記録
五　前条第四号から第八号までに掲げる施設
六　その他厚生労働省令で定める施設
（略）
第3節　監督
第25条　都道府県知事，保健所を設置する市の市長又は特別区の区長は，必要があると認めるときは，病院，診療所若しくは助産所の開設者若しくは管理者に対し，必要な報告を命じ，又は当該職員に，病院，診療所若しくは助産所に立ち入り，その有する人員若しくは清潔保持の状況，構造設備若しくは診療録，助産録，帳簿書類その他の物件を検査させることができる。
2　都道府県知事，保健所を設置する市の市長又は特別区の区長は，病院，診療所若しくは助産所の業務が法令若しくは法令に基づく処分に違反している疑いがあり，又はその運営が著しく適正を欠く疑いがあると認めるときは，この法律の施行に必要な限度において，当該病院，診療所若しくは助産所の開設者若しくは管理者に対し，診療録，助産録，帳簿書類その他の物件の提出を命じ，又は当該職員に，当該病院，診療所若しくは助産所の開設者の事務所その他当該病院，診療所若しくは助産所の運営に関係のある場所に立ち入り，帳簿書類その他の物件を検査させることができる。
3　厚生労働大臣は，必要があると認めるときは，特定機能病院等の開設者若しくは管理者に対し，必要な報告を命じ，又は当該職員に，特定機能病院等に立ち入り，その有する人員若しくは清潔保持の状況，構造設備若しくは診療録，助産録，帳簿書類その他の物件を検査させることができる。
4　厚生労働大臣は，特定機能病院等の業務が法令若しくは法令に基づく処分に違反している疑いがあり，又はその運営が著しく適正を欠く疑いがあると認めるときは，当該特定機能病院等の開設者又は管理者に対し，診療録，助産録，帳簿書類その他の物件の提出を命ずることができる。
5　第６条の８第三項の規定は第一項から第三項までの立入検査について，同条第四項の規定は前各項の権限について，準用する。

4．医療法施行規則（抜粋）

昭和23年11月5日厚生省令第50号
最終改正：令和5年7月31日厚生労働省令第100号

第1章の4　病院，診療所及び助産所の開設
第6条の3　法第４条の２第１項の規定により特定機能病院と称することについての承認を受けようとする者は，次に掲げる事項を記載した申請書を厚生労働大臣に提出しなければならない。
一　開設者の住所及び氏名（法人であるときは，その名称及び主たる事務所の所在地）
二　名称
三　所在の場所
四　診療科名
五　病床数
六　医師，歯科医師，薬剤師，看護師及び准看護師，管理栄養士その他の従業者の員数
第2章　病院，診療所及び助産所の管理
第9条の2の2　特定機能病院の開設者は，次に掲げる事項を記載した業務に関する報告書を厚生労働大臣に提出しなければならない。

一　高度の医療の提出の実績
二　高度の医療技術の開発及び評価の実績
三　高度の医療に関する研修の実績
四　診療並びに病院の管理及び運営に関する諸記録の体系的な管理方法
五　診療並びに病院の管理及び運営に関する諸記録の閲覧方法及び閲覧の実績
六　紹介患者に対する医療提供及び他の病院又は診療所に対する患者紹介の実績
七　医師，歯科医師，薬剤師，看護師及び准看護士，管理栄養士その他の従業者の員数

第9条の10　法第15条の3第二項の規定による病院における患者，妊婦，産婦又はじょく婦の食事の提供（以下「患者等給食」という）の業務を適正に行う能力のある者の基準は，次のとおりとする。

一　調理業務を受託する場合にあっては，受託業務の責任者として，患者等給食の業務に関し，相当の知識及び経験を有する者が受託業務を行う場所に置かれていること。
二　調理業務を受託する場合にあっては，受託業務の指導及び助言を行う者として，次のいずれかの者を有すること。
　イ　病院の管理者の経験を有する医師
　ロ　病院の給食部門の責任者の経験を有する医師
　ハ　臨床栄養に関する学識経験を有する医師
　ニ　病院における患者等給食の業務に5年以上の経験を有する管理栄養士
三　調理業務を受託する場合にあっては，栄養士（献立表の作成業務を受託する場合にあっては，治療食（治療又は健康の回復のための食事をいう。）に関する知識及び技能を有する栄養士とする。）が受託業務を行う場所に置かれていること。
四　従事者として，受託業務を行うために必要な知識及び技能を有する者を有すること。
五　調理業務を受託する場合にあっては，前号の従事者（調理業務に従事する者に限る。）が受託業務を行う場所に置かれていること。
六　病院の外部で食器の洗浄業務を行う場合にあつては，食器の消毒設備を有すること。
七　病院の外部で調理業務又は食器の洗浄業務を行う場合にあつては，運搬手段について衛生上適切な措置がなされていること。
八　次に掲げる事項を記載した標準作業書を常備し，従事者に周知していること。
　イ　適時適温の給食の実施方法
　ロ　食器の処理方法
　ハ　受託業務を行う施設内の清潔保持の方法
九　次に掲げる事項を記載した業務案内書を常備していること。
　イ　人員の配置
　ロ　適時適温の給食の実施方法及び患者がメニューを選択できる食事を提供することの可否
　ハ　業務の管理体制
十　受託業務を継続的かつ安定的に遂行できる能力を有すること。
十一　病院が掲げる給食に係る目標について，具体的な改善計画を策定できること。
十二　従事者に対して，適切な健康管理を実施していること。
十三　従事者に対して，適切な研修を実施していること。

第19条　法第21条第1項第1号の規定による病院に置くべき医師及び歯科医師の員数の標準は，次のとおりとする。

2　法第21条第3項の厚生労働省令で定める基準（病院の従業者及びその員数に係るものに限る。次項において同じ。）であつて，都道府県が条例を定めるに当たつて従うべきものは，次のとおりとする。

四　栄養士　病床数百以上の病院にあつては，一

第22条の2　法第22条の2第1号の規定による特定機能病院に置くべき医師，歯科医師，薬剤師，看護師その他の従業者の員数は，次に定めるところによる。

五　管理栄養士　一以上

5．大量調理施設衛生管理マニュアル（抜粋）

平成 9 年 3 月 24 日衛食第 85 号別添
最終改正：平成 29 年 6 月 16 日生食発 0616 第 1 号

Ⅱ 重要管理事項

1．原材料の受入れ・下処理段階における管理

(1) 原材料については，品名，仕入元の名称及び所在地，生産者（製造又は加工者を含む）の名称及び所在地，ロットが確認可能な情報（年月日表示又はロット番号）並びに仕入れ年月日を記録し，1 年間保管すること。

(2) 原材料について納入業者が定期的に実施する微生物及び理化学検査の結果を提出させること。その結果については，保健所に相談するなどして，原材料として不適と判断した場合には，納入業者の変更等適切な措置を講じること。検査結果については，1 年間保管すること。

(3) 加熱せずに喫食する食品（牛乳，発酵乳，プリン等容器包装に入れられ，かつ，殺菌された食品を除く。）については，乾物や摂取量が少ない食品も含め，製造加工業者の衛生管理の体制について保健所の監視票，食品等事業者の自主管理記録票等により確認するとともに，製造加工業者が従事者の健康状態の確認等ノロウイルス対策を適切に行っているかを確認すること。

(4) 原材料の納入に際しては調理従事者等が必ず立ち合い，検収場で品質，鮮度，品温（納入業者が運搬の際，別添 1(略)(6 章 p.100, 表 6.4）に従い，適切な温度管理を行っていたかどうかを含む)，異物の混入等につき，点検を行い，その結果を記録すること。

(5) 原材料の納入に際しては，缶詰，乾物，調味料等常温保存可能なものを除き，食肉類，魚介類，野菜類等の生鮮食品については 1 回で使い切る量を調理当日に仕入れるようにすること。

(6) 野菜及び果物を加熱せずに供する場合には，別添 2 に従い，流水（食品製造用水[注1]として用いるもの。以下同じ）で十分洗浄し，必要に応じて次亜塩素酸ナトリウム等で殺菌[注2]した後，流水で十分すすぎ洗いを行うこと。特に高齢者，若齢者及び抵抗力の弱い者を対象とした食事を提供する施設で，加熱せずに供する場合（表皮を除去する場合を除く。）には，殺菌を行うこと。

注1：従前の「飲用適の水」に同じ。（「食品，添加物等の規格基準」（昭和 34 年厚生省告示第 370 号）の改正により用語のみ読み替えたもの。定義については同告示の「第 1 食品 B 食品一般の製造，加工及び調理基準」を参照のこと。）

注2：次亜塩素酸ナトリウム溶液又はこれと同等の効果を有する亜塩素酸水（きのこ類を除く），亜塩素酸ナトリウム溶液（生食用野菜に限る），過酢酸製剤，次亜塩素酸水並びに食品添加物として使用できる有機酸溶液。これらを使用する場合，食品衛生法で規定する「食品，添加物等の規格基準」を遵守すること。

2．加熱調理食品の加熱温度管理

加熱調理食品は，別添 2 に従い，中心部温度計を用いるなどにより，中心部が 75℃で 1 分間以上（二枚貝等ノロウイルス汚染のおそれのある食品の場合は 85 ～ 90℃で 90 秒間以上）又はこれと同等以上まで加熱されていることを確認するとともに，温度と時間の記録を行うこと。

3．二次汚染の防止

(1) 調理従事者等（食品の盛付け・配膳等，食品に接触する可能性のある者及び臨時職員を含む。以下同じ）は，次に定める場合には，別添 2 に従い，必ず流水・石けんによる手洗いによりしっかりと 2 回（その他の時には丁寧に 1 回）手指の洗浄及び消毒を行うこと。なお，使い捨て手袋を使用する場合にも，原則として次に定める場合に交換を行うこと。

① 作業開始前及び用便後

② 汚染作業区域から非汚染作業区域に移動する場合

③ 食品に直接触れる作業にあたる直前

④ 生の食肉類，魚介類，卵殻等微生物の汚染源となるおそれのある食品等に触れた後，他の食品や器具等に触れる場合

⑤ 配膳の前

(2) 原材料は，隔壁等で他の場所から区分された専用の保管場に保管設備を設け，食肉類，魚介類，野菜類等，食材の分類ごとに区分して保管すること。

この場合，専用の衛生的なふた付き容器に入れ替えるなどにより，原材料の包装の汚染を保管設備に持ち込まないようにするとともに，原材料の相互汚染を防ぐこと。

(3) 下処理は汚染作業区域で確実に行い，非汚染作業区域を汚染しないようにすること。

(4) 包丁，まな板などの器具，容器等は用途別及び食品別（下処理用にあっては，魚介類用，食肉類用，野菜類用の別，調理用にあっては，加熱調理済み食品用，生食野菜用，生食魚介類用の別）にそれぞれ専用のものを用意し，混同しないようにして使用すること。

(5) 器具，容器等の使用後は，別添2に従い，全面を流水で洗浄し，さらに80℃，5分間以上の加熱又はこれと同等の効果を有する方法[注3]で十分殺菌した後，乾燥させ，清潔な保管庫を用いるなどして衛生的に保管すること。

なお，調理場内における器具，容器等の使用後の洗浄・殺菌は，原則として全ての食品が調理場から搬出された後に行うこと。

また，器具，容器等の使用中も必要に応じ，同様の方法で熱湯殺菌を行うなど，衛生的に使用すること。この場合，洗浄水等が飛散しないように行うこと。なお，原材料用に使用した器具，容器等をそのまま調理後の食品用に使用するようなことは，けっして行わないこと。

(6) まな板，ざる，木製の器具は汚染が残存する可能性が高いので，特に十分な殺菌[注4]に留意すること。なお，木製の器具は極力使用を控えることが望ましい。

(7) フードカッター，野菜切り機等の調理機械は，最低1日1回以上，分解して洗浄・殺菌[注5]した後，乾燥させること。

(8) シンクは原則として用途別に相互汚染しないように設置すること。特に，加熱調理用食材，非加熱調理用食材，器具の洗浄等に用いるシンクを必ず別に設置すること。また，二次汚染を防止するため，洗浄・殺菌[注5]し，清潔に保つこと。

(9) 食品並びに移動性の器具及び容器の取り扱いは，床面からの跳ね水等による汚染を防止するため，床面から60cm以上の場所で行うこと。ただし，跳ね水等からの直接汚染が防止できる食缶等で食品を取り扱う場合には，30cm以上の台にのせて行うこと。

(10) 加熱調理後の食品の冷却，非加熱調理食品の下処理後における調理場等での一時保管等は，他からの二次汚染を防止するため，清潔な場所で行うこと。

(11) 調理終了後の食品は衛生的な容器にふたをして保存し，他からの二次汚染を防止すること。

(12) 使用水は食品製造用水を用いること。また，使用水は，色，濁り，におい，異物のほか，貯水槽を設置している場合や井戸水等を殺菌・ろ過して使用する場合には，遊離残留塩素が0.1mg/L以上であることを始業前及び調理作業終了後に毎日検査し，記録すること。

注3：塩素系消毒剤（次亜塩素酸ナトリウム，亜塩素酸水，次亜塩素酸水等）やエタノール系消毒剤には，ノロウイルスに対する不活化効果を期待できるものがある。使用する場合，濃度・方法等，製品の指示を守って使用すること。浸漬により使用することが望ましいが，浸漬が困難な場合にあっては，不織布等に十分浸み込ませて清拭すること。

（参考文献）「平成27年度ノロウイルスの不活化条件に関する調査報告書」（http://www.mhlw.go.jp/file/06-Seisakujouhou-11130500-Shokuhinanzenbu/0000125854.pdf）

注4：大型のまな板やざる等，十分な洗浄が困難な器具については，亜塩素酸水又は次亜塩素酸ナトリウム等の塩素系消毒剤に浸漬するなどして消毒を行うこと。

注5：80℃で5分間以上の加熱又はこれと同等の効果を有する方法（注3）。

4．原材料及び調理済み食品の温度管理

(1) 原材料は，別添1に従い，戸棚，冷凍又は冷蔵設備に適切な温度で保存すること。また，原材料搬入時の時刻，室温及び冷凍又は冷蔵設備内温度を記録すること。

(2) 冷凍又は冷蔵設備から出した原材料は，速やかに下処理，調理を行うこと。非加熱で供される食品については，下処理後速やかに調理に移行すること。

(3) 調理後直ちに提供される食品以外の食品は，食中毒菌の増殖を抑制するために，10℃以下又は65℃以上で管理することが必要である。（p.343，別添3）

① 加熱調理後，食品を冷却する場合には，食中毒菌の発育至適温度帯（約20℃～50℃）の時間を可能な限り短くするため，冷却機を用いたり，清潔な場所で衛生的な容器に小分けするなどして，30分以内に中心温度を20℃付近（又は60分以内に中心温度を10℃付近）まで下げるよう工夫すること。

この場合，冷却開始時刻，冷却終了時刻を記録すること。

② 調理が終了した食品は速やかに提供できるよう工夫すること。

調理終了後30分以内に提供できるものについては，調理終了時刻を記録すること。また，調理終了後提供まで30分以上を要する

（別添 3）調理後の食品の温度管理に係る記録の取り方について
（調理終了後提供まで 30 分以上を要する場合）

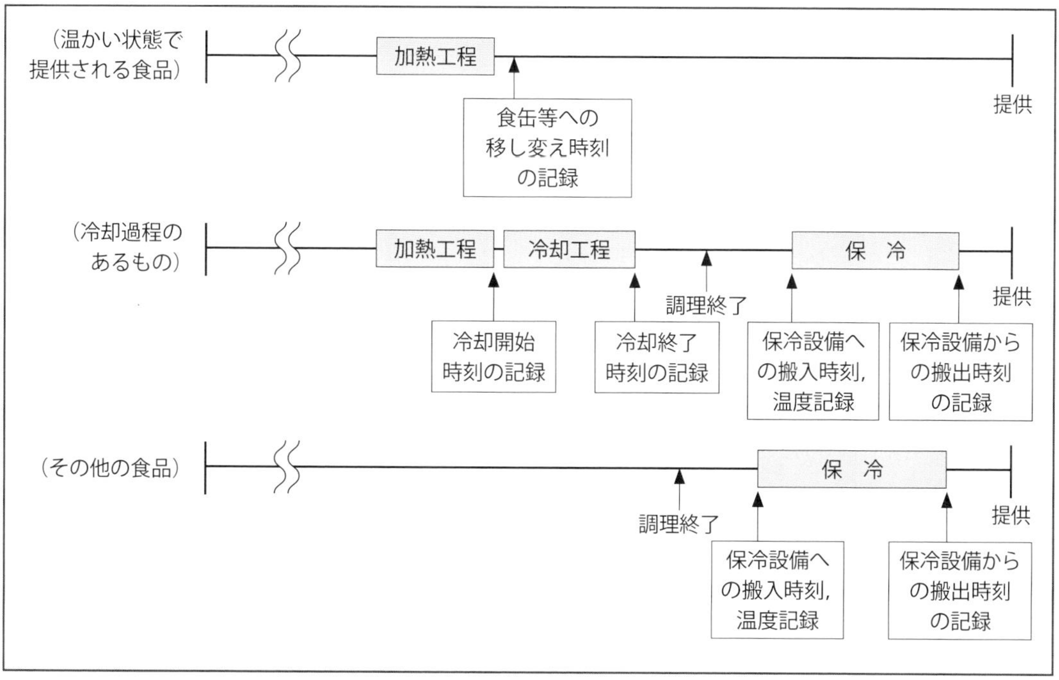

場合は次のア及びイによること。

ア　温かい状態で提供される食品については，調理終了後速やかに保温食缶等に移し保存すること。この場合，食缶等へ移し替えた時刻を記録すること。

イ　その他の食品については，調理終了後提供まで 10℃以下で保存すること。この場合，保冷設備への搬入時刻，保冷設備内温度及び保冷設備からの搬出時刻を記録すること。

③　配送過程においては保冷又は保温設備のある運搬車を用いるなど，10℃以下又は 65℃以上の適切な温度管理を行い配送し，配送時刻の記録を行うこと。また，65℃以上で提供される食品以外の食品については，保冷設備への搬入時刻及び保冷設備内温度の記録を行うこと。

④　共同調理施設等で調理された食品を受け入れ，提供する施設においても，温かい状態で提供される食品以外の食品であって，提供まで 30 分以上を要する場合は提供まで 10℃以下で保存すること。

この場合，保冷設備への搬入時刻，保冷設備内温度及び保冷設備からの搬出時刻を記録すること。

(4) 調理後の食品は，調理終了後から 2 時間以内に喫食することが望ましい。

5．その他

(1) 施設設備の構造

①　隔壁等により，汚水溜，動物飼育場，廃棄物集積場等不潔な場所から完全に区別されていること。

②　施設の出入口及び窓は極力閉めておくとともに，外部に開放される部分には網戸，エアカーテン，自動ドア等を設置し，ねずみや昆虫の侵入を防止すること。

③　食品の各調理過程ごとに，汚染作業区域(検収場，原材料の保管場，下処理場)，非汚染作業区域（さらに準清潔作業区域（調理場）と清潔作業区域（放冷・調製場，製品の保管場）に区分される）を明確に区別すること。なお，各区域を固定し，それぞれを壁で区画する，床面を色別する，境界にテープをはる等により明確に区画することが望ましい。

④　手洗い設備，履き物の消毒設備（履き物の交換が困難な場合に限る）は，各作業区域の入り口手前に設置すること。なお，手洗い設備は，感知式の設備等で，コック，ハンドル等を直接手で操作しない構造のものが望ましい。

⑤　器具，容器等は，作業動線を考慮し，予め適切な場所に適切な数を配置しておくこと。

⑥　床面に水を使用する部分にあっては，適当

な勾配（100分の２程度）及び排水溝（100分の２から４程度の勾配を有するもの）を設けるなど排水が容易に行える構造であること。

⑦　シンク等の排水口は排水が飛散しない構造であること。

⑧　全ての移動性の器具，容器等を衛生的に保管するため，外部から汚染されない構造の保管設備を設けること。

⑨　便所等

ア　便所，休憩室及び更衣室は，隔壁により食品を取り扱う場所と必ず区分されていること。なお，調理場等から3m以上離れた場所に設けられていることが望ましい。

イ　便所には，専用の手洗い設備，専用の履き物が備えられていること。また，便所は，調理従事者等専用のものが設けられていることが望ましい。

⑩　その他

施設は，ドライシステム化を積極的に図ることが望ましい。

(2) 施設設備の管理

①　施設・設備は必要に応じて補修を行い，施設の床面（排水溝を含む），内壁のうち床面から1mまでの部分及び手指の触れる場所は１日に１回以上，施設の天井及び内壁のうち床面から1m以上の部分は１月に１回以上清掃し，必要に応じて，洗浄・消毒を行うこと。施設の清掃は全ての食品が調理場内から完全に搬出された後に行うこと。

②　施設におけるねずみ，昆虫等の発生状況を１月に１回以上巡回点検するとともに，ねずみ，昆虫の駆除を半年に１回以上（発生を確認した時にはその都度）実施し，その実施記録を１年間保管すること。また，施設及びその周囲は，維持管理を適切に行うことにより，常に良好な状態に保ち，ねずみや昆虫の繁殖場所の排除に努めること。

なお，殺そ剤又は殺虫剤を使用する場合には，食品を汚染しないようその取扱いに十分注意すること。

③　施設は，衛生的な管理に努め，みだりに部外者を立ち入らせたり，調理作業に不必要な物品等を置いたりしないこと。

④　原材料を配送用包装のまま非汚染作業区域に持ち込まないこと。

⑤　施設は十分な換気を行い，高温多湿を避けること。調理場は湿度80％以下，温度は25℃以下に保つことが望ましい。

⑥　手洗い設備には，手洗いに適当な石けん，爪ブラシ，ペーパータオル，殺菌液等を定期的に補充し，常に使用できる状態にしておくこと。

⑦　水道事業により供給される水以外の井戸水等の水を使用する場合には，公的検査機関，厚生労働大臣の登録検査機関等に依頼して，年２回以上水質検査を行うこと。検査の結果，飲用不適とされた場合は，直ちに保健所長の指示を受け，適切な措置を講じること。なお，検査結果は１年間保管すること。

⑧　貯水槽は清潔を保持するため，専門の業者に委託して，年１回以上清掃すること。なお，清掃した証明書は１年間保管すること。

⑨　便所については，業務開始前，業務中及び業務終了後等定期的に清掃及び消毒剤による消毒を行って衛生的に保つこと[注6]。

⑩　施設（客席等の飲食施設，ロビー等の共用施設を含む）において利用者等が嘔吐した場合には，消毒剤を用いて迅速かつ適切に嘔吐物の処理を行うこと[注6]により，利用者及び調理従事者等へのノロウイルス感染及び施設の汚染防止に努めること。

注6:「ノロウイルスに関するＱ＆Ａ」（厚生労働省）を参照のこと。

(3) 検食の保存

検食は，原材料及び調理済み食品を食品ごとに50g程度ずつ清潔な容器（ビニール袋等）に入れ，密封し，－20℃以下で２週間以上保存すること。

なお，原材料は，特に，洗浄・殺菌等を行わず，購入した状態で，調理済み食品は配膳後の状態で保存すること。

(4) 調理従事者等の衛生管理

①　調理従事者等は，便所及び風呂等における衛生的な生活環境を確保すること。また，ノロウイルスの流行期には十分に加熱された食品を摂取する等により感染防止に努め，徹底した手洗いの励行を行うなど自らが施設や食品の汚染の原因とならないように措置するとともに，体調に留意し，健康な状態を保つように努めること。

②　調理従事者等は，毎日作業開始前に，自らの健康状態を衛生管理者に報告し，衛生管理者はその結果を記録すること。

③　調理従事者等は臨時職員も含め，定期的な健康診断及び月に１回以上の検便を受けること。検便検査[注7]には，腸管出血性大腸菌の検査を含めることとし，10月から３月までの間には月に１回以上又は必要に応じて[注8]

ノロウイルスの検便検査に努めること。

④ ノロウイルスの無症状病原体保有者であることが判明した調理従事者等は，検便検査においてノロウイルスを保有していないことが確認されるまでの間，食品に直接触れる調理作業を控えるなど適切な措置をとることが望ましいこと。

⑤ 調理従事者等は下痢，嘔吐，発熱などの症状があった時，手指等に化膿創があった時は調理作業に従事しないこと。

⑥ 下痢又は嘔吐等の症状がある調理従事者等については，直ちに医療機関を受診し，感染性疾患の有無を確認すること。ノロウイルスを原因とする感染性疾患による症状と診断された調理従事者等は，検便検査においてノロウイルスを保有していないことが確認されるまでの間，食品に直接触れる調理作業を控えるなど適切な処置をとることが望ましいこと。

⑦ 調理従事者等が着用する帽子，外衣は毎日専用で清潔なものに交換すること。

⑧ 下処理場から調理場への移動の際には，外衣，履き物の交換等を行うこと。（履き物の交換が困難な場合には履き物の消毒を必ず行うこと。）

⑨ 便所には，調理作業時に着用する外衣，帽子，履き物のまま入らないこと。

⑩ 調理，点検に従事しない者が，やむを得ず，調理施設に立ち入る場合には，専用の清潔な帽子，外衣及び履き物を着用させ，手洗い及び手指の消毒を行わせること。

⑪ 食中毒が発生した時の原因究明を確実に行うため，原則として，調理従事者等は当該施設で調理された食品を喫食しないこと。

ただし，原因究明に支障を来さないための措置が講じられている場合はこの限りでない。（試食担当者を限定すること等）

注7：ノロウイルスの検査に当たっては，遺伝子型によらず，概ね便 1g 当たり 10^5 オーダーのノロウイルスを検出できる検査法を用いることが望ましい。ただし，検査結果が陰性であっても検査感度によりノロウイルスを保有している可能性を踏まえた衛生管理が必要である。

注8：ノロウイルスの検便検査の実施に当たっては，調理従事者の健康確認の補完手段とする場合，家族等に感染性胃腸炎が疑われる有症者がいる場合，病原微生物検出情報においてノロウイルスの検出状況が増加している場合などの各食品等事業者の事情に応じ判断すること。

(5) その他

① 加熱調理食品にトッピングする非加熱調理食品は，直接喫食する非加熱調理食品と同様の衛生管理を行い，トッピングする時期は提供までの時間が極力短くなるようにすること。

② 廃棄物（調理施設内で生じた廃棄物及び返却された残渣をいう）の管理は，次のように行うこと。

ア 廃棄物容器は，汚臭，汚液がもれないように管理するとともに，作業終了後は速やかに清掃し，衛生上支障のないように保持すること。

イ 返却された残渣は非汚染作業区域に持ち込まないこと。

ウ 廃棄物は，適宜集積場に搬出し，作業場に放置しないこと。

エ 廃棄物集積場は，廃棄物の搬出後清掃するなど，周囲の環境に悪影響を及ぼさないよう管理すること。

Ⅲ 衛生管理体制

1．衛生管理体制の確立

(1) 調理施設の経営者又は学校長等施設の運営管理責任者（以下「責任者」という）は，施設の衛生管理に関する責任者（以下「衛生管理者」という）を指名すること。

なお，共同調理施設等で調理された食品を受け入れ，提供する施設においても，衛生管理者を指名すること。

(2) 責任者は，日頃から食材の納入業者についての情報の収集に努め，品質管理の確かな業者から食材を購入すること。また，継続的に購入する場合は，配送中の保存温度の徹底を指示するほか，納入業者が定期的に行う原材料の微生物検査等の結果の提出を求めること。

(3) 責任者は，衛生管理者に別紙点検表（略）（9章 p.148 ～ 151）に基づく点検作業を行わせるとともに，そのつど点検結果を報告させ，適切に点検が行われたことを確認すること。点検結果については，1年間保管すること。

(4) 責任者は，点検の結果，衛生管理者から改善不能な異常の発生の報告を受けた場合，食材の返品，メニューの一部削除，調理済み食品の回収等必要な措置を講ずること。

(5) 責任者は，点検の結果，改善に時間を要する事態が生じた場合，必要な応急処置を講じるとともに，計画的に改善を行うこと。

(6) 責任者は，衛生管理者及び調理従事者等に対して衛生管理及び食中毒防止に関する研修に参加させるなど必要な知識・技術の周知徹底を図ること。

(7) 責任者は，調理従事者等を含め職員の健康管理及び健康状態の把握を組織的・継続的に行い，調理従事者等の感染及び調理従事者等からの施設汚染の防止に努めること。

(8) 責任者は，衛生管理者に毎日作業開始前に，各調理従事者等の健康状態を確認させ，その結果を記録させること。

(9) 責任者は，調理従事者等に定期的な健康診断及び月に1回以上の検便を受けさせること。検便検査には，腸管出血性大腸菌の検査を含めることとし，10月から3月の間には月に1回以上又は必要に応じてノロウイルスの検便検査を受けさせるよう努めること。

(10) 責任者は，ノロウイルスの無症状病原体保有者であることが判明した調理従事者等を，検便検査においてノロウイルスを保有していないことが確認されるまでの間，食品に直接触れる調理作業を控えさせるなど適切な措置をとることが望ましいこと。

(11) 責任者は，調理従事者等が下痢，嘔吐，発熱などの症状があった時，手指等に化膿創があった時は調理作業に従事させないこと。

(12) 責任者は，下痢又は嘔吐等の症状がある調理従事者等について，直ちに医療機関を受診させ，感染性疾患の有無を確認すること。ノロウイルスを原因とする感染性疾患による症状と診断された調理従事者等は，検便検査においてノロウイルスを保有していないことが確認されるまでの間，食品に直接触れる調理作業を控えさせるなど適切な処置をとることが望ましいこと。

(13) 責任者は，調理従事者等について，ノロウイルスにより発症した調理従事者等と一緒に感染の原因と考えられる食事を喫食するなど，同一の感染機会があった可能性がある調理従事者等について速やかにノロウイルスの検便検査を実施し，検査の結果ノロウイルスを保有していないことが確認されるまでの間，調理に直接従事することを控えさせる等の手段を講じることが望ましいこと。

(14) 献立の作成に当たっては，施設の人員等の能力に余裕を持った献立作成を行うこと。

(15) 献立ごとの調理工程表の作成に当たっては，次の事項に留意すること。

ア　調理従事者等の汚染作業区域から非汚染作業区域への移動を極力行わないようにすること。

イ　調理従事者等の1日ごとの作業の分業化を図ることが望ましいこと。

ウ　調理終了後速やかに喫食されるよう工夫すること。

また，衛生管理者は調理工程表に基づき，調理従事者等と作業分担等について事前に十分な打合せを行うこと。

(16) 施設の衛生管理全般について，専門的な知識を有する者から定期的な指導，助言を受けることが望ましい。また，従事者の健康管理については，労働安全衛生法等関係法令に基づき産業医等から定期的な指導，助言を受けること。

(17) 高齢者や乳幼児が利用する施設等においては，平常時から施設長を責任者とする危機管理体制を整備し，感染拡大防止のための組織対応を文書化するとともに，具体的な対応訓練を行っておくことが望ましいこと。また，従業員あるいは利用者において下痢・嘔吐等の発生を迅速に把握するために，定常的に有症状者数を調査・監視することが望ましいこと。

(別添2) 標準作業書

(手洗いマニュアル)

1．水で手をぬらし石けんをつける。

2．指，腕を洗う。特に，指の間，指先をよく洗う。(30秒程度)

3．石けんをよく洗い流す。(20秒程度)

4．使い捨てペーパータオル等でふく。(タオル等の共用はしないこと。)

5．消毒用のアルコールをかけて手指によくすりこむ。

(本文のⅡ3 (1) で定める場合には，1から3までの手順を2回実施する。)

(器具等の洗浄・殺菌マニュアル)

1．調理機械

① 機械本体・部品を分解する。なお，分解した部品は床にじか置きしないようにする。

② 食品製造用水 (40℃程度の微温水が望ましい。) で3回水洗いする。

③ スポンジタワシに中性洗剤又は弱アルカリ性洗剤をつけてよく洗浄する。

④ 食品製造用水 (40℃程度の微温水が望ましい。) でよく洗剤を洗い流す。

⑤ 部品は80℃で5分間以上の加熱又はこれと同等の効果を有する方法[注1]で殺菌を行う。

⑥ よく乾燥させる。

⑦ 機械本体・部品を組み立てる。

⑧ 作業開始前に70%アルコール噴霧又はこれと同等の効果を有する方法で殺菌を行う。

2．調理台

① 調理台周辺の片づけを行う。

② 食品製造用水（40℃程度の微温水が望ましい。）で３回水洗いする。

③ スポンジタワシに中性洗剤又は弱アルカリ性洗剤をつけてよく洗浄する。

④ 食品製造用水（40℃程度の微温水が望ましい。）でよく洗剤を洗い流す。

⑤ よく乾燥させる。

⑥ 70％アルコール噴霧又はこれと同等の効果を有する方法[注1]で殺菌を行う。

⑦ 作業開始前に⑥と同様の方法で殺菌を行う。

3．まな板，包丁，へら等

① 食品製造用水（40℃程度の微温水が望ましい。）で３回水洗いする。

② スポンジタワシに中性洗剤又は弱アルカリ性洗剤をつけてよく洗浄する。

③ 食品製造用水（40℃程度の微温水が望ましい。）でよく洗剤を洗い流す。

④ 80℃で５分間以上の加熱又はこれと同等の効果を有する方法[注2]で殺菌を行う。

⑤ よく乾燥させる。

⑥ 清潔な保管庫にて保管する。

4．ふきん，タオル等

① 食品製造用水（40℃程度の微温水が望ましい。）で３回水洗いする。

② 中性洗剤又は弱アルカリ性洗剤をつけてよく洗浄する。

③ 食品製造用水（40℃程度の微温水が望ましい。）でよく洗剤を洗い流す。

④ 100℃で５分間以上煮沸殺菌を行う。

⑤ 清潔な場所で乾燥，保管する。

注1：塩素系消毒剤（次亜塩素酸ナトリウム，亜塩素酸水，次亜塩素酸水等）やエタノール系消毒剤には，ノロウイルスに対する不活化効果を期待できるものがある。使用する場合，濃度・方法等，製品の指示を守って使用すること。浸漬により使用することが望ましいが，浸漬が困難な場合にあっては，不織布等に十分浸み込ませて清拭すること。

（参考文献）「平成27年度ノロウイルスの不活化条件に関する調査報告書」（http://www.mhlw.go.jp/file/06-Seisakujouhou-11130500-Shokuhinanzenbu/0000125854.pdf）

注2：大型のまな板やざる等，十分な洗浄が困難な器具については，亜塩素酸水又は次亜塩素酸ナトリウム等の塩素系消毒剤に浸漬するなどして消毒を行うこと。

（原材料等の保管管理マニュアル）

1．野菜・果物[注3]

① 衛生害虫，異物混入，腐敗・異臭等がないか点検する。異常品は返品又は使用禁止とする。

② 各材料ごとに，50g 程度ずつ清潔な容器（ビニール袋等）に密封して入れ，－20℃以下で２週間以上保存する。（検食用）

③ 専用の清潔な容器に入れ替えるなどして，10℃前後で保存する。（冷凍野菜は－15℃以下）

④ 流水で３回以上水洗いする。

⑤ 中性洗剤で洗う。

⑥ 流水で十分すすぎ洗いする。

⑦ 必要に応じて，次亜塩素酸ナトリウム等[注4]で殺菌[注5]した後，流水で十分すすぎ洗いする。

⑧ 水切りする。

⑨ 専用のまな板，包丁でカットする。

⑩ 清潔な容器に入れる。

⑪ 清潔なシートで覆い（容器がふた付きの場合を除く），調理まで30分以上を要する場合には，10℃以下で冷蔵保存する。

注3：表面の汚れが除去され，分割・細切されずに皮付きで提供されるみかん等の果物にあっては，③から⑧までを省略して差し支えない。

注4：次亜塩素酸ナトリウム溶液（200mg/Ｌで５分間又は100mg/Ｌで10分間）又はこれと同等の効果を有する亜塩素酸水（きのこ類を除く。），亜塩素酸ナトリウム溶液（生食用野菜に限る。），過酢酸製剤，次亜塩素酸水並びに食品添加物として使用できる有機酸溶液。これらを使用する場合，食品衛生法で規定する「食品，添加物等の規格基準」を遵守すること。

注5：高齢者，若齢者及び抵抗力の弱い者を対象とした食事を提供する施設で，加熱せずに供する場合（表皮を除去する場合を除く。）には，殺菌を行うこと。

2．魚介類，食肉類

① 衛生害虫，異物混入，腐敗・異臭等がないか点検する。異常品は返品又は使用禁止とする。

② 各材料ごとに，50g 程度ずつ清潔な容器（ビニール袋等）に密封して入れ，－20℃以下で２週間以上保存する。（検食用）

③ 専用の清潔な容器に入れ替えるなどして，食肉類については10℃以下，魚介類については5℃以下で保存する（冷凍で保存するものは－15℃以下）。

④ 必要に応じて，次亜塩素酸ナトリウム等[注6]で殺菌した後，流水で十分すすぎ洗いする。

⑤　専用のまな板，包丁でカットする。

⑥　速やかに調理へ移行させる。

注6：次亜塩素酸ナトリウム溶液（200mg/Lで5分間又は100mg/Lで10分間）又はこれと同等の効果を有する亜塩素酸水，亜塩素酸ナトリウム溶液（魚介類を除く。），過酢酸製剤（魚介類を除く。），次亜塩素酸水，次亜臭素酸水（魚介類を除く。）並びに食品添加物として使用できる有機酸溶液。これらを使用する場合，食品衛生法で規定する「食品，添加物等の規格基準」を遵守すること。

（加熱調理食品の中心温度及び加熱時間の記録マニュアル）

1．揚げ物

①　油温が設定した温度以上になったことを確認する。

②　調理を開始した時間を記録する。

③　調理の途中で適当な時間を見はからって食品の中心温度を校正された温度計で3点以上測定し，全ての点において75℃以上に達していた場合には，それぞれの中心温度を記録するとともに，その時点からさらに1分以上加熱を続ける（二枚貝等ノロウイルス汚染のおそれのある食品の場合は85～90℃で90秒間以上)。

④　最終的な加熱処理時間を記録する。

⑤　なお，複数回同一の作業を繰り返す場合には，油温が設定した温度以上であることを確認･記録し，①～④で設定した条件に基づき，加熱処理を行う。油温が設定した温度以上に達していない場合には，油温を上昇させるため必要な措置を講ずる。

2．焼き物及び蒸し物

①　調理を開始した時間を記録する。

②　調理の途中で適当な時間を見はからって食品の中心温度を校正された温度計で3点以上測定し，全ての点において75℃以上に達していた場合には，それぞれの中心温度を記録するとともに，その時点からさらに1分以上加熱を続ける（二枚貝等ノロウイルス汚染のおそれのある食品の場合は85～90℃で90秒間以上)。

③　最終的な加熱処理時間を記録する。

④　なお，複数回同一の作業を繰り返す場合には，①～③で設定した条件に基づき，加熱処理を行う。この場合，中心温度の測定は，最も熱が通りにくいと考えられる場所の一点のみでもよい。

3．煮物及び炒め物

調理の順序は食肉類の加熱を優先すること。食肉類，魚介類，野菜類の冷凍品を使用する場合には，十分解凍してから調理を行うこと。

①　調理の途中で適当な時間を見はからって，最も熱が通りにくい具材を選び，食品の中心温度を校正された温度計で3点以上（煮物の場合は1点以上）測定し，全ての点において75℃以上に達していた場合には，それぞれの中心温度を記録するとともに，その時点からさらに1分以上加熱を続ける（二枚貝等ノロウイルス汚染のおそれのある食品の場合は85～90℃で90秒間以上)。

なお，中心温度を測定できるような具材がない場合には，調理釜の中心付近の温度を3点以上（煮物の場合は1点以上）測定する。

②　複数回同一の作業を繰り返す場合にも，同様に点検・記録を行う。

索引

て

と

な

に

は

ひ

ふ

へ

ほ

ま

み

む

め

も

や

ゆ

よ

ら

り

れ

ろ

URL　https://daiichi-shuppan.co.jp

上記の弊社ホームページにアクセスしてください。

＊訂正・正誤等の追加情報をご覧いただけます。

＊書籍の内容、お気づきの点、出版案内等に関するお問い合わせは、「ご意見・お問い合わせ」専用フォームよりご送信ください。

＊書籍のご注文も承ります。

＊書籍のデザイン、価格等は、予告なく変更される場合がございます。ご了承ください。

＊断りなく電子データ化および電子書籍化することは認められておりません。

テキストブックシリーズ
実践(じっせん) 給食(きゅうしょく)マネジメント論(ろん)

平成28(2016)年10月28日　初版第1刷発行
令和5(2023)年12月8日　第4版第1刷発行

編著者　髙城(たかぎ)孝助(こうすけ)
三好(みよし)恵子(けいこ)
松月(まつづき)弘恵(ひろえ)

発行者　井上由香

発行所　第一出版株式会社
〒105-0004　東京都港区新橋5-13-5 新橋MCVビル7階
電話(03)5473-3100　FAX(03)5473-3166

印刷・製本　広研印刷

定価は表紙に表示してあります。乱丁・落丁本は、お取替えいたします。

ISBN978-4-8041-1469-9　C1077